全国执业兽医资格考试推荐用书

执业兽医资格考试试题及解析
（兽医全科类）
基础科目 2025年

参考答案及解析

中国兽医协会 组 编

主 编 董 婧

编 者 董 婧 温吉昱 杨淑华 卢德章 姚秋成 姜 胜
冯国峰 李 静 胡崇伟 丁嘉烽 石星星 孙雨航
高宏岩 张雅楠 郭 昕 刘佳乐 刘 杨 陈玉婷
张晓爽 路 鑫 李慧芳 张梦腾

机械工业出版社

图书在版编目（CIP）数据

执业兽医资格考试试题及解析（兽医全科类）基础科目. 2025年 / 中国兽医协会组编；董婧主编. -- 北京：机械工业出版社，2025.3. -- （全国执业兽医资格考试推荐用书）. -- ISBN 978-7-111-77734-2

I. S85

中国国家版本馆CIP数据核字第2025FW0936号

机械工业出版社（北京市百万庄大街22号 邮政编码100037）
策划编辑：周晓伟 高 伟　　责任编辑：周晓伟 高 伟 刘 源
责任校对：张爱妮 李 婷　　责任印制：单爱军
保定市中画美凯印刷有限公司印刷
2025年3月第1版第1次印刷
184mm×260mm·21印张·521千字
标准书号：ISBN 978-7-111-77734-2
定价：69.80元

电话服务	网络服务
客服电话：010-88361066	机 工 官 网：www.cmpbook.com
010-88379833	机 工 官 博：weibo.com/cmp1952
010-68326294	金 书 网：www.golden-book.com
封底无防伪标均为盗版	机工教育服务网：www.cmpedu.com

编审委员会

顾　问　陈焕春　沈建忠　金梅林

主　任　辛盛鹏

副主任　刘秀丽

委　员　（按姓氏笔画排序）

王化磊　王丽平　冯亚楠　刘　源　刘　璐　刘大程
刘永夏　刘钟杰　许心怡　许巧瑜　李　靖　杨利峰
杨艳玲　束　刚　何启盖　张龙现　张剑柄　张源淑
陈　洁　陈向武　陈明勇　林鹏飞　周振雷　周晓伟
郎　峰　赵德明　党晓群　高　伟　郭慧君　剧世强
盖新娜　彭大新　董　婧

编写人员及分工

本书由沈阳农业大学董婧主编，由沈阳农业大学杨淑华、沈阳农业大学孙雨航、广西大学丁嘉烽、海南大学高宏岩、山东农业大学石星星、浙江农林大学姜胜、西北农林科技大学卢德章、广东海洋大学姚秋成、福建农林大学李静、福建农林大学胡崇伟、东北农业大学冯国峰、沈阳宠壹堂教育科技有限公司温吉昱、沈阳农业大学张雅楠、沈阳市手心喵动物医院郭昕参与编写、优化解析和校审试题。沈阳宠壹堂教育科技有限公司路鑫、李慧芳、张梦腾、温吉昱、刘佳乐、刘杨、陈玉婷和天津市动物园张晓爽负责收集整理试题。

此外感谢辽宁省农业发展服务中心戴波涛、沈阳农业大学刘孟焕和何采航对本书的校稿和格式修正。

全国执业兽医资格考试试卷一（兽医全科类）

（基础科目）

1.【答案】C

【考点】本题考查动物解剖学、组织学与胚胎学第三单元关节/基本概念/骨连结的分类、关节的结构。

【解析】C、E选项，关节囊分外层（纤维层）和内层（滑液层），关节中分泌滑液的部位是滑膜层。A选项，韧带为关节的辅助结构，见于多数关节，可增强关节的稳定性，并对关节的运动有限定作用。B选项，黏液囊是肌肉的辅助结构，为密闭的结缔组织囊，腔内有滑液，起到减少摩擦的作用。E选项，关节软骨具有弹性，能承受负荷及吸收震荡。据此，选C。

2.【答案】C

【考点】本题考查动物生物化学第七单元含氮小分子的代谢/氨的代谢/氨的来源与去路。

【解析】禽类通过把体内大部分的氨合成尿酸将氨排出体外，尿酸在水溶液中溶解度很低，故以白色粉状的尿酸盐从尿中析出。A选项，绝大多数陆生脊椎动物包括人以排尿素的方式排氨。D选项，大多数水生动物借助水直接排氨。E选项，谷氨酰胺是大脑、肌肉等组织向肝脏或肾脏转运氨的形式。据此，选C。

3.【答案】A

【考点】本题考查动物病理学第四单元血液循环障碍/梗死/类型及病理变化。

【解析】常发生白色梗死的器官：心脏、脑、肾脏等组织结构较致密、侧支循环不丰富的器官组织；常发生红色梗死的器官：肺、脾脏、肠等组织结构疏松、血管吻合支较丰富的器官。胃和肝脏由于结构特殊，既不易出现白色梗死，也不易出现红色梗死。本题为选非题。据此，选A。

4.【答案】C

【考点】本题考查兽医药理学第六单元外周神经系统药物/胆碱受体激动药/毛果芸香碱。

【解析】A、B、D、E选项为抗胆碱药的作用。毛果芸香碱为拟胆碱药，它直接选择兴奋M受体（M胆碱受体），产生与节后胆碱能神经兴奋时相似的效应。其兴奋虹膜括约肌上的M受体，使虹膜括约肌收缩，表现为瞳孔缩小，同时还具有降低眼内压作用。据此，选C。

5.【答案】E

【考点】本题考查动物生物化学第四单元糖代谢/糖的生理功能/血糖。

【解析】动物在采食后，食物在消化道中转变成葡萄糖，血糖会随之升高；血糖升高后肝糖原和肌糖原合成加强而分解减弱，氨基酸的糖异生作用减弱，脂肪组织加快将糖转变为脂肪，使血糖很快恢复正常。据此，选E。

6.【答案】D

【考点】本题考查动物解剖学、组织学与胚胎学第十七单元胚胎学/胚胎的发育/受精。

【解析】卵子由外向内包被有放射冠、透明带和卵黄膜；此时精子依次穿过这三层结构进入卵子。据此，选D。

7.【答案】E

【考点】本题考查动物生理学第三单元血液/血细胞/红细胞的生理功能。

【解析】血红蛋白是一种含铁的特殊蛋白质，由珠蛋白和亚铁血红素组成，占红细胞成分的30%~35%。A、B、C、D选项为促进红细胞生成的金属元素。据此，选E。

8.【答案】B

【考点】本题考查动物生理学第十单元内分泌/胰岛激素/胰岛素和胰高血糖素的作用及分泌的调节。

【解析】胰脏的内分泌部分称为胰岛。胰岛细胞依其形态、染色特点和不同功能，可分为以下几类：①A细胞（25%），主要分泌胰高血糖素；②B细胞（60%~70%），主要分泌胰岛素；③D细胞（约10%），主要分泌生长抑素（SS）；

④F细胞，又称PP细胞，分泌胰多肽（PP）。据此，选B。

9.【答案】A

【考点】本题考查兽医法律法规和职业道德第四单元执业兽医及诊疗机构管理法律制度/动物诊疗机构管理办法/《动物诊疗机构管理办法》总则。

【解析】动物诊疗，是指动物疾病的预防、诊断、治疗和动物绝育手术等经营性活动，包括动物的健康检查、采样、剖检、配药、给药、针灸、手术、填写诊断书和出具动物诊疗有关证明文件等。本题为选非题。据此，选A。

10.【答案】D

【考点】本题考查兽医法律法规和职业道德第一单元动物防疫基本法律制度/中华人民共和国动物防疫法/动物诊疗。

【解析】动物诊疗机构应当按照国务院农业农村主管部门的规定，做好诊疗活动中的卫生安全防护、消毒、隔离和诊疗废弃物处置等工作。A、B、C、E选项所述均符合上述规定，D选项未提及。本题为选非题。据此，选D。

11.【答案】B

【考点】本题考查动物解剖学、组织学与胚胎学第十七单元胚胎学/胎盘与胎膜/胎盘的类型与功能。

【解析】A、D选项，马、猪是上皮绒毛膜胎盘（分散型胎盘，又称散布胎盘）。B选项，牛、羊等反刍动物胎盘后期是结缔绒毛膜胎盘（绒毛叶胎盘，又称子叶胎盘）。C选项，犬、猫等食肉动物是内皮绒毛膜胎盘（环状胎盘，又称带状胎盘）。E选项，兔和灵长类动物是血绒毛膜胎盘（盘状胎盘）。据此，选B。

12.【答案】C

【考点】本题考查兽医药理学第三单元抗生素与抗菌药/β-内酰胺类/青霉素类。

【解析】C选项，青霉素类抗生素的抗菌作用机理是抑制细菌细胞壁的合成，符合题意。A选项，抑制叶酸的合成为磺胺类药物的作用机理。B选项，抑制蛋白质的合成，为氨基糖苷类、四环素类、酰胺醇类、大环内酯类、林可胺类、截短侧耳素类的作用机理。D选项，抑制细胞膜的合成为多肽类、多烯类、咪唑类的作用机理。E选项，抑制DNA回旋酶（拓扑异构酶Ⅱ）的合成为喹诺酮类药物的作用机理。据此，选C。

13.【答案】B

【考点】本题考查动物解剖学、组织学与胚胎学第十二单元淋巴系统/周围淋巴器官/扁桃体的位置、形态与结构特点。

【解析】牛腭扁桃体位于口咽部侧壁。据此，选B。

14.【答案】A

【考点】本题考查动物生物化学第五单元生物氧化/生物氧化概念/生物氧化的酶类。

【解析】A选项，真核生物的生物氧化发生在线粒体中。B选项，溶酶体的功能是分解衰老损伤的细胞器等。C选项，核糖体是蛋白质的合成场所。D选项，过氧化物酶体是存在于一切真核细胞的细胞器，功能是催化脂肪酸的β-氧化。E选项，高尔基复合体参与了多肽链的加工过程。据此，选A。

15.【答案】A

【考点】本题考查动物病理学第十二单元肿瘤/肿瘤的命名与分类/肿瘤的命名原则。

【解析】间叶组织的恶性肿瘤，命名方式为来源组织名称+肉瘤，如纤维肉瘤、骨肉瘤。间叶组织包括纤维结缔组织、脂肪、肌肉、脉管、骨、软骨组织，因此来源于C、D、E选项的肿瘤命名为肉瘤；上皮组织的恶性肿瘤，命名方式为来源组织名称+癌，如鳞状细胞癌、腺癌。B选项，神经组织的恶性肿瘤通常命名为神经母细胞瘤。据此，选A。

16.【答案】A

【考点】本题考查动物解剖学、组织学与胚胎学第一单元概述/细胞/细胞的构造。

【解析】细胞是动物体的最基本结构和功能单位，是机体进行新陈代谢、生长发育和繁殖分化的形态基础。据此，选A。

17.【答案】B

【考点】本题考查动物解剖学、组织学与胚胎学第十单元生殖系统/雌性生殖器官/子宫的位置、形态和各种动物（牛、羊、马、猪、犬）子宫的形态结构特点。

【解析】子宫阜是反刍动物固有层形成的圆形隆起，其内有丰富的成纤维细胞和大量的血管。牛的子宫阜为圆形隆起，羊的子宫阜中心凹陷。据此，选B。

18.【答案】C

【考点】本题考查动物解剖学、组织学与胚胎学第十一单元心血管系统/体循环/大静脉。

【解析】颈外静脉位于颈静脉沟内，是临床上采血、放血、输液的重要部位。据此，选C。

19.【答案】D

【考点】本题考查兽医法律法规和职业道德第七单元兽药管理法律制度/特殊兽药的使用/禁止在饲料和动物饮水中使用的药物品种目录。

【解析】莱克多巴胺禁止在饲料中使用。据此，选D。

20.【答案】E

【考点】本题考查兽医法律法规和职业道德第七单元兽药管理法律制度/兽药管理条例/兽药监督管理。

【解析】所含成分含量与兽药国家标准不符合的属于劣兽药，E选项正确。A、B、C、D选项所述均属于假兽药或按假兽药处理的情形。据此，选E。

21.【答案】A

【考点】本题考查动物生理学第四单元血液循环/心肌的生物电现象和生理特性/心音。

【解析】第一心音发生于心缩期的开始，又称心缩音。心缩音音调低、持续时间较长。产生的原因主要包括心室肌的收缩、房室瓣的关闭及心室射血开始引起的主动脉管壁的振动。B选项，半月瓣即主动脉瓣，心舒期的开始主动脉瓣的关闭产生第二心音。C、D、E选项不是心音产生的原因。据此，选A。

22.【答案】A

【考点】本题考查兽医法律法规和职业道德第七单元兽药管理法律制度/兽药标签和说明书管理办法/兽药说明书的基本要求。

【解析】按照《兽药管理条例》，兽用生物制品应在显著位置注明兽用字样，并在说明书或标签中以中文注明兽药的通用名称、成分及其含量、规格、生产企业、产品批准文号（进口兽药注册证号）、产品批号、生产日期、有效期、适应证或者功能主治、用法、用量、休药期、禁忌、不良反应、注意事项、运输贮存保管条件及其他应当说明的内容。据此，选A。

23.【答案】E

【考点】本题考查动物病理学第七单元缺氧/概述/缺氧的类型、原因及主要特点。

【解析】动物一氧化碳（CO）中毒时，血液中碳氧血红蛋白增多，血液呈樱桃红色。动物亚硝酸盐中毒时，血液呈现酱油色或咖啡色，因此B选项排除；瘀血时血液呈暗红色，因此D选项排除；A、C选项所述的颜色不常见。据此，选E。

24.【答案】E

【考点】本题考查动物生理学第七单元能量代谢和体温/体温/动物维持体温相对恒定的基本调节方式。

【解析】在环境温度改变的情况下，恒温动物通过下丘脑的体温调节中枢、温度感受器、效应器等所构成的神经反射机制，调节机体的产热和散热过程，使之达到动态平衡，维持体温恒定。因此E选项符合题意。A选项，其功能是协调随意运动、调节肌紧张、调节躯体平衡。B选项，有复杂的高级功能，如控制和记忆等。C选项，是神经系统的重要组成部分，其活动受脑的控制。D选项，具有调节控制机体的心搏、血压、呼吸、消化等重要功能，延髓中的局部损害常危及生命，故被看作机体的生命中枢。据此，选E。

25.【答案】A

【考点】本题考查动物解剖学、组织学与胚胎学第二单元骨骼/躯干骨/胸廓。

【解析】组成胸廓的骨骼包括胸椎、肋和胸骨。据此，选A。

26.【答案】D

【考点】本题考查兽医法律法规和职业道德第八单元病原微生物安全管理法律制度/动物病原微生物菌（毒）种或者样本运输包装规范和动物病原微生物菌（毒）种保藏管理办法/动物病原微生物菌（毒）种或者样本运输包装规范。

【解析】盛装动物病原微生物菌种冻干样本

主容器的胶塞玻璃瓶必须采用的封口方法为金属封口。据此，选D。

27.【答案】B

【考点】本题考查动物病理学第一单元动物疾病概论/概述/动物疾病经过、分期及特点。

【解析】动物疾病发展过程中，从疾病出现最初症状到主要症状开始暴露的时期称为前驱期。据此，选B。

28.【答案】B

【考点】本题考查动物解剖学、组织学与胚胎学第十五单元感觉器官/眼/眼球的内含物。

【解析】不属于眼折光系统的结构是虹膜，虹膜属于眼球壁的结构。据此，选B。

29.【答案】C

【考点】本题考查动物病理学第三单元病理性物质沉着/钙化/类型、原因及病理变化。

【解析】动物发生转移性钙化时可出现血钙和（或）血磷升高。据此，选C。

30.【答案】C

【考点】本题考查动物病理学第十单元炎症/炎症局部的基本病理变化/炎症介质。

【解析】A选项，P物质是一种神经递质，可以使血管扩张，增强血管通透性，刺激肥大细胞释放组胺（组织胺）。B选项，组胺可使血管扩张，提高血管壁通透性，对嗜酸性粒细胞有趋化作用。C选项，缓激肽是已知的最强的致痛物，可以直接刺激感觉神经末梢，符合题意。D选项，一氧化氮可使血管扩张、抑制血小板的功能、抑制肥大细胞诱导的炎症，抑制白细胞向炎症局部聚集。E选项，溶酶体酶可以促进炎性反应，破坏组织。据此，选C。

31.【答案】A

【考点】本题考查动物生物化学第一单元蛋白质化学及其功能/蛋白质的功能与化学组成/氨基酸。

【解析】必需氨基酸是指在动物体内不能合成，或合成太慢，远不能满足动物需要，因而必须由饲料供给的一类氨基酸，主要有赖氨酸、甲硫氨酸、色氨酸、苯丙氨酸、亮氨酸、异亮氨酸、缬氨酸和苏氨酸等。B、C、D、E选项均为

非必需氨基酸。据此，选A。

32.【答案】B

【考点】本题考查兽医法律法规和职业道德第一单元动物防疫基本法律制度/重大动物疫情应急条例/《重大动物疫情应急条例》概述。

【解析】《重大动物疫情应急条例》第一章第三条中规定：重大动物疫情应急工作应当坚持加强领导、密切配合，依靠科学、依法防治，群防群控、果断处置的方针，及时发现，快速反应，严格处理，减少损失。本题为选非题。据此，选B。

33.【答案】E

【考点】本题考查兽医药理学第八单元解热镇痛抗炎药/解热镇痛药/氟尼辛葡甲胺。

【解析】A、B、C、D选项，安乃近、萘普生、阿司匹林、氨基比林均可用于人，并非动物专用药。故本题选择E选项。氟尼辛葡甲胺为新型动物专用的解热镇痛抗炎药，具有镇痛、解热、抗炎和抗风湿作用，是一种强效环氧酶抑制剂。据此，选E。

34.【答案】C

【考点】本题考查动物生理学第九单元神经系统/神经元的活动/神经递质、肾上腺素能受体、胆碱能受体的功能、种类及其分布。

【解析】阿托品具有在M受体部位拮抗胆碱酯酶抑制剂的作用，M受体的作用包括增加气管、支气管系黏液腺与唾液腺的分泌，支气管平滑肌挛缩，以及自主神经节受刺激后的亢进。因此C选项符合题意。A选项，α受体可被酚妥拉明阻断。B选项，β受体可被普萘洛尔（心得安）阻断。D选项，N_1受体可被六烃季铵阻断。E选项，N_2受体可被筒箭毒阻断。据此，选C。

35.【答案】D

【考点】本题考查动物病理学第二单元组织与细胞损伤/变性/脂肪变性（槟榔肝）。

【解析】槟榔肝的发生是由于慢性肝瘀血伴随肝细胞脂肪变性。据此，选D。

36.【答案】B

【考点】本题考查兽医药理学第十五单元解毒药/胆碱酯酶复活剂/解磷定。

【解析】B选项，有机磷中毒时，必须及时、足量地给予阿托品，符合题意。A选项，亚甲蓝为亚硝酸盐中毒特效解毒药。C选项，亚硝酸钠为氰化物中毒解毒药。D、E选项，氯甲酰胆碱、毛果芸香碱为阿托品特效解毒药。据此，选B。

37. 【答案】A

【考点】本题考查动物生理学第十单元内分泌/松果腺激素与前列腺素/松果腺分泌的激素及其主要功能。

【解析】哺乳动物的褪黑素主要是抑制垂体促性腺激素影响生殖系统的功能，表现为抑制性腺和副性腺的发育，延缓性成熟。据此，选A。

38. 【答案】C

【考点】本题考查动物生物化学第十一单元器官和组织的生物化学/结缔组织的生化/纤维与胶原蛋白。

【解析】胶原蛋白含有大量甘氨酸、脯氨酸、羟脯氨酸及少量羟赖氨酸，含硫氨基酸及酪氨酸的含量甚少。其中羟脯氨酸及羟赖氨酸为胶原蛋白所特有，体内其他蛋白质不含或含量甚微。A、B、D、E选项不是胶原蛋白的主要氨基酸。据此，选C。

39. 【答案】E

【考点】本题考查兽医法律法规和职业道德第七单元兽药管理法律制度/兽药标签和说明书管理办法/兽药标签的基本要求。

【解析】内包装标签必须注明兽用标识、兽药名称、适应证（或功能与主治）、含量/包装规格、批准文号或进口兽药登记许可证证号、生产日期、生产批号、有效期、生产企业信息等内容。安瓿、西林瓶等注射或内服产品由于包装尺寸的限制而无法注明上述全部内容的，可适当减少项目，但至少须标明兽药名称、含量/规格、生产批号。据此，选E。

40. 【答案】B

【考点】本题考查兽医药理学第九单元消化系统药物/泻药与止泻药/硫酸钠。

【解析】B选项，硫酸钠具有增加肠内容积、软化粪便、加速粪便排泄的作用，符合题意。A选项，稀盐酸为促消化药。C选项，鱼石脂为局部刺激药。D、E选项，铋制剂与鞣酸蛋白均为止泻药。据此，选B。

41. 【答案】A

【考点】本题考查动物解剖学、组织学与胚胎学第十一单元心血管系统/体循环/大静脉。

【解析】收集胃、肠、脾脏、胰血液回流的静脉血管是肝门静脉。据此，选A。

42. 【答案】A

【考点】本题考查动物病理学第十单元炎症/炎症的类型/渗出性炎。

【解析】卡他性炎是指发生于黏膜的急性渗出性炎症，以在黏膜表面有大量渗出物流出为特征，常伴有黏膜腺分泌亢进。据此，选A。

43. 【答案】D

【考点】本题考查动物生物化学第六单元脂类代谢/血脂/血浆脂蛋白的分类与功能。

【解析】高密度脂蛋白（HDL）主要在肝脏和小肠内合成，其作用是通过胆固醇的逆向转运，把外周组织中衰老细胞膜上的及血浆中的胆固醇运回肝脏代谢，是机体胆固醇的"清扫机"。A选项，乳糜微粒是人血浆中最大的脂蛋白颗粒，作用是促进小肠对脂类的吸收。B选项，低密度脂蛋白的功能是把肝脏内合成的胆固醇运输到组织细胞内。C选项，中等密度脂蛋白主要是极低密度脂蛋白异化的中间代谢产物。E选项，极低密度脂蛋白的功能主要是将肝脏内合成的甘油三酯运输到组织器官。据此，选D。

44. 【答案】E

【考点】本题考查动物解剖学、组织学与胚胎学第四单元肌肉/躯干肌/腹股沟管的位置与结构特点。

【解析】组成腹股沟管的肌肉是腹内斜肌与腹外斜肌。据此，选E。

45. 【答案】D

【考点】本题考查兽医法律法规和职业道德第七单元兽药管理法律制度/兽药经营质量管理规范/规章制度。

【解析】A、B、C、E选项所述均为《兽药经营质量管理规范》规定的兽药质量管理档案应当包括的内容，D 选项未提及。本题为选非题。据此，选 D。

46.【答案】B

【考点】本题考查兽医法律法规和职业道德第一单元动物防疫基本法律制度/中华人民共和国动物防疫法/动物疫情的报告、通报和公布。

【解析】动物疫情的认定主体应为县级以上人民政府农业农村主管部门（兽医主管部门）。据此，选 B。

47.【答案】D

【考点】本题考查动物解剖学、组织学与胚胎学第十三单元神经系统/脊髓/结构特点。

【解析】硬膜外麻醉时，将麻醉剂注入硬膜外腔的常用部位是腰荐间隙。据此，选 D。

48.【答案】C

【考点】本题考查兽医法律法规和职业道德第一单元动物防疫基本法律制度/中华人民共和国动物防疫法/动物疫病的预防。

【解析】A、B、D、E 选项，均属于我国农业农村部确定实施强制免疫的动物疫病，C 选项中奶牛结核病不属于。本题为选非题。据此，选 C。

49.【答案】B

【考点】本题考查兽医法律法规和职业道德第一单元动物防疫基本法律制度/中华人民共和国动物防疫法/《中华人民共和国动物防疫法》概述。

【解析】A、C、D、E 选项均属于常见的动物传染病，属于《中华人民共和国动物防疫法》调整的动物疫病。B 选项白肌病是发生于幼畜的一种以骨骼肌、心肌纤维及肝组织发生变性、坏死为主要特征的疾病，因病变部位肌肉色浅甚至苍白而得名，主要是由于维生素 E 及微量元素硒缺乏而引发，其属于内科病中的营养代谢疾病，不属于《中华人民共和国动物防疫法》调整的动物疫病。本题为选非题。据此，选 B。

50.【答案】D

【考点】本题考查兽医法律法规和职业道德第四单元执业兽医及诊疗机构管理法律制度/动物诊疗机构管理办法/诊疗许可。

【解析】动物诊疗场所设有独立的出入口，出入口不得设在居民住宅楼内或者院内，不得与同一建筑物的其他用户共用通道。据此，选 D。

51.【答案】B

【考点】本题考查动物生物化学第三单元酶/酶的催化作用/酶活性及其测定。

【解析】每克酶制剂或每毫升酶制剂所含有的活力单位数称为酶的比活性。对同一种酶而言，酶的比活力越高，其纯度越高。C 选项，酶活力与各种因素有关，如温度、pH。D 选项，米氏常数 K_m 值体现的是酶与底物的亲和力，K_m 值越小，亲和力越大。E 选项，酶的性质稳定与否与自身结构和各种外界因素有关。据此，选 B。

52.【答案】B

【考点】本题考查动物生理学第十单元内分泌/垂体的内分泌功能/腺垂体激素和神经垂体激素的种类及其生理功能。

【解析】A、C、E 选项，生长激素、催乳素、促性腺激素、促黑激素、促甲状腺激素和促肾上腺皮质激素均是由腺垂体分泌，促性腺激素、促黑激素、促甲状腺激素和促肾上腺皮质激素又属于促激素。B 选项，下丘脑的大细胞神经元位于视上核、室旁核等处，分泌的激素包括血管升压素（抗利尿激素）和催产素，符合题意。D 选项，肾上腺素和去甲肾上腺素均由肾上腺分泌。据此，选 B。

53.【答案】B

【考点】本题考查动物生物化学第四单元糖代谢/葡萄糖的分解代谢/有氧氧化途径及其生理意义。

【解析】A 选项，丙酸是糖异生的底物之一。B 选项，乙酰 CoA（乙酰辅酶 A）是葡萄糖和脂肪酸分解进入三羧酸循环的共同中间代谢产物，符合题意。C 选项，琥珀 CoA（琥珀酰辅酶 A）是三羧循环的中间产物之一。D、E 选项是三酰甘油（甘油三酯）分解的中间产物。据此，选 B。

54.【答案】A

【考点】本题考查兽医法律法规和职业道德第五单元病死畜禽和病害畜禽产品无害化处理管理法律制度/病死及病害动物无害化处理技术规范/病死及病害动物和相关动物产品的处理。

【解析】采用湿化法处理时，高温高压容器

的中心最低温度是135℃。据此，选A。

55.【答案】B

【考点】本题考查动物病理学第六单元水盐代谢及酸碱紊乱/水肿/水肿的基本发生机理及其病理变化。

【解析】左心功能不全时，左心心肌收缩功能下降，排出血量降低，肺循环压力增大，血液淤积于肺部，容易引起肺水肿。右心功能不全时容易引发全身各器官水肿。据此，选B。

56.【答案】B

【考点】本题考查动物生理学第八单元尿的生成和排出/影响尿生成的因素/影响肾小球滤过的因素。

【解析】急性肾小球肾炎时，内皮细胞肿胀，基膜增厚，致使肾小球毛细血管腔变得狭窄或阻塞不通，有效滤过面积明显减少，造成肾小球滤过率显著下降，结果出现少尿或无尿，因此B选项符合题意。A选项，肾盂和输尿管发生结石、肿瘤或其他异物阻塞，尿液积聚时，可引起囊内压升高。C选项，当大出血时会导致毛细血管血压下降。D选项，动物营养不良时，血浆蛋白浓度降低，使血浆胶体渗透压降低，脱水会造成血浆渗透压升高。E选项，血浆晶体渗透压升高会刺激下丘脑分泌抗利尿激素，为机体正常的调节机制，与肾小球肾炎无关。据此，选B。

57.【答案】D

【考点】本题考查动物生物化学第十一单元器官和组织的生物化学/红细胞的代谢/血红素的代谢。

【解析】A选项，胆素是胆素原的氧化产物，是胆色素代谢的最终产物，包括粪胆素及尿胆素，是粪及尿中的主要色素。B选项，红细胞破裂后，血红素被氧化分解为铁和胆绿素。C选项，经肝脏转化生成的葡萄糖醛酸胆红素随胆汁进入肠道，在肠菌的作用下大部分脱去葡萄糖醛酸基，并被逐步还原生成胆素原，包括粪胆素原和d-尿胆素原。D、E选项，游离胆红素具有细胞毒性，结合胆红素不具有细胞毒性。据此，选D。

58.【答案】A

【考点】本题考查兽医法律法规和职业道德第四单元执业兽医及诊疗机构管理法律制度/执业兽医和乡村兽医管理办法/《执业兽医和乡村兽医管理办法》总则。

【解析】《执业兽医和乡村兽医管理办法》调整的对象是执业兽医。据此，选A。

59.【答案】B

【考点】本题考查兽医药理学第七单元中枢神经系统药物/中枢兴奋药/咖啡因。

【解析】A、C、D、E选项均为咖啡因的药理作用。咖啡因具有兴奋中枢神经系统，兴奋心肌和松弛平滑肌等作用；能直接作用于心脏和血管，使心肌收缩力增强，心率加快，使冠状血管、肾血管、肺血管和皮肤血管扩张；此外还可以松弛支气管平滑肌，但强度不如氨茶碱。B选项，抑制呼吸不是咖啡因的药理作用。本题为选非题。据此，选B。

60.【答案】D

【考点】本题考查动物生物化学第二单元生物膜与物质的过膜运输/生物膜的化学组成/膜脂。

【解析】生物膜是镶嵌有蛋白质和糖类（统称糖蛋白）的磷脂双分子层，具有划分和分隔细胞和细胞器的作用，也是与许多能量转化和细胞内通信有关的重要部位。A选项，蛋白质是生物膜功能的主要体现者。B选项，胆固醇是膜脂质的一小部分。C、E选项同样不是生物膜的骨架。据此，选D。

61.【答案】D

【考点】本题考查动物病理学第五单元细胞、组织的适应与修复/修复/肉芽组织的概念。

【解析】构成肉芽组织的主要成分除毛细血管外，还有成纤维细胞。据此，选D。

62.【答案】C

【考点】本题考查动物生理学第十单元内分泌/垂体的内分泌功能/腺垂体激素和神经垂体激素的种类及其生理功能。

【解析】促黄体素（LH）又称促黄体生成素、黄体生成素，刺激黄体分泌孕酮（黄体酮），因此C选项符合题意。A选项，具有促进睡眠、调节时差、抗衰老、调节免疫、抗肿瘤等功能。B选项，为垂体分泌的可以刺激精子生成和卵子成熟的一种激素，与促黄体素统称促性腺激素，具有促进卵泡发育、成熟的作用，与促黄体素一起促进雌激素分泌。D选项，由垂体分泌，作用为促进甲状腺分泌甲状腺激素。E选项，由垂体分泌，作用为促进肾上腺分泌皮质激素。据此，选C。

63.【答案】E

【考点】本题考查兽医法律法规和职业道德第七单元兽药管理法律制度/兽药管理条例/兽药监督管理。

【解析】劣兽药的判定标准：成分含量不符合兽药国家标准或者不标明有效成分的；不标明或者更改有效期或者超过有效期的；不标明或者更改产品批号的；其他不符合兽药国家标准，但不属于假兽药的。据此，选E。

64.【答案】E

【考点】本题考查兽医药理学第十一单元血液循环系统药物/治疗充血性心力衰竭的药物/洋地黄毒苷。

【解析】E选项，强心苷类药物为治疗充血性心力衰竭的首选药物，临床常用的强心苷类药物有洋地黄毒苷、毒毛花苷K和地高辛等。A选项，樟脑为中枢神经兴奋药，有兴奋呼吸和循环作用，但不持久。B选项，咖啡因也为中枢神经兴奋药。C选项，氨茶碱为平喘药。D选项，肾上腺素为肾上腺素受体激动剂，用于急救。据此，选E。

65.【答案】C

【考点】本题考查动物病理学第十一单元败血症/概念。

【解析】A选项，菌血症是指细菌出现在循环血液中的现象。B选项，毒血症是指只有病原微生物产生的毒素进入血液、淋巴系统，使机体发生中毒的过程。C选项，败血症指病原微生物在血液中大量生长繁殖，产生毒素，引起严重全身性反应的病理过程，符合题意。D选项，虫血症是寄生虫侵入血液的现象，同时伴有明显的全身性感染过程。E选项，病毒血症是病毒颗粒存在于血液中的现象，同时伴有明显的全身性感染过程。据此，选C。

66.【答案】A

【考点】本题考查动物解剖学、组织学与胚胎学第十单元生殖系统/雄性生殖器官/牛、羊、马、猪、犬阴茎的形态特点。

【解析】犬有阴茎骨。据此，选A。

67.【答案】D

【考点】本题考查动物解剖学、组织学与胚胎学第五单元被皮/蹄/牛、羊、马、猪的蹄及犬爪的结构特点。

【解析】给马钉蹄铁的标志位置是蹄白线。据此，选D。

68.【答案】D

【考点】本题考查动物病理学第十单元炎症/炎症局部的基本病理变化/炎性细胞的种类及其主要功能。

【解析】D选项，嗜酸性粒细胞常见于寄生虫感染和过敏反应性炎症，符合题意。A选项，单核细胞常出现于慢性炎症、非化脓性炎症中。B选项，淋巴细胞常出现于病毒性炎症时。C选项，中性粒细胞常出现于急性炎症早期、化脓性炎症时。E选项，嗜碱性粒细胞常出现于速发型变态反应时。据此，选D。

69.【答案】A

【考点】本题考查兽医法律法规和职业道德第七单元兽药管理法律制度/兽用生物制品经营管理办法/《兽用生物制品经营管理办法》概述。

【解析】A选项，抗生素属于兽用处方药品，不属于兽用生物制品。B、C选项均为疫苗，属于兽用生物制品。D选项，血清也属于兽用生物制品。E选项，高免卵黄指通过免疫注射产蛋鸡，由其生产的蛋黄中提取相应的抗体，并可用于相应疾病的预防和治疗的一类制剂，属于抗血清类型，属于兽用生物制品。本题为选非题。据此，选A。

70.【答案】E

【考点】本题考查动物解剖学、组织学与胚胎学第八单元呼吸系统/鼻/鼻腔的结构。

【解析】固有鼻腔呼吸区黏膜上皮类型是假复层纤毛柱状上皮。据此，选E。

71.【答案】E

【考点】本题考查动物病理学第十三单元器官系统病理学概论/呼吸系统病理/小叶性肺炎

(支气管肺炎)发病机制和病变特点。

【解析】E选项，支气管肺炎是病变始发于支气管或细支气管，然后蔓延到邻近肺泡引起的肺炎，每个病灶大致在一个肺小叶范围内，故又称小叶性肺炎，符合题意。A选项是大叶性肺炎波及的范围，B、C、D选项为间质性肺炎的发病部位。据此，选E。

72.【答案】C

【考点】本题考查兽医法律法规和职业道德第八单元病原微生物安全管理法律制度/病原微生物实验室生物安全管理条例/动物病原微生物分类。

【解析】我国根据病原微生物的传染性、感染后对个体或群体的危害程度，将病原微生物分为四类。据此，选C。

73.【答案】A

【考点】本题考查兽医法律法规和职业道德第六单元动物防疫其他规范性文件/一、二、三类动物疫病病种名录/一类动物疫病。

【解析】一类动物疫病包括口蹄疫、猪水疱病、非洲猪瘟、尼帕病毒性脑炎、非洲马瘟、牛海绵状脑病、牛瘟、牛传染性胸膜肺炎、痒病、小反刍兽疫、高致病性禽流感。本题为选非题。据此，选A。

74.【答案】D

【考点】本题考查动物解剖学、组织学与胚胎学第九单元泌尿系统/肾/肾的位置、形态和组织结构。

【解析】肾外表面坚韧的结缔组织膜构成纤维囊。据此，选D。

75.【答案】C

【考点】本题考查兽医法律法规和职业道德第六单元动物防疫其他规范性文件/国家突发重大动物疫情应急预案/动物疫情分级。

【解析】将突发重大动物疫情划分为特别重大（Ⅰ级）、重大（Ⅱ级）、较大（Ⅲ级）和一般（Ⅳ级）四级。据此，选C。

76.【答案】E

【考点】本题考查动物生理学第五单元呼吸/肺的通气功能/肺通气量。

【解析】肺泡通气量是指静息状态下单位时间内进入肺泡的新鲜空气量；由于无效腔的存在，每次吸入的新鲜空气，一部分会停留在无效腔内，另一部分进入肺泡。因此肺泡通气量是真正的有效通气量，E选项符合题意。A选项，肺活量是指最大吸气后，用力呼气所能呼出的最大气量，是潮气量、补吸气量、补呼气量之和。B选项，潮气量指平静呼吸时每次吸入或呼出的气体量。C选项，补吸气量指平静吸气末，再尽力吸气所能吸入的气体量。D选项，补呼气量指平静呼气末再尽力呼气所能呼出的气体量。据此，选E。

77.【答案】E

【考点】本题考查兽医药理学第四单元消毒防腐药/常用的消毒防腐药的作用与应用/醛类（甲醛）。

【解析】E选项，甲醛溶液（福尔马林）可用于熏蒸消毒，符合题意。可以用熏蒸消毒的消毒剂主要有过氧乙酸、高锰酸钾、甲醛等。A选项，复合酚能杀灭多种细菌和病毒，用于畜舍及器具等的消毒。B选项，3%的过氧化氢可用于皮肤、黏膜、创面和瘘管的清洗。C选项，苯扎溴铵（新洁尔灭）可用于创面消毒（0.01%溶液）及皮肤、手术器械消毒（0.1%溶液）。D选项，三氯异氰脲酸主要用于禽舍、畜栏、器具、种蛋及饮水消毒。据此，选E。

78.【答案】A

【考点】本题考查动物病理学第二单元组织与细胞损伤/变性/脂肪变性。

【解析】A选项，肝脏肿大，颜色浅黄、油亮，切面结构模糊，有油腻感，质脆如泥是肝脏脂肪变性的典型眼观病理变化。B选项，颗粒变性是细胞肿胀的一种，细胞肿胀是指细胞内水分增多，胞体增大。细胞质（胞浆）内出现微微颗粒或大小不等的水泡。多发生在心脏、肝脏、肾脏等实质器官的实质细胞，也可见于皮肤和黏膜的被覆上皮细胞。C选项，淀粉样变是指在某些组织的网状纤维、血管壁或间质内出现淀粉样物质沉着的病变，淀粉样物质本质是糖蛋白。因其具有淀粉遇碘的显色反应，故称淀粉样变性。D选项，脂肪浸润指在实质细胞之间的脂肪组织增多超过正常程度。E选项，玻璃滴样变又称透明变性或玻璃样变或透明化，指细胞质、血管壁和纤维结缔组织内出现的一种均质无结构、红染的毛玻璃样半透明蛋白样物质，即透明蛋白或透明素。据此，选A。

79.【答案】E

【考点】本题考查动物病理学第二单元组织与细胞损伤/变性/脂肪变性。

【解析】HE染色后，镜下可见肝细胞内有大小不一的空泡。据此，选E。

80.【答案】B

【考点】本题考查动物病理学第二单元组织与细胞损伤/变性/脂肪变性。

【解析】在常规石蜡切片中由于脂滴被脂溶剂溶解而呈圆形空泡状，不易与水泡变性相区别，可做冰冻切片用脂肪染色显示，即脂肪能溶于脂肪的染料染色，如苏丹Ⅲ或油红将脂肪染成橘红色，苏丹Ⅳ将脂肪染成红色，苏丹黑B及锇酸将脂肪染成黑色，因此B选项符合题意。A选项，PAS染色用于糖原染色。C选项，刚果红染色可将淀粉样物质染成橘红色。D选项，普鲁蓝可用于检测含铁血黄素。E选项，甲苯胺蓝主要用于DNA的染色。据此，选B。

81.【答案】D

【考点】本题考查兽医药理学第十三单元调节组织代谢药物/维生素/维生素D。

【解析】D选项，对动物钙、磷代谢及幼畜骨骼生长有重要影响的药物是维生素D，符合题意。A选项，维生素A又称视黄醇或抗干眼症因子，具有促进生长、维持上皮组织如皮肤、结膜、角膜等正常功能的作用，并参与视紫红质的合成，增强视网膜感光力。B选项，维生素B_1主要治疗多发性神经炎、食欲不振、胃肠消化功能减弱。C选项，维生素C在临床上除常用于防治缺乏症外，还可作为急、慢性感染、高热、心源性和感染性休克等的辅助治疗药，也用于各种贫血和出血症、各种因素诱发的高铁血红蛋白血症。E选项，维生素E主要治疗动物白肌病、小脑软化及雏鸡渗出性素质。据此，选D。

82.【答案】A

【考点】本题考查兽医药理学第十三单元调节组织代谢药物/维生素/维生素A。

【解析】维持动物视觉，特别是在维持暗适应能力方面起着极其重要作用的维生素是维生素A。据此，选A。

83.【答案】C

【考点】本题考查兽医药理学第十三单元调节组织代谢药物/维生素/维生素C。

【解析】临床上可作为一般解毒剂的维生素是维生素C。据此，选C。

84.【答案】C　85.【答案】B

【考点】本组题考查动物生理学第六单元采食、消化与吸收/胃的消化功能/胃液的主要成分和作用。

【解析】A选项，胆盐是胆汁中参与脂肪消化和吸收的主要成分。B选项，内因子为胃液成分之一，主要作用为促进维生素B_{12}的吸收。其能与维生素B_{12}结合成不透析的复合体，使维生素B_{12}在转运到回肠途中不被消化液中水解酶所破坏，促进维生素B_{12}吸收入血。C选项，主细胞分泌胃蛋白酶原，胃蛋白酶是胃液中主要的消化酶。刚分泌出来时以无活性的酶原形式存在，经盐酸激活后成为有活性的蛋白酶。D选项，胰蛋白酶可将蛋白质降解为胨和胨，促进蛋白质的吸收。E选项，胰脂肪酶可分解脂肪为甘油、甘油一酯和脂肪酸。据此，84题选C，85题选B。

86.【答案】A

【考点】本题考查动物生理学第六单元采食、消化与吸收/小肠的消化与吸收/胰液和胆汁的性质、主要成分和作用。

【解析】胆盐能降低脂肪表面张力，增加脂肪与酶的接触面积，并促进脂肪分解产物吸收。据此，选A。

87.【答案】B

【考点】本题考查动物解剖学、组织学与胚胎学第七单元消化系统/胃/单室胃的组织结构。

【解析】胃腺细胞中，分泌盐酸的细胞是壁细胞。据此，选B。

88.【答案】A

【考点】本题考查动物解剖学、组织学与胚胎学第七单元消化系统/胃/单室胃的组织结构。

【解析】胃腺细胞中，分泌胃蛋白酶原的细胞是主细胞。据此，选A。

89.【答案】D

【考点】本题考查动物解剖学、组织学与胚胎学第十六单元家禽解剖特点/母禽生殖器官的特点/卵巢和输卵管的特点。

【解析】鸡输卵管中分泌物形成蛋壳的部位名称是子宫部。据此，选D。

90.【答案】B

【考点】本题考查动物解剖学、组织学与胚胎学第十六单元家禽解剖特点/母禽生殖器官的特点/卵巢和输卵管的特点。

【解析】鸡输卵管中分泌物形成浓稠的白蛋白的部位名称是膨大部。据此，选B。

91.【答案】B

【考点】本题考查兽医药理学第二单元化学合成抗菌药/磺胺类药物/不良反应。

【解析】A选项，耳毒性为氨基糖苷类药物副作用。B选项，磺胺二甲嘧啶属于磺胺类药物，结晶尿属于磺胺类药物副作用，符合题意。C、D选项，无特殊代表药物。E选项，软骨变性为喹诺酮类药物副作用。据此，选B。

92.【答案】E

【考点】本题考查兽医药理学第二单元化学合成抗菌药/喹诺酮类药物/不良反应。

【解析】恩诺沙星属于喹诺酮类药物，软骨变性属于喹诺酮类药物副作用。据此，选E。

93.【答案】C

【考点】本题考查动物病理学第十单元炎症/炎症时机体的变化及结局/炎症的结局。

【解析】C选项，完全愈合（完全痊愈）是指机体抵抗力较强或经过适当的治疗，病原微生物被消灭，炎灶内坏死组织及渗出物被溶解吸收，通过周围健康细胞的再生修复，最后完全恢复其正常的结构和功能，符合题意。A选项，局部蔓延指的是病原微生物经组织间隙和自然通道向周围组织、器官扩散。B选项，血道扩散是指病原微生物侵入血液引起败血症等，最终引起死亡。D选项，不完全愈合是指瘢痕性修复，正常结构和功能不能完全恢复。E选项，淋巴道扩散是指病原微生物经组织间隙侵入淋巴管，随淋巴液引流，到达局部淋巴结。据此，选C。

94.【答案】A

【考点】本题考查动物病理学第十单元炎症/炎症时机体的变化及结局/炎症的结局。

【解析】动物机体抵抗力低下，或病原微生物侵入机体的数量多、毒力强时，炎症局部的病原微生物可通过自然通道或组织间隙向周围扩散，此情形炎症结局最可能是局部蔓延。据此，选A。

95.【答案】B

【考点】本题考查兽医药理学第一单元总论/药效动力学/药物的相互作用。

【解析】磺胺嘧啶钠是磺胺类抗菌药，甲氧苄啶是抗菌增效剂，两者同时运用抗菌作用加强，疗效显著提高。因此该联合用药最可能发生协同作用。据此，选B。

96.【答案】D

【考点】本题考查兽医药理学第一单元总论/药效动力学/药物的相互作用。

【解析】青霉素钠属于抗菌药Ⅰ类；盐酸土霉素是四环素类，属于抗菌药Ⅲ类。Ⅰ类为繁殖期或速效杀菌剂；Ⅲ类为速效抑菌剂；Ⅰ类与Ⅲ类联合用药会出现拮抗作用。据此，选D。

97.【答案】B　98.【答案】C

【考点】本组题考查动物病理学第十单元炎症/炎症局部的基本病理变化/炎性细胞的种类及其主要功能。

【解析】A选项，单核细胞常出现于慢性炎症、非化脓性炎症中。B选项，淋巴细胞常出现于病毒性炎症时，鸡新城疫是由新城疫病毒引起的鸡和火鸡的急性、高度接触性传染病。C选项，中性粒细胞常出现于急性炎症早期、化脓性炎症时，化脓性棒状杆菌可引起化脓性炎症。D选项，嗜酸性粒细胞常见于寄生虫感染和过敏反应性炎症。E选项，嗜碱性粒细胞常出现于速发型变态反应时。据此，97题选B，98题选C。

99.【答案】E

【考点】本题考查动物生物化学第九单元核酸的功能与研究技术/DNA的复制/DNA的损伤与修复方式。

【解析】E选项，紫外线可引发DNA损伤，符合题意。A选项，DNA修饰是在复制之后进行的正常的生命活动。B、C选项，DNA受到强烈理化因素刺激，造成双链解链，结构改变，生物活性丧失，称为DNA变性。如果引起变性的因素相对较弱，部分DNA可恢复原来的结构，称为DNA复性。D选项，基因组中或基因组间发生遗传信息的重新组合，被称为DNA重组，其中发生在基因组中的DNA重组又称DNA重排。据此，选E。

100.【答案】C

【考点】本题考查动物生物化学第九单元核酸的功能与研究技术/核酸化学/核酸的主要理化性质。

【解析】C选项，加热使DNA的紫外吸收值增加，所涉及的DNA结构的改变是DNA变性，符合题意。A选项，DNA修饰是在复制之后进行的正常的生命活动。B选项，DNA复性后恢复双螺旋结构、紫外光吸收值降低的现象称为减色效应。D选项，基因组中或基因组间发生遗传信息的重新组合，被称为DNA重组。E选项，DNA损伤是复制过程中发生的DNA核苷酸序列永久性改变，并导致遗传特征改变的现象。据此，选C。

全国执业兽医资格考试试卷二（兽医全科类）（基础科目）

1.【答案】B

【考点】本题考查动物解剖学、组织学与胚胎学第十三单元神经系统/脑神经/十二对脑神经的主要分支和支配的器官。

【解析】滑车神经的纤维成分性质属于运动神经。据此，选B。

2.【答案】A

【考点】本题考查动物生理学第一单元概述/机体功能的调节/机体功能调节的基本方式。

【解析】神经调节基本方式是反射，因此A选项符合题意。B选项，肌紧张指骨骼肌受到缓慢而持续的牵拉时，被牵拉的肌肉发生缓慢而持久的收缩。C选项，皮层活动指大脑皮层的活动。D选项，相邻神经元之间的兴奋是通过突触传递完成的。E选项，感觉的传导仅仅是反射的一部分，不完整。据此，选A。

3.【答案】A

【考点】本题考查动物病理学第一单元动物疾病概论/病因学概论/疾病发生的外因。

【解析】A选项，病毒属于生物性致病因素，符合题意。B、D选项，蛇毒、芥子气（二氯二乙硫醚的俗名，是一种有机化合物，分子式为$C_4H_8Cl_2S$，因具有挥发性，有像芥末的味道而得名）属于化学性致病因素。C、E选项，紫外线、电磁辐射属于物理性致病因素。据此，选A。

4.【答案】E

【考点】本题考查动物病理学第十三单元器官系统病理学概论/消化系统病理/肝硬化（发病机理及其病变特点）。

【解析】E选项，肝硬化主要是指肝细胞大量坏死，大部分肝细胞被间质结缔组织取代，从而使肝脏变形、变硬的一种慢性病变，又称为肝纤维化，符合题意。A选项，假小叶形成是肝硬化的表现之一，不是主要原因。B、C、D选项并不是肝硬化的表现。据此，选E。

5.【答案】C

【考点】本题考查兽医法律法规和职业道德第一单元动物防疫基本法律制度/重大动物疫情应急条例/应急处理。

【解析】C选项，疫点其他易感染的动物应实行圈养或者在指定地点放养，役用动物限制在疫区内使役。本题为选非题。据此，选C。

6.【答案】A

【考点】本题考查动物解剖学、组织学与胚胎学第九单元泌尿系统/膀胱/位置、结构特点。

【解析】膀胱的黏膜上皮是变移扁平上皮。据此，选A。

7.【答案】A

【考点】本题考查兽医法律法规和职业道德第一单元动物防疫基本法律制度/中华人民共和国动物防疫法/监督管理。

【解析】批准设立临时性动物卫生监督检查站的主体应该是省、自治区、直辖市人民政府。据此，选A。

8.【答案】E

【考点】本题考查动物生理学第八单元尿的生成和排出/尿的排出/尿液的浓缩与稀释。

【解析】尿液浓缩和稀释由远曲小管和集合管对水的通透性决定，因此E选项符合题意。A、B、C、D选项所述均影响的是肾小球滤过率，对原尿量产生影响。据此，选E。

9.【答案】E

【考点】本题考查动物生理学第四单元血液循环/心脏的泵血功能/心动周期和心率。

【解析】正常情况下，如果心率加快，心动周期缩短，收缩期与舒张期均将相应缩短，但一般情况下，舒张期的缩短要比收缩期明显。据此，选E。

10.【答案】D

【考点】本题考查动物生理学第七单元能量代谢和体温/体温/动物散热的主要方式。

【解析】接近或高于体表温度时，只能以蒸发方式散热。马属动物最有效的散热方式是蒸发。因此D选项符合题意。A选项，传导散热指机体的热量直接传给与之接触的温度较低物体的一种散热方式。B选项，对流散热指物体表面的温度高导致气流上升，从而由冷空气下降补充的散热方式。C选项，辐射散热是以热源为中心向所有方向直线放射的一种热量传递方式，同时吸收周围物体反辐射回来的能量。E选项，热喘为中医上的病症，汗腺不发达的动物也依靠热喘呼吸实现散热。据此，选D。

11.【答案】D

【考点】本题考查兽医药理学第四单元消毒防腐药/常用的消毒防腐药的作用与应用/卤素类。

【解析】D选项，溴氯海因广谱杀菌且作用持久，但对炭疽芽孢无效。A选项，含氯石灰又名漂白粉，杀菌作用快且强，但药效不持久，对细菌、芽孢、病毒及真菌都有杀灭作用，还可破坏肉毒杆菌毒素。B选项，过氧乙酸是一种强氧化剂，杀菌作用强，广谱，能杀灭细菌、芽孢、真菌、病毒。C选项，苯扎溴铵对细菌、芽孢可起到抑制作用，用于创面、皮肤及手术器械的消毒。E选项，氢氧化钠对病毒和细菌的杀灭作用均比较强，高浓度溶液可以杀芽孢。据此，选D。

12.【答案】D

【考点】本题考查动物生理学第三单元血液/血细胞/白细胞的生理功能。

【解析】白细胞具有变形运动、渗出性、趋化性和吞噬作用等特性，以此实现对机体的保护功能。D选项，红细胞在低渗溶液中发生溶血的性能，称为渗透脆性，没有渗透特性这种说法。本题为选非题。据此，选D。

13.【答案】A

【考点】本题考查动物病理学第十单元炎症/炎症局部的基本病理变化/渗出。

【解析】炎症时渗出的过程为：首先，炎症早期的血管的口径和血流状态发生改变，使局部血流缓慢、瘀滞，微循环内流体静压升高，致毛细血管内液体及小分子物质成分渗出。随后，炎症局部血管壁通透性升高，使血管内蛋白质乃至细胞成分进入周围组织内，造成血管内胶体渗透压降低，同时使血管外组织胶体渗透压升高，促进液体成分渗出。据此，选A。

14.【答案】B

【考点】本题考查动物解剖学、组织学与胚

胎学第十二单元淋巴系统/周围淋巴器官/主要浅在淋巴结的位置、形态与组织结构特点。

【解析】A选项，腘淋巴结位于臀股二头肌与半腱肌之间，腓肠肌外侧头起始部的脂肪中。猪的腘淋巴结分为腘浅淋巴结和腘深淋巴结。B选项，髂下淋巴结又称为股前淋巴结，位于阔筋膜张肌前缘的膝褶中。为临床上猪体表淋巴结中主要检查的淋巴结之一。犬没有髂下淋巴结，猫少见。C选项，髂内侧淋巴结不是髂下淋巴结。D选项，母牛、母马的腹股沟浅淋巴结位于乳房基部后上方或外侧的皮下，称乳房淋巴结。母猪、母犬的位于最后乳房后外侧或基部后上方（乳房检查常触诊此淋巴结）。公畜的称为阴囊淋巴结，公牛位于阴茎背侧、精索的后方；公马有2群，分别位于精索前、后方；公猪、公犬的位于阴茎外侧、腹股沟管皮下环的前方。E选项，腹股沟深淋巴结又称髂股淋巴结，位于股管上部，耻骨肌和缝匠肌之间。据此，选B。

15.【答案】C

【考点】本题考查兽医药理学第三单元抗生素与抗菌药/大环内酯类、截短侧耳素类及林可胺类/大环内酯类（替米考星）。

【解析】A、B、D、E选项均为对替米考星敏感的微生物。C项，大肠杆菌对替米考星不敏感。本题为选非题。据此，选C。

16.【答案】A

【考点】本题考查兽医药理学第一单元总论/药代动力学/药物的吸收。

【解析】药物的首过效应主要发生在内服给药后。据此，选A。

17.【答案】B

【考点】本题考查兽医法律法规和职业道德第三单元动物检疫管理法律制度/动物检疫管理办法/屠宰检疫。

【解析】屠宰动物的，应当提前6h向所在地动物卫生监督机构申报检疫。据此，选B。

18.【答案】D

【考点】本题考查动物生物化学第四单元糖代谢/糖的生理功能/动物机体糖的来源和去路。

【解析】纤维素是反刍动物从饲料中摄取的主要糖，其在瘤胃中微生物分泌的纤维素酶作用下，可以转变成乙酸、丙酸和丁酸等低级脂肪酸，其中丙酸是异生成葡萄糖的主要前体。非反刍动物糖的主要来源是淀粉。A、B、C、E选项都不属于主要来源。据此，选D。

19.【答案】C

【考点】本题考查兽医法律法规和职业道德第八单元病原微生物安全管理法律制度/病原微生物实验室生物安全管理条例/动物病原微生物分类。

【解析】第三类病原微生物，是指能够引起人类或者动物疾病，但一般情况下对人、动物或者环境不构成严重危害，传播风险有限，实验室感染后很少引起严重疾病，并且具备有效治疗和预防措施的微生物。A、B、D、E选项都是第三类病原微生物的特性。第二类病原微生物，是指能够引起人类或者动物严重疾病，比较容易直接或者间接在人与人、动物与人、动物与动物间传播的微生物。C选项属于第二类病原微生物的特性。本题为选非题。据此，选C。

20.【答案】C

【考点】本题考查动物生物化学第八单元物质代谢的联系和调节/物质代谢的相互联系/糖代谢与氨基酸代谢的联系。

【解析】C选项，α-酮酸可为氨基酸的再合成提供"碳骨架"，符合题意。A选项，尿素是大多数陆生脊椎动物排出氨的一种形式。B选项，尿酸是禽类排出氨的一种形式。D选项，二氧化碳可用于合成尿素、核苷酸等。E选项，一碳基团是合成核苷酸的重要材料，在体内主要以四氢叶酸为载体。据此，选C。

21.【答案】C

【考点】本题考查动物病理学第三单元病理性物质沉着/钙化/类型、原因及病理变化。

【解析】与肾转移性钙化发生有关的因素是甲状旁腺功能亢进。据此，选C。

22.【答案】B

【考点】本题考查动物病理学第五单元细胞、组织的适应与修复/适应。

【解析】增生、萎缩、肥大及化生均属于适应性反应，坏死不属于。本题为选非题。据此，选B。

23. 【答案】E

【考点】本题考查动物生物化学第三单元酶/影响酶促反应的因素/底物浓度和酶浓度的影响（米氏常数 K_m）。

【解析】米氏常数（K_m）值的大小，近似地表示酶和底物结合能力，K_m 值大，表示酶和底物的结合能力差，反之则强，因此E选项符合题意。A选项，初速度是指酶促反应一开始的速度。B选项，根据国际酶学委员会规定，比活力用每毫克蛋白所含的酶活力单位数表示，酶的比活力代表酶制剂的纯度。C选项，转换数是指单位时间内每个酶分子将底物分子转换成产物的最大值，常用来表示酶的催化效率。D选项，最大速度指的是在某一条件下，酶催化某一反应所达到的最大速度。据此，选E。

24. 【答案】A

【考点】本题考查动物病理学第十二单元肿瘤/肿瘤的命名与分类/肿瘤的命名原则。

【解析】肉瘤是由间叶组织发生的恶性肿瘤。而癌是来源于上皮组织的恶性肿瘤。据此，选A。

25. 【答案】B

【考点】本题考查动物病理学第二单元组织与细胞损伤/变性/细胞肿胀（病因和发病机理）。

【解析】细胞水肿发生的病因和发病机理：各种物理、化学、生物因素导致的细胞膜和线粒体损伤，致使三羧酸循环障碍，ATP生成减少，钠-钾泵功能低下，最终导致水分进入细胞。与脂肪酸氧化无关。本题为选非题。据此，选B。

26. 【答案】D

【考点】本题考查兽医药理学第一单元总论/药代动力学/药物的吸收。

【解析】首过效应主要发生在内服给药后。据此，选D。

27. 【答案】B

【考点】本题考查动物生理学第十单元内分泌/松果腺激素与前列腺素/松果腺分泌的激素及其主要功能。

【解析】松果体细胞主要功能是合成和分泌褪黑素，因此B选项符合题意。A、D选项，松弛素、抑制素由卵巢分泌。C选项，降钙素由甲状旁腺合成和分泌。E选项，促黑激素是低等脊椎动物的垂体中间部产生的一种肽类激素。据此，选B。

28. 【答案】C

【考点】本题考查动物解剖学、组织学与胚胎学第五单元被皮/蹄/形态结构。

【解析】真皮部含有丰富的血管和神经，呈鲜红色，感觉灵敏，通常称为肉蹄。据此，选C。

29. 【答案】A

【考点】本题考查兽医法律法规和职业道德第七单元兽药管理法律制度/兽药管理条例/兽药监督管理。

【解析】劣兽药指成分含量不符合兽药国家标准或者不标明有效成分的；不标明或者更改有效期或者超过有效期的；不标明或者更改产品批号的；其他不符合兽药国家标准，但不属于假兽药的。A选项，被污染的情形不属于劣兽药，属于按照假兽药处理的情形。本题为选非题。据此，选A。

30. 【答案】E

【考点】本题考查动物生理学第九单元神经系统/神经元的活动/神经递质、肾上腺素能受体、胆碱能受体的功能、种类及其分布。

【解析】肾上腺素能受体包括 α 受体和 β 受体。据此，选E。

31. 【答案】E

【考点】本题考查动物解剖学、组织学与胚胎学第七单元消化系统/肝和胰/肝和胰的位置、形态和组织结构。

【解析】消化腺包括舌下腺、食道腺、胃腺、肠腺、肝脏和胰脏。本题为选非题。据此，选E。

32. 【答案】A

【考点】本题考查兽医法律法规和职业道德第一单元动物防疫基本法律制度/中华人民共和国动物防疫法/动物疫病的预防。

【解析】确定全国强制免疫的动物疫病病种和区域的主体应该是国务院农业农村主管部门（兽医主管部门）。据此，选A。

33. 【答案】B

【考点】本题考查兽医药理学第九单元消化

系统药物/泻药与止泻药。

【解析】A选项，干酵母是健胃药与助消化药，干酵母含B族维生素，临床用于维生素B_1缺乏，如多发性神经炎、糙皮病、酮血症等。B选项，鞣酸蛋白是止泻药，鞣酸与胃黏膜蛋白结合生成鞣酸蛋白薄膜起保护作用，鞣酸蛋白到小肠再分解释出鞣酸，止泻，符合题意。C选项，硫酸钠是泻药，扩大肠容积，软化粪便，刺激肠壁产生蠕动，产生泻下作用。D选项，二甲硅油是消沫药，用于泡沫性臌气病。E选项，口服硫酸镁是泻药，提高肠内渗透压，扩大肠容积，软化粪便。据此，选B。

34.【答案】A

【考点】本题考查兽医药理学第八单元解热镇痛抗炎药/解热镇痛药/安乃近。

【解析】A选项，安乃近具有解热、镇痛和抗炎作用，符合题意。B选项，氯丙嗪为中枢多巴胺受体阻断药，对中枢神经系统、自主神经系统、内分泌系统均有一定作用。C选项，度冷丁（哌替啶）是常用人工合成的麻醉性镇痛药。D选项，水合氯醛为催眠药、抗惊厥药。E选项，地塞米松主要用于家畜、宠物的炎症性、过敏性疾病等。据此，选A。

35.【答案】C

【考点】本题考查动物生理学第十单元内分泌/肾上腺激素/糖皮质激素和盐皮质激素的主要功能及其分泌的调节。

【解析】糖皮质激素是指肾上腺皮质合成、对糖代谢起重要调节功能的皮质醇和皮质酮类激素，因此C选项符合题意。A、E选项，胰岛素和胰高血糖素是由胰腺分泌的激素。B选项，醛固酮由肾上腺皮质分泌，其作用是调节肾脏对钠离子的重吸收，维持水盐代谢平衡。D选项，肾上腺素是肾上腺髓质的嗜铬细胞分泌的激素，属于儿茶酚胺类化合物。据此，选C。

36.【答案】B

【考点】本题考查动物病理学第四单元血液循环障碍/充血/肺瘀血。

【解析】左心衰竭通常引起肺瘀血，右心衰竭可引起全身各组织器官瘀血。据此，选B。

37.【答案】B

【考点】本题考查动物解剖学、组织学与胚胎学第三单元关节/四肢关节/后肢关节的组成与结构特点。

【解析】髋关节具有副韧带的家畜是马。据此，选B。

38.【答案】B

【考点】本题考查动物生理学第八单元尿的生成和排出/尿的生成/肾小管与集合管的重吸收和分泌功能。

【解析】正常情况下，小管液中葡萄糖可以全部被重吸收，吸收部位仅限于近球小管。肾小管和集合管的其他各段均无重吸收葡萄糖的能力，因此B选项符合题意。A、C选项，集合管与远球小管重吸收功能的最大特点是钠离子和水的重吸收分离。D、E选项，髓袢降支细段与髓袢升支细段有重吸收离子、尿素转运的功能。据此，选B。

39.【答案】C

【考点】本题考查兽医药理学第三单元抗生素与抗真菌药/四环素类及酰胺醇类/酰胺醇类。

【解析】C选项，酰胺醇类抗生素的抗菌作用机理是抑制细菌蛋白质的合成，符合题意。抑制蛋白质合成的抗生素还有氨基糖苷类、四环素类、大环内酯类、林可胺类、截短侧耳素类。A选项，抑制叶酸的合成为磺胺类药物的作用机理。B选项，抑制核酸合成为喹诺酮类药物及磺胺类药物的作用机理。D选项，抑制细胞壁合成为β-内酰胺类药物的作用机理。E选项，抑制DNA回旋酶合成为喹诺酮类药物的作用机理。据此，选C。

40.【答案】A

【考点】本题考查动物生理学第二单元细胞的基本功能/细胞的兴奋性和生物电现象/细胞兴奋性与兴奋、阈值。

【解析】A选项，超常期指细胞的兴奋性超过正常水平的时期，即阈下刺激也可以引起新的反应，符合题意。B选项，低常期指细胞的兴奋性又下降到低于正常水平的时期，即欲使细胞再次反应的刺激强度必须高于阈值。C选项，绝对不应期指在细胞接受刺激而兴奋时的一个短暂时期内，细胞的兴奋性下降至零的时期，即任何强度的刺激都不会引起新的反应。D选项，相对不应期指在绝对不应期之后，细胞的兴奋性有所恢复，但低于正常水平的时期，即刺激强度必须高于阈值才会引起新的反应。E选项，有效不应期包括绝对不应期和相对不应期。据此，选A。

41.【答案】E

【考点】本题考查动物生物化学第六单元脂类代谢/脂肪的分解代谢/长链脂肪酸的β-氧化过程。

【解析】A选项，载脂蛋白是血浆脂蛋白中的蛋白质部分，能够结合和运输血脂到机体各组织进行代谢及利用。B选项，脂蛋白与动脉粥样硬化和血栓形成有着密切的相关性。C选项，清蛋白又称白蛋白，是血浆中含量最多的蛋白质。D选项，ACP为酰基载体蛋白，在脂肪酸从头合成过程中作为脂酰基载体。E选项，肉碱（肉毒碱）为长链脂肪酸合成过程中脂酰基的载体，携带脂酰CoA（脂酰辅酶A）通过线粒体内膜。据此，选E。

42.【答案】B

【考点】本题考查动物解剖学、组织学与胚胎学第十一单元心血管系统/体循环/大静脉。

【解析】前腔静脉和后腔静脉的血液汇入右心房。据此，选B。

43.【答案】E

【考点】本题考查兽医药理学第十一单元血液循环系统药物/抗贫血药/右旋糖酐铁。

【解析】E选项，右旋糖酐铁适用于重症缺铁性贫血或不宜内服铁制剂的缺铁性贫血，临床主要用于仔猪缺铁性贫血。A、C选项，叶酸、维生素B_{12}用于治疗巨幼红细胞贫血。B、D选项，维生素K、酚磺乙胺为促凝血药。据此，选E。

44.【答案】A

【考点】本题考查动物解剖学、组织学与胚胎学第七单元消化系统/胃/单室胃的组织结构。

【解析】犬胃呈弯曲的梨形，其胃黏膜全部为有腺部，包括贲门腺、胃底腺和幽门腺。据此，选A。

45.【答案】A

【考点】本题考查动物病理学第四单元血液循环障碍/休克/休克的分期及特点。

【解析】休克早期微循环的特征是"少灌少流，灌少于流"。据此，选A。

46.【答案】A

【考点】本题考查动物病理学第十三单元器官系统病理学概论/泌尿系统病理/肾功能不全和尿毒症。

【解析】在急性肾功能不全时，机体电解质代谢发生紊乱，主要表现为高钾低钠血症、高磷低钙血症、高镁低氯血症。据此，选A。

47.【答案】B

【考点】本题考查动物解剖学、组织学与胚胎学第十七单元胚胎学/胎盘与胎膜/胎盘的类型与功能。

【解析】B选项，胎盘是胎儿与母体进行物质交换的特殊结构，符合题意。A选项，卵巢是产生卵子和分泌雌激素的器官。C、E选项，子宫为孕育胎儿的肌质器官。家畜的子宫均属双角子宫，可分为子宫角、子宫体和子宫颈三部分。D选项，输卵管是输送卵子到子宫的细而弯曲的肌性管道，也是受精的场所。据此，选B。

48.【答案】E

【考点】本题考查动物解剖学、组织学与胚胎学第四单元肌肉/躯干肌/腹壁肌的位置与结构特点。

【解析】牛腹腔侧壁肌由内向外依次为腹横肌、腹内斜肌、腹外斜肌。据此，选E。

49.【答案】A

【考点】本题考查动物生物化学第一单元蛋白质化学及其功能/蛋白质的理化性质与分析分离技术/蛋白质的定性分析。

【解析】A选项，实验室蛋白质的脱盐常用透析法。蛋白质分子不能通过半透膜，而无机盐等小分子化合物能自由通过半透膜。利用这一特性，将蛋白质与小分子化合物的溶液装入用半透膜制成的透析袋中并密封，然后将透析袋放入流水或缓冲液中，则小分子化合物可以通过半透膜，而蛋白质仍留在透析袋中。因此蛋白质和其所含有的盐分分开可选用透析技术。B选项，离心技术是利用物体高速旋转时产生强大的离心力，使置于旋转体中的悬浮颗粒发生沉降或漂浮，从而使某些颗粒达到浓缩或与其他颗粒分离的目的。C 选项，向某些蛋白质溶液中加入大量无机盐溶液后，可以降低蛋白质的溶解度，使蛋白质凝聚而从溶液中析出，这种作用叫作盐析，是物理变化，可复原。D 选项，电泳是指混悬于溶液中的样品（有机的或无机的，有生命的或无生命的）电荷颗粒，在电场影响下向着与自身带相反电荷的电极移动的现象。E 选项，互补的核苷酸序列通过 Watson—Crick 碱基配对形成稳定的杂合双链 DNA 分子的过程称为杂交。据此，选 A。

50.【答案】A

【考点】本题考查兽医法律法规和职业道德第七单元兽药管理法律制度/特殊兽药的使用/兽用麻醉药品和精神药品使用规定。

【解析】负责核准兽用安钠咖注射液定点经销单位的机关是省级畜牧兽医管理部门。据此，选 A。

51.【答案】C

【考点】本题考查兽医药理学第一单元总论/药效动力学/药物的治疗作用与不良反应。

【解析】A、B、D、E 选项，所述均属于药物的不良反应。C 选项，拮抗作用属于药效学的相互作用，两药合用总效应小于它们单用效应的代数和称拮抗作用。本题为选非题。据此，选 C。

52.【答案】A

【考点】本题考查兽医法律法规和职业道德第四单元执业兽医及诊疗机构管理法律制度/动物诊疗机构管理办法/《动物诊疗机构管理办法》总则。

【解析】动物诊疗，是指动物疾病的预防、诊断、治疗和动物绝育手术等经营性活动，包括动物的健康检查、采样、剖检、配药、给药、针灸、手术、填写诊断书和出具动物诊疗有关证明文件等。据此，选 A。

53.【答案】E

【考点】本题考查动物解剖学、组织学与胚胎学第七单元消化系统/胃/网胃的位置。

【解析】网胃位于季肋部的正中矢状面上，呈梨形。据此，选 E。

54.【答案】D

【考点】本题考查动物病理学第三单元病理性物质沉着/尿酸盐沉/概念。

【解析】灵长类体内嘌呤代谢的最终产物是尿酸。据此，选 D。

55.【答案】E

【考点】本题考查兽医药理学第十五单元解毒药/高铁血红蛋白还原剂/亚甲蓝（美蓝）。

【解析】E 选项，亚甲蓝是亚硝酸盐中毒的特效解毒剂，符合题意。A 选项，铜中毒可选用二巯丙醇（二巯基丙醇）进行解毒。B 选项，氰化物中毒可选用硫代硫酸钠进行解毒。C 选项，有机氟中毒可选用乙酰胺进行解毒。D 选项，有机磷中毒可选用解磷定进行解毒。据此，选 E。

56.【答案】B

【考点】本题考查动物解剖学、组织学与胚胎学第一单元概述/解剖学常用的方位术语/矢状面、水平面、横断面。

【解析】B 选项，正中矢状面将畜体分成左右相等的两个部分，符合题意。A 选项，额面（水平面）可将畜体分为上下两半，但畜体上下并不对称，不能分为相等的两半。C 选项，横断面可将畜体分为前后两半，但畜体前后并不对称，不能分为相等的两半。D、E 选项，畜体一般只有左右对称相等的说法。据此，选 B。

57.【答案】C

【考点】本题考查兽医药理学第十四单元组胺受体阻断药/H_2 受体阻断药/西咪替丁（甲氰咪胍）。

【解析】C 选项，西咪替丁能阻断 H_2 受体，符合题意。A 选项，M 受体阻断药为阿托品。B 选项，H_1 受体阻断药为息斯敏（阿司咪唑）、扑尔敏（马来酸氯苯那敏）、异丙嗪、苯海拉明。D 选项，N_2 受体阻断药为筒箭毒碱。E 选项，N_1 受体阻断药为六烃季铵。据此，选 C。

58.【答案】B

【考点】本题考查兽医药理学第十三单元调节组织代谢药物/矿物质/钙、磷与微量元素。

【解析】葡萄糖酸钙注射液主要用于急、慢性钙缺乏症，如猪、牛等产前或产后瘫痪，骨软症及佝偻病,也可用于毛细血管渗出升高的过敏性疾病及对抗硫酸镁中毒。本题为选非题。据此,选B。

59.【答案】B

【考点】本题考查兽医法律法规和职业道德第一单元动物防疫基本法律制度/中华人民共和国动物防疫法/《中华人民共和国动物防疫法》概述。

【解析】《中华人民共和国动物防疫法》规定,制定并组织实施动物疫病防治规划的主体应该是县级以上人民政府。据此,选B。

60.【答案】C

【考点】本题考查动物生物化学第六单元脂类代谢/脂肪合成/脂肪酸的合成。

【解析】肉碱作为载体将脂酰CoA从细胞质转运到线粒体基质,从而进行β-氧化。据此,选C。

61.【答案】B

【考点】本题考查动物解剖学、组织学与胚胎学第十五单元感觉器官/耳/外耳、中耳和内耳的形态与结构特点。

【解析】中耳由鼓室、听小骨和咽鼓管组成,功能是传导声波。据此,选B。

62.【答案】D

【考点】本题考查动物解剖学、组织学与胚胎学第二单元骨骼/躯干骨/肋骨的特点。

【解析】牛、羊、犬、猫的肋骨数目是13对,马的肋骨数目是18对。据此,选D。

63.【答案】B

【考点】本题考查动物病理学第二单元组织与细胞损伤/细胞死亡/细胞坏死的结局。

【解析】坏死组织作为机体的异物,可刺激机体发生防御性反应。其结局包括反应性炎症、溶解吸收、腐离脱落、机化和包囊形成、钙化几种类型,不包括化生。本题为选非题。据此,选B。

64.【答案】E

【考点】本题考查动物病理学第四单元血液循环障碍/梗死/类型及病理变化。

【解析】常发生白色梗死(贫血性梗死)的器官:心脏、脑、肾脏等组织结构较致密、侧支循环不丰富的器官组织;常发生红色梗死(出血性梗死)的器官:肺、脾脏、肠等组织结构疏松、血管吻合支较丰富的器官。据此,选E。

65.【答案】E

【考点】本题考查兽医法律法规和职业道德第七单元兽药管理法律制度/兽用生物制品经营管理办法/兽用生物制品的经营制度。

【解析】各级畜牧兽医主管部门、兽药检验机构、动物卫生监督机构、动物疫病预防控制机构及其工作人员,不得参与兽用生物制品生产、经营活动,不得以其名义推荐或者监制、监销兽用生物制品和进行广告宣传。兽用生物制品生产企业可以将本企业生产的兽用生物制品销售给各级人民政府畜牧兽医主管部门或养殖场(户)、动物诊疗机构等使用者,也可以委托经销商销售。据此,选E。

66.【答案】E

【考点】本题考查动物解剖学、组织学与胚胎学第十六单元家禽解剖特点/泌尿系统的特点/组成和特点(肾、输尿管)。

【解析】家禽泌尿系统由肾脏和输尿管组成,没有膀胱。据此,选E。

67.【答案】D

【考点】本题考查动物病理学第十单元炎症/炎症的类型/渗出性炎。

【解析】发生于黏膜的炎症称为卡他性炎,因此D选项符合题意。卡他性炎可分为浆液性卡他、黏液性卡他、纤维蛋白性卡他、脓性卡他及血性卡他等。A选项,假膜性炎又称浮膜性炎或纤维素性炎,发生于黏膜和浆膜上,特点是渗出的纤维蛋白凝固而形成一层浅黄色、有弹性的膜状物(称假膜或伪膜),易剥离,被覆于炎灶的表面,其下黏膜结构无损伤。B选项,浆液性炎的渗出物为血清(含白蛋白)。C选项,化脓性炎可见中性粒细胞大量渗出,并伴有不同程度的组织坏死和脓液形成。E选项,固膜性炎又称纤维素性坏死性炎,特征是渗出的纤维蛋白形成一层与深层组织牢固结合的纤维蛋白膜(痂),不易剥落,若强行剥离,则在黏膜面上留下溃疡病灶或出血。据此,选D。

68.【答案】B

【考点】本题考查动物生物化学第五单元生物氧化/ATP的生成/高能磷酸化合物和ATP。

【解析】A选项，ATP断裂一个高能磷酸键后转化为ADP。B选项，ATP犹如货币一样在体内使用和流通，因此，人们将它形象地称为"通用能量货币"，符合题意。C选项，GTP也属于高能磷酸化合物，也可为机体部分生化反应提供能量，如蛋白质的合成。D选项，CTP与磷脂的合成有关。E选项，UTP与多糖的合成有关。据此，选B。

69.【答案】C

【考点】本题考查动物解剖学、组织学与胚胎学第十四单元内分泌系统/内分泌器官的位置与结构特点/肾上腺。

【解析】A选项，垂体位于蝶骨体颅腔面的垂体窝内，是最重要的内分泌腺，结构复杂，分泌的激素种类很多，作用广泛，并与其他内分泌腺关系密切。B选项，松果体位于间脑背侧壁中央，大脑半球的深部，以柄连接于丘脑上部。C选项，肾上腺成对存在，借助于肾脂肪囊与肾相连。左、右肾上腺分别位于左、右肾的前内侧缘附近，符合题意。D选项，甲状腺一般位于喉的后方，前2~3个气管环的两侧面和腹侧面，表面覆盖甲肌和舌骨肌。E选项，甲状旁腺通常有两对，位于甲状腺附近或埋于甲状腺实质内。据此，选C。

70.【答案】B

【考点】本题考查动物生物化学第七单元含氮小分子的代谢/氨基酸的一般分解代谢/脱氨基作用。

【解析】A选项，尿素是氨被转运到肝脏当中经过鸟氨酸循环产生的。B选项，氨基酸脱去氨基后产生氨和α-酮酸，符合题意。C、D、E选项，胺和二氧化碳是由氨基酸经过脱羧基作用产生的。据此，选B。

71.【答案】A

【考点】本题考查兽医法律法规和职业道德第四单元执业兽医及诊疗机构管理法律制度/执业兽医和乡村兽医管理办法/执业活动管理。

【解析】执业助理兽医师在执业兽医师指导下，也不得出具处方、填写诊断书、出具有关证明文件，其余选项均符合相关规定。本题为选非题。据此，选A。

72.【答案】D

【考点】本题考查兽医法律法规和职业道德第一单元动物防疫基本法律制度/中华人民共和国动物防疫法/动物诊疗。

【解析】受理申请、审查、发放动物诊疗许可证的机关应该是县级人民政府兽医主管部门。据此，选D。

73.【答案】E

【考点】本题考查动物生物化学第二单元生物膜与物质的过膜运输/生物膜的化学组成/膜蛋白。

【解析】膜蛋白是膜的生物学功能的主要体现者，膜蛋白越多，生物膜功能越复杂。因此生物膜的功能越复杂，其组成中含量越多的是蛋白质。据此，选E。

74.【答案】E

【考点】本题考查兽医法律法规和职业道德第一单元动物防疫基本法律制度/中华人民共和国动物防疫法/动物疫情的报告、通报和公布。

【解析】重大动物疫情的认定权限应该为省级人民政府兽医主管部门。据此，选E。

75.【答案】D

【考点】本题考查兽医法律法规和职业道德第六单元动物防疫其他规范性文件/一、二、三类动物疫病病种名录/一类动物疫病。

【解析】一类动物疫病包括：口蹄疫、猪水疱病、非洲猪瘟、尼帕病毒性脑炎、非洲马瘟、牛海绵状脑病、牛瘟、牛传染性胸膜肺炎、痒病、小反刍兽疫、高致病性禽流感。据此，选D。

76.【答案】B

【考点】本题考查兽医法律法规和职业道德第七单元兽药管理法律制度/兽药管理条例/兽

药使用。

【解析】兽用硫酸新霉素可溶性粉用于治疗鸡病，停药期为5d。据此，选B。

77.【答案】D

【考点】本题考查兽医法律法规和职业道德第七单元兽药管理法律制度／兽药标签和说明书管理办法／兽药说明书的基本要求。

【解析】按照《兽药管理条例》，兽用生物制品应在显著位置注明"兽用"字样，并在说明书或标签中以中文注明兽药的通用名称、成分及其含量、规格、生产企业、产品批准文号（进口兽药注册证号）、产品批号、生产日期、有效期、适应证或者功能主治、用法、用量、休药期、禁忌、不良反应、注意事项、运输贮存保管条件及其他应当说明的内容。本题为选非题。据此，选D。

78.【答案】E

【考点】本题考查兽医法律法规和职业道德第七单元兽药管理法律制度／兽药经营质量管理规范／销售与运输。

【解析】兽药经营企业经营兽用麻醉药品、精神药品、易制毒化学药品、毒性药品、放射性药品等特殊药品，还应当遵守国家其他有关规定。本题为选非题。据此，选E。

79.【答案】D

【考点】本题考查兽医药理学第三单元抗生素与抗真菌药／大环内酯类、截短侧耳素类及林可胺类／大环内酯类（泰乐菌素）。

【解析】D选项，泰乐菌素对支原体有较强的抑制作用，符合题意。A选项，庆大霉素对革兰氏阴性杆菌作用强，对革兰氏阳性球菌作用差，在碱性环境下作用增强。B选项，乙酰甲喹又名痢菌净，具有广谱抗菌作用，对革兰氏阴性菌的作用强于革兰氏阳性菌，是治疗猪密螺旋体痢疾的首选药，不能用作促生长剂。C选项，氟苯尼考为动物专用广谱抗生素。主要用于牛、猪、鸡和鱼类的细菌性疾病。内服、肌内注射吸收快，分布广，半衰期长；抗菌谱与氯霉素相似，抗菌活性优于氯霉素和甲砜霉素；对猪胸膜肺炎放线杆菌效果佳。E选项，磺胺对甲氧苄啶为抗菌增效剂，与磺胺类药物配合使用可增强磺

胺类药物药效。该猪诊断为支原体肺炎混合感染巴氏杆菌。已知头孢噻呋对巴氏杆菌的治疗效果良好，应选用泰乐菌素对支原体的感染进行进一步的治疗。据此，选D。

80.【答案】A

【考点】本题考查兽医药理学第三单元抗生素与抗真菌药／大环内酯类、截短侧耳素类及林可胺类／大环内酯类（红霉素）。

【解析】鸡慢性呼吸道病是由鸡败血支原体感染引起的慢性呼吸道传染病。治疗支原体肺炎首选的抗生素是大环内酯类药物，包括红霉素、泰拉霉素、泰乐菌素、泰万菌素等。A选项，红霉素可用于禽慢性呼吸道病；B、C、D、E选项，对支原体效果均不佳。新霉素可用于治疗大肠杆菌感染，应选用红霉素治疗鸡慢性呼吸道病。据此，选A。

81.【答案】B 82.【答案】D 83.【答案】C

【考点】本组题考查动物病理学第十三单元器官系统病理学概论／神经系统病理／脑软化的病因及病变特点。

【解析】根据"维生素E含量过低"的病因，以及"姿势异常，腹下浮肿呈紫色"等临床症状，考虑该鸡可能患有脑软化。脑软化时的病变主要发生在小脑，主要病变为液化性坏死。维生素E和硒在正常机体中具有抗氧化作用，维生素E含量过低将会降低雏鸡的抗氧化能力，引发脑软化。据此，81题选B，82题选D，83题选C。

84.【答案】B

【考点】本题考查动物生物化学第十单元水、无机盐代谢与酸碱平衡／钠、钾的代谢／钠、钾的分布与生理功能。

【解析】钠是维持细胞外液渗透压及其容量的决定因素，钾是维持细胞内液渗透压及其容量的决定因素，钾的正常浓度对维持神经肌肉正常兴奋性有重要作用，同时与维持体内酸碱平衡有关。据此，选B。

85.【答案】D

【考点】本题考查动物生物化学第十单元水、无机盐代谢与酸碱平衡／钙、磷代谢／钙、磷的分布与生理功能。

【解析】体内99%以上的钙及80%~85%的磷以羟磷灰石的形式构成骨盐，分布在骨骼和牙齿中。骨骼外的磷主要以磷酸根的形式参与糖、脂类、蛋白质等物质的代谢过程及氧化磷酸化作用，磷又是DNA、RNA和磷脂的重要组成成分，磷还参与酶的组成和酶活性的调节作用。据此，选D。

86.【答案】C

【考点】本题考查兽医药理学第三单元抗生素与抗真菌药/氨基糖苷类/链霉素。

【解析】C选项，结核杆菌感染可选用利福平、异烟肼、乙胺丁醇、链霉素、吡嗪酰胺等药物治疗，符合题意。A选项，衣原体感染可用四环素、阿奇霉素，此外多西环素、米诺环素、红霉素、利福平、克拉霉素也可选用，氟喹诺酮类如左氧氟沙星、莫西沙星等也有效。B选项，支原体感染可用大环内酯类抗菌药物，如红霉素、罗红霉素和阿奇霉素。氟喹诺酮类如左氧氟沙星、加替沙星和莫西沙星等，四环素类也用于支原体肺炎的治疗。D选项，犬组织胞浆菌病可用两性霉素B、伊曲康唑、酮康唑等。E选项，猪密螺旋体性痢疾可选用乙酰甲喹进行治疗。据此，选C。

87.【答案】E

【考点】本题考查兽医药理学第二单元化学合成抗菌药/喹噁啉类药物/乙酰甲喹。

【解析】E选项，乙酰甲喹又名痢菌净，是治疗猪密螺旋体性痢疾的首选药，符合题意。A选项，衣原体感染可用四环素、阿奇霉素，此外多西环素、米诺环素、红霉素、利福平、克拉霉素也可选用，氟喹诺酮类如左氧氟沙星、莫西沙星等也有效。B选项，支原体感染可用大环内酯类抗菌药物，如红霉素、罗红霉素和阿奇霉素。氟喹诺酮类如左氧氟沙星、加替沙星和莫西沙星等，四环素类也用于肺炎支原体肺炎的治疗。C选项，结核杆菌感染可选用利福平、异烟肼、乙胺丁醇、链霉素、吡嗪酰胺等药物。D选项，犬组织胞浆菌病可用两性霉素。据此，选E。

88.【答案】C 89.【答案】D

【考点】本组题考查动物解剖学、组织学与胚胎学第十单元生殖系统/雌性生殖器官/雌性生殖器官的组成。

【解析】A选项，卵丘是由卵泡腔的扩大及卵泡液的增多，卵母细胞及其外周的颗粒细胞位于卵泡腔的一侧，并与周围的卵泡细胞一起凸入卵泡腔，形成的丘状隆起。B选项，原始卵泡位于皮质浅层，体积小，数量多，呈球形，由1个大而圆的初级卵母细胞+外周单层扁平细胞的卵泡细胞组成，卵泡细胞外有基膜。C选项，在卵母细胞周围和颗粒细胞之间有一层嗜酸性、折光强的膜状结构，称为透明带，是颗粒细胞与初级卵母细胞共同分泌形成的。D选项，放射冠是卵丘中紧贴透明带外表面的一层颗粒细胞，随卵泡发育而呈高柱状、呈放射状排列的结构。E选项，卵泡周围的结缔组织分化为界线明显的卵泡膜。次级卵母细胞的颗粒细胞、颗粒细胞间隙卵泡液及卵泡膜又共同形成了一个新月形腔，称卵泡腔。据此，88题选C，89题选D。

90.【答案】A 91.【答案】C

【考点】本组题考查动物病理学第十三单元器官系统病理学概论/泌尿系统病理/肾炎的分类及病变特点。

【解析】A选项，膜性肾小球肾炎初期眼观肾体积增大，颜色苍白，有"大白肾"之称。B、E选项，是急性增生性肾小球肾炎的表现，表现为肾轻度肿大或中度肿大，重量增加，被膜紧张，表面充血，称为"大红肾"；被膜剥离后常见有小出血点，故又称"蚤咬肾"。C、D选项为间质性肾炎的表现，初期（急性期）肾肿大，被膜紧张，在表面及切面皮质部散在针尖大灰色病灶；中期（亚急性期）病灶融合成大斑块，称"白斑肾"；后期（慢性期）肾缩小，质地变硬，表面凹凸不平，称为"皱缩肾"。据此，90题选A，91题选C。

92.【答案】C

【考点】本题考查动物生理学第五单元呼吸/肺的通气功能/胸内压。

【解析】吸气末时肺回缩力最大，胸膜腔负压最大。据此，选C。

93.【答案】B

【考点】本题考查动物生理学第五单元呼吸/肺的通气功能/胸内压。

【解析】呼气末时肺回缩力最小，胸膜腔负压最小。据此，选B。

94.【答案】A

【考点】本题考查动物生理学第五单元呼吸/肺的通气功能/胸内压。

【解析】气胸时，胸内负压消失，两层胸膜彼此分开，肺将因其本身的回缩力而塌陷。据此，选A。

95.【答案】E

【考点】本题考查兽医药理学第七单元中枢神经系统药物/化学保定药/骨骼肌松弛药（琥珀胆碱）。

【解析】E选项，琥珀胆碱为N_2受体阻断药，即骨骼肌松弛药，符合题意。A选项，异氟醚为吸入性麻醉药。B选项，氯胺酮为注射用分离型麻醉药。C选项，赛拉唑为镇静剂。D选项，硫喷妥钠为巴比妥类药物，常用来诱导麻醉。据此，选E。

96.【答案】A

【考点】本题考查兽医药理学第七单元中枢神经系统药物/全身麻醉药/吸入麻醉药（异氟醚）。

【解析】A选项，异氟醚为吸入性麻醉药，符合题意。B选项，氯胺酮为注射用分离型麻醉药。C选项，赛拉唑为镇静剂。D选项，硫喷妥钠为巴比妥类药物，常用来诱导麻醉。E选项，琥珀胆碱为N_2受体阻断药，即骨骼肌松弛药。据此，选A。

97.【答案】D

【考点】本题考查动物解剖学、组织学与胚胎学第八单元呼吸系统/肺/肺的位置、形态和组织结构。

【解析】能分泌肺泡表面活性物质的细胞是Ⅱ型肺泡细胞。据此，选D。

98.【答案】B

【考点】本题考查动物解剖学、组织学与胚胎学第八单元呼吸系统/肺/肺的位置、形态和组织结构。

【解析】位于相邻的肺泡之间，具有吞噬功能的细胞是尘细胞。据此，选B。

99.【答案】C 100.【答案】D

【考点】本组题考查动物病理学第十单元炎症/炎症局部的基本病理变化/炎性细胞的种类及其主要功能。

【解析】A选项，单核细胞常出现于慢性炎症、非化脓性炎症中。B选项，淋巴细胞常出现于病毒性炎症时。C选项，中性粒细胞常出现于急性炎症早期、化脓性炎症时，化脓灶内的炎性细胞是中性粒细胞。D选项，嗜酸性粒细胞常见于寄生虫感染和过敏反应性炎症，如支气管哮喘、过敏性鼻炎等。E选项，嗜碱性粒细胞常出现于速发型变态反应时。据此，99题选C，100题选D。

全国执业兽医资格考试试卷三（兽医全科类）

（基础科目）

1.【答案】C

【考点】本题考查动物解剖学、组织学与胚胎学第七单元消化系统/胃/反刍动物胃的位置、形态和组织结构。

【解析】反刍动物的胃中，起化学消化作用的胃是皱胃。据此，选C。

2.【答案】C

【考点】本题考查兽医药理学第三单元抗生素与抗真菌药/β-内酰胺类/青霉素类。

【解析】C选项，青霉素类抗生素的抗菌作用机理是抑制细菌细胞壁的合成，符合题意。A选项，抑制叶酸的合成为磺胺类药物的作用机理。B选项，抑制蛋白质的合成为氨基糖苷类、四环素类、酰胺醇类、大环内酯类、林可胺类、截短侧耳素类的作用机理。D选项，抑制细胞膜的合成为多肽类、多烯类、咪唑类的作用机理。E选项，抑制DNA回旋酶的合成为喹诺酮类药物的作用机理。据此，选C。

3.【答案】A

【考点】本题考查动物病理学第九单元应激与疾病/应激时机体的代谢和功能变化/物质代谢改变。

【解析】应激反应时，机体物质代谢总的特点是动员增加，储存减少，表现为代谢率升高，血糖、血中游离脂肪酸含量升高及负氮平衡。据此，选A。

4.【答案】B

【考点】本题考查兽医药理学第十四单元组胺受体阻断药/H_1受体阻断药/马来酸氯苯那敏（扑尔敏）。

【解析】马来酸氯苯那敏抗过敏作用的机理是阻断H_1受体。据此，选B。

5.【答案】E

【考点】本题考查兽医法律法规和职业道德第七单元兽药管理法律制度/兽药经营质量管理规范/场所与设施。

【解析】兽药经营企业应当具有固定的经营场所，以及与所经营的兽药相适应的设备和仓库设施。还应当配备与经营的兽药相适应的质量管理人员。有条件的，可以建立质量管理机构。本题为选非题。据此，选E。

6.【答案】E

【考点】本题考查兽医药理学第九单元消化系统药物/泻药与止泻药/硫酸钠。

【解析】A、B选项，胃炎和肠炎可选用抗菌药等药物进行治疗。C选项，胃溃疡可选用硫糖铝等黏膜保护药进行治疗。D选项，胃肠臌气可用制酵药进行治疗。E选项，大肠便秘时需要排出肠内毒物、毒素。硫酸钠属于容积性泻药，内服后在肠内解离出离子，提高肠内渗透压，吸水软化粪便，加速粪便排泄。据此，选E。

7.【答案】B

【考点】本题考查动物解剖学、组织学与胚胎学第十三单元神经系统/脑神经/十二对脑神经的主要分支和支配的器官。

【解析】分布于视网膜的感觉神经是视神经。据此，选B。

8.【答案】E

【考点】本题考查兽医法律法规和职业道德第一单元动物防疫基本法律制度/重大动物疫情应急条例/监测、报告和公布。

【解析】A选项所指为"立即报告""及时采取"等报告时机法律制度。B选项所指的报告的义务主体为"从事动物疫病监测、检测、检验检疫、研究、诊疗以及动物饲养、屠宰、经营、隔离、运输等活动的单位和个人"。C选项接受报告的主体即为"所在地农业农村主管部门或者动物疫病预防控制机构"。D选项则指报告的义务主体在报告时并要"迅速采取隔离等控制措施"。E选项所述"兽医主管部门与同级卫生主管部门之间的相互通报"并未在《中华人民共和国动物防疫法》中提及，不属于规定的动物疫情报告法律制度。本题为选非题。据此，选E。

9.【答案】D

【考点】本题考查兽医法律法规和职业道德第四单元执业兽医及诊疗机构管理法律制度/执业兽医和乡村兽医管理办法/执业活动管理。

【解析】接受执业兽医上年度执业活动情况报告的主体为县级人民政府农业农村主管部门（兽医主管部门）。据此，选D。

10.【答案】C

【考点】本题考查兽医法律法规和职业道德第一单元动物防疫基本法律制度/中华人民共和国动物防疫法/病死动物和病害动物产品的无害化处理。

【解析】在城市公共场所和乡村发现的死亡畜禽，应由"所在地街道办事处、乡级人民政府"组织收集、处理并溯源，而非"所在地县级农业农村主管部门"。本题为选非题。据此，选C。

11.【答案】A

【考点】本题考查动物生物化学第七单元含氮小分子的代谢/氨的代谢/尿素的合成。

【解析】哺乳动物体内氨的主要去路是合成

尿素排出体外，肝是合成尿素的主要器官，肾、脑等也能合成尿素，但量很小。据此，选A。

12.【答案】B

【考点】本题考查动物解剖学、组织学与胚胎学第十五单元感觉器官/眼/眼球壁的结构。

【解析】眼球壁的3层结构是指纤维膜、血管膜和视网膜。据此，选B。

13.【答案】A

【考点】本题考查兽医法律法规和职业道德第三单元动物检疫管理法律制度/动物检疫管理办法/检疫申报。

【解析】出售或者运输动物、动物产品的，货主应当提前3d向所在地动物卫生监督机构申报检疫。据此，选A。

14.【答案】A

【考点】本题考查动物生物化学第六单元脂类代谢/脂肪的分解代谢/脂肪的动员。

【解析】A选项，激素敏感脂肪酶是影响动物脂肪动员的关键酶，符合题意。B选项，脂蛋白脂肪酶是细胞溶酶体中的一种水解酶，在血管内皮表面发生作用。C选项，磷酸甘油激酶是促进甘油降解的一种酶。D选项，转脂酰基酶是一类酶，作用为转移脂酰基。E选项，磷脂酶是生物体内存在的可以水解甘油磷脂的一类酶。据此，选A。

15.【答案】E

【考点】本题考查动物病理学第十一单元败血症/概念。

【解析】E选项，败血症是指病原微生物在血液中大量生长繁殖，产生毒素，引起严重全身性反应的病理过程，符合题意。A选项引起的是虫血症。B选项引起的是菌血症。C选项引起的是病毒血症。D选项引起的是毒血症。据此，选E。

16.【答案】A

【考点】本题考查动物病理学第四单元血液循环障碍/血栓形成/血栓形成的概念和血栓的类型。

【解析】白色血栓多发生于血流较快的部位（如动脉、心瓣膜、心腔内）或血栓形成时血流较快的时期（如静脉混合性血栓的起始部），与血管壁结合牢固。据此，选A。

17.【答案】C

【考点】本题考查动物解剖学、组织学与胚胎学第九单元泌尿系统/肾/牛、羊、马、猪、犬肾的类型和结构特点。

【解析】A选项，复肾见于鲸、熊、水獭。B选项，平滑多乳头肾见于猪、人。C选项，平滑单乳头肾见于马、羊、犬和兔。D选项，无有沟单乳头肾。E选项，有沟多乳头肾见于牛。据此，选C。

18.【答案】A

【考点】本题考查动物生物化学第三单元酶/影响酶促反应的因素/pH和温度的影响。

【解析】动物体内多数酶的最适pH接近中性，但也有例外，如胃蛋白的最适pH约为1.8，胰蛋白酶约为8，而肝精氨酸酶则约为9.8。据此，选A。

19.【答案】A

【考点】本题考查动物解剖学、组织学与胚胎学第十单元生殖系统/雌性生殖器官/子宫的位置、形态和各种动物（牛、羊、马、猪、犬）子宫的形态结构特点。

【解析】子宫有绵羊角结构的是牛。据此，选A。

20.【答案】B

【考点】本题考查动物解剖学、组织学与胚胎学第十七单元胚胎学/胎盘与胎膜/胎盘的类型与功能。

【解析】A、D选项，马、猪是上皮绒毛膜胎盘（分散型胎盘）。B选项，牛、羊等反刍动物胎盘后期是结缔绒毛膜胎盘（绒毛叶胎盘），符合题意。C选项，犬、猫等食肉动物是内皮绒毛膜胎盘（环状胎盘）。E选项，兔和灵长类动物是盘状胎盘（血绒毛膜胎盘）。据此，选B。

21.【答案】B

【考点】本题考查兽医法律法规和职业道德第六单元动物防疫其他规范性文件/人畜共患传染病名录。

【解析】《人畜共患传染病名录》中有24种：牛海绵状脑病、高致病性禽流感、狂犬病、炭疽、布鲁氏菌病、弓形虫病、棘球蚴病、钩端螺旋体病、沙门菌病、牛结核病、日本血吸虫病、日本脑炎（流行性乙型脑炎）、猪链球菌Ⅱ型感染、旋毛虫病、囊尾蚴病、马鼻疽、李氏杆菌病、类鼻疽、片形吸虫病、鹦鹉热、Q热、利什曼原虫病、尼帕病毒性脑炎、华支睾吸虫病。据此，选B。

22.【答案】C

【考点】本题考查动物病理学第五单元细胞、组织的适应与修复/修复/肉芽组织的概念。

【解析】肉芽组织是指富有新生毛细血管和成纤维细胞并伴有炎性细胞浸润的新生幼稚结缔组织，眼观鲜红色、颗粒状、柔软湿润，因形似鲜嫩的肉芽故而得名肉芽组织。据此，选C。

23.【答案】D

【考点】本题考查兽医法律法规和职业道德第一单元动物防疫基本法律制度/中华人民共和国动物防疫法/动物和动物产品的检疫。

【解析】运载工具在装载前和卸载后应当及时清洗、消毒。据此，选D。

24.【答案】A

【考点】本题考查动物生物化学第二单元生物膜与物质的过膜运输/物质的过膜运输/小分子与离子的过膜转运。

【解析】动物小肠黏膜吸收葡萄糖和氨基酸时伴有同向转运的离子是钠离子。据此，选A。

25.【答案】A

【考点】本题考查动物病理学第三单元病理性物质沉着/黄疸/概念。

【解析】A选项，胆红素在黄疸时引起全身皮肤黏膜发生黄染，符合题意。B选项，脂褐素为衰老动物细胞内常见的不溶性棕色物质。C选项，黑色素常见于机体黑色组织中，也见于黑色素瘤中。D选项，卟啉色素常见于有先天性卟啉病的牛和猪。E选项，含铁血黄素常见于肝脏、脾脏等巨噬细胞丰富的器官内。据此，选A。

26.【答案】B

【考点】本题考查兽医法律法规和职业道德第七单元兽药管理法律制度/兽药经营质量管理规范/陈列与储存。

【解析】①不合格的兽药以红色字体标识；②待验和退货兽药以黄色字体标识；③合格兽药以绿色字体标识。据此，选B。

27.【答案】B

【考点】本题考查兽医法律法规和职业道德第一单元动物防疫基本法律制度/重大动物疫情应急条例/监测、报告和公布。

【解析】B选项，动物防疫监督机构有权采集重大动物疫病病料，而A、C、D、E选项所述企业和机构并未表明其具备"其他单位和个人采集病料应当具备的条件"，无权采集重大动物疫病病料。据此，选B。

28.【答案】B

【考点】本题考查动物生物化学第五单元生物氧化/生物氧化的概念/生物氧化的酶类。

【解析】B选项，真核生物的生物氧化发生在线粒体中，符合题意。A选项，核糖体是蛋白质的合成场所。C选项，溶酶体的功能是分解衰老损伤的细胞器等。D选项，高尔基复合体参与了多肽链的加工过程。E选项，过氧化物酶体是存在于一切真核细胞的细胞器，功能是催化脂肪酸的β-氧化。据此，选B。

29.【答案】A

【考点】本题考查兽医法律法规和职业道德第八单元病原微生物安全管理法律制度/病原微生物实验室生物安全管理条例/动物病原微生物分类。

【解析】第一类和第二类病原微生物统称为高致病性病原微生物。据此，选A。

30.【答案】D

【考点】本题考查动物生理学第五单元呼吸/肺的通气功能/肺通气的动力和阻力。

【解析】平静呼气时，呼气运动只是膈肌与肋间外肌舒张，依靠胸廓及肺本身的回缩力量而回位，增大肺内压，产生呼气。本题为选非题。据此，选D。

31.【答案】E

【考点】本题考查动物生理学第十一单元生殖和泌乳/雌性生殖/卵巢的内分泌功能。

【解析】自发性排卵是指卵泡发育成熟后，可自行破裂而排卵的过程。根据自发排卵后的黄体功能状态，又可分为两种情况：牛、马、猪、羊等大多数家畜排卵后即能形成功能性黄体；鼠类排卵后须经交配后才能形成功能性黄体，因此E选项符合题意。A、B、C、D选项所述属于诱发性排卵动物，即需经过交配刺激才可排卵。据此，选 E。

32. 【答案】B

【考点】本题考查兽医法律法规和职业道德第一单元动物防疫基本法律制度/中华人民共和国动物防疫法/动物诊疗。

【解析】从事动物诊疗活动的机构，应当具备：有与动物诊疗活动相适应并符合动物防疫条件的场所，有与动物诊疗活动相适应的执业兽医，有与动物诊疗活动相适应的兽医器械和设备，有完善的管理制度。本题为选非题。据此，选 B。

33. 【答案】D

【考点】本题考查兽医药理学第二单元化学合成抗菌药/磺胺类药物/药动学。

【解析】磺胺嘧啶是治疗犬脑部细菌感染的首选药。据此，选 D。

34. 【答案】D

【考点】本题考查动物解剖学、组织学与胚胎学第八单元呼吸系统/肺/肺的位置、形态和组织结构。

【解析】肺是气体交换的器官。据此，选 D。

35. 【答案】D

【考点】本题考查动物生物化学第十一单元器官和组织的生物化学/红细胞的代谢/血红蛋白的代谢。

【解析】血红蛋白被氰化钾、亚硝酸盐等氧化为高铁血红蛋白而失去携氧能力，称为高铁血红蛋白症。红细胞自身也可使高铁血红蛋白缓慢地还原为亚铁血红蛋白，途径包括：①两类高铁血红蛋白还原酶催化的酶促反应；②维生素 C 及还原型谷胱甘肽参与的非酶促反应。据此，选 D。

36. 【答案】B

【考点】本题考查动物解剖学、组织学与胚胎学第二单元骨骼/躯干骨/颈椎、胸椎、腰椎、荐椎、尾椎的特点。

【解析】牛胸椎的椎弓和椎体围成椎孔。据此，选 B。

37. 【答案】B

【考点】本题考查动物病理学第十单元炎症/炎症局部的基本病理变化/渗出。

【解析】纤维素性炎是以渗透物中含有大量纤维蛋白为特征的渗出性炎症。据此，选 B。

38. 【答案】C

【考点】本题考查兽医法律法规和职业道德第七单元兽药管理法律法规/兽用处方药品种目录/兽用处方药品种目录（第一批）。

【解析】林丹属于食品动物中禁止使用的药物。本题为选非题。据此，选 C。

39. 【答案】A

【考点】本题考查动物解剖学、组织学与胚胎学第十二单元淋巴系统/周围淋巴器官/主要浅在淋巴结的位置、形态与组织结构特点。

【解析】猪淋巴结皮质和髓质的位置与其他动物恰好相反。据此，选 A。

40. 【答案】A

【考点】本题考查兽医法律法规和职业道德第一单元动物防疫基本法律制度/中华人民共和国动物防疫法/法律责任。

【解析】B、C、D、E 均属于给予执业兽医暂停六个月以上一年以下动物诊疗活动行政处罚的情形。A 选项不属于题干所述情形，而属于"县级以上地方人民政府农业农村主管部门责令改正，可以处一万元以下罚款；拒不改正的，处一万元以上五万元以下罚款，并可以责令停业整顿"的情形（第十一章第一百零八条）。本题为选非题。据此，选 A。

41. 【答案】B

【考点】本题考查动物生物化学第四单元糖代谢/糖的生理功能/动物机体糖的来源和去路。

【解析】反刍动物饲料中的糖主要是纤维素，纤维素经纤维素酶的催化作用，转变为乙酸、丙酸、丁酸，其中丙酸是糖异生的主要前体。据此，选 B。

42. 【答案】B

【考点】本题考查动物病理学第七单元缺氧/概述/缺氧的类型、原因及主要特点。

【解析】B 选项，亚硝酸盐具有强氧化性，可以使血红蛋白氧化为高铁血红蛋白，从而丧失运氧能力。亚硝酸盐中毒时，可视黏膜发暗（发绀），末梢血液呈酱油色，符合题意。C、E 选项，氰化物中毒时，皮肤、黏膜呈鲜红色或玫瑰红色。D选项，动物一氧化碳中毒时，血中碳氧血红蛋白增多，血液呈樱桃红色。据此，选B。

43.【答案】B

【考点】本题考查动物生理学第六单元采食、消化和吸收/胃的消化功能/反刍动物前胃的消化。

【解析】在一般饲养条件下瘤胃中的微生物主要是厌氧细菌、纤毛虫和厌氧真菌。本题为选非题。据此，选B。

44.【答案】D

【考点】本题考查兽医药理学第七单元中枢神经系统药物/麻醉性镇痛药/哌替啶（度冷丁）。

【解析】临床上缓解疼痛的药物分为两类。一类是能选择性地作用于中枢神经系统，缓解剧痛的药物，如吗啡、度冷丁。另一类作用部位不在中枢神经系统，用于缓解钝痛，还有解热消炎作用，即解热镇痛抗炎药，如阿司匹林、对乙酰氨基酚、安乃近。D选项，度冷丁有良好的镇痛效果，符合题意。A选项，地西泮为镇静类药物。B选项，氯丙嗪也是镇静类药物。C、E选项，安乃近和扑热息痛（对乙酰氨基酚）为非甾体类解热镇痛抗炎药，解热效果较好，镇痛效果不佳。据此，选D。

45.【答案】E

【考点】本题考查动物生理学第四单元血液循环/血管生理/组织液的生成及影响因素。

【解析】影响组织液生成与回流的因素主要有四个，即毛细血管血压、组织液静水压、血浆胶体渗透压和组织液胶体渗透压。本题为选非题。据此，选E。

46.【答案】C

【考点】本题考查动物病理学第十单元炎症/炎症局部的基本病理变化/炎性细胞的种类及其主要功能。

【解析】结核性肉芽肿是指由于结核杆菌感染引起的具有诊断意义的病变。中央为干酪样坏死；周围为增生的上皮样细胞，其内散在朗格汉斯细胞（郎格罕细胞，属于多核巨细胞），外围聚集有淋巴细胞。上皮样细胞多由巨噬细胞聚集并转变形态而形成。巨噬细胞可演变为上皮样细胞、多核巨细胞等，常见于急性炎症后期、慢性炎症、非化脓性炎症。据此，选C。

47.【答案】A

【考点】本题考查动物解剖学、组织学与胚胎学第十一单元心血管系统/体循环/主动脉及其主要分支。

【解析】左心室血液流入主动脉及其分支。据此，选A。

48.【答案】D

【考点】本题考查兽医法律法规和职业道德第七单元兽药管理法律制度/兽药管理条例/兽药监督管理。

【解析】兽药生产企业、兽药经营企业、兽药使用单位和开具处方的兽医人员发现可能与兽药使用有关的严重不良反应，应当立即向所在地人民政府兽医行政管理部门报告。本题为选非题。据此，选D。

49.【答案】B

【考点】本题考查动物解剖学、组织学与胚胎学第四单元肌肉/躯干肌/腹壁肌的位置与结构特点。

【解析】在牛和马等草食动物中，腹壁肌外包的深筋膜含有大量的弹性纤维，呈黄色，称为腹黄膜。据此，选B。

50.【答案】E

【考点】本题考查动物生理学第十单元内分泌/概述/激素及激素的分类。

【解析】含氮激素包括两类。其中，肽类和蛋白质激素包括下丘脑调节肽、腺垂体激素（如生长激素）、神经垂体激素、胰岛素、甲状旁腺激素、降钙素及胃肠激素等。据此，选E。

51.【答案】A

【考点】本题考查动物解剖学、组织学与胚胎学第五单元被皮/蹄/牛、羊、马、猪的蹄及犬爪的结构特点。

【解析】给马钉蹄铁的标志位置是蹄白线。据此，选A。

52.【答案】D

【考点】本题考查动物病理学第十二单元肿瘤/肿瘤的命名与分类/良性肿瘤和恶性肿瘤的区别。

【解析】良性肿瘤的生长发育较为缓慢，不易转移和再发，多半呈膨胀性生长或外生性生长，组织结构和原发组织相类似，异型性不显著，肿瘤细胞分化程度高，不易见到核分裂象。据此，选D。

53.【答案】B

【考点】本题考查动物解剖学、组织学与胚胎学第十单元生殖系统/雌性生殖器官/牛、羊、马、猪、犬卵巢的位置、形态和组织结构。

【解析】马卵巢呈豆形，位于第4（左侧）至第5（右侧）腰椎横突腹侧，皮质和髓质颠倒。游离缘有一凹陷称排卵窝，成熟卵泡由此排出。据此，选B。

54.【答案】A

【考点】本题考查动物生理学第八单元尿的生成和排出/影响尿生成的因素/抗利尿激素对尿液生成的调节。

【解析】动物严重呕吐或者腹泻时，尿量减少的主要机制是抗利尿激素分泌增加，因此A选项符合题意。B选项，严重腹泻和呕吐之后血浆晶体渗透压会上升。C选项，严重腹泻和呕吐之后血浆胶体渗透压应上升。D选项，入球小动脉舒张，肾血流量增加，会使尿量增加。E选项，囊内压一般保持稳定。据此，选A。

55.【答案】B

【考点】本题考查动物生物化学第十一单元器官和组织的生物化学/肌肉收缩的生化机制/肌动蛋白和细丝。

【解析】肌肉组织中细丝的主要成分是肌动蛋白。据此，选B。

56.【答案】B

【考点】本题考查兽医药理学第一单元总论/药效动力学/药物的治疗作用与不良反应。

【解析】一般情况下，作用选择性低的药物，在治疗量时对畜禽的副作用较多。据此，选B。

57.【答案】E

【考点】本题考查动物病理学第二单元组织与细胞损伤/变性/脂肪变性。

【解析】脂肪变性是细胞内脂肪代谢障碍的形态表现。其特点是细胞质内出现了正常情况下在光镜下看不见的脂肪滴或细胞质内脂肪滴增多。据此，选E。

58.【答案】C

【考点】本题考查动物解剖学、组织学与胚胎学第十单元生殖系统/雌性生殖器官/子宫的位置、形态和各种动物（牛、羊、马、猪、犬）子宫的形态结构特点。

【解析】子宫为孕育胎儿的肌质器官。据此，选C。

59.【答案】B

【考点】本题考查动物解剖学、组织学与胚胎学第一单元概述/细胞/细胞的构造。

【解析】B选项，内质网为动物常见的细胞器，根据其表面是否附着有核糖体，可分为粗面内质网和滑面（光面）内质网，前者主要合成和运输蛋白质，后者是合成脂质的重要场所。A、C、D、E选项，所述均为除内质网外的其他常见细胞器。据此，选B。

60.【答案】E

【考点】本题考查动物生理学第九单元神经系统/神经元的活动/神经递质、肾上腺素能受体、胆碱能受体的功能、种类及其分布。

【解析】神经-骨骼肌接头后膜（终板膜）的胆碱能受体是N_2受体，因此E选项符合题意。A选项，α型肾上腺素能受体分为α_1和α_2两种。α_1受体存在于血管平滑肌，α_2受体主要分布于去甲肾上腺素能神经的突触前膜上。B选项，β型肾上腺素能受体分为β_1和β_2两种。β_1受体主要分布于心肌，β_2受体主要分布于平滑肌、骨骼肌、肝脏、去甲肾上腺素能神经的突触前膜上。C选项，M受体存在于副交感神经节后纤维支配的效应细胞上，以及交感神经支配的小汗腺、骨骼肌血管壁上。D选项，N_1受体位于神经节突触后膜，可引起自主神经节的节后神经元兴奋。据此，选E。

61.【答案】A

【考点】本题考查动物生物化学第四单元糖代谢/糖异生作用/糖异生的反应过程。

【解析】A选项，甘油、丙酸、乳酸、生糖氨基酸等可以在动物体内转变成葡萄糖和糖原，符合题意。B选项，乙酸可在体内转变成乙酰

CoA。C、E 选项，亮氨酸和赖氨酸为生酮氨基酸。D 选项，乙酰乙酸为酮体代谢的中间产物。据此，选 A。

62. 【答案】D

【考点】本题考查动物生理学第六单元采食、消化和吸收/小肠的消化与吸收/胰液和胆汁的性质、主要成分和作用。

【解析】胆盐是胆汁酸与甘氨酸或牛磺酸结合形成的钠盐或钾盐的统称，是促进脂肪消化吸收的主要成分。因此胆汁的组分中参与消化的主要成分是胆盐，因此 D 选项符合题意。A 选项，内因子是胃液的成分之一。B 选项，卵磷脂为营养物质之一。C 选项，胆固醇为机体广泛存在的营养物质之一。E 选项，胆色素为红细胞代谢的产物。据此，选 D。

63. 【答案】B

【考点】本题考查动物解剖学、组织学与胚胎学第十单元生殖系统/雄性生殖器官/牛、羊、马、猪、犬副性腺的形态特点。

【解析】犬只有前列腺而无精囊腺和尿道球腺。据此，选 B。

64. 【答案】E

【考点】本题考查兽医药理学第十一单元血液循环系统药物/治疗充血性心力衰竭的药物/洋地黄毒苷。

【解析】E 选项，强心苷类药物为治疗充血性心力衰竭的首选药物，临床常用的强心苷类药物有洋地黄毒苷、毒毛花苷 K 和地高辛等，符合题意。A 选项，樟脑为中枢神经兴奋药，有兴奋呼吸和循环作用，但不持久。B 选项，咖啡因也为中枢神经兴奋药。C 选项，氨茶碱为平喘药。D 选项，肾上腺素、去甲肾上腺素为肾上腺素受体激动剂，用于急救。据此，选 E。

65. 【答案】C

【考点】本题考查兽医法律法规和职业道德第一单元动物防疫基本法律制度/中华人民共和国动物防疫法/动物疫病的预防。

【解析】A、B、D、E 选项所述均属于我国农业农村部确定实施强制免疫的动物疫病，奶牛结核病不属于。本题为选非题。据此，选 C。

66. 【答案】C

【考点】本题考查动物病理学第十单元炎症/炎症的类型/增生性炎。

【解析】增生性肠炎又称肥厚性肠炎，是指肠管壁明显增厚的一种炎症，多见于慢性疾病过程中，如结核、副结核等病。据此，选 C。

67. 【答案】D

【考点】本题考查动物生物化学第一单元蛋白质化学及其功能/蛋白质的理化性质与分析分离技术/蛋白质的定性分析。

【解析】A 选项，稀盐酸也可使蛋白质变性，但不符合题意。B 选项，尿素与题意无关。C 选项，巯基乙醇为抗氧化剂，通常用于防止二硫键的氧化。D 选项，三氯乙酸是可用于沉淀蛋白质的试剂，符合题意。E 选项，胆酸盐为胆汁的重要成分，作用是促进脂肪的消化和吸收。据此，选 D。

68. 【答案】D

【考点】本题考查兽医药理学第八单元解热镇痛抗炎药/解热镇痛药/对乙酰氨基酚（扑热息痛）。

【解析】对乙酰氨基酚为猫禁用的解热镇痛抗炎药物。据此，选 D。

69. 【答案】D

【考点】本题考查动物病理学第四单元血液循环障碍/充血/概念和类型。

【解析】局部皮肤动脉性充血的外观表现是"色泽鲜红，温度升高"；局部皮肤静脉性充血的外观表现是"色泽暗红，温度降低"。据此，选 D。

70. 【答案】C

【考点】本题考查兽医法律法规和职业道德第一单元动物防疫基本法律制度/中华人民共和国动物防疫法/《中华人民共和国动物防疫法》概述。

【解析】A 选项，马立克又名神经淋巴瘤病，属于三类动物疫病，本病是由细胞结合性疱疹病毒引起的传染性肿瘤病，导致各器官和组织形成肿瘤。B 选项，禽白血病是由禽 C 型反录病毒群的病毒引起的禽类多种肿瘤性疾病的统称，属于三类动物疫病。D 选项，产蛋下降综合征是由禽类腺病毒引起的一种动物疫病。E选项，低致病性禽流感是由禽流感病毒引起的常见动物疫病。综上所述，A、B、D、E选项均属于动物疫病。C选项，笼养蛋鸡疲劳综合征又称骨质疏松症，是集约化笼养蛋鸡生产中常见的一种营养代谢性疾病，不属于动物疫病，即不属于《中华人民共和国动物防疫法》规定管理的动物疫病。据此，选C。

71.【答案】C

【考点】本题考查动物生理学第十单元内分泌/肾上腺激素/糖皮质激素和盐皮质激素的主要功能及其分泌的调节。

【解析】肾上腺皮质激素包括糖皮质激素（皮质醇、皮质酮）和盐皮质激素（醛固酮等），因此C选项符合题意。A选项，降钙素是由甲状腺滤泡旁细胞分泌的激素，具有降低血钙、血磷水平的作用。B选项，抗利尿激素是由下丘脑合成、神经垂体分泌的激素。D选项，皮质醇是糖皮质激素。E选项，肾上腺素是肾上腺髓质分泌的主要激素。据此，选C。

72.【答案】C

【考点】本题考查兽医药理学第四单元消毒防腐药/常用的消毒防腐药的作用与应用/卤素类。

【解析】C选项，含氯石灰可用于饮水消毒，符合题意。A选项，复合酚能杀灭多种细菌、病毒，主要用于畜舍及器具的消毒。B选项，戊二醛主要用于动物厩舍及器具消毒，也可用于疫苗制备时的鸡胚消毒。D选项，聚维酮碘用于皮肤及黏膜消毒。E选项，溴氯海因主要用于动物厩舍、运输工具等消毒。据此，选C。

73.【答案】D

【考点】本题考查兽医法律法规和职业道德第七单元兽药管理法律制度/兽药标签和说明书管理办法/兽药标签的基本要求。

【解析】内包装标签必须注明兽用标识、兽药名称、适应证（或功能与主治）、含量/包装规格、批准文号或进口兽药登记许可证证号、生产日期、生产批号、有效期、生产企业信息等内容。安瓿、西林瓶等注射或内服产品由于包装大小的限制而无法注明上述全部内容

的，可适当减少项目，但至少须标明兽药名称、含量规格、生产批号。本题为选非题。据此，选D。

74.【答案】D

【考点】本题考查兽医法律法规和职业道德第四单元执业兽医及诊疗机构管理法律制度/动物诊疗机构管理办法/诊疗许可。

【解析】动物诊疗场所选址距离畜禽养殖场、屠宰加工场、动物交易场所应不少于200m。本题为选非题。据此，选D。

75.【答案】C

【考点】本题考查动物生理学第十单元内分泌/垂体的内分泌功能/腺垂体激素和神经垂体激素的种类及其生理功能。

【解析】促性腺激素是糖蛋白激素，包括促卵泡素（卵泡刺激素、促卵泡激素，FSH）和促黄体素（LH），因此C选项符合题意。A选项中雄激素是主要由睾丸产生的性激素。B选项，孕酮是主要由卵巢分泌的雌性激素。D选项，催乳素是腺垂体分泌的激素，具有促进泌乳的功能。E选项，催产素是神经垂体分泌的激素，具有促进子宫收缩和排乳的作用。据此，选C。

76.【答案】E

【考点】本题考查动物病理学第六单元水盐代谢及酸碱平衡紊乱/酸碱平衡紊乱/碱中毒的分类。

【解析】呼吸性碱中毒的特点为血浆H_2CO_3含量原发性减少。据此，选E。

77.【答案】A

【考点】本题考查动物解剖学、组织学与胚胎学第十一单元心血管系统/体循环/主动脉及其主要分支。

【解析】由升主动脉分出的左、右冠状动脉是为心脏提供营养的动脉。据此，选A。

78.【答案】A

【考点】本题考查动物解剖学、组织学与胚胎学第三单元关节/四肢关节/后肢关节的组成与结构特点。

【解析】牛股膝关节前方具有3条膝直韧带。据此，选A。

79.【答案】A

【考点】本题考查兽医药理学第六单元外周神经系统药物/胆碱受体阻断药/阿托品。

【解析】A选项，阿托品能与乙酰胆碱竞争M受体，阻断受体与乙酰胆碱或其他胆碱受体激动药结合，产生竞争性抑制作用。所以阿托品可作为解毒药阻断氨甲酰胆碱的兴奋效应。B选项，亚甲蓝可用来解救亚硝酸盐中毒。C选项，解磷定可用来解救有机磷中毒。D选项，新斯的明可用来解救阿托品中毒。E选项，毛果芸香碱也可以用来解救阿托品中毒。据此，选A。

80.【答案】B

【考点】本题考查兽医药理学第三单元抗生素与抗真菌药/四环素类及酰胺醇类/四环素类（土霉素）。

【解析】B选项，土霉素对治疗支原体感染有效。A、C、D、E选项所述对支原体感染效果均不佳。经实验室确诊该鸡为大肠杆菌并发支原体感染，庆大霉素对治疗大肠杆菌感染有效，应选用土霉素治疗支原体感染。据此，选B。

81.【答案】C **82.【答案】**B **83.【答案】**C

【考点】本组题考查动物病理学第十三单元器官系统病理学概论/呼吸系统病理/大叶性肺炎（纤维蛋白性肺炎）发病机制和病变特点。

【解析】根据"高热、呼吸困难、听诊有明显的啰音、叩诊有大面积浊音区、X线检查可见肺部呈现大面积的渗出性阴影"等临床症状，以及死后剖检可见"肺肿大，暗红色，质地坚实如肝脏，病变肺组织切块可沉入水底"，考虑该牛患有大叶性肺炎，并且处于红色肝变期。如果病情进一步发展，该肺的病变会进入灰色肝变期，肺泡壁毛细血管收缩，充血现象消失，肺泡腔内充满大量网状纤维素，红细胞几乎溶解消失。据此，81题选C，82题选B，83题选C。

84.【答案】A

【考点】本题考查动物病理学第十单元炎症/炎症局部的基本病理变化/炎性细胞的种类及其主要功能。

【解析】鸡感染了新城疫病毒，病毒性炎症病灶中渗出的主要炎性细胞类型应该是淋巴细胞。据此，选A。

85.【答案】B

【考点】本题考查动物病理学第十单元炎症/炎症局部的基本病理变化/炎性细胞的种类及其主要功能。

【解析】犊牛感染了化脓性棒状杆菌，化脓性炎症病灶中渗出的主要炎性细胞类型应该是中性粒细胞。据此，选B。

86.【答案】A

【考点】本题考查动物生理学第三单元血液/血细胞/红细胞生成所需的主要原料。

【解析】蛋白质和铁是红细胞生成的最主要原料，若供应或摄取不足，造血将发生障碍，出现营养性贫血。维生素B_{12}、叶酸和铜离子等也是影响红细胞生成的重要因素。据此，选A。

87.【答案】D

【考点】本题考查动物生理学第三单元血液/血细胞/红细胞生成所需的主要原料。

【解析】促进红细胞发育和成熟的物质主要是维生素B_{12}、叶酸和铜离子。前两者在核酸（尤其是DNA）合成中起辅酶作用，可促进骨髓原红细胞分裂增殖；铜离子是合成血红蛋白的激动剂。据此，选D。

88.【答案】E

【考点】本题考查动物生理学第三单元血液/血细胞/红细胞生成的调节。

【解析】红细胞数量的自稳态主要受促红细胞生成素的调节，雄激素也起一定作用。促红细胞生成素主要由肾皮质、肾小管周围的间质细胞合成，可以促进晚期红系祖细胞增殖与分化，但主要作用于晚期红系祖细胞。据此，选E。

89.【答案】C **90.【答案】**B

【考点】本组题考查动物解剖学、组织学与胚胎学第七单元消化系统/肠/牛、羊、马、猪、犬小肠和大肠的特点。

【解析】A选项，马的升结肠呈双层马蹄铁形。B选项，牛的升结肠呈扁平的圆盘状。C选项，猪的升结肠在肠系膜中盘曲成圆锥状。D选项，犬盲肠呈螺旋状弯曲。据此，89题选C，90题选B。

91.【答案】B

【考点】本题考查兽医药理学第五单元抗寄生虫药/抗原虫药物/抗球虫药。

【解析】通过干扰球虫细胞内钠、钾离子的正常渗透而产生杀虫作用的抗球虫药是聚醚类离子载体抗生素，主要包括莫能菌素、盐霉素、甲基盐霉素、马杜霉素等。据此，选B。

92.【答案】B

【考点】本题考查兽医药理学第五单元抗寄生虫药/抗原虫药物/抗球虫药。

【解析】既能用于预防鸡球虫病，又能作为肉牛促生长剂使用的抗球虫药是莫能菌素。据此，选B。

93.【答案】A 94.【答案】B

【考点】本组题考查动物生理学第一单元概述/机体功能与环境/体液与内环境。

【解析】A选项，分布于细胞外液的主要离子是Na^+。B选项，K^+是细胞内主要的阳离子。C选项，Ca^{2+}主要存在于骨骼和牙齿当中。D选项，Mg^{2+}大部分存在于骨骼和牙齿中，另外还存在于软组织中，在机体中有广泛的作用。E选项，Fe^{2+}是血红蛋白的组成成分，参与氧气的运输。据此，93题选A，94题选B。

95.【答案】A 96.【答案】B

【考点】本组题考查兽医药理学第一单元总论/药效动力学/药物的治疗作用与不良反应。

【解析】A选项，副作用是指治疗剂量下产生的与治疗无关或危害不大的不良反应。阿托品作为麻醉前给药时，主要目的是抑制腺体分泌和减轻心脏抑制，同时产生的抑制胃肠平滑肌的作用为副作用。B选项，毒性作用是指用药剂量过大、用药时间过长，或药物在体内蓄积过多时，对用药者靶组织（器官）发生的危害性反应，一般比较严重。C选项，过敏反应是由药物引起的过敏反应，是药物不良反应中的一种特殊类型，与特异性过敏体质相关，仅见于少数。D选项，二重感染是由于抗广谱抗生素长期使用，使敏感菌受到抑制，不敏感菌（如真菌等）趁机在体内繁殖生长造成的，又称菌群交替症。E选项，后遗效应是指停用药物后，血浆药物浓度已降至有效浓度以下时对机体所产生的生物效应。据此，95题选A，96题选B。

97.【答案】D 98.【答案】E

【考点】本组题考查动物解剖学、组织学与胚胎学第十六单元家禽解剖特点/呼吸系统的特点/鸣管、气囊和肺的特点。

【解析】A、C、D、E选项，鸣管是禽类的发声器官，由数个气管环和支气管环以及一块鸣骨组成。鸣骨呈楔形，位于鸣管腔分叉处。在鸣管的内侧、外侧壁覆以两对鸣膜。当禽呼吸时空气经过鸣膜之间的狭缝，振动鸣膜而发声。公鸭鸣管形成膨大的骨质鸣泡，故发声嘶哑。B选项，气囊为禽类的特有器官，分前后两群。前群有1个锁骨气囊和成对的颈气囊、前胸气囊；后群有1对后胸气囊和1对腹气囊。气囊分出憩室进入骨中。前群气囊、后胸气囊分别与次级支气管直接相通；腹气囊直接与初级支气管相通。据此，97题选D，98题选E。

99.【答案】B 100.【答案】D

【考点】本组题考查动物病理学第十四单元动物病理剖检诊断技术/概述/动物死后的尸体变化。

【解析】A选项，尸冷是畜禽死亡后，产热停止，散热仍在继续，体温逐渐降低至与外界环境的温度相当的现象。B选项，尸体自溶是指体内组织蛋白受到酶（溶酶体、胃液和胰液中的蛋白分解酶）的作用引起的自体消化过程，最明显的是胃和胰脏。C选项，尸僵指畜禽死亡后，肌肉收缩变硬的过程。D选项，尸斑是指尸体下部皮肤受重力影响的瘀血现象（坠积性瘀血）。E选项，尸体腐败指组织由于细菌作用而发生腐败分解的现象，表现为腹围膨大、尸绿、尸臭、内脏器官腐败。据此，99题选B，100题选D。

全国执业兽医资格考试试卷四（兽医全科类）

（基础科目）

1.【答案】B

【考点】本题考查动物解剖学、组织学与胚胎学第七单元消化系统／胃／反刍动物胃的组织结构。

【解析】牛瘤胃、网胃、瓣胃的黏膜衬以复层扁平上皮，皱胃黏膜上皮为单层柱状上皮。据此，选B。

2.【答案】D

【考点】本题考查动物解剖学、组织学与胚胎学第三单元关节／四肢关节／后肢关节的组成与结构特点。

【解析】膝关节中的关节盘被特称为半月板。据此，选D。

3.【答案】A

【考点】本题考查兽医法律法规和职业道德第二单元动物防疫条件审查法律制度／动物防疫条件审查办法／动物防疫条件。

【解析】变更场址或者经营范围的，应当重新申请办理动物防疫条件合格证。据此，选A。

4.【答案】A

【考点】本题考查兽医药理学第三单元抗生素与抗真菌药／氨基糖苷类／庆大霉素。

【解析】庆大霉素应避免与呋塞米合用，会加强肾毒性和耳毒性。据此，选A。

5.【答案】C

【考点】本题考查兽医药理学第一单元总论／药代动力学／药物的吸收。

【解析】吸收是指药物进入血液循环的过程。据此，选C。

6.【答案】E

【考点】本题考查动物解剖学、组织学与胚胎学第三单元关节／四肢关节／前肢关节的组成与结构特点。

【解析】肩关节由肩胛骨的肩臼和肱骨头构成，为多轴单关节。关节角在后方，没有侧韧带，具有松大的关节囊，故肩关节的活动性大。据此，选E。

7.【答案】B

【考点】本题考查动物生理学第七单元能量代谢和体温／体温／动物维持体温相对恒定的基本调节方式。

【解析】中枢温度感受器是指分布于脊髓、延髓、脑干网状结构及下丘脑等处对温度变化敏感的神经元，因此B选项符合题意。A选项，神经节是功能相同的神经元细胞体在中枢以外的周围部位集合而成的结节状构造。C选项，神经胶质细胞也称神经胶质，是广泛分布于中枢神经系统内的，除了神经元以外的所有细胞。D选项，神经突触指神经元和神经元之间的联系。E选项，环层小体又称帕奇尼小体、潘申尼小体，感受压觉和振动觉。据此，选B。

8.【答案】D

【考点】本题考查动物解剖学、组织学与胚胎学第七单元消化系统／胃／反刍动物胃的形态。

【解析】成年牛容积最大的胃是瘤胃。据此，选D。

9.【答案】E

【考点】本题考查动物生物化学第十单元水、无机盐代谢与酸碱平衡／钙、磷代谢／钙、磷在骨中的沉积与动员。

【解析】骨化三醇（又称1,25-二羟维生素D_3）是维生素D的最高活性形式，也是体内的一种激素，在调节血钙与血磷浓度方面有着重要作用。据此，选E。

10.【答案】A

【考点】本题考查兽医法律法规和职业道德第一单元动物防疫基本法律制度／重大动物疫情应急条例／应急处理。

【解析】发布疫区封锁令的主体是县级以上

地方人民政府。据此，选A。

11.【答案】C

【考点】本题考查兽医法律法规和职业道德第四单元执业兽医及诊疗机构管理法律制度/兽医处方格式及应用规范/处方笺格式。

【解析】兽医处方笺具有规定的规格和样式，不可随意使用空白纸张做处方笺。C选项描述不符合动物诊疗活动行为规范，其余选项描述均符合相关规定。本题为选非题。据此，选C。

12.【答案】B

【考点】本题考查兽医药理学第三单元抗生素与抗真菌药/四环素类及酰胺醇类/四环素类（多西环素）。

【解析】B选项，多西环素不属于畜禽专用的抗生素。A、C、D、E选项，泰乐菌素、泰拉霉素、替米考星为畜禽专用的大环内酯类抗生素，沃尼妙林为畜禽专用的截短侧耳素类抗生素。本题为选非题。据此，选B。

13.【答案】E

【考点】本题考查动物病理学第六单元水盐代谢及酸碱平衡紊乱/水肿/水肿的基本发生机理及其病理变化。

【解析】左心功能不全时，左心心肌收缩功能下降，排出血量降低，肺循环压力增大，血液淤积于肺部，容易引起肺水肿。右心功能不全时容易引发全身各器官水肿。据此，选E。

14.【答案】E

【考点】本题考查动物生理学第十单元内分泌/松果腺激素与前列腺素/松果腺分泌的激素及其主要功能。

【解析】哺乳动物，褪黑素主要通过抑制垂体促性腺激素的分泌，影响生殖系统的功能，表现为抑制性腺和副性腺的发育，延缓性成熟。据此，选E。

15.【答案】B

【考点】本题考查动物解剖学、组织学与胚胎学第十五单元感觉器官/眼/眼球壁的结构。

【解析】眼球壁的三层结构是指纤维膜、血管膜和视网膜。据此，选B。

16.【答案】A

【考点】本题考查兽医药理学第八单元解热镇痛抗炎药/解热镇痛药。

【解析】解热镇痛抗炎药的抗炎作用机理是抑制环氧化酶。据此，选A。

17.【答案】A

【考点】本题考查动物生理学第三单元血液/血细胞/白细胞的生理功能。

【解析】白细胞具有渗出、趋化性和吞噬作用等特性，并以此实现对机体的保护功能。除淋巴细胞外，其他白细胞能伸出伪足做变形运动，并得以通过血管壁，称为血细胞渗出。E选项，渗透脆性指红细胞在低渗溶液抵抗破裂和溶血的过程。据此，选A。

18.【答案】C

【考点】本题考查动物生理学第一单元概述/机体功能与环境/稳态与生理功能的关系。

【解析】由细胞外液构成的机体细胞的直接生活环境，称为机体的内环境。组成内环境的各种理化因素处在一种动态平衡状态，称为内环境稳态。据此，选C。

19.【答案】C

【考点】本题考查动物生物化学第二单元生物膜与物质的过膜运输/生物膜的化学组成/膜脂。

【解析】生物膜主要由蛋白质和脂类组成，还有少量的糖、金属离子，并结合一定量的水。据此，选C。

20.【答案】E

【考点】本题考查兽医法律法规和职业道德第一单元动物防疫基本法律制度/中华人民共和国动物防疫法/动物诊疗。

【解析】《中华人民共和国动物防疫法》第七章第六十四条规定：动物诊疗机构应当按照国务院农业农村主管部门的规定，做好诊疗活动中的卫生安全防护、消毒、隔离和诊疗废弃物处置等工作。本题为选非题。据此，选E。

21.【答案】A

【考点】本题考查动物生理学第六单元采食、消化和吸收/小肠的消化与吸收/主要营养物质在小肠内的吸收。

【解析】小肠吸收的主要机制可分为被动吸收和主动吸收两大类。被动吸收包括简单扩散、易化扩散和渗透。据此，选A。

22.【答案】A

【考点】本题考查兽医药理学第二单元化学合成抗菌药/概述/耐药性。

【解析】因连续用药而产生的耐药性是指病原体对药物的敏感性降低。据此，选A。

23.【答案】E

【考点】本题考查动物解剖学、组织学与胚胎学第十三单元神经系统/自主神经/自主神经的概念及其特点。

【解析】A选项，中枢神经一般指中枢神经系统。B选项，脊神经是从脊髓出入的神经，分为颈神经、胸神经、腰神经、荐神经和尾神经。C选项，感觉神经一般指传入神经。具有从神经末梢向中枢传导冲动的神经称为传入神经，相当于所有的感觉神经。D选项，脑神经是从脑部出入的神经，共有12对。E选项，分布到内脏器官、血管和皮肤的平滑肌，以及心肌、腺体等的神经，为内脏神经。其中的传出神经称为自主神经或植物性神经。自主神经又分为交感神经和副交感神经。据此，选E。

24.【答案】D

【考点】本题考查动物解剖学、组织学与胚胎学第七单元消化系统/口腔/唇。

【解析】牛上唇中部与两鼻孔之间形成的特殊结构为鼻唇镜。据此，选D。

25.【答案】D

【考点】本题考查动物生物化学第五单元生物氧化/生物氧化的概念/生物氧化中CO_2和水的生成。

【解析】A选项，两个氨基酸通过脱水缩合形成二肽。B选项，电子传递链和氧化磷酸化相偶联。C选项，各种脱氢反应生成NADH/$FADH_2$都属于氧化反应。D选项，生物氧化中CO_2的生成方式源于有机酸的脱羧作用，符合题意。E选项，羧化反应指的是形成羧基，与脱羧反应刚好相反。据此，选D。

26.【答案】C

【考点】本题考查动物生物化学第三单元酶/酶分子结构/酶的化学组成。

【解析】结合酶的组成成分除蛋白质以外，还含有对热稳定的非蛋白质的小分子有机物及金属离子。蛋白质部分称为酶蛋白，小分子有机物和金属离子统称为辅助因子。据此，选C。

27.【答案】E

【考点】本题考查兽医药理学第十一单元血液循环系统药物/治疗充血性心力衰竭的药物/洋地黄毒苷。

【解析】能增强心肌收缩力，并使心率减慢的药物是强心苷类药物，主要包括洋地黄、洋地黄毒苷、地高辛、毒毛花苷K等。据此，选E。

28.【答案】E

【考点】本题考查动物解剖学、组织学与胚胎学第十七单元胚胎学/胎盘与胎膜/胎盘的类型与功能。

【解析】A、D选项，马、猪是上皮绒毛膜胎盘（分散型胎盘）。B、C选项，牛、羊等反刍动物胎盘后期是结缔绒毛膜胎盘（绒毛叶胎盘）。E选项，犬、猫等食肉动物是内皮绒毛膜胎盘（环状胎盘），符合题意。据此，选E。

29.【答案】C

【考点】本题考查兽医法律法规和职业道德第七单元兽药管理法律制度/兽药标签和说明书管理办法/兽药标签的基本要求。

【解析】兽用原料药的标签必须注明兽药名称、包装规格、生产批号、生产日期、有效期、贮藏、批准文号、运输注意事项或其他标记、生产企业信息等内容。本题为选非题。据此，选C。

30.【答案】B

【考点】本题考查兽医药理学第五单元抗寄生虫药/抗蠕虫药物/阿苯达唑（丙硫咪唑）。

【解析】B选项，阿苯达唑对羊胃肠道线虫、肝片吸虫和绦虫均有效，符合题意。A选项，阿维菌素主要治疗线虫和节肢动物感染。C选项，氯硝柳胺主要治疗绦虫感染。D选项，吡喹酮主要治疗吸虫和绦虫感染。E选项，三氯苯达唑主要治疗吸虫感染。据此，选B。

31.【答案】D

【考点】本题考查兽医药理学第六单元外周神经系统药物/胆碱受体阻断药/阿托品。

【解析】阿托品具有抑制腺体分泌的作用，

能抑制唾液腺、汗腺、支气管腺、胃肠道腺体和泪腺等的分泌，临床上可用作麻醉前给药、治疗虹膜炎、治疗马的疝痛及配合治疗有机磷农药中毒等，不适合用于治疗瘤胃弛缓。本题为选非题。据此，选D。

32.【答案】A

【考点】本题考查动物生物化学第七单元含氮小分子的代谢/氨基酸的一般分解代谢/脱氨基作用。

【解析】联合脱氨基作用是指通过转氨基作用和氧化脱氨基作用两种方式联合起来脱去氨基的作用方式。如各种氨基酸先与a-酮戊二酸进行转氨基反应，生成相应的a-酮酸和L-谷氨酸；L-谷氨酸再经L-谷氨酸脱氢酶作用，进行氧化脱氨基作用，生成氨和a-酮戊二酸，因此A选项符合题意。B选项，L-氨基酸氧化酶在生物体内分布不普遍。C选项，谷氨酰胺酶是一种催化L-谷氨酰胺水解成L-谷氨酸和氨的反应的酶。D选项，氨甲酰基转移酶属于转移酶的一种。E选项，氨甲酰磷酸合成酶与尿素、嘧啶核苷酸的合成有关。据此，选A。

33.【答案】D

【考点】本题考查动物解剖学、组织学与胚胎学第八单元呼吸系统/鼻/鼻腔的结构。

【解析】固有鼻腔呼吸区黏膜上皮类型是假复层纤毛柱状上皮。据此，选D。

34.【答案】C

【考点】本题考查动物生物化学第四单元糖代谢/葡萄糖的分解代谢/磷酸戊糖途径及其生理意义。

【解析】脂类合成旺盛的组织、哺乳期乳腺、肾上腺皮质、睾丸等组织中磷酸戊糖途径比较活跃。据此，选C。

35.【答案】B

【考点】本题考查动物解剖学、组织学与胚胎学第九单元泌尿系统/肾/牛、羊、马、猪、犬肾的类型和结构特点。

【解析】具有肾大盏和肾小盏，但无肾盂的家畜是牛。据此，选B。

36.【答案】D

【考点】本题考查动物生理学第十一单元生殖和泌乳/雌性生殖/卵巢的内分泌功能。

【解析】D选项，血中高浓度的孕酮可抑制动物发情和排卵，符合题意。A选项，促卵泡素是由垂体分泌的可以刺激精子生成和卵子成熟的一种激素，与促黄体素统称促性腺激素，具有促进卵泡发育成熟的作用，与促黄体素一起促进雌激素分泌。B选项，促黄体素在有促卵泡素存在下，与其协同作用，刺激卵巢雌激素分泌，使卵泡成熟与排卵，使破裂卵泡形成黄体并分泌雌激素和孕激素。刺激睾丸间质细胞发育并促进其分泌睾酮。故又称间质细胞促进素。C选项，雌激素是雌性脊椎动物的性激素，是由卵巢分泌的发情激素，具有促进第二性征出现的作用。哺乳动物还可使排卵后的卵泡壁变为黄体，并能分泌被称为第二雌激素的孕酮（黄体酮），具有控制妊娠、哺乳的功能。E选项，松弛素是一种对母畜分娩前产道有松弛作用的多肽类激素。主要产生于哺乳动物妊娠期间卵巢中的黄体。据此，选D。

37.【答案】E

【考点】本题考查动物解剖学、组织学与胚胎学第二单元骨骼/四肢骨/后肢骨的组成和牛、马、猪、犬后肢骨的特点。

【解析】髋骨由髂骨、坐骨和耻骨结合而成。据此，选E。

38.【答案】E

【考点】本题考查动物病理学第五单元细胞、组织的适应与修复/适应/萎缩的概念。

【解析】萎缩是指已发育成熟的组织、器官体积缩小、功能减退。据此，选E。

39.【答案】C

【考点】本题考查兽医法律法规和职业道德第一单元动物防疫基本法律制度/中华人民共和国动物防疫法/动物疫病的预防。

【解析】受理申请、审查、颁发动物防疫条件合格证的主体应该是农业农村主管部门（兽医主管部门）。据此，选C。

40.【答案】B

【考点】本题考查动物病理学第二单元组织与细胞损伤/变性/细胞肿胀（病因和发病机理）。

【解析】细胞肿胀的常见原因包括细菌和病

毒感染、中毒、缺氧、缺血、脂质过氧化、免疫反应、机械性损伤、电离辐射等能改变细胞的离子浓度和水平衡的因素。不包括全身性营养不良。本题为选非题。据此，选B。

41.【答案】B

【考点】本题考查动物病理学第一单元动物疾病概论／概述／动物疾病经过、分期及特点。

【解析】疾病发展过程中，从最初症状出现到典型症状开始暴露的时期称为前驱期。据此，选B。

42.【答案】B

【考点】本题考查兽医法律法规和职业道德第七单元兽药管理法律制度／特殊兽药的使用／兽用麻醉药品和精神药品使用规定。

【解析】负责核准兽用安钠咖注射液定点经销单位的机关是省级人民政府畜牧兽医行政管理部门。据此，选B。

43.【答案】D

【考点】本题考查动物解剖学、组织学与胚胎学第八单元呼吸系统／喉／喉软骨的组成与结构特点。

【解析】杓状软骨是成对的。据此，选D。

44.【答案】E

【考点】本题考查兽医药理学第八单元解热镇痛抗炎药／糖皮质激素类药物。

【解析】E选项，保泰松属于非甾体类解热镇痛药。本题为选非题。据此，选E。

45.【答案】B

【考点】本题考查动物病理学第八单元发热／发热的经过／热型。

【解析】A选项，稽留热指高热持续数天，每天温差在1℃以内，常见于急性马传染性贫血、犬瘟热、猪瘟、猪丹毒、流感、大叶性肺炎等。B选项，弛张热的特点为体温升高后一昼夜内变动范围较大，常超过1℃以上，但又不降至常温，常见于化脓性疾病、小叶性肺炎、败血症、犬瘟热第二次发热等，符合题意。C选项，间歇热指发热期和无热期交替，间歇短，常见于慢性马传染性贫血、马媾疫。D选项，回归热指发热期和无热期持续时间大致相同，间歇长，常见于慢性马传染性贫血、梨形虫病。E选项，波

状热，指体温呈上升-下降-上升的规律，常见于布鲁氏菌病。据此，选B。

46.【答案】E

【考点】本题考查动物病理学第十三单元器官系统病理学概论／心血管系统病理／心包炎。

【解析】网胃体积最小，尖锐金属异物难以排出，常刺穿网胃，并向前刺入膈肌，并刺入心包，引起创伤性网胃心包炎。据此，选E。

47.【答案】B

【考点】本题考查兽医法律法规和职业道德第七单元兽药管理法律制度／兽用生物制品经营管理办法／兽用生物制品的经营制度。

【解析】《兽用生物制品经营管理办法》第十条规定：向国家强制免疫用生物制品生产企业或其委托的经销商采购自用的国家强制免疫用生物制品的养殖场（户），在申请强制免疫补助经费时，应当按要求将采购的品种、数量、生产企业及经销商等信息提供给所在地县级地方人民政府畜牧兽医主管部门。据此，选B。

48.【答案】E

【考点】本题考查动物生物化学第四单元糖代谢／糖的生理功能／血糖。

【解析】动物在采食后，食物在消化道中转变成葡萄糖，血糖会随之升高；血糖升高后肝糖原和肌糖原合成加强而分解减弱，氨基酸的糖异生作用减弱，脂肪组织加快将糖转变为脂肪，使血糖很快恢复正常。据此，选E。

49.【答案】C

【考点】本题考查动物病理学第三单元病理性物质沉着／黄疸／对机体的影响。

【解析】新生动物的核黄疸是由于胆红素进入脑组织内与脂肪类物质结合。据此，选C。

50.【答案】A

【考点】本题考查动物解剖学、组织学与胚胎学第九单元泌尿系统／尿道／雄性尿道的位置、结构特点。

【解析】给公牛导尿带来困难的结构是尿道峡前方的半月形黏膜壁，因此A选项符合题意。B选项，精阜为雄性的动物骨盆部起始部背侧中央的一圆形隆起，有输精管和精囊腺管的开口。C选项，生物学中无尿道突此术语。D选项，尿

道口分为尿道内口和尿道外口,尿道内口位于膀胱与尿道结合部,尿道外口的位置由于性别不同而不同,通常说的尿道口一般指尿道外口。E选项,尿道脊为尿道前列腺部后壁的一条狭窄的纵嵴,嵴中部隆起的部分称精阜。据此,选A。

51.【答案】C

【考点】本题考查兽医法律法规和职业道德第七单元兽药管理法律制度/兽药管理条例/《兽药管理条例》概述。

【解析】《兽药管理条例》第一章第一条规定:为了加强兽药管理,保证兽药质量,防治动物疾病,促进养殖业的发展,维护人体健康,制定本条例。本题为选非题。据此,选C。

52.【答案】C

【考点】本题考查动物解剖学、组织学与胚胎学第十单元生殖系统/雌性生殖器官/雌性生殖器官的组成。

【解析】在初级卵泡的卵母细胞与颗粒细胞之间出现一层嗜酸性、折光性强的膜状结构是透明带。据此,选C。

53.【答案】C

【考点】本题考查兽医法律法规和职业道德第四单元执业兽医及诊疗机构管理法律制度/动物诊疗机构管理办法/诊疗许可。

【解析】从事颅腔、胸腔、腹腔手术的动物诊疗机构,其执业兽医师的法定最低数量是3名。据此,选C。

54.【答案】C

【考点】本题考查兽医法律法规和职业道德第七单元兽药管理法律制度/兽药管理条例/兽药使用。

【解析】磺胺嘧啶片是需要制定停药期的兽药。据此,选C。

55.【答案】D

【考点】本题考查动物病理学第十二单元肿瘤/肿瘤的命名与分类/肿瘤的命名原则。

【解析】A选项,纤维肉瘤是来源于间叶组织(纤维结缔组织)的恶性肿瘤。B选项,纤维瘤是来源于纤维结缔组织的良性肿瘤。C选项,乳头状瘤是来源于鳞状上皮的良性肿瘤。D选项,鳞状细胞癌是来源于复层鳞状上皮(又称复

层扁平上皮)的恶性肿瘤,符合题意。E选项,癌肉瘤即一个肿瘤中既有癌的结构,又有肉瘤的结构。据此,选D。

56.【答案】A

【考点】本题考查动物解剖学、组织学与胚胎学第十单元生殖系统/雄性生殖器官/睾丸。

【解析】睾丸中有血管、神经进入的一端为睾丸头端,与其相对的一端为睾丸尾端。据此,选A。

57.【答案】C

【考点】本题考查兽医法律法规和职业道德第八单元病原微生物安全管理法律制度/病原微生物实验室生物安全管理条例/动物病原微生物实验室设立和管理。

【解析】新建、改建或者扩建一级、二级实验室,应当向设区的市级人民政府卫生主管部门或者兽医主管部门备案。据此,选C。

58.【答案】D

【考点】本题考查兽医法律法规和职业道德第六单元动物防疫其他规范性文件/国家突发重大动物疫情应急预案/相关名词术语定义。

【解析】我国尚未发现的动物疫病指疯牛病、非洲马瘟等在其他国家和地区已经发现、在我国尚未发生过的动物疫病。据此,选D。

59.【答案】A

【考点】本题考查动物解剖学、组织学与胚胎学第四单元肌肉/四肢肌/跟(总)腱。

【解析】组成牛跟总腱的肌肉是腓肠肌、趾浅屈肌、半腱肌腱、臀股二头肌。据此,选A。

60.【答案】A

【考点】本题考查动物解剖学、组织学与胚胎学第九单元泌尿系统/肾/肾的位置、形态和组织结构。

【解析】肾小囊脏层的细胞又称为足细胞,足细胞裂隙、肾小囊(血管球)有孔内皮和基膜构成滤过膜或原尿的滤过屏障。据此,选A。

61.【答案】A

【考点】本题考查兽医法律法规和职业道德第一单元动物防疫基本法律制度/重大动物疫情应急条例/监测、报告和公布。

【解析】重大动物疫情由国务院兽医主管部

门按照国家规定的程序，及时准确公布。据此，选 A。

62.【答案】D

【考点】本题考查动物生物化学第七单元含氮小分子的代谢/非必需氨基酸的合成与个别氨基酸的代谢/个别氨基酸的代谢转变（苯丙氨酸）。

【解析】苯丙氨酸、酪氨酸等芳香族氨基酸是甲状腺激素、肾上腺素和去甲肾上腺素等激素的前体。据此，选 D。

63.【答案】E

【考点】本题考查动物病理学第十单元炎症/炎症的类型/渗出性炎。

【解析】当心外膜上发生纤维蛋白渗出时，由于心脏活动时不停地搏动、摩擦，心外膜上的纤维蛋白形成无数绒毛状物，覆盖于心脏的表面，称为绒毛心。据此，选 E。

64.【答案】C

【考点】本题考查动物生物化学第八单元物质代谢的相互联系和调节/物质代谢的相互联系/脂代谢与氨基酸代谢的联系。

【解析】C 选项，所有氨基酸在动物体内最终都能转变为脂肪，符合题意。A 选项，必需脂肪酸需要从外界摄取。B、D 选项，氨基酸不能直接转变成磷脂和核苷酸。E 选项，生酮氨基酸不能转变为葡萄糖。据此，选 C。

65.【答案】E

【考点】本题考查动物生理学第九单元神经系统/神经元的活动/神经递质、肾上腺素能受体、胆碱能受体的功能、种类及其分布。

【解析】箭毒能与运动终板膜上的 N_2 胆碱受体相结合，形成无活性的复合物，致使骨骼肌松弛，因此 E 选项符合题意。A 选项，α 受体可被酚妥拉明阻断。B 选项，β 受体可被普萘洛尔（心得安）阻断。C 选项，M 受体可被阿托品阻断。D 选项，N_1 受体可被六烃季铵阻断。据此，选 E。

66.【答案】E

【考点】本题考查兽医法律法规和职业道德第七单元兽药管理法律制度/兽药管理条例/兽药监督管理。

【解析】劣兽药指成分含量不符合兽药国家标准或者不标明有效成分的；不标明或者更改有效期的或者超过有效期的；不标明或者更改产品批号的；其他不符合兽药国家标准，但不属于假兽药的。本题为选非题。据此，选 E。

67.【答案】B

【考点】本题考查动物病理学第九单元应激与疾病/应激反应的基本表现/应激时机体的神经内分泌反应。

【解析】动物应激儿茶酚胺分泌增多时，可抑制分泌的激素是胰岛素。据此，选 B。

68.【答案】E

【考点】本题考查动物生理学第八单元尿的生成和排出/尿的生成/肾小管与集合管的重吸收和分泌功能。

【解析】小管液中葡萄糖可以全部被重吸收，吸收部位仅限于近球小管。葡萄糖的重吸收为继发性主动转运，由钠依赖性葡萄糖转运体实现。据此，选 E。

69.【答案】E

【考点】本题考查动物病理学第十三单元器官系统病理学概论/泌尿系统病理/肾炎的分类及病变特点。

【解析】E 选项，间质性肾炎中期眼观病变呈白斑肾，符合题意。A 选项，急性肾小球肾炎表现为肾轻度肿大或中度肿大，重量增加，被膜紧张，表面充血，称为大红肾。被膜剥离后常见有小出血点，故又称蚤咬肾。B 选项，膜性肾小球肾炎初期眼观肾体积增大，颜色苍白，有大白肾之称。C 选项，亚急性肾小球肾炎又称为新月性肾小球肾炎或毛细血管外增生性肾小球肾炎。由于肾小球严重损伤，大量炎性渗出物进入肾球囊，刺激肾小球囊壁上皮细胞增生，增生的细胞形成类似新月体。D 选项，化脓性肾炎可见肾肿大，被膜易剥离，肾表面及切面皮质部散在许多大小不一的黄白色化脓灶，肾盂扩张，黏膜充血出血，被覆脓性渗出物。据此，选 E。

70.【答案】B

【考点】本题考查动物解剖学、组织学与胚胎学第十单元生殖系统/雌性生殖器官/子宫的位置、形态和各种动物（牛、羊、马、猪、犬）

子宫的形态结构特点。

【解析】羊子宫的特殊结构是具有子宫阜，因此B选项符合题意。A选项，子宫颈枕为猪子宫的特殊结构。C、D、E选项，子宫角、子宫体和子宫颈为家畜子宫的基本结构，不属于某种动物的特殊结构。据此，选B。

71.【答案】E

【考点】本题考查兽医法律法规和职业道德第四单元执业兽医及诊疗机构管理法律制度/执业兽医和乡村兽医管理办法/执业兽医资格考试。

【解析】A、B、C、D选项所指对象均可参加执业兽医资格考试，E选项具有临床医学专业大学专科以上学历的不可参加执业兽医资格考试。本题为选非题。据此，选E。

72.【答案】A

【考点】本题考查动物病理学第十三单元器官系统病理学概论/呼吸系统病理/小叶性肺炎（支气管肺炎）发病机制和病变特点。

【解析】引起小叶性肺炎的原因主要为巴氏杆菌、链球菌、坏死杆菌、葡萄球菌、棒状杆菌等细菌。据此，选A。

73.【答案】C

【考点】本题考查动物生物化学第一单元蛋白质化学及其功能/蛋白质的结构/蛋白质的高级结构。

【解析】蛋白质的四级结构是指由两个以上具有三级结构的亚基，通过非共价键彼此聚合在一起而形成的三维构象，因此C选项符合题意。A、B选项，α亚基就是经过α螺旋的肽链，β亚基就是经过β折叠的肽链。D选项，辅酶是一大类有机辅助因子的总称，是酶催化氧化还原反应、基团转移和异构反应的必需因子。E选项，二硫键是连接不同肽链或同一肽链中，两个不同半胱氨酸残基的巯基的化学键。据此，选C。

74.【答案】C

【考点】本题考查动物生理学第二单元细胞的基本功能/细胞的兴奋性和生物电现象/极化、去极化、复极化、超极化、阈电位。

【解析】C选项，细胞受到刺激后静息电位的数值向膜内负值减小的方向变化称为去极化，符合题意。A选项，极化指膜电位保持静息电位

的状态。B选项，反极化指的是去极化至零电位后膜电位由负变正的过程。D选项，细胞膜去极化后再向静息电位恢复的过程称为复极化。E选项，静息电位（负值）增大的过程或状态称为超极化。据此，选C。

75.【答案】D

【考点】本题考查兽医法律法规和职业道德第七单元兽药管理法律制度/兽药经营质量管理规范/销售与运输。

【解析】禁止出库销售的兽药包括：标识模糊不清或者脱落的，外包装出现破损、封口不牢、封条严重损坏的，超出有效期限的，其他不符合规定的。本题为选非题。据此，选D。

76.【答案】B

【考点】本题考查动物生理学第四单元血液循环/心血管活动的调节/心交感神经和心迷走神经对心脏和血管功能的调节。

【解析】心交感神经节后神经元末梢释放的递质为去甲肾上腺素，因此B选项符合题意。A选项，乙酰胆碱为全部自主神经的节前纤维、绝大部分的副交感神经节后纤维等释放的。C选项，γ-氨基丁酸为中枢神经系统内抑制性神经递质。D选项，多巴胺主要位于黑质-纹状体、中脑边缘系统及结节漏斗部。E选项，肾上腺素作为神经递质其胞体主要位于延髓和下丘脑。据此，选B。

77.【答案】B

【考点】本题考查动物病理学第四单元血液循环障碍/血栓形成/血栓形成的概念和血栓的类型。

【解析】白色血栓的主要成分是血小板和纤维蛋白。据此，选B。

78.【答案】D

【考点】本题考查兽医法律法规和职业道德第四单元执业兽医及诊疗机构管理法律制度/执业兽医和乡村兽医管理办法/执业活动管理。

【解析】A、B、C、E选项所述均为执业兽医师的执业权限，D选项不属于执业兽医师的执业权限，检疫证明一般为动物卫生监督机构的官方兽医开具。本题为选非题。据此，选D。

79.【答案】D

【考点】本题考查兽医药理学第三单元抗生

素与抗真菌药/大环内酯类、截短侧耳素类及林可胺类/截短侧耳素类（泰妙菌素）。

【解析】D选项，泰妙菌素对支原体肺炎治疗有效，符合题意。A选项，磺胺对甲氧嘧啶对大多数革兰氏阳性菌和部分革兰氏阴性菌有效，甚至对衣原体和某些原虫（弓形体、砂眼衣原体）也有效。B选项，乙酰甲喹又名痢菌净，具有广谱抗菌作用，对革兰氏阴性菌的作用强于革兰氏阳性菌，是治疗猪密螺旋体性痢疾的首选药。C选项，阿莫西林对革兰氏阴性杆菌有效，可用于伤寒、副伤寒以及革兰氏阴性杆菌所致的呼吸道感染、尿道感染。E选项，喹乙醇主要用作饲料添加剂，有致突变和致癌作用，目前禁用于食品动物。该猪诊断为支原体肺炎混合感染巴氏杆菌，已知头孢噻呋对巴氏杆菌的治疗效果良好，应选用泰妙菌素对支原体感染进行进一步的治疗。据此，选D。

80.【答案】C

【考点】本题考查兽医药理学第五单元抗寄生虫药/抗原虫药物/抗球虫药

【解析】饲料中维生素B_1的含量在10mg/kg以上时，与盐酸氨丙啉有明显的拮抗作用，可使抗球虫作用降低。题干中已在饲料中添加维生素B_1，因此不适宜再添加盐酸氨丙啉。据此，选C。

81.【答案】E

【考点】本题考查动物病理学第十三单元器官系统病理学概论/神经系统病理/脑软化的病因及病变特点。

【解析】根据"雏鸡小脑肿胀，质地变软，软脑膜充血，镜下出现大小不一的坏死灶"等病理变化，考虑该鸡可能患有脑软化。硒和维生素E缺乏症是脑软化疾病的常见原因，可引起雏鸡脑软化及腹部皮下水肿，表现为小脑软而肿胀，脑膜水肿，表面有微细出血点，脑回被挤平。镜下脑膜、小脑、大脑血管充血，并发展为水肿。神经元细胞变性、坏死、液化，液化灶内组织疏松，周围小胶质细胞增生，因此E选项符合题意。A选项，维生素A缺乏症可引起消化道和呼吸道黏膜的炎症、坏死，肾小管有大量尿酸盐蓄积，严重病例的输尿管中也蓄积尿酸盐，也可引起鸡的干眼症。B选项，维生素B_{12}缺乏症可

引起鸡胚生长缓慢，体型缩小，皮肤呈弥漫性水肿，肌肉萎缩，心脏扩张并形态异常，甲状腺肿大，肝脏脂肪变性，卵黄囊、心脏和肺等广泛出血。有的还呈现骨短粗症等病理变化。C选项，鸡缺乏维生素C时易患坏血病，生长停滞，体重减轻，关节变软，严重时身体各部位出血或贫血。D选项，缺乏维生素D可导致佝偻病，剖检可见肋骨与脊椎连接处出现珠球状变化，胫骨或股骨的骨骼部可见钙化不良，骨骼软、易折断。据此，选E。

82.【答案】D

【考点】本题考查动物病理学第十三单元器官系统病理学概论/神经系统病理/脑软化的病因及病变特点。

【解析】根据"雏鸡小脑肿胀，质地变软，软脑膜充血，镜下出现大小不一的坏死灶"等病理变化，考虑该鸡可能患有脑软化。脑组织中蛋白质含量较少，水分与磷脂类物质含量多，而磷脂对凝固酶有一定的抑制作用，所以脑组织坏死后会很快液化，呈半流体状，常称为脑软化；其病变机制属于液化性坏死。据此，选D。

83.【答案】B

【考点】本题考查动物病理学第十三单元器官系统病理学概论/神经系统病理/脑软化的病因及病变特点。

【解析】根据"雏鸡见小脑肿胀，质地变软，软脑膜充血，镜下出现大小不一的坏死灶"等病理变化，考虑该鸡可能患有脑软化。维生素E和硒在正常机体中具有抗氧化作用，是引起脑软化的常见原因，引起雏鸡脑病变的机制是抗氧化功能障碍。据此，选B。

84.【答案】A

【考点】本题考查动物生理学第六单元采食、消化和吸收/口腔消化/唾液的组成和功能。

【解析】唾液的蛋白质性分泌物有两种，一种为浆液性分泌物，富含唾液淀粉酶；另一种是黏液性分泌物，富含黏液，具有润滑和保护作用。据此，选A。

85.【答案】E

【考点】本题考查动物生理学第六单元采食、消化和吸收/口腔消化/唾液的组成和功能。

【解析】唾液具有清洁和保护作用：唾液分泌可经常冲洗口腔中饲料残渣和异物，其中的溶菌酶具有杀菌的作用。据此，选E。

86.【答案】B

【考点】本题考查动物生理学第六单元采食、消化和吸收/口腔消化/唾液的组成和功能。

【解析】一些幼畜唾液中含有舌脂酶，可使脂肪水解成游离脂肪酸。据此，选B。

87.【答案】C 88.【答案】B

【考点】本组题考查动物生物化学第十一单元器官和组织的生物化学/肝脏的代谢/肝脏的生物转化作用。

【解析】A选项，胺氧化酶存在于肝细胞的线粒体中，催化的底物为组胺、酪胺、尸胺、腐胺等肠道腐败产物，经氧化脱氨生成相应的醛类，最终生成羧酸。B选项，苯甲酸可与甘氨酸结合生成马尿酸（苯甲酰甘氨酸），然后经肾脏随尿排出，以达到对苯甲酸的解毒作用。C选项，磺胺类药物主要在肝脏代谢，最常见的方式是对位氨基经乙酰化灭活。D选项，谷胱甘肽与卤代化合物和环氧化合物结合后经胆汁排出。E选项，含有羧基、羟基类化合物与葡萄糖醛酸结合解毒。据此，87题选C，88题选B。

89.【答案】D

【考点】本题考查兽医药理学第八单元解热镇痛抗炎药/解热镇痛药/氟尼辛葡甲胺。

【解析】D选项，氟尼辛葡甲胺是动物专用的解热镇痛抗炎药，可用于该犬不明原因的高热疾病，符合题意。A选项，氨茶碱为平喘药。B选项，尼可刹米为中枢神经系统兴奋药，兴奋延髓。C选项，地塞米松为糖皮质激素类药物，主要用于炎症性、过敏性疾病，以及牛酮血症和羊妊娠毒血症等，没有解热功能。E选项，氟轻松为外用糖皮质激素类药物，主要用于各种皮肤病，没有解热功能。据此，选D。

90.【答案】C

【考点】本题考查兽医药理学第八单元解热镇痛抗炎药/糖皮质激素类药物/地塞米松。

【解析】根据该牛的症状、体征、辅检结果，考虑诊断为酮症。糖皮质激素对牛的酮血症有显著的疗效，可使血糖很快升高到正常，酮体慢慢下降，食欲在24h内改善，产奶量回升。C选项，地塞米松为糖皮质激素类药物，可治疗牛酮血症，符合题意。A选项，氨茶碱为平喘药。B选项，尼可刹米为中枢神经系统兴奋药，兴奋延髓。D选项，氟尼辛葡甲胺为新型动物专用的解热镇痛抗炎药，具有镇痛、解热、抗炎和抗风湿作用。E选项，氟轻松为外用糖皮质激素类药物，主要用于各种皮肤病。据此，选C。

91.【答案】C 92.【答案】A

【考点】本组题考查动物病理学第十三单元器官系统病理学概论/心血管系统病理/心肌炎概念及病变特点。

【解析】A选项，化脓性心肌炎常以大量中性粒细胞渗出和化脓液形成为特征，常由葡萄球菌病和链球菌病引起。B选项，间质性心肌炎以心肌间质的渗出性与增生性变化为主，常见于寄生虫感染和变态反应。C选项，实质性心肌炎的心肌纤维出现变质性变化，呈现虎斑心，常见于口蹄疫、马传贫、鸡白痢、犬细小病毒病。D选项，中毒性心肌炎需要有中毒病史。E选项，免疫反应性心肌炎需要有变态反应相关疾病，心肌间质中可见嗜酸性粒细胞及淋巴细胞浸润。据此，91题选C，92题选A。

93.【答案】E

【考点】本题考查动物解剖学、组织学与胚胎学第十六单元家禽解剖特点/呼吸系统的特点/鸣管、气囊和肺的特点。

【解析】位于气管分叉处，由数个气管环和支气管环及一块鸣骨组成的禽类发声器官是鸣管。据此，选E。

94.【答案】D

【考点】本题考查动物解剖学、组织学与胚胎学第十六单元家禽解剖特点/呼吸系统的特点/鸣管、气囊和肺的特点。

【解析】有前后两群共9个，作为储气装置而参与肺呼吸作用的禽类特有器官是气囊。据此，选D。

95.【答案】D 96.【答案】C

【考点】本组题考查动物解剖学、组织学与胚胎学第十三单元神经系统/脊髓/结构特点。

【解析】A、D选项，脊硬膜为厚而坚实的

结缔组织膜，其和椎管之间为硬膜外腔。硬膜外麻醉即自腰荐间隙将麻醉剂注入硬膜外腔（马、牛在第一、第二尾椎间隙或腰荐间隙麻醉，犬、猫多选用腰荐间隙麻醉）。B、E选项，蛛网膜薄，位于脊硬膜和脊软膜之间。在硬膜和蛛网膜之间为硬膜下腔，向前与脑膜下腔相通。蛛网膜与脊软膜之间为蛛网膜下腔，内含脑脊液。C选项，脊软膜薄，富有血管，紧贴于脊髓表面。据此，95题选D，96题选C。

97.【答案】A

【考点】本题考查动物病理学第三单元病理性物质沉着/尿酸盐沉着/病理变化。

【解析】A选项，鸡传染性支气管炎肾脏中出现的石灰样物是尿酸盐，符合题意。B选项，含铁血黄素常见于溶血动物肺的巨噬细胞内。C选项，黑色素常见于黑色素瘤。D选项，胆红素常见于黄疸。E选项，脂褐素常见于老年动物皮肤。据此，选A。

98.【答案】B

【考点】本题考查动物病理学第三单元病理性物质沉着/含铁血黄素沉着/病理变化。

【解析】B选项，含铁血黄素常出现在溶血动物肺的巨噬细胞内，为金黄色或棕黄色并具有折光性的大小不等、形状不一的颗粒。在HE染色的切片中，含铁血黄素颗粒呈棕黄色，是大小不一的非晶性颗粒状结构，符合题意。A选项，尿酸盐常见于患痛风的家禽。C选项，黑色素常见于黑色素瘤。D选项，胆红素常见于黄疸。E选项，脂褐素常见于老年动物皮肤。据此，选B。

99.【答案】E

【考点】本题考查兽医药理学第十二单元泌尿生殖系统药物/生殖系统药物/雌二醇。

【解析】E选项，雌二醇可用于发情不明显动物的催情及胎衣、死胎排出，符合题意。A选项，缩宫素可用于动物催产及产后子宫复原。B选项，丙酸睾酮的药理作用与天然睾酮相同，可促进雄性生殖器官及副性征的发育、成熟；临床上常用于雄激素缺乏症的辅助治疗。C选项，垂体后叶素可用来治疗因宫缩不良所致产后出血、产后子宫复旧不全、尿崩症等。D选项，呋塞米可用于动物利尿。据此，选E。

100.【答案】B

【考点】本题考查兽医药理学第十二单元泌尿生殖系统药物/生殖系统药物/丙酸睾酮。

【解析】B选项，丙酸睾酮临床上常用于雄激素缺乏症，可治疗该犬因雄性激素缺乏出现的隐睾症，符合题意。A选项，缩宫素可用于动物催产及产后子宫复原。C选项，垂体后叶素可用来治疗因宫缩不良所致产后出血、产后子宫复旧不全、尿崩症等。D选项，呋塞米可用于动物利尿。E选项，雌二醇可用于发情不明显动物的催情及胎衣、死胎排出。据此，选B。

全国执业兽医资格考试试卷五（兽医全科类）

（基础科目）

1.【答案】C

【考点】本题考查兽医法律法规和职业道德第四单元执业兽医及诊疗机构管理法律制度/执业兽医和乡村兽医管理办法/执业活动管理。

【解析】执业兽医应当按照当地人民政府或者兽医主管部门的要求，参加预防、控制和扑灭动物疫病活动，其所在单位不得阻碍、拒绝。执业兽医在动物诊疗活动中发现动物患有或者疑似患有国家规定应当扑杀的疫病时，不得擅自进行治疗。本题为选非题。据此，选C。

2.【答案】B

【考点】本题考查动物生物化学第十单元水、无机盐代谢与酸碱平衡/体液/体液渗透压。

【解析】细胞外液中的主要阳离子是Na^+。据此，选B。

3.【答案】C

【考点】本题考查兽医法律法规和职业道德第一单元动物防疫基本法律制度/中华人民共和国动物防疫法/法律责任。

【解析】执法人员执行动物防疫监督检查任务，应当出示行政执法证件，佩戴统一标志。县级以上人民政府农业农村主管部门及其工作人员不得从事与动物防疫有关的经营性活动，进行监督检查不得收取任何费用。本题为选非题。据此，选C。

4.【答案】B

【考点】本题考查动物生物化学第五单元生物氧化/ATP的生成/高能磷酸化合物和ATP。

【解析】A选项，氧化脱氢得到的是氢分子。B、D选项，ATP生成方式有氧化磷酸化和底物磷酸化，其中氧化磷酸化是主要方式。C选项，氧化脱羧得到的是二氧化碳分子。E选项，无氧氧化仅得到少量ATP。据此，选B。

5.【答案】A

【考点】本题考查动物病理学第十二单元肿瘤/肿瘤的命名与分类/良性肿瘤与恶性肿瘤的区别。

【解析】恶性肿瘤的主要特征是细胞分化程度低，有核分裂象，异型性大，生长速度快，主要呈浸润性生长，引起机体恶病质。据此，选A。

6.【答案】C

【考点】本题考查动物解剖学、组织学与胚胎学第十一单元心血管系统/体循环/主动脉及其主要分支。

【解析】由左心室发出的血管是主动脉。据此，选C。

7.【答案】B

【考点】本题考查动物生物化学第十一单元器官和组织的生物化学/肝脏的代谢/肝脏的生物转化作用。

【解析】肝脏中解除胺类物质毒性的主要反应是氧化反应。据此，选B。

8.【答案】C

【考点】本题考查动物生理学第七单元能量代谢和体温/体温/动物维持体温相对恒定的基本调节方式。

【解析】体温调节的基本中枢位于下丘脑，因此C选项符合题意。A选项，脊髓是神经系统的重要组成部分，其活动受脑的控制。B选项，延髓调节控制机体的心搏、血压、呼吸、消化等重要功能，延髓中的局部损害常危及生命，故被看作机体的生命中枢。D选项，小脑的功能是协调随意运动、调节肌紧张、调节躯体平衡。E选项，大脑有复杂的高级功能，如控制和记忆等。据此，选C。

9.【答案】C

【考点】本题考查动物病理学第三单元病理性物质沉着/尿酸盐沉着/概念。

【解析】家禽痛风是由于体内嘌呤代谢障碍，血液中尿酸升高，并伴有尿酸盐沉着的疾病。据此，选C。

10.【答案】E

【考点】本题考查动物病理学第二单元组织与细胞损伤/细胞死亡/细胞凋亡。

【解析】程序性细胞死亡即细胞凋亡，是动物机体为了更好地适应生存环境而采取的一种主动死亡过程。细胞凋亡过程中形成凋亡小体，被邻近的细胞吞噬。据此，选E。

11.【答案】B

【考点】本题考查动物生物化学第一单元蛋白质化学及其功能/蛋白质结构与功能的关系/蛋白质的变性。

【解析】B选项，紫外线消毒是因为它能引起蛋白质变性，符合题意。A选项，蛋白质与其配体结合后，蛋白质的空间结构发生改变，调节了蛋白质的生物学功能，使它适合于功能需要的这一类变化称为变构现象。C选项，高温、强酸及强碱不会使蛋白质的肽键断裂，只是破坏了氢键、离子键、疏水作用等作用力，破坏了蛋白质的高级结构，也就是空间结构，但是变性条件下的蛋白质仍保持完整，肽键不会断裂。D 选项，水解指的是蛋白质在酸、碱、酶的条件下发生水解，得到肽和氨基酸。E 选项，某些蛋白质分子可进一步聚合成聚合体。据此，选 B。

12.【答案】A

【考点】本题考查动物解剖学、组织学与胚胎学第十一单元心血管系统/体循环/主动脉及其主要分支。

【解析】血液由左心室输出，经主动脉及其分支运输到全身各部，通过毛细血管、静脉回流到右心房，称为体循环（大循环），因此 A 选项符合题意。B、E 选项，肺循环（小循环）是指血液由右心室输出，经肺动脉、肺毛细血管、肺静脉回流到左心房。C 选项，门脉循环与心脏无关。D 选项，微循环是指由微动脉到微静脉之间微血管的循环系统，是血液循环的基本功能单位，既是血液和组织之间进行物质交换的部位，又是调节局部血流、影响局部代谢和功能的结构。据此，选 A。

13.【答案】B

【考点】本题考查动物解剖学、组织学与胚胎学第十单元生殖系统/雌性生殖器官/子宫的位置、形态和各种动物（牛、羊、马、猪、犬）子宫的形态结构特点。

【解析】马的子宫：整体呈 Y 形，子宫角呈弓形，子宫体与子宫角等长，子宫颈阴道部明显。据此，选 B。

14.【答案】E

【考点】本题考查兽医法律法规和职业道德第七单元兽药管理法律制度/特殊兽药的使用/禁止在饲料和动物饮水中使用的药物品种目录。

【解析】那西肽不属于禁止在饲料中使用的药物。本题为选非题。据此，选 E。

15.【答案】D

【考点】本题考查动物解剖学、组织学与胚胎学第十单元生殖系统/雌性生殖器官/子宫的位置、形态和各种动物（牛、羊、马、猪、犬）子宫的形态结构特点。

【解析】A 选项，马的子宫：整体呈 Y 形，子宫角呈弓形，子宫体与子宫角等长，子宫颈阴道部明显。B、C 选项，牛、羊的子宫：子宫角呈绵羊角状，子宫角和子宫体黏膜上有子宫阜，子宫颈管呈螺旋状。D 选项，猪的子宫：子宫角呈肠袢状，子宫颈黏膜形成两排半球形隆起的子宫颈枕，子宫颈管呈螺旋状，符合题意。E 选项，犬的子宫：整体呈 Y 形。据此，选 D。

16.【答案】C

【考点】本题考查动物解剖学、组织学与胚胎学第九单元泌尿系统/尿道/尿道下憩室。

【解析】母畜的尿道较短，位于阴道腹侧、骨盆底壁，以尿道内口接膀胱颈，借尿道外口开口于阴道与阴道前庭交界处。母牛、母猪尿道外口腹侧有尿道下憩室。据此，选 C。

17.【答案】B

【考点】本题考查动物解剖学、组织学与胚胎学第九单元泌尿系统/尿道/雄性尿道的位置、结构特点。

【解析】雄性尿道以坐骨弓为界分为骨盆部和阴茎部。精阜为雄性的动物骨盆部起始部背侧中央的一圆形隆起，有输精管和精囊腺管的开口。据此，选 B。

18.【答案】C

【考点】本题考查动物生物化学第九单元核酸的功能与研究技术/核酸化学/核酸的种类和分布（作用）。

【解析】C 选项，核酸是生命有机体中遗传信息的载体，符合题意。A 选项，蛋白质的合成受基因的调控，本身不携带遗传信息。B 选项，氨基酸为蛋白质的基本组成单位，不携带遗传信息。D 选项，核苷酸本身不携带遗传信息，DNA 链上脱氧核苷酸的排列顺序携带遗传信息。E 选项，淀粉、糖原等都为多糖，属于能源物质。据此，选 C。

19.【答案】B

【考点】本题考查动物病理学第二单元组织与细胞损伤/变性/脂肪变性。

【解析】槟榔肝的发生是由于慢性肝瘀血伴发肝细胞脂肪变性。据此，选 B。

20.【答案】E

【考点】本题考查兽医法律法规和职业道德

第一单元动物防疫基本法律制度/中华人民共和国动物防疫法/保障措施。

【解析】对在动物疫病扑灭过程中销毁的动物产品,应当给予补偿,补偿的主体应该是县级以上人民政府。据此,选E。

21.【答案】A

【考点】本题考查动物解剖学、组织学与胚胎学第二单元骨骼/四肢骨/骨盆。

【解析】组成骨盆的骨骼是髋骨、荐骨和前3(4)枚尾椎。据此,选A。

22.【答案】D

【考点】本题考查兽医法律法规和职业道德第四单元执业兽医及诊疗机构管理法律制度/执业兽医和乡村兽医管理办法/执业活动管理。

【解析】接受执业兽医上年度执业活动情况报告的主体是县级人民政府农业农村主管部门(兽医主管部门)。据此,选D。

23.【答案】E

【考点】本题考查兽医法律法规和职业道德第四单元执业兽医及诊疗机构管理法律制度/动物诊疗机构管理办法/诊疗活动管理。

【解析】动物诊疗机构应当使用载明机构名称的规范病历,包括门(急)诊病历和住院病历。病历档案保存期限不得少于3年。据此,选E。

24.【答案】E

【考点】本题考查动物解剖学、组织学与胚胎学第十三单元神经系统/脊髓/结构特点。

【解析】脊髓膜(脊硬膜、蛛网膜和脊软膜)的最内层称为脊软膜。据此,选E。

25.【答案】C

【考点】本题考查动物解剖学、组织学与胚胎学第十六单元家禽解剖特点/消化系统的特点/盲肠扁桃体和泄殖腔的结构特点。

【解析】泄殖腔为家禽的消化、生殖和泌尿三系统的共同通道。据此,选C。

26.【答案】C

【考点】本题考查兽医药理学第七单元中枢神经系统药物/镇静催眠药/地西泮(安定)。

【解析】地西泮(安定)为长效苯二氮䓬类药物,具有镇静、催眠、抗惊厥、抗癫痫及中枢性肌肉松弛作用,可用于治疗犬癫痫、破伤风及士的宁中毒,防止水貂等野生动物攻击等;也可用于动物的基础麻醉及术前给药,如牛和猪麻醉前给药等。并无收缩肌肉的作用,故本题选C选项。本题为选非题。据此,选C。

27.【答案】B

【考点】本题考查兽医药理学第二单元化合成抗菌药/抗菌增效剂/二甲氧苄啶。

【解析】二甲氧苄啶(DVD)常与磺胺药组成方制剂,用于防治禽球虫病。据此,选B。

28.【答案】C

【考点】本题考查动物病理学第九单元应激与疾病/应激时机体的代谢和功能变化/消化系统结构及功能改变。

【解析】猪应激性溃疡主要发生部位在胃黏膜。据此,选C。

29.【答案】B

【考点】本题考查动物生理学第九单元神经系统/神经元的活动/神经递质、肾上腺素能受体、胆碱能受体的功能、种类及其分布。

【解析】在心脏内,肾上腺素与β_1受体结合,产生正性变时和变力作用,使心输出量增加,可作为强心剂。据此,选B。

30.【答案】A

【考点】本题考查兽医法律法规和职业道德第一单元动物防疫基本法律制度/中华人民共和国动物防疫法/《中华人民共和国动物防疫法》概述。

【解析】制定并组织实施动物疫病防治规划的是县级以上人民政府。据此,选A。

31.【答案】D

【考点】本题考查动物解剖学、组织学与胚胎学第八单元呼吸系统/肺/肺的位置、形态和组织结构。

【解析】肺是气体交换的器官。据此,选D。

32.【答案】A

【考点】本题考查动物生物化学第二单元生物膜与物质的过膜运输/生物膜的化学组成/膜蛋白。

【解析】生物膜主要由蛋白质和脂类组成,

以及少量的糖、金属离子，并结合一定量的水。其中膜蛋白是膜的生物学功能的主要体现者。膜蛋白包括转运蛋白、膜受体、抗原、酶和结构蛋白等，这些蛋白质可以作为跨膜运输的载体、作为激素等物质的受体、实现细胞之间的识别、作为镶嵌在膜上的酶起催化作用。B、C、D、E选项是生物膜的组成部分，但与题意无关。据此，选A。

33.【答案】D

【考点】本题考查动物生物化学第七单元含氮小分子的代谢/氨的代谢/氨的转运。

【解析】A选项，嘌呤核苷酸循环指骨骼肌中存在的一种氨基酸脱氨基作用方式。B选项，乳酸循环是肌肉排出乳酸的方式。C选项，柠檬酸-丙酮酸循环的作用是将乙酰CoA从线粒体转运到细胞质。D选项，肌肉与肝脏之间氨的转运必须借助丙氨酸-葡萄糖循环，符合题意。E选项，柠檬酸循环即三羧循环，是产生大量能量的有氧氧化方式。据此，选D。

34.【答案】E

【考点】本题考查动物生理学第十单元内分泌/甲状腺激素/甲状腺激素的主要生理功能。

【解析】甲状腺激素是酪氨酸碘化物，主要包括甲状腺素（四碘甲腺原氨酸，T_4）和三碘甲腺原氨酸（T_3），合成甲状腺激素的主要原料是碘和酪氨酸。铁是生成红细胞的重要物质，铜可促进红细胞的成熟。锰和锌对机体也有多方面的作用。据此，选E。

35.【答案】B

【考点】本题考查兽医药理学第十二单元泌尿生殖系统药物/利尿药与脱水药/甘露醇。

【解析】甘露醇属于高渗性脱水剂，静脉注射高渗甘露醇后可以提高血浆渗透压，使组织液的水分向血浆转移，产生组织脱水作用，从而降低颅内压与眼内压。可以用于预防急性肾功能衰竭，辅助治疗脑水肿、脑炎，促使某些毒物排出，以及辅助其他利尿药以迅速减轻水肿或腹水。据此，选B。

36.【答案】E

【考点】本题考查动物生理学第十一单元生殖和泌乳/泌乳/乳的生成过程及乳分泌的调节。

【解析】乳腺腺泡细胞从血液中摄取原料（营养物质）生成乳，主要合成糖类（乳糖）、乳脂、乳蛋白（酪蛋白和乳清蛋白），以及无机盐和激素等。据此，选E。

37.【答案】B

【考点】本题考查动物病理学第六单元水盐代谢及酸碱平衡紊乱/酸碱平衡紊乱/酸中毒的分类。

【解析】呼吸性酸中毒是以血浆H_2CO_3浓度原发性升高为特征的病理过程，主要见于CO_2排出障碍（如肺病变、呼吸肌麻痹等）和吸入过多。据此，选B。

38.【答案】A

【考点】本题考查兽医药理学第十五单元解毒药/氰化物解毒剂/亚硝酸钠。

【解析】A选项，亚硝酸钠适用于解救动物的氰化物中毒，符合题意。B选项，重金属中毒可使用二巯丙醇等进行治疗。C选项，有机氟中毒可选用乙酰胺进行治疗。D选项，有机磷中毒可选用解磷定进行治疗。E选项，磷化锌中毒可选用硫酸铜进行治疗。据此，选A。

39.【答案】A

【考点】本题考查动物生物化学第七单元含氮小分子的代谢/氨的代谢/氨的来源与去路。

【解析】尿酸是禽类体内大多数含氮物质代谢的终产物。A选项，鸡属于禽类，因此以尿酸作为代谢终产物的动物是鸡，符合题意。B、C、D、E选项，陆生脊椎动物可将游离氨合成尿素后排出体外。据此，选A。

40.【答案】D

【考点】本题考查动物生物化学第六单元脂类代谢/脂类及其生理功能/脂类的生理功能。

【解析】A选项，油酸与其他脂肪酸一起，以甘油酯的形式存在于一切动植物油脂中。B选项，棕榈酸又称软脂酸，学名十六烷酸，在许多油和脂肪中以甘油酯的形式存在。C选项，硬脂酸即十八烷酸，分子式为$C_{18}H_6O_2$，由油脂水解生产，主要用于生产硬脂酸盐。D选项，必需脂肪酸指的是亚油酸、亚麻酸、花生四烯酸等多不饱和脂肪酸，符合题意。E选项，丙酸又称初油酸，是三个碳的羧酸，短链饱和脂肪酸，分子式为 CHCH$_2$COOH。据此，选 D。

41.【答案】E

【考点】本题考查兽医法律法规和职业道德第四单元执业兽医及诊疗机构管理法律制度/动物诊疗机构管理办法/诊疗许可。

【解析】具有从事动物颅腔、胸腔和腹腔手术能力的动物诊疗机构才能使用动物医院的名称。据此，选 E。

42.【答案】E

【考点】本题考查动物解剖学、组织学与胚胎学第十五单元感觉器官/眼/眼球壁的结构。

【解析】眼球壁的层结构是指纤维膜、血管膜和视网膜。其中有感光功能的是视网膜。据此，选 E。

43.【答案】A

【考点】本题考查动物解剖学、组织学与胚胎学第十二单元淋巴系统/周围淋巴器官/主要浅在淋巴结的位置、形态与组织结构特点。

【解析】腹股沟浅淋巴结：母牛、母马的位于乳房基部后上方或外侧的皮下，称为乳房淋巴结；母猪、母犬的位于最后乳房后外侧或基部后上方（乳房检查常触诊此淋巴结）。公畜的称为阴囊淋巴结，公牛位于阴茎背侧、精索的后方；公马有 2 群，分别位于精索前、后方；公猪、公犬的位于阴茎外侧、腹股沟管皮下环的前方。据此，选 A。

44.【答案】E

【考点】本题考查动物生物化学第八单元物质代谢的相互联系和调节/物质代谢的相互联系/脂代谢与氨基酸代谢的联系。

【解析】脱羧产物可作为磷脂合成原料的氨基酸是丝氨酸，因此 E 选项符合题意。A 选项，半胱氨酸脱羧后转变为牛磺酸。B 选项，谷氨酸脱羧后转变为 γ-氨基丁酸。C 选项，组氨酸脱羧后转变为组胺。D 选项，色氨酸脱羧后的产物为 5-羟色胺。据此，选 E。

45.【答案】A

【考点】本题考查兽医药理学第六单元外周神经系统药物/肾上腺素受体激动药/去甲肾上腺素。

【解析】去甲肾上腺素的药理作用主要是激动 α 受体，因此 A 选项符合题意。B 选项，阻断 α 受体为酚妥拉明。C 选项，激动 β 受体为异丙肾上腺素。D 选项，阻断 β 受体为普萘洛尔。E 选项，激动 M 受体为乙酰胆碱。据此，选 A。

46.【答案】B

【考点】本题考查动物生理学第四单元血液循环/心肌的生物电现象和生理特性/心肌细胞动作电位的特点及其与功能的关系。

【解析】正常情况下，窦房结的自律性最高，窦房结是心脏的正常起搏点，因此 B 选项符合题意。A 选项，房室结的功能是将窦房结传来的冲动传至心室，而且冲动在结内作短暂的延搁，使心房肌和心室肌不在同一时间内收缩。C 选项，房室束是哺乳动物心脏的一种特殊心肌，是连接房室结和蒲肯野纤维的肌束。D 选项，左、右束支可将兴奋传导浦肯野纤维网；E 选项，浦肯野细胞自律性低于窦房结的 P 细胞，其自律性通常不表现出来。据此，选 B。

47.【答案】A

【考点】本题考查动物生理学第三单元血液/血浆/血浆与血清的区别。

【解析】血清中无血浆所含的纤维蛋白原。据此，选 A。

48.【答案】B

【考点】本题考查动物病理学第四单元血液循环障碍/休克/休克的分期及特点。

【解析】休克分为微循环缺血期、微循环瘀血期和微循环凝血期。微循环缺血期是休克发生的早期阶段，微循环的主要特点是少灌少流，灌少于流。微循环瘀血期又称休克中期，微循环的特点是灌而少流，灌大于流。微循环凝血期是休克的后期阶段，又称休克晚期或微循环衰竭期或弥散性血管内凝血期，微循环特点是不灌不流。据此，选 B。

49.【答案】C

【考点】本题考查动物解剖学、组织学与胚胎学第四单元肌肉/四肢肌/后肢肌的组成与结构特点。

【解析】股四头肌有 4 个肌头，包括股直肌、股内侧肌、股外侧肌和股中间肌。据此，选 C。

50.【答案】E

【考点】本题考查兽医药理学第八单元解热镇痛抗炎药/解热镇痛药/安乃近。

【解析】安乃近为解热镇痛药，具有较显著的解热、镇痛作用，并有一定的消炎和抗风湿作用。对胃肠运动无明显影响。长期使用会导致粒细胞减少。据此，选E。

51.【答案】A

【考点】本题考查兽医法律法规和职业道德第七单元兽药管理法律制度/兽药经营质量管理规范/场所与设施。

【解析】变更经营地点的，应当申请换发兽药经营许可证。据此，选A。

52.【答案】D

【考点】本题考查动物病理学第十三单元器官系统病理学概论/呼吸系统病理/间质性肺炎（非典型性肺炎）发病机制和病变特点。

【解析】肺炎支原体可引起间质性肺炎。间质性肺炎是指发生于肺间质的炎症，镜下可见支气管、细支气管周围组织和肺泡间隔明显增宽、充血、水肿，以及大量淋巴细胞和少量单核细胞浸润，因此D选项符合题意。A选项，中性粒细胞常出现于急性炎症早期、化脓性炎症时。B选项，嗜酸性粒细胞常见于寄生虫感染和过敏反应性炎症。C选项，嗜碱性粒细胞常出现于速发型变态反应时。E选项，巨噬细胞常出现于慢性炎症、非化脓性炎症的组织中。据此，选D。

53.【答案】D

【考点】本题考查动物解剖学、组织学与胚胎学第七单元消化系统/肝和胰/犬胰的特点。

【解析】A选项，马的胰呈不正的三角形，分为三叶。B选项，牛（羊）的胰呈不正四边形，分叶不明显。C选项，猪的胰呈不规则三角形，分为三叶。D选项，犬的胰呈V形，分为两叶。据此，选D。

54.【答案】C

【考点】本题考查动物生物化学第四单元糖代谢/糖原的分解与合成/糖原的分解。

【解析】糖原在糖原磷酸化酶的催化下进行磷酸解反应，从糖原分子的非还原性末端逐个移去以α-1，4-糖苷键相连的葡萄糖残基生成葡萄糖-1-磷酸，这是葡萄糖分解的主要产物。因此糖原分解的关键酶是磷酸化酶，C选项符合题意。A选项，磷酸酶是一种能够将对应底物去磷酸化的酶，磷酸酶的作用与激酶（磷酸激酶）的作用正相反，激酶是磷酸化酶。B选项，糖基转移酶在生物体内催化活化的糖连接到不同的受体分子，如蛋白质、核酸、寡糖、脂和小分子上。D选项，葡萄糖苷酶是糖苷水解酶大家族中的一大类酶，主要功能为水解葡萄糖苷键，释放出葡萄糖作为产物。E选项，己糖激酶是糖酵解途径第一步的催化酶。据此，选C。

55.【答案】D

【考点】本题考查动物病理学第十四单元动物病理剖检诊断技术/动物病理剖检的方法/家禽的病理剖检方法。

【解析】鸡剖检通常选用仰卧位，便于其体腔的剖开。马的腹腔右侧被盲肠和大结肠占据，剖检应取右侧卧位。牛剖检通常采取左侧卧位。单胃动物（猪、犬、猫、兔）剖检取仰卧位（背卧位），在剖开体腔前可以不剥皮。羊由于体躯小，仰卧位（背卧位）剖检更便于采取脏器。据此，选D。

56.【答案】D

【考点】本题考查动物病理学第八单元发热/发热的经过/发热的分期及其特点。

【解析】体温上升期为发热初期，热代谢的特点是产热大于散热，热量在体内蓄积，体温上升。临床表现为患病动物呈现兴奋不安，食欲减退，脉搏加快，体表血管收缩导致皮温降低，排汗减少或不排汗，尿量减少，畏寒战栗，被毛竖立等。据此，选D。

57.【答案】D

【考点】本题考查动物生理学第八单元尿的生成和排出/影响尿生成的因素/抗利尿激素对尿液生成的调节。

【解析】血浆晶体渗透压升高或血容量降低促进抗利尿激素分泌。据此，选D。

58.【答案】A

【考点】本题考查动物病理学第五单元细胞、组织的适应与修复/修复/肉芽组织的形态结构。

【解析】创伤性肉芽组织的表层结构的组成主要是渗出液和炎性细胞。据此,选A。

59.【答案】D

【考点】本题考查兽医法律法规和职业道德第七单元兽药管理法律制度/兽药管理条例/兽药监督管理。

【解析】A选项,兽用处方药的标签和说明书应标注兽用处方药字样。最小包装为安瓿、西林瓶等产品的,如受包装尺寸限制,瓶身标签可以不标注兽用处方药标识。B、C选项,无须凭兽医处方笺买卖兽用处方药的情况有:①进出口兽用处方药的;②向动物诊疗机构、科研单位、动物疫病预防控制机构和其他兽药生产企业、经营者销售兽用处方药的;③向聘有依照《执业兽医管理办法》规定注册的专职执业兽医的动物饲养场(养殖小区)、动物园、实验动物饲育场等销售兽用处方药的。E选项,兽药经营者对兽用处方药、兽用非处方药应当分区或分柜摆放。兽用处方药不得采用开架自选方式销售。据此,选D。

60.【答案】C

【考点】本题考查动物病理学第十单元炎症/炎症的类型/增生性炎。

【解析】特异性增生性炎又称肉芽肿性炎,是由某些病原微生物引起的以特异性肉芽组织增生为特征的炎症过程。如结核杆菌、麻风杆菌、霉菌等引起的炎症。据此,选C。

61.【答案】C

【考点】本题考查动物解剖学、组织学与胚胎学第一单元概述/细胞/细胞的构造。

【解析】细胞核是遗传信息的储存场所,控制细胞的遗传和代谢活动。主要由核膜、核质、核仁和染色质组成。据此,选C。

62.【答案】A

【考点】本题考查兽医药理学第八单元解热镇痛抗炎药/解热镇痛药/替泊沙林。

【解析】控制犬肌肉骨骼病所致的疼痛和炎症,且仅用于犬的解热镇痛药是替泊沙林。据此,选A。

63.【答案】C

【考点】本题考查兽医药理学第九单元消化系统药物/泻药与止泻药/硫酸钠。

【解析】硫酸钠为泻药,猪内服硫酸钠可产生泄下。据此,选C。

64.【答案】A

【考点】本题考查兽医药理学第十三单元调节组织代谢药物/矿物质/亚硒酸钠。

【解析】A选项,亚硒酸钠可用于防治仔猪的白肌病,符合题意。B选项,贫血可以使用铁制剂进行治疗。C选项,佝偻病可使用钙制剂和维生素D进行治疗。D选项,骨软症可使用钙制剂进行治疗。E选项,干眼症可使用维生素A进行治疗。据此,选A。

65.【答案】A

【考点】本题考查动物解剖学、组织学与胚胎学第十二单元淋巴系统/周围淋巴器官/腹腔内脏淋巴结的位置与形态特点。

【解析】A选项,肝淋巴结位于肝门或门静脉表面,有2~7个,肉品检疫时常规检查,符合题意。B选项,脾淋巴结沿脾动脉或静脉分布,一些淋巴结位于脾门背侧,有1~10个。C选项,胰十二指肠淋巴结位于胰脏和十二指肠之间,邻近胰十二指肠动脉,一些淋巴结包埋在胰脏中,有5~10个。D选项,肠系膜前淋巴结位于肠系膜前动脉起始部附近。E选项,肠系膜后淋巴结沿降结肠分布,有7~12个。据此,选A。

66.【答案】C

【考点】本题考查动物生理学第十单元内分泌/垂体的内分泌功能/腺垂体激素和神经垂体激素的种类及其生理功能。

【解析】生长激素、催乳素均是由腺垂体分泌的激素。据此,选C。

67.【答案】D

【考点】本题考查兽医法律法规和职业道德第六单元动物防疫其他规范性文件/国家突发重大动物疫情应急预案/动物疫情分级。

【解析】突发重大动物疫情的预警级别分为特别严重、严重、较重和一般四个预警级别。据此,选D。

68.【答案】D

【考点】本题考查动物病理学第十单元炎症/

炎症局部的基本病理变化/炎性细胞的种类及其主要功能。

【解析】D选项，嗜酸性粒细胞常见于寄生虫感染和过敏反应性炎症，符合题意。A选项，中性粒细胞常出现于急性炎症早期、化脓性炎症时。B选项，淋巴细胞常出现于病毒性炎症时。C选项，单核细胞常出现于慢性炎症、非化脓性炎症时。E选项，嗜碱性粒细胞常出现于速发型变态反应时。据此，选D。

69.【答案】E

【考点】本题考查兽医法律法规和职业道德第六单元动物防疫其他规范性文件/一、二、三类动物疫病病种名录/一类动物疫病。

【解析】一类动物疫病包括：口蹄疫、猪水疱病、非洲猪瘟、尼帕病毒性脑炎、非洲马瘟、牛海绵状脑病、牛瘟、牛传染性胸膜肺炎、痒病、小反刍兽疫、高致病性禽流感。据此，选E。

70.【答案】C

【考点】本题考查动物生物化学第三单元酶/影响酶促反应的因素/pH和温度的影响。

【解析】酶促反应速度达到最大时的温度，称为酶的最适温度。从动物组织提取的酶，其最适温度多为35~40℃。据此，选C。

71.【答案】D

【考点】本题考查兽医法律法规和职业道德第八单元病原微生物安全管理法律制度/病原微生物实验室生物安全管理条例/动物病原微生物实验活动管理。

【解析】实验室从事高致病性病原微生物相关实验活动的实验档案保存期，不得少于20年。据此，选D。

72.【答案】B

【考点】本题考查兽医药理学第三单元抗生素与抗真菌药/大环内酯类、截短侧耳素类及林可胺类/大环内酯类（泰乐菌素）。

【解析】B选项，泰乐菌素抗菌的作用机理是抑制细菌蛋白质的合成，符合题意。抑制蛋白质的合成的抗生素主要有氨基糖苷类、四环素类、酰胺醇类、大环内酯类、林可胺类、截短侧耳素类。A选项，抑制叶酸的合成为磺胺类药物的作用机理。C选项，抑制细胞壁的合成为β-内酰胺类药物的作用机理。D选项，抑制细胞膜的合成为多肽类、多烯类、咪唑类的作用机理。E选项，抑制DNA回旋酶的合成为喹诺酮类药物的作用机理。据此，选B。

73.【答案】C

【考点】本题考查动物解剖学、组织学与胚胎学第十七单元胚胎学/胎儿血液循环的特点/出生前心血管系统的结构特点。

【解析】连接胎儿的主动脉与肺动脉的是动脉导管。据此，选C。

74.【答案】B

【考点】本题考查兽医药理学第四单元消毒防腐药/常用的消毒防腐药的作用与应用/卤素类（碘制剂）。

【解析】常用于犬术前或注射药物前皮肤消毒的碘酊浓度是2%。据此，选B。

75.【答案】C

【考点】本题考查动物解剖学、组织学与胚胎学第十三单元神经系统/脑/脑干的结构特点。

【解析】脑是神经系统中的高级中枢，位于颅腔内，在枕骨大孔与脊髓相连。脑可分大脑、小脑、间脑、中脑、脑桥和延髓6部分。通常将延髓、脑桥、中脑和间脑称为脑干。据此，选C。

76.【答案】D

【考点】本题考查兽医法律法规和职业道德第一单元动物防疫基本法律制度/中华人民共和国动物防疫法/动物和动物产品的检疫。

【解析】《中华人民共和国动物防疫法》规定，参加展览、演出和比赛的动物，应当附有检疫证明。据此，选D。

77.【答案】C

【考点】本题考查兽医法律法规和职业道德第七单元兽药管理法律制度/兽药管理条例/兽药监督管理。

【解析】劣兽药：成分含量不符合兽药国家标准或者不标明有效成分的；不标明或者更改有效期或者超过有效期的；不标明或者更改产品批号的；其他不符合兽药国家标准，但不属于假兽药的。本题为选非题。据此，选C。

78.【答案】C

【考点】本题考查动物解剖学、组织学与胚胎学第十七单元胚胎学/胚胎的发育/家畜早期胚胎发育。

【解析】A、B选项，随着胚胎的继续发育，各裂隙不断扩大，并联合起来，形成一个大的圆形腔隙，称为囊胚腔；此时的胚胎称为囊胚或胚泡。C选项，受精卵按一定规律进行多次重复分裂的过程，称为卵裂。当卵裂球的数目为16~32个细胞时，称为桑葚胚，符合题意。D、E选项，胚泡继续发育、分化，开始形成原肠胚，这在胚胎发生过程中是一个重要阶段。在原肠胚形成过程中还会形成外胚层、中胚层、内胚层（内陷的细胞不仅构成了胚胎的内胚层，而且围成了一个新的腔即原肠腔）。据此，选C。

79.【答案】E

【考点】本题考查动物病理学第十三单元器官系统病理学概论/神经系统病理/脑炎的分类及病变特点。

【解析】"脑神经变性坏死，有噬膜神经元和血管套形成，胶质细胞增多"等病理变化提示该鸡患有非化脓脑炎。据此，选E。

80.【答案】D

【考点】本题考查动物病理学第十三单元器官系统病理学概论/神经系统病理/脑炎的分类及病变特点。

【解析】"脑神经变性坏死，有噬膜神经元和血管套形成，胶质细胞增多"等病理变化提示该鸡患有非化脓脑炎。非化脓脑炎脑部增生的胶质细胞以小胶质细胞为主，因此D选项符合题意。A、B、C选项，星形胶质细胞、室管膜细胞、少突胶质细胞为神经胶质细胞，属于支持细胞。E选项，雪旺式细胞（施万细胞、神经膜细胞）是参与构成神经纤维髓鞘的一部分。据此，选D。

81.【答案】B

【考点】本题考查动物病理学第十三单元器官系统病理学概论/神经系统病理/脑炎的分类及病变特点。

【解析】"脑神经变性坏死，有噬膜神经元和血管套形成，胶质细胞增多"等病理变化提示该鸡患有非化脓脑炎。非化脓脑炎脑部形成血管套细胞的是淋巴细胞。据此，选B。

82.【答案】D

【考点】本题考查动物生物化学第十一单元器官和组织的生物化学/红细胞的代谢/血红素的代谢。

【解析】间接胆红素（也称游离胆红素）与血浆清蛋白结合后，可减少细胞毒性。据此，选D。

83.【答案】E

【考点】本题考查动物生物化学第十一单元器官和组织的生物化学/红细胞的代谢/血红素的代谢。

【解析】在肝脏中与葡萄糖醛酸结合从而解毒的形式是直接胆红素。据此，选E。

84.【答案】B　85.【答案】D

【考点】本组题考查动物解剖学、组织学与胚胎学第十六单元家禽解剖特点/母禽生殖器官的特点/卵巢和输卵管的特点。

【解析】A选项，峡部为较窄较短的一段，形成壳膜的地方。B选项，膨大部最长，此部密生腺管，从此处分泌浓稠的白蛋白。C选项，漏斗部（喇叭部、伞部）位于输卵管入口处，是接纳卵黄和受精的地方。D选项，子宫部为分泌子宫液、蛋壳、壳上保护膜和色素的地方。E选项，阴道部在末端，开口于泄殖腔左侧，对蛋的形成不起作用，蛋壳表面在此涂上一层薄膜，以减少蛋内水分的损失和防止细菌侵入蛋壳。据此，84题选B，85题选D。

86.【答案】A　87.【答案】B

【考点】本组题考查兽医药理学第一单元总论/药代动力学/主要药动学参数及其临床意义。

【解析】A选项，药时曲线下面积是评价制剂生物等效性的重要参数。B选项，消除半衰期是指血浆中药物量或浓度消除一半所需的时间，反映了药物在体内的消除速度，是决定药物有效维持时间的主要参数。C选项，分布半衰期一般决定药物分布速度。D选项，表观分布容积（V_d）指药物在体内的分布达到动态平衡时，药物总量按血浆药物浓度分布所需的总容积。它是一个数学概念，反应药物在体内的分布情况，V_d 越大，药物穿透入组织越多，分布越广，血中药物浓度越低。E 选项，生物利用度是指经过肝脏首过效应消除过程后能被吸收进入体循环的药物相对量和速度。据此，86 题选 A，87 题选 B。

88.【答案】A

【考点】本题考查动物解剖学、组织学与胚胎学第十单元生殖系统/雄性生殖器官/牛、羊、马、猪、犬睾丸、附睾的位置、形态与组织结构特点。

【解析】精母细胞经历 2 次减数分裂，经变态形成精子。精子形似蝌蚪，由头部和尾部组成。据此，选 A。

89.【答案】E

【考点】本题考查动物解剖学、组织学与胚胎学第十单元生殖系统/雄性生殖器官/牛、羊、马、猪、犬睾丸、附睾的位置、形态与组织结构特点。

【解析】睾丸间质为疏松结缔组织，除含有丰富的血管、淋巴管外，还有睾丸间质细胞。间质细胞成群分布于生精小管之间，胞体较大，呈圆形或不规则状，细胞质强嗜酸性，其主要作用是分泌雄性激素——睾酮。据此，选 E。

90.【答案】A 91.【答案】E

【考点】本组题考查动物生理学第六单元采食、消化和吸收/胃的消化功能/胃液的主要成分和作用。

【解析】A 选项，内因子为壁细胞分泌的一种糖蛋白，是胃液成分之一。它能与维生素 B_{12} 结合成复合体，促进维生素 B_{12} 吸收入血。B 选项，碳酸氢盐可中和酸性食糜，维持小肠内 pH 稳定。C 选项，胰脂肪酶可将脂肪降解为甘油、甘油一酯和脂肪酸。D 选项，胆盐可促进脂肪吸收。E 选项，胃蛋白酶原可水解蛋白质。主细胞分泌胃蛋白酶原，胃蛋白酶是胃液中主要的消化酶。刚分泌出来时以无活性的酶原形式存在，经盐酸激活后成为有活性的蛋白酶。据此，90 题选 A，91 题选 E。

92.【答案】D

【考点】本题考查动物生理学第六单元采食、消化和吸收/小肠的消化与吸收/胰液和胆汁的性质、主要成分和作用。

【解析】胆盐与脂肪分解产物脂肪酸和甘油酯结合，形成水溶性复合物促进吸收。据此，选 D。

93.【答案】B 94.【答案】A

【考点】本组题考查动物病理学第三单元病理性物质沉着/钙化/类型、原因及病理变化。

【解析】A 选项，胆管阻塞可引起高胆红素血症，高胆红素血症可引发黄疸。B 选项，转移性钙化是由于全身性钙盐代谢障碍，血钙和/或血磷升高，使钙盐在机体多处健康组织上沉积所致。C 选项，尿酸盐沉着可引发痛风。D 选项，磷酸铵镁沉着常见于尿结晶或尿结石。E 选项，含铁血黄素沉着可见于溶血动物肺的巨噬细胞中。据此，93 题选 B，94 题选 A。

95.【答案】B 96.【答案】D

【考点】本组题考查动物解剖学、组织学与胚胎学第七单元消化系统/肠/牛、羊、马、猪、犬小肠和大肠的特点。

【解析】A 选项，马的升结肠呈双层马蹄铁形。B 选项，牛的升结肠呈扁平的圆盘状。D 选项，猪的升结肠在肠系膜中盘曲成圆锥状。E 选项，犬盲肠呈螺旋状弯曲。据此，95 题选 B，96 题选 D。

97.【答案】D 98.【答案】B

【考点】本组题考查动物病理学第七单元缺氧/概述/缺氧的类型、原因及主要特点。

【解析】A 选项，动物由于胆红素代谢障碍导致黄疸时，皮肤黏膜可见黄色。B 选项，氰化物中毒时，皮肤、黏膜呈鲜红色或玫瑰红色。C 选项，动物一氧化碳中毒时，血中碳氧血红蛋白增多，皮肤黏膜呈樱桃红色。D 选项，亚硝酸盐具有强氧化性，可以使血红蛋白氧化为高铁血红蛋白，从而丧失运氧能力。亚硝酸盐中毒时，可视黏膜发暗（发绀），末梢血液呈酱油色。E 选项，动物贫血时，可视黏膜可见苍白色。据此，97 题选 D，98 题选 B。

99.【答案】B 100.【答案】D

【考点】本组题考查兽医药理学第十二单元泌尿生殖系统药物/生殖系统药物。

【解析】A选项，绒促性素可用来促进卵泡发育、治疗成熟和排卵、增强超排卵泡的同期排卵效果、治疗繁殖障碍。B选项，垂体后叶素可用于催产、治疗产后子宫出血和胎衣不下等，促进子宫复原、排乳等，但对产前无力没有作用，符合题意。C选项，雌二醇可用来催情，提高子宫的抵抗力和收缩性，松弛子宫颈，治疗慢性子宫内膜炎，排出子宫内存留物如死胎、子宫积液等，诱导泌乳及化学去势。D选项，苯丙酸诺龙为蛋白同化激素，能促进蛋白质合成，抑制蛋白质异生，促使钙磷沉积、骨组织生长，刺激红细胞生成。兽医临床用于慢性消耗性疾病的恢复期，也可用于某些贫血性疾病的辅助治疗。E选项，促黄体素释放激素用于治疗奶牛排卵迟滞、卵巢静止、持久黄体、卵巢囊肿，诱导母畜产后发情、提高母畜发情期受胎率、治疗公畜不育、抱窝母鸡催醒，也可用于鱼类诱发排卵。据此，99题选B，100题选D。

全国执业兽医资格考试试卷六（兽医全科类）（基础科目）

1.【答案】C
【考点】本题考查动物病理学第六单元水盐代谢及酸碱平衡紊乱/脱水/类型、原因及特点。
【解析】高渗性脱水的特点是细胞外液容量减少，渗透压升高。据此，选C。

2.【答案】E
【考点】本题考查动物生物化学第五单元生物氧化/呼吸链/呼吸链的组成。
【解析】E选项，辅酶Q（CoQ）可以在醌式结构和酚式结构之间互变的递氢体，符合题意。A选项，NAD为烟酰胺腺嘌呤二核苷酸，简称辅酶Ⅰ，是一种转递电子的辅酶，也是体内很多脱氢酶的辅酶，还原形式为NADH。B选项，FMN为黄素单核苷酸，是NADH脱氢酶的辅基，在呼吸链当中参与电子从底物传递到电子受体。C选项，FAD为黄素腺嘌呤二核苷酸，作为脱氢酶的辅基也参与了电子的传递。D选项，CoA为辅酶A，是典型的酰基载体，活性基团是硫基。据此，选E。

3.【答案】E
【考点】本题考查动物解剖学、组织学与胚胎学第十单元生殖系统/雄性生殖器官/牛、羊、马、猪、犬副性腺的形态特点。
【解析】犬只有前列腺而无精囊腺和尿道球腺。据此，选E。

4.【答案】D
【考点】本题考查动物病理学第一单元动物疾病概论/病因学概论/疾病发生的外因。
【解析】A、B、C、E选项，强酸、强碱、蛇毒、芥子气（二氯二乙硫醚的俗名，是一种有机化合物，分子式为$C_4H_8Cl_2S$，因具有挥发性，有像芥末的味道而得名）、有机磷农药属于化学性致病因素。D选项，紫外线属于物理性致病因素。据此，选D。

5.【答案】B
【考点】本题考查兽医法律法规和职业道德第七单元兽药管理法律制度/兽药管理条例/兽药监督管理。
【解析】不标明有效期限属于劣兽药。本题为选非题。据此，选B。

6.【答案】B
【考点】本题考查动物生物化学第十一单元器官和组织的生物化学/红细胞的代谢/血红蛋

白的代谢。

【解析】血红蛋白分子中包含的金属离子是铁离子。据此，选B。

7.【答案】A

【考点】本题考查动物解剖学、组织学与胚胎学第十三单元神经系统/脊髓/结构特点。

【解析】A选项，脊硬膜为厚且坚实的结缔组织膜，其和椎管之间的腔隙为硬膜外腔，符合题意。B选项，脊髓中部为灰质，周围为白质，灰质中央有一纵贯脊髓的中央管，不属于脊硬膜和椎管之间的腔隙。C、D选项，蛛网膜薄，位于脊硬膜和脊软膜之间。在脊硬膜和蛛网膜之间的腔隙为硬膜下腔，向前与脑膜下腔相通。蛛网膜与脊软膜之间的腔隙为蛛网膜下腔，内含脑脊液。E选项，蛛网膜与脊软膜之间的腔隙为蛛网膜下腔，一般不称为蛛网膜内腔。据此，选A。

8.【答案】B

【考点】本题考查动物生物化学第六单元脂类代谢/血脂/血浆脂蛋白的分类与功能。

【解析】血液中转运内源性甘油三酯的脂蛋白是极低密度脂蛋白。游离脂肪酸与血浆清蛋白结合，不属于脂蛋白。据此，选B。

9.【答案】E

【考点】本题考查兽医法律法规和职业道德第四单元执业兽医及诊疗机构管理法律制度/执业兽医和乡村兽医管理办法/执业活动管理。

【解析】动物饲养场聘用已经注册的执业兽医师不得对外开展兽医执业活动。据此，选E。

10.【答案】B

【考点】本题考查动物解剖学、组织学与胚胎学第十五单元感觉器官/眼/眼球的辅助结构：眼睑、眼球肌、泪器。

【解析】眼睑内面衬的黏膜称为睑结膜，睑结膜折转覆盖于眼球上的部分称为球结膜。连接眼睑和眼球的薄膜是结膜。据此，选B。

11.【答案】B

【考点】本题考查动物解剖学、组织学与胚胎学第十一单元心血管系统/体循环/头静脉。

【解析】猫前肢采血的静脉是头静脉。据此，选B。

12.【答案】A

【考点】本题考查兽医药理学第十三单元调节组织代谢药物/维生素/维生素A。

【解析】A选项，维生素A可用于治疗犬干眼症，符合题意。B选项，维生素D主要用于动物佝偻病、骨软症的防治。C选项，维生素K主要治疗猪凝血酶原症、鸡维生素K缺乏症、水杨酸钠中毒、胃肠炎、肝炎引起的维生素K吸收障碍。D选项，维生素C在临床上除常用于防治缺乏症外，还可用作急、慢性感染，高热，心源性和感染性休克等的辅助治疗药。E选项，维生素E主要治疗动物肌萎缩、白肌病、僵羔病、肝坏死、黄脂病。据此，选A。

13.【答案】C

【考点】本题考查兽医法律法规和职业道德第四单元执业兽医及诊疗机构管理法律制度/动物诊疗机构管理办法/诊疗活动管理。

【解析】动物诊疗机构应当使用载明机构名称的规范病历，包括门（急）诊病历和住院病历。病历档案保存期限不得少于3年。据此，选C。

14.【答案】C

【考点】本题考查动物病理学第三单元病理性物质沉着/钙化/类型、原因及病理变化。

【解析】由于全身性的钙、磷代谢障碍，引起机体血钙和/或血磷升高，导致钙盐在未受损伤的组织内沉积，称为转移性钙化。据此，选C。

15.【答案】E

【考点】本题考查动物解剖学、组织学与胚胎学第十一单元心血管系统/心/心的形态、位置和结构。

【解析】心脏为中空的肌质器官，呈倒圆锥形，外有心包包围。据此，选E。

16.【答案】B

【考点】本题考查动物生理学第三单元血液/血浆/血浆蛋白的功能。

【解析】用盐析法可将血浆蛋白分为白蛋白（清蛋白）、球蛋白和纤维蛋白原三类，因此B选项符合题意。A选项，纤维蛋白原在凝血因子的激活后才能转变为纤维蛋白。C、D、E选项，血红蛋白存在于红细胞内,而不存在于血浆内。据此,选B。

17.【答案】B

【考点】本题考查动物生物化学第一单元蛋白质化学及其功能/蛋白质的功能与化学组成/氨基酸。

【解析】缬氨酸、亮氨酸、异亮氨酸为高度疏水性氨基酸,其共同点是脂肪族侧链都具有分支,故称为支链氨基酸。A选项,蛋氨酸为非标准氨基酸。C、D、E选项,都属于必需氨基酸,与题意无关。据此,选B。

18.【答案】B

【考点】本题考查兽医药理学第八单元解热镇痛抗炎药/解热镇痛药/安乃近。

【解析】A选项,替泊沙林抗炎作用明显,也有镇痛作用。B选项,安乃近解热作用较显著,镇痛作用也较强,并有一定的消炎和抗风湿作用,符合题意。C选项,保泰松具有较强的抗炎抗风湿作用,但解热镇痛作用较差。D、E选项,氢化可的松和地塞米松属糖皮质激素类药物,具有良好的抗炎、抗过敏、抗毒素和抗休克等作用。据此,选B。

19.【答案】A

【考点】本题考查兽医药理学第六单元外周神经系统药物/胆碱受体阻断药/东莨菪碱。

【解析】东莨菪碱为竞争性M受体拮抗剂,其作用与阿托品相似,扩大瞳孔和抑制腺体分泌作用较阿托品强,对心血管、支气管和胃肠道平滑肌的作用较弱。但对中枢的作用因动物种属不同而不同,又与剂量密切相关。据此,选A。

20.【答案】C

【考点】本题考查兽医法律法规和职业道德第一单元动物防疫基本法律制度/中华人民共和国动物防疫法/动物疫情的报告、通报和公布。

【解析】有权认定除重大动物疫情外的动物疫情的主体是县级人民政府兽医主管部门。据此,选C。

21.【答案】C

【考点】本题考查兽医法律法规和职业道德第六单元动物防疫其他规范性文件/人畜共患传染病名录。

【解析】《人畜共患传染病名录》中共24种,分别为:牛海绵状脑病、高致病性禽流感、狂犬病、炭疽、布鲁氏菌病、弓形虫病、棘球蚴病、钩端螺旋体病、沙门菌病、牛结核病、日本血吸虫病、日本脑炎(流行性乙型脑炎)、猪链球菌Ⅱ型感染、旋毛虫病、囊尾蚴病、马鼻疽、李氏杆菌病、类鼻疽、片形吸虫病、鹦鹉热、Q热、利什曼原虫病、尼帕病毒性脑炎、华支睾吸虫病。据此,选C。

22.【答案】B

【考点】本题考查兽医药理学第一单元总论/药代动力学/主要药动学参数及其临床意义(表观分布容积)。

【解析】表观分布容积(Vd)是指药物在体内的分布达到动态平衡时,药物总量按血浆药物浓度在体内分布时所需的总容积。故Vd是体内药量与血浆药物浓度的一个比例常数,即$Vd=D/C$。Vd值反映药物在体内的分布情况,一般Vd值越大,药物进入组织越多,分布越广,血中药物浓度越低,因此B选项符合题意。A选项,药时曲线下面积大代表一段时间内药物在血浆中的相对累积量大。C选项,峰浓度高表示药物吸收的程度高。D选项,生物利用度大表示药物经血管外给药后能被吸收进入体循环的分量及速度大。E选项,消除半衰期长表示血液中药物浓度下降时间长。据此,选B。

23.【答案】D

【考点】本题考查动物解剖学、组织学与胚胎学第一单元概述/细胞/细胞的构造。

【解析】细胞核是遗传信息的储存场所,控制细胞的遗传和代谢活动。主要由核膜、核质、核仁和染色质组成。据此,选D。

24.【答案】B

【考点】本题考查动物解剖学、组织学与胚胎学第十五单元感觉器官/眼/眼球壁的结构。

【解析】睫状体是虹膜后方的环形增厚部分,内含平滑肌,通过晶状体悬韧带与晶状体相连,有调节晶状体曲度的作用。据此,选B。

25.【答案】C

【考点】本题考查动物生理学第五单元呼吸/肺的通气功能/胸内压。

【解析】吸气时胸廓扩大，肺扩张，肺回缩力增大，胸内负压也增大。据此，选C。

26.【答案】D

【考点】本题考查动物解剖学、组织学与胚胎学第四单元肌肉/躯干肌/颈静脉沟和髂肋肌沟的位置。

【解析】组成髂肋肌沟的肌肉是背腰最长肌与髂肋肌。据此，选D。

27.【答案】C

【考点】本题考查兽医法律法规和职业道德第三单元动物检疫管理法律制度/动物检疫管理办法/检疫申报。

【解析】出售供屠宰的动物，关键词在出售，提前申报检疫的时限是3d。据此，选C。

28.【答案】E

【考点】本题考查动物生理学第七单元能量代谢和体温/体温/动物维持体温相对恒定的基本调节方式。

【解析】战栗产热是骨骼肌发生不随意节律性收缩的表现，参与维持动物机体体温稳定。据此，选E。

29.【答案】E

【考点】本题考查动物病理学第十三单元器官系统病理学概论/泌尿系统病理/肾炎的分类及病变特点。

【解析】绝大多数原发性肾小球肾炎的发生都与免疫反应有关，主要机制是抗原抗体免疫复合物在肾小球毛细血管上沉积而引起的变态反应。据此，选E。

30.【答案】E

【考点】本题考查动物生物化学第四单元糖代谢/葡萄糖的分解代谢/有氧氧化途径及其生理意义。

【解析】糖有氧分解过程中产生的丙酮酸、α-酮戊二酸和草酰乙酸可以氨基化，转变为丙氨酸、谷氨酸和天冬氨酸。据此，选E。

31.【答案】A

【考点】本题考查兽医法律法规和职业道德第一单元动物防疫基本法律制度/中华人民共和国动物防疫法/动物疫病的预防。

【解析】无规定动物疫病区公布机关是国务院兽医主管部门。据此，选A。

32.【答案】E

【考点】本题考查动物解剖学、组织学与胚胎学第十一单元心血管系统/心/心传导系统的组成。

【解析】心脏传导系统由特殊的心肌纤维所构成，包括窦房结、房室结、房室束和浦肯野纤维。据此，选E。

33.【答案】D

【考点】本题考查动物病理学第五单元细胞、组织的适应与修复/适应/萎缩。

【解析】动物发生全身性萎缩时，最早萎缩的组织或器官是脂肪。据此，选D。

34.【答案】A

【考点】本题考查动物病理学第四单元血液循环障碍/休克/休克的分期及特点。

【解析】休克早期机体微循环变化的特征是缺血。据此，选A。

35.【答案】A

【考点】本题考查兽医药理学第七单元中枢神经系统药物/全身麻醉药/诱导麻醉药（硫喷妥钠）。

【解析】A选项，硫喷妥钠是最常用的麻醉诱导药，对犬进行诱导麻醉时，首选的药物是硫喷妥钠，符合题意。B选项，戊巴比妥钠与苯巴比妥相同，用于动物麻醉实验，仅供科研使用，为中效巴比妥类催眠药，作用时间可维持3~6h，显效较快，用作催眠和麻醉前给药，也可用于治疗癫痫和破伤风的痉挛。C选项，氯胺酮临床用于无须肌松的一般诊断检查或小手术，常用于吸入全麻诱导，也可作为氧化亚氮或麻的辅助用药，或与其他全身或局部麻醉药复合使用。D选项，异氟烷可用于全身麻醉的诱导和维持。E选项，水合氯醛可以作为催眠药和抗惊厥药，用于治疗失眠烦躁不安及惊厥。据此，选A。

36.【答案】C

【考点】本题考查动物解剖学、组织学与胚胎学第十单元生殖系统/雌性生殖器官/子宫的位置、形态和各种动物（牛、羊、马、猪、犬）子宫的形态结构特点。

【解析】子宫角弯曲呈绵羊角状，子宫体较短的动物是牛。据此，选C。

37.【答案】D

【考点】本题考查兽医药理学第十三单元调节组织代谢药物 / 维生素 / 维生素C。

【解析】临床上可作为一般解毒剂的维生素是维生素C。据此，选D。

38.【答案】B

【考点】本题考查动物病理学第十单元炎症 / 炎症的类型 / 渗出性炎。

【解析】疏松结缔组织内发生的弥漫性化脓性炎症称为蜂窝织炎，因此B选项符合题意。A选项，纤维素性炎可见纤维素性渗出物。C选项，浆液性炎可见浆液性渗出物。D选项，出血性炎可见红细胞渗出。E选项，变质性炎可见组织细胞变性、坏死。据此，选B。

39.【答案】A

【考点】本题考查兽医药理学第十单元呼吸系统药物 / 平喘药 / 氨茶碱。

【解析】氨茶碱对支气管平滑肌有较强的松弛作用，主要用于缓解家畜支气管哮喘症状，也用于心功能不全或肺水肿的病畜，如牛、马肺气肿，犬的心性气喘症。据此，选A。

40.【答案】B

【考点】本题考查动物生理学第十单元内分泌 / 垂体的内分泌功能 / 腺垂体激素和神经垂体激素的种类及其生理功能。

【解析】下丘脑的大细胞神经元分泌的激素是催产素，因此B选项符合题意。A选项，生长抑素由胰岛D细胞分泌。C、D选项，促性腺激素释放激素和促黑激素释放抑制因子由下丘脑小细胞神经元分泌。E选项，催乳素由腺垂体分泌。据此，选B。

41.【答案】B

【考点】本题考查动物生理学第四单元血液循环 / 心血管活动的调节 / 调节心血管活动的压力感受性反射和化学感受性反射。

【解析】H^+浓度变化会引起颈动脉体和主动脉体化学感受器兴奋。据此，选B。

42.【答案】B

【考点】本题考查动物病理学第七单元缺氧 / 概述 / 缺氧的类型、原因及主要特点。

【解析】氧分压降低引起的组织供氧不足称为低张性缺氧，主要表现为动脉血氧分压下降，血氧含量减少，组织供氧不足。当外呼吸功能障碍时，如呼吸中枢抑制、呼吸肌麻痹、上呼吸道阻塞或狭窄、肺部和胸膜疾病等，可引起低张性缺氧，因此B选项符合题意。A选项，血液性缺氧是由于红细胞数及血红蛋白含量减少，或性质改变导致的缺氧，也称等张性缺氧。可能原因为血红蛋白含量减少、一氧化碳中毒、亚硝酸盐中毒等。C、D选项，缺血性缺氧和瘀血性缺氧统称循环性缺氧，是由于血液循环障碍而致器官组织血流量减少或流速减慢所引起的缺氧，又称为低血流性缺氧。E选项，组织性缺氧是由于组织中毒（如氰化物中毒）、组织用氧障碍所引起的一种缺氧，又称用氧障碍性缺氧。据此，选B。

43.【答案】D

【考点】本题考查动物解剖学、组织学与胚胎学第十单元生殖系统 / 雌性生殖器官 / 雌性生殖器官的组成。

【解析】A选项，受精是指两性配子（精子和卵子）相融合形成合子（受精卵）的过程。B、C、E选项，家畜早期胚胎发育指受精后，受精卵需要不停卵裂、分化，依次经历桑葚胚、囊胚、原肠胚形成的过程。D选项，排卵是指卵泡破裂后，卵母细胞及其周围的透明带和放射冠自卵巢排出的过程。据此，选D。

44.【答案】D

【考点】本题考查兽医法律法规和职业道德第七单元兽药管理法律制度 / 特殊兽药的使用 / 食品动物中禁止使用的药品及其化合物。

【解析】为进一步规范养殖用药行为，保障动物源性食品安全，根据《兽药管理条例》有关规定，农业部（现农业农村部）修订了食品动物中《禁止使用的药品及其他化合物清单》（农业部公告第250号），共包括21种药物。其中氯霉素有抑制动物骨髓造血功能的不良反应，也可产生肠道反应和二重感染，因此D选项符合题意，其余选项所涉及药物均不在本清单内。据此，选D。

45.【答案】B

【考点】本题考查动物病理学第九单元应激与疾病/应激反应的基本表现/应激时的细胞反应。

【解析】在应激原作用下，细胞表达明显增加的蛋白是热休克蛋白。据此，选B。

46.【答案】B

【考点】本题考查动物解剖学、组织学与胚胎学第八单元呼吸系统/肺/肺的位置、形态和组织结构。

【解析】家畜的肺分为左肺和右肺，而右肺较大。肺呈底面斜切的三面棱柱状。据此，选B。

47.【答案】A

【考点】本题考查动物解剖学、组织学与胚胎学第八单元呼吸系统/鼻/鼻腔的结构。

【解析】马的鼻前庭背侧皮下有一盲囊，向后达鼻颌切迹，称为鼻憩室或鼻盲囊，牛没有。据此，选A。

48.【答案】A

【考点】本题考查动物生物化学第八单元物质代谢的相互联系和调节/物质代谢的相互联系/核苷酸在物质代谢中的作用。

【解析】A选项，CTP参与磷脂的合成。B选项，UTP参与单糖的转变和糖原的合成。C选项，ATP和GTP为蛋白质多肽链的生物合成所必需。D选项，ATP和NADPH参与脂肪的合成。E选项，胆固醇的合成同样需要ATP和NADPH。据此，选A。

49.【答案】B

【考点】本题考查兽医法律法规和职业道德第一单元动物防疫基本法律制度/重大动物疫情应急条例/监测、报告和公布。

【解析】A、C、D、E选项均属于报告人范围，而B选项疫情所在地的村民委员会不属于。本题为选非题。据此，选B。

50.【答案】C

【考点】本题考查动物生理学第十单元内分泌/松果腺激素与前列腺素/前列腺素的分类及其主要功能。

【解析】前列腺素E和前列腺素F能使血管平滑肌松弛。据此，选C。

51.【答案】B

【考点】本题考查兽医法律法规和职业道德第六单元动物防疫其他规范性文件/国家突发重大动物疫情应急预案/疫情的应急响应和终止。

【解析】发布封锁令，对疫区实施封锁为县级以上地方各级人民政府的职责，不属于兽医行政管理部门的职责。本题为选非题。据此，选B。

52.【答案】B

【考点】本题考查兽医法律法规和职业道德第四单元执业兽医及诊疗机构管理法律制度/动物诊疗机构管理办法/诊疗许可。

【解析】能进行动物胸腔手术的动物诊疗机构，取得执业兽医资格证书的从业人员至少有3名。据此，选B。

53.【答案】D

【考点】本题考查兽医法律法规和职业道德第一单元动物防疫基本法律制度/中华人民共和国动物防疫法/《中华人民共和国动物防疫法》概述。

【解析】动物产品，是指动物的肉、生皮、原毛、绒、脏器、脂、血液、精液、卵、胚胎、骨、蹄、头、角、筋，以及可能传播动物疫病的奶、蛋等。据此，选D。

54.【答案】D

【考点】本题考查动物解剖学、组织学与胚胎学第三单元关节/四肢关节/前肢关节的组成与结构特点。

【解析】牛肩关节的特点是无侧（副）韧带。据此，选D。

55.【答案】A

【考点】本题考查动物生理学第九单元神经系统/神经元的活动/神经递质、肾上腺素能受体、胆碱能受体的功能、种类及其分布。

【解析】胆碱能受体包括毒碱型受体（M受体）和烟碱型受体（N受体）两种。据此，选A。

56.【答案】B

【考点】本题考查动物病理学第四单元血液循环障碍/栓塞/栓子运行途径。

【解析】从静脉注入空气所形成的空气性栓子主要栓塞的器官是肺。据此，选B。

57.【答案】C

【考点】本题考查兽医药理学第四单元消毒防腐药/常用的消毒防腐药的作用与应用/醇类（乙醇）。

【解析】乙醇消毒常用的浓度为75%。据此，选C。

58.【答案】A

【考点】本题考查动物解剖学、组织学与胚胎学第二单元骨骼/四肢骨/后肢骨的组成和牛、马、猪、犬后肢骨的特点。

【解析】髋骨由髂骨、坐骨和耻骨结合而成，三块骨在外侧中部结合处形成深杯状的关节窝，称为髋臼，与股骨头构成关节。据此，选A。

59.【答案】A

【考点】本题考查兽医法律法规和职业道德第一单元动物防疫基本法律制度/中华人民共和国动物防疫法/动物和动物产品的检疫。

【解析】《中华人民共和国动物防疫法》规定，实施现场检疫的人员是动物卫生监督机构的官方兽医。据此，选A。

60.【答案】C

【考点】本题考查兽医药理学第十一单元血液循环系统药物/治疗充血性心力衰竭的药物/强心苷类药物。

【解析】强心苷类药物的药理作用包括：①正性肌力作用，治疗剂量能明显加强衰竭心脏的收缩力，使心输出量增加和心肌耗氧量降低；②负性心率和负性频率作用，通过增强迷走神经活性，降低交感神经活性，减慢心率和房室传导速率；③继发性利尿作用，在强心苷作用下，衰竭的心功能得到改善，使得流经肾脏的血流量和肾小球滤过功能加强，继发产生利尿作用。本题为选非题。据此，选C。

61.【答案】A

【考点】本题考查动物病理学第十四单元动物病理剖检诊断技术/动物病理剖检的方法/反刍动物（牛、羊）的病理剖检方法。

【解析】牛剖检通常采取左侧卧位。单胃动物（猪、犬、猫、兔）剖检取仰卧位（背卧位），在剖开体腔前可以不剥皮。羊由于体躯小，以仰卧位（背卧位）剖检更便于采取脏器。马的腹腔右侧被盲肠和大结肠占据，剖检应取右侧卧位。据此，选A。

62.【答案】C

【考点】本题考查兽医法律法规和职业道德第四单元执业兽医及诊疗机构管理法律制度/执业兽医和乡村兽医管理办法/执业活动管理。

【解析】执业兽医应当于每年3月底前将上年度兽医执业活动情况如实报告。据此，选C。

63.【答案】A

【考点】本题考查动物病理学第十二单元肿瘤/肿瘤的命名与分类/肿瘤的命名原则。

【解析】肉瘤是由间叶组织发生的恶性肿瘤，而癌是来源于上皮组织的恶性肿瘤。据此，选A。

64.【答案】E

【考点】本题考查动物生物化学第七单元含氮小分子的代谢/氨基酸的一般分解代谢/脱氨基作用。

【解析】A选项，少数情况下氨基酸可经脱羧基作用生成二氧化碳和胺。B选项，异构的种类很多，但不都产生游离氨。C选项，氨基酸通过脱水缩合形成多肽和水分子。D选项，转氨指的是氨基酸将氨转移给α-酮戊二酸形成谷氨酸和相应酮酸的过程。E选项，氧化脱氨基，在酶的作用下，氨基酸可以经各种氨基酸氧化酶作用生成α-酮酸和氨。据此，选E。

65.【答案】A

【考点】本题考查动物解剖学、组织学与胚胎学第十四单元内分泌系统/内分泌系统的概念及其组成。

【解析】猪的甲状腺侧叶和腺峡结合为一个整体，呈深红色、贝壳形。据此，选A。

66.【答案】E

【考点】本题考查动物解剖学、组织学与胚胎学第五单元被皮/皮肤/表皮、真皮和皮下组织的结构特点。

【解析】皮下组织位于真皮深层，由疏松结缔组织构成，又称浅筋膜，是常用的皮下注射部位。据此，选E。

67.【答案】E

【考点】本题考查动物解剖学、组织学与胚胎学第九单元泌尿系统/肾/肾的位置、形态和组织结构。

【解析】形成蛋白尿时，蛋白质首先通过的肾结构是滤过膜。据此，选E。

68.【答案】E

【考点】本题考查动物解剖学、组织学与胚胎学第十七单元胚胎学/胎盘与胎膜/胎盘的类型与功能。

【解析】A、D选项，马、猪是上皮绒毛膜胎盘（分散型胎盘）。B、C选项，牛、羊等反刍动物胎盘后期是结缔绒毛膜胎盘（绒毛叶胎盘）。E选项，犬、猫等食肉动物是内皮绒毛膜胎盘（环状胎盘）。据此，选E。

69.【答案】C

【考点】本题考查动物生理学第十单元内分泌/概述/内分泌、旁分泌、自分泌与神经内分泌的概念及其对生理功能的调节。

【解析】旁分泌：细胞分泌的激素到达细胞间液，通过扩散到达相邻靶细胞起作用，因此C选项符合题意。在人或高等动物体内，有些腺体的分泌物通过导管排出体外或引至体内的其他部分，这种分泌物称为外分泌。据此，选C。

70.【答案】A

【考点】本题考查兽医法律法规和职业道德第七单元兽药管理法律制度/兽药经营质量管理规范/规章制度。

【解析】质量管理档案应当包括：人员档案、培训档案、设备设施档案、供应商质量评估档案、产品质量档案；开具的处方、进货与销售凭证；购销记录及本规范规定的其他记录。本题为选非题。据此，选A。

71.【答案】A

【考点】本题考查动物生物化学第十一单元器官和组织的生物化学/结缔组织的生化/基质与糖胺聚糖。

【解析】结缔组织基质中的主要成分是糖胺聚糖。据此，选A。

72.【答案】D

【考点】本题考查动物生物化学第二单元生物膜与物质的过膜运输/物质的过膜运输/小分子与离子的过膜转运。

【解析】A选项，简单扩散（被动转运）是穿越细胞膜由高浓度向低浓度的自由扩散，顺浓度梯度，不需要能量，不需要载体。B选项，促进扩散又称易化扩散，也是由高浓度向低浓度的转运，顺浓度梯度，不需要能量，需要载体。C选项，内吞作用是细胞从外界摄入的大分子或颗粒，逐渐被质膜的一小部分包围、内陷，然后从质膜上脱落下来，形成细胞内的囊泡的过程。D选项，主动转运依赖载体，消耗能量，并能逆浓度梯度进行，所需能量来自ATP的水解，符合题意。E选项，胞吐作用是细胞内的物质先被囊泡裹入形成分泌囊泡，分泌囊泡向细胞质膜迁移，然后与细胞质膜接触、融合，再向外释放出其内容物的过程，基本上是内吞作用的逆过程。据此，选D。

73.【答案】D

【考点】本题考查动物生理学第十一单元生殖和泌乳/雌性生殖/卵巢的内分泌功能。

【解析】自发性排卵是指卵泡发育成熟后，可自行破裂而排卵的过程。根据自发排卵后的黄体功能状态，又可分为两种情况：牛、马、猪、羊等大多数家畜排卵后即能形成功能性黄体；鼠类排卵后需经交配后才能形成功能性黄体。因此D选项符合题意。A、B、C、E选项所述均属于诱发排卵动物，需经过交配刺激才能排卵。据此，选D。

74.【答案】A

【考点】本题考查动物解剖学、组织学与胚胎学第四单元肌肉/四肢肌/后肢肌的组成与结构特点。

【解析】牛、羊无臀浅肌。本题为选非题。

据此,选A。

75.【答案】C

【考点】本题考查动物解剖学、组织学与胚胎学第十二单元淋巴系统/周围淋巴器官/扁桃体的位置、形态与结构特点。

【解析】腭扁桃体位于咽部侧壁,腭舌弓和腭咽弓之间。据此,选C。

76.【答案】C

【考点】本题考查动物病理学第三单元病理性物质沉着/尿酸盐沉着/病理变化。

【解析】痛风可分为内脏型和关节型。内脏型:尿酸盐沉积在肾脏,可见肾肿大、色泽变浅、表面呈白褐色花纹状等,为沉积的尿酸盐,此型痛风多见于鸡。关节型:特征是脚趾和腿部关节肿胀,关节软骨、关节周围结缔组织、骨膜、腱鞘、韧带及骨骼部位均可见白色尿酸盐沉积。据此,选C。

77.【答案】A

【考点】本题考查动物生理学第八单元尿的生成和排出/影响尿生成的因素/影响肾小球滤过的因素。

【解析】牛因创伤失血,导致循环血量减少,流经肾小球毛细血管的血量减少,毛细血管血压降低,故血液滤过减少而导致尿量减少,因此A选项符合题意。B选项,囊内压一般较稳定,肾盂和输尿管发生结石、肿瘤或其他异物阻塞时可引起囊内压升高。C选项,血浆胶体渗透压相对稳定,当动物营养不良时,血浆蛋白浓度降低可导致血浆胶体渗透压下降。D选项,失血不直接影响血浆晶体渗透压。E选项,失血对滤过膜通透性没有影响。据此,选A。

78.【答案】D

【考点】本题考查兽医药理学第二单元化学合成抗菌药/硝基咪唑类药物/甲硝唑(灭滴灵)。

【解析】D选项,甲硝唑对革兰氏阳性和阴性厌氧菌作用强。A、B、C、E选项,均无抗厌氧菌作用。据此,选D。

79.【答案】C 80.【答案】A 81.【答案】D

【考点】本组题考查动物病理学第十单元炎症/炎症的类型/渗出性炎。

【解析】根据灰黄色混浊凝乳状液体流出提示为化脓性炎,化脓性炎症病灶组织中的主要炎性细胞为中性粒细胞。化脓性炎通常由化脓菌引起,因此确诊本病的诊断方法是进行细菌分离培养。据此,79题选C,80题选A,81题选D。

82.【答案】A 83.【答案】D 84.【答案】E

【考点】本组题考查动物解剖学、组织学与胚胎学第七单元消化系统/肠/牛、羊、马、猪、犬小肠和大肠的特点。

【解析】A选项,马的盲肠呈逗点状。B选项,牛的盲肠呈长圆筒状。C选项,猪的盲肠呈圆锥状。D选项,犬的盲肠呈螺旋状弯曲。E选项,兔的回肠与盲肠交界处有圆小囊。据此,82题选A,83题选D,84题选E。

85.【答案】E

【考点】本题考查动物病理学第二单元组织与细胞损伤/变性/玻璃样变性。

【解析】肾小管上皮细胞内有大小不一、均质红染的滴状物提示此次病变为透明变性(玻璃样变性)。据此,选E。

86.【答案】D

【考点】本题考查动物病理学第二单元组织与细胞损伤/变性/脂肪变性。

【解析】细胞内有大小不一的空泡,油红染色呈橘红色提示为脂肪滴,该肾脏发生了脂肪变性。据此,选D。

87.【答案】D

【考点】本题考查兽医药理学第五单元抗寄生虫药/抗原虫药物/抗球虫药。

【解析】D选项,常山酮可以用于防治鸡群球虫感染,符合题意。A选项,马拉硫磷主要用于治疗畜禽外寄生虫病,如牛皮蝇、牛蛀、体虱、羊痒螨和猪疥螨等。也可用于杀灭蚊、蝇、虱、臭虫、蟑螂等卫生害虫。B选项,非泼罗尼是一种苯基吡唑类杀虫剂,杀虫谱广,对害虫以胃毒作用为主,兼有触杀和一定的内吸作用,其作用机理在于阻碍昆虫γ-氨基丁酸控制的氯化物代谢,因此对蚜虫、叶蝉、飞虱、鳞翅目幼虫、蝇类和鞘翅目等重要害虫有很高的杀虫

63

活性。C选项，环丙氨嗪（灭蝇胺）是一种昆虫生长调节剂类低毒杀虫剂，有非常强的选择性，主要对双翅目昆虫有活性。其作用机理是使双翅目昆虫幼虫和蛹在形态上发生畸变。E选项，三氮脒主要治疗动物焦虫（梨形虫）感染。据此，选D。

88.【答案】A

【考点】本题考查兽医药理学第五单元抗寄生虫药/杀虫药/马拉硫磷。

【解析】A选项，马拉硫磷可用于治疗放牧黄牛牛皮蝇蛆感染，符合题意。B选项，非泼罗尼是一种苯基吡唑类杀虫剂，杀虫谱广，对害虫以胃毒作用为主，兼有触杀和一定的内吸作用，其作用机理在于阻碍昆虫γ-氨基丁酸控制的氯化物代谢，因此对蚜虫、叶蝉、飞虱、鳞翅目幼虫、蝇类和鞘翅目等重要害虫有很高的杀虫活性。C选项，环丙氨嗪（灭蝇胺）是一种昆虫生长调节剂类低毒杀虫剂，有非常强的选择性，主要对双翅目昆虫有活性。其作用机理是使双翅目昆虫幼虫和蛹在形态上发生畸变。D选项，常山酮对鸡的柔嫩、毒害、巨型、堆型、布氏艾美耳球虫和火鸡的小艾美耳球虫、腺艾美耳球虫均有较强的抑制作用。E选项，三氮脒主要治疗动物焦虫（梨形虫）感染。据此，选A。

89.【答案】E

【考点】本题考查动物生理学第四单元血液循环/血管生理/微循环的组成及作用。

【解析】真毛细血管的起始部常有平滑肌环绕，称为毛细血管前括约肌。其收缩或舒张可控制毛细血管的关闭或开放，因此可控制微循环血流量。据此，选E。

90.【答案】A

【考点】本题考查动物生理学第四单元血液循环/血管生理/微循环的组成及作用。

【解析】真毛细血管的管壁仅由单层内皮细胞构成；内皮细胞之间存在细微的裂隙，成为沟通毛细血管内外的孔道，利于物质和气体的交换，故又称交换血管。据此，选A。

91.【答案】A

【考点】本题考查动物生物化学第四单元糖代谢/葡萄糖的分解代谢/糖酵解途径及其生理意义。

【解析】成熟的红细胞由于没有线粒体，完全依赖糖的无氧分解（即糖酵解）获得能量。据此，选A。

92.【答案】B

【考点】本题考查动物生物化学第十一单元器官和组织的生物化学/红细胞的代谢/红细胞中的糖代谢。

【解析】与调节血红蛋白和氧的亲和力有密切联系的途径是2,3-二磷酸甘油酸支路。据此，选B。

93.【答案】E

【考点】本题考查动物解剖学、组织学与胚胎学第十六单元家禽解剖特点/泌尿系统的特点/组成和特点（肾、输尿管）。

【解析】家禽没有膀胱。据此，选E。

94.【答案】B

【考点】本题考查动物解剖学、组织学与胚胎学第十六单元家禽解剖特点/母禽生殖器官的特点/卵巢和输卵管的特点。

【解析】母禽卵巢以短的系膜悬吊于腹腔背侧。成体仅左侧的卵巢和输卵管发育正常，右侧退化。据此，选B。

95.【答案】C 96.【答案】B

【考点】本组题考查动物病理学第十单元炎症/炎症的类型/渗出性炎。

【解析】A选项，蓄脓又称积脓，是指浆膜发生化脓性炎时，脓性渗出物大量蓄积于体腔内。B选项，脓性卡他是指发生在黏膜的化脓性炎。C选项，脓肿是发生在组织内的局限性化脓性炎，多由金黄色葡萄球菌等引起。主要特征为组织发生坏死溶解，形成充满脓液的腔。D选项，蜂窝织炎是指疏松结缔组织内发生的弥漫性化脓性炎症。E选项，坏疽是指组织坏死后，继发有不同程度的腐败菌感染。据此，95题选C，96题选B。

97.【答案】B

【考点】本题考查兽医药理学第三单元抗生素与抗真菌药/β-内酰胺类/青霉素类（苯唑西林）。

【解析】B选项，苯唑西林主要用于对青霉素耐药的金黄色葡萄球菌感染，符合题意。A选项，泰万菌素对多种革兰氏阳性菌有抗菌活性，如葡萄球菌、微球菌、微杆菌、芽孢杆菌、棒状杆菌、气球菌属、弯曲杆菌、肠球菌、链球菌、节杆菌和梭菌等；对支原体也有很好的抗菌活性，并且在高浓度时作用更好；但对多数革兰氏阴性菌无作用。此外，泰万菌素对猪肺炎支原体、猪痢疾短螺旋体、胞内劳森氏菌等都有良好的治疗效果。C选项，伊维菌素为新型大环内酯类药，是目前最优良、应用最广泛、销量最大的广谱、高效、安全、用量小的抗内、外寄生虫药。D选项，氨苄青霉素（氨苄西林）为半合成的广谱青霉素。对革兰氏阳性菌的作用与青霉素近似，对草绿色链球菌和肠球菌的作用较优，对其他菌的作用则较差，对耐青霉素的金黄色葡萄球菌无效。革兰氏阴性菌中淋球菌、脑膜炎球菌、流感杆菌、百日咳杆菌、大肠埃希菌、伤寒与副伤寒杆菌、痢疾杆菌、奇异变形杆菌、布鲁氏菌等对本品敏感，但易产生耐药性。E选项，灰黄霉素对各种皮肤真菌（小孢子菌、表皮癣菌和毛发癣菌）有强大的抑菌作用，对其他真菌无效。主要用于小孢子菌、表皮癣菌和毛癣菌引起的各种皮肤真菌病，如犊牛、马属动物、犬和家禽的毛癣。据此，选B。

98.【答案】E

【考点】本题考查兽医药理学第三单元抗生素与抗真菌药/抗真菌药/灰黄霉素。

【解析】E选项，灰黄霉素可用于治疗犊牛、马属动物皮肤真菌病，符合题意。A选项，泰万菌素对多种革兰氏阳性菌有抗菌活性，如葡萄球菌、微球菌、微杆菌、芽孢杆菌、棒状杆菌、气球菌属、弯曲杆菌、肠球菌、链球菌、节杆菌和梭菌等；对支原体也有很好的抗菌活性，并且在高浓度时作用更好；但对多数革兰氏阴性菌无作用。此外，泰万菌素对猪肺炎支原体、猪痢疾短螺旋体、胞内劳森氏菌等都有良好的治疗效果。B选项，苯唑西林对青霉素耐药的金黄色葡萄球菌有效，但对青霉素敏感菌株的杀菌作用不如青霉素。主要用于对青霉素耐药的金黄色葡萄球菌感染，如败血症、肺炎、乳腺炎和烧伤创面感染等。C选项，伊维菌素为新型大环内酯类药，是目前最优良、应用最广泛、销量最大的广谱、高效、安全、用量小的抗内外寄生虫药。D选项，氨苄青霉素（氨苄西林）为半合成的广谱青霉素。对革兰氏阳性菌的作用与青霉素近似，对草绿色链球菌和肠球菌的作用较优，对其他菌的作用则较差，对耐青霉素的金黄色葡萄球菌无效。革兰氏阴性菌中淋球菌、脑膜炎球菌、流感杆菌、百日咳杆菌、大肠埃希菌、伤寒与副伤寒杆菌、痢疾杆菌、奇异变形杆菌、布鲁氏菌等对本品敏感，但易产生耐药性。据此，选E。

99.【答案】A

【考点】本题考查动物病理学第十三单元器官系统病理学概论/心血管系统病理/心肌炎概念及病变特点。

【解析】虎斑心：心肌炎症性病变局灶性分布，呈灰黄色或灰白色斑块或条纹，散布于黄红色心肌的背景上，此病灶在心内膜、心外膜上均可见，当沿心冠横切心脏可见灰黄色条纹围绕心腔呈环层状，形似虎斑斑纹。桑葚心：于心内膜、心外膜及切面上有黄白、灰白色点状、斑块或条纹状坏死灶，间有出血，呈典型桑葚心外观。绒毛心：心包内积聚的纤维素性渗出液随病程发展而不断沉积或随心脏跳动而摩擦牵引，沉积于心外膜上呈绒毛状。盔甲心：结核性心包炎时，先出现渗出性心包炎（纤维素、绒毛心），继而干酪化（纤维素机化），随时间发展可见特异性与普通性肉芽组织增生，有大小不一的干酪样坏死灶，从而在心脏表面形成较厚的增生物，形似盔甲。根据该猪的症状及剖检结果，考虑诊断为口蹄疫。口蹄疫的心肌病变具有重要的诊断意义，心包膜有弥漫性及点状出血，心肌有灰白色或灰黄色的斑点或条纹，称为虎斑心。据此，选A。

100.【答案】D

【考点】本题考查动物病理学第十三单元器官系统病理学概论/心血管系统病理/心肌炎概念及病变特点。

【解析】虎斑心：心肌炎症性病变局灶性分布，呈灰黄色或灰白色斑块或条纹，散布于黄红色心肌的背景上，此病灶在心内膜、心外膜上均可见，当沿心冠横切心脏可见灰黄色条纹围绕心腔呈环层状，形似虎斑斑纹。桑葚心：于心内膜、心外膜及切面上有黄白、灰白色点状、斑块或条纹状坏死灶，间有出血，呈典型桑葚心外观。绒毛心：心包内积聚的纤维素性渗出液随病程发展而不断沉积或随心脏跳动而摩擦牵引，沉积于心外膜上呈绒毛状。盔甲心：结核性心包炎时，先出现渗出性心包炎（纤维素，绒毛心），继而干酪化（纤维素机化），随时间发展可见特异性与普通性肉芽组织增生，有大小不一的干酪样坏死灶，从而在心脏表面形成较厚的增生物，形似盔甲。血硒含量在 0.04μg/mL 左右（偏低），以及听诊心率加快，心律不齐，有的突然死亡等临床症状，考虑该猪群患有硒-维生素E缺乏症。患本病时心肌变性、坏死及出血最为典型的是仔猪，表现心肌弛缓，心容积增大，呈球形，于心内膜、心外膜及切面上有黄白、灰白色点状、斑块或条纹状坏死灶，间有出血，呈典型桑葚心外观。据此，选D。

全国执业兽医资格考试试卷七（兽医全科类）

（基础科目）

1.【答案】E

【考点】本题考查兽医药理学第四单元消毒防腐药/常用的消毒防腐药的作用与应用/其他（松馏油）。

【解析】E选项，松馏油主要用于治疗蹄病如蹄叉腐烂，符合题意。A选项，酮康唑软膏是外用抗真菌制剂。B选项，磺胺类药物为人工合成的抗菌药，具有抗菌谱较广、性质稳定等优点。C选项，术前和注射前的皮肤消毒，以及皮肤的浅表破损和创面消毒，可用2%碘酊；治疗腱鞘炎、滑膜炎等慢性炎症，可用5%碘酊；作为刺激药涂搽于患部皮肤，可用10%浓碘酊。D选项，碘甘油用于治疗口腔、舌、齿龈、阴道等黏膜炎症与溃疡。据此，选E。

2.【答案】A

【考点】本题考查动物生理学第二单元细胞的基本功能/细胞的兴奋性和生物电现象/细胞兴奋性与兴奋、阈值。

【解析】绝对不应期：在细胞接受刺激而兴奋时的一个短暂时期内，细胞的兴奋性下降至零的时期，即任何强度的刺激都不会引起新的反应。相对不应期：在绝对不应期之后，细胞的兴奋性有所恢复，但低于正常水平的时期，即刺激强度必须高于阈值才会引起新的反应。超常期：细胞的兴奋性超过正常水平的时期，即阈下刺激也可以引起新的反应。低常期：细胞的兴奋性又下降到低于正常水平的时期，即欲使细胞再次反应的刺激强度必须高于阈值。据此，选A。

3.【答案】D

【考点】本题考查动物生理学第一单元概述/机体功能的调节/机体功能调节的基本方式。

【解析】不具有体液调节功能的物质是双香豆素，而双香豆素是毒物，能够抑制凝血，不具有体液调节的功能，因此D选项符合题意。A、B、C、E选项，血管升压素和胃泌素属于激素，氢离子和二氧化碳是代谢产物，能够调节呼吸功能和心血管功能，均不符合题意。本题为选非题。据此，选D。

4.【答案】B

【考点】本题考查兽医法律法规和职业道德

第七单元兽药管理法律制度/兽药标签和说明书管理办法/兽药标签的基本要求。

【解析】兽用原料药的标签必须注明兽药名称、包装规格、生产批号、生产日期、有效期、贮藏、批准文号、运输注意事项或其他标记、生产企业信息等内容。本题为选非题。据此，选B。

5.【答案】E

【考点】本题考查兽医法律法规和职业道德第七单元兽药管理法律制度/兽药管理条例/法律责任。

【解析】擅自转移、使用、销毁、销售被查封或者扣押的兽药及有关材料的，责令其停止违法行为，给予警告，并处5万元以上10万元以下罚款。据此，选E。

6.【答案】D

【考点】本题考查兽医药理学第十单元呼吸系统药物/祛痰镇咳药/氯化铵。

【解析】动物支气管感染初期，对症治疗应选择具有祛痰作用的药物是氯化铵，因此D选项符合题意。A、B、C、E选项，均无祛痰作用。据此，选D。

7.【答案】B

【考点】本题考查兽医法律法规和职业道德第三单元动物检疫管理法律制度/动物检疫管理办法/屠宰检疫。

【解析】进入屠宰加工场所的待宰动物应当附有动物检疫证明并加施有符合规定的畜禽标识。本题为选非题。据此，选B。

8.【答案】B

【考点】本题考查动物病理学第二单元组织与细胞损伤/细胞死亡/细胞坏死的结局。

【解析】坏死组织由新生肉芽组织吸收、取代的过程称为机化。据此，选B。

9.【答案】A

【考点】本题考查动物解剖学、组织学与胚胎学第四单元肌肉/四肢肌/跟（总）腱。

【解析】跟（总）腱是指臀股二头肌腱、半腱肌腱、腓肠肌腱和趾浅屈肌腱合成的一条粗而坚硬的腱索，附着在跟腱后上方。据此，选A。

10.【答案】C

【考点】本题考查动物生理学第六单元采食、消化和吸收/胃的消化功能/反刍与嗳气。

【解析】瘤胃中的气体约1/4通过瘤胃壁吸收后经肺排出，一部分被瘤胃微生物利用，一小部分经胃肠道排出，但是大部分靠嗳气排出。据此，选C。

11.【答案】C

【考点】本题考查动物生物化学第二单元生物膜与物质的过膜运输/生物膜的特点/膜脂的流动性与相变。

【解析】脂质分子中所含脂肪酸烃链的不饱和程度越高，或者脂肪酸的烃链越短，其相变温度也相应越低。冷水鱼类的细胞膜富含不饱和脂肪酸，因此具有更低的相变温度。据此，选C。

12.【答案】B

【考点】本题考查动物生物化学第四单元糖代谢/葡萄糖的分解代谢/有氧氧化途径及其生理意义。

【解析】三羧酸循环中，发生底物水平磷酸化的反应为琥珀酰CoA转变成琥珀酸，因此B选项符合题意。A选项，草酰乙酸与乙酰CoA的缩合形成柠檬酸。C选项，琥珀酸脱氢形成延胡索酸和$FADH_2$。D选项，延胡索酸加水形成苹果酸。E选项，苹果酸脱氢形成草酰乙酸和NADH。据此，选B。

13.【答案】B

【考点】本题考查动物解剖学、组织学与胚胎学第十一单元心血管系统/心/心传导系统的组成。

【解析】位于房间隔右心房侧心内膜下，呈结节状，属于心传导系统的结构是房室结。据此，选B。

14.【答案】A

【考点】本题考查动物生理学第五单元呼吸/气体交换与运输/肺泡与血液以及组织与血液间气体交换的原理和主要影响因素。

【解析】气体总是由分压高的一侧通过呼吸膜向分压低的一侧扩散，因此气体的分压差决定气体扩散的方向，因此A选项符合题意。B、E选项，分子量越小，呼吸膜通透性越高，气体越容易通过。C、D选项所述与题意无直接关系。据此，选A。

15.【答案】B

【考点】本题考查动物解剖学、组织学与胚胎学第十三单元神经系统/脊神经/腰荐神经丛。

【解析】牛髂下腹神经来自第1腰神经。据此，选B。

16.【答案】D

【考点】本题考查动物解剖学、组织学与胚胎学第十五单元感觉器官/眼/眼球的内含物。

【解析】眼球折光体包括晶状体、房水、玻璃体，它们和角膜一起将通过眼球的光线屈折。视网膜不属于眼折光系统，属于眼球壁的结构。本题为选非题。据此，选D。

17.【答案】B

【考点】本题考查兽医法律法规和职业道德第七单元兽药管理法律制度/特殊兽药的使用/禁止在饲料和动物饮水中使用的药物品种目录。

【解析】甲基盐霉素、尼卡巴嗪预混剂可用于预防鸡球虫病。但是，蛋鸡产蛋期禁用。据此，选B。

18.【答案】B

【考点】本题考查动物解剖学、组织学与胚胎学第九单元泌尿系统/肾/牛、羊、马、猪、犬肾的类型和结构特点。

【解析】A选项，复肾见于鲸、熊、水獭。B选项，有沟多乳头肾见于牛，符合题意。C选项，平滑多乳头肾见于猪、人。D选项，平滑单乳头肾见于马、羊、犬和兔。E选项，无沟单乳头肾。据此，选B。

19.【答案】A

【考点】本题考查兽医法律法规和职业道德第七单元兽药管理法律制度/兽用处方药品种目录/兽用处方药品种目录（第一批）。

【解析】用于抗过敏的兽用处方药有盐酸苯海拉明注射液、盐酸异丙嗪注射液、马来酸氯苯那敏注射液。据此，选A。

20.【答案】A

【考点】本题考查兽医药理学第十一单元血液循环系统药物/治疗充血性心力衰竭的药物/洋地黄毒苷。

【解析】A选项，洋地黄毒苷是可用于治疗动物慢性心功能不全的慢作用强心苷类药物，符合题意。B选项，咖啡因为中枢神经兴奋药。C、E选项，地高辛、毒毛花苷K为快作用强心苷。D选项，氯化铵为祛痰药，具有祛痰、利尿和酸化尿液的作用。据此，选A。

21.【答案】E

【考点】本题考查动物解剖学、组织学与胚胎学第八单元呼吸系统/肺/肺的位置、形态和组织结构。

【解析】肺是气体交换的器官。据此，选E。

22.【答案】C

【考点】本题考查动物解剖学、组织学与胚胎学第二单元骨骼/躯干骨/胸骨的特点。

【解析】胸骨位于胸底部，其前端为胸骨柄；中部为胸骨体；后端为剑状软骨。牛的胸骨较长，呈上下压扁状，无胸骨嵴。马的胸骨呈舟形，前部左右压扁，有发达的胸骨嵴；后部上下压扁。猪的胸骨与牛的相似，但胸骨柄明显凸出。据此，选C。

23.【答案】D

【考点】本题考查兽医法律法规和职业道德第一单元动物防疫基本法律制度/中华人民共和国动物防疫法/法律责任。

【解析】动物饲养场无权拒绝官方兽医进入饲养圈舍检查。其余选项说法均符合《中华人民共和国动物防疫法》的规定。本题为选非题。据此，选D。

24.【答案】E

【考点】本题考查兽医法律法规和职业道德第一单元动物防疫基本法律制度/中华人民共和国动物防疫法/动物疫病的控制。

【解析】二类动物疫病呈暴发流行性时，染疫动物的同群动物应扑杀。本题为选非题。据此，选E。

25.【答案】B

【考点】本题考查动物解剖学、组织学与胚胎学第十单元生殖系统/雄性生殖器官/牛、羊、马、猪、犬副性腺的形态特点。

【解析】去势家畜的副性腺均发育不良。据此，选B。

26.【答案】E

【考点】本题考查动物病理学第七单元缺氧/概述/缺氧的类型、原因及主要特点。

【解析】血液性缺氧是由于红细胞数及血红蛋白含量减少，或性质改变导致的缺氧，也称等张性缺氧。可能原因为血红蛋白含量减少、一氧化碳中毒、亚硝酸盐中毒等，因此E选项符合题意。A选项，呼吸道狭窄引起的是低张性缺氧。B、D选项，心力衰竭和肺动脉栓塞引起的是循环性缺氧。C选项，氰化物中毒引起的是组织性缺氧。据此，选E。

27.【答案】E

【考点】本题考查动物病理学第三单元病理性物质沉着/钙化/类型、病因及病理变化。

【解析】转移性钙化病灶常见于肺、肾脏、胃黏膜动脉管壁。据此，选E。

28.【答案】C

【考点】本题考查兽医药理学第一单元总论/药代动力学/主要药动学参数及其临床意义（生物利用度）。

【解析】C选项，生物利用度是反映药物进入全身循环的速度和程度的药动学参数，符合题意。A选项，药时曲线下面积指药时曲线和横坐标围成的区域，表示一段时间内药物在血浆中的相对累积量。B选项，表观分布容积指理论上药物均匀分布应占有的体液容积。D、E选项，峰浓度和达峰时间指血管外给药后药物在血浆中的最高浓度值及其出现时间，分别代表药物吸收的程度和速度。据此，选C。

29.【答案】B

【考点】本题考查动物生物化学第六单元脂类代谢/血脂/血浆脂蛋白的分类与功能。

【解析】低密度脂蛋白（LDL）是由乳糜微粒（CM）与极低密度脂蛋白（VLDL）的代谢残余物合并而成，富含胆固醇酯。它是向组织转运肝脏合成的内源胆固醇的主要形式。据此，选B。

30.【答案】C

【考点】本题考查兽医法律法规和职业道德第一单元动物防疫基本法律制度/中华人民共和国动物防疫法/动物疫情的报告、通报和公布。

【解析】C选项，不应该只向该集团公司报告，应当立即向所在地农业农村主管部门或者动物疫病预防控制机构报告。其余选项均符合《中华人民共和国动物防疫法》动物疫情报告的相关规定。本题为选非题。据此，选C。

31.【答案】E

【考点】本题考查动物生理学第八单元尿的生成和排出/影响尿生成的因素/影响肾小球滤过的因素。

【解析】肾小球旁细胞分泌肾素，对肾小球滤过膜无直接作用。本题为选非题。据此，选E。

32.【答案】A

【考点】本题考查兽医法律法规和职业道德第七单元兽药管理法律制度/兽用处方药品种目录/兽用处方药品种目录（第一批）。

【解析】氯磷定（氯解磷定）注射液对急性有机磷杀虫剂抑制的胆碱酯酶活力有不同程度的复活作用，用于解救多种有机磷酸酯类杀虫剂的中毒，它不属于处方药。本题为选非题。据此，选A。

33.【答案】D

【考点】本题考查动物解剖学、组织学与胚胎学第一单元概述/细胞/细胞的构造。

【解析】细胞核是遗传信息的储存场所，控制细胞的遗传和代谢活动。它主要由核膜、核质、核仁和染色质组成。据此，选D。

34.【答案】E

【考点】本题考查动物生理学第十一单元生殖和泌乳/泌乳/排乳及其调节。

【解析】应激时交感神经和肾上腺髓质的活动加强，肾上腺素和去甲肾上腺素分泌增加，乳导管和血管平滑肌细胞的紧张性增强，血液流量下降，以致到达肌上皮的催产素减少、乳导管部分闭塞，导致排乳抑制。据此，选E。

35.【答案】B

【考点】本题考查兽医法律法规和职业道德第二单元动物防疫条件审查法律制度/动物防疫条件审查办法/动物防疫条件。

【解析】变更场址或者经营范围的，应当重新申请办理动物防疫条件合格证。据此，选B。

36.【答案】D

【考点】本题考查兽医法律法规和职业道德第六单元动物防疫其他规范性文件/一、二、三类动物疫病病种名录/三类动物疫病。

【解析】根据农业农村部2022年6月23日发布的《一、二、三类动物疫病病种名录》（农业农村部公告第573号）文件，猪囊尾蚴病属三类动物疫病，尼帕病毒性脑炎属一类动物疫病，牛结节性皮肤病、鸭瘟、棘球蚴病属二类动物疫病。据此，选D。

37.【答案】D

【考点】本题考查兽医法律法规和职业道德第一单元动物防疫基本法律制度/中华人民共和国动物防疫法/保障措施。

【解析】县级以上人民政府应当将动物防疫工作纳入本级国民经济和社会发展规划及年度计划。本题为选非题。据此，选D。

38.【答案】C

【考点】本题考查兽医药理学第十五单元解毒药/氟中毒解毒剂/乙酰胺（解氟灵）。

【解析】乙酰胺解毒机理是阻止氟乙酰胺转化成氟乙酸。据此，选C。

39.【答案】C

【考点】本题考查兽医药理学第七单元中枢神经系统药物/中枢兴奋药/士的宁。

【解析】C选项，士的宁临床可用于脊髓性不全麻痹，如后躯麻痹、膀胱麻痹和阴茎下垂等，符合题意。A、E选项，咖啡因和安钠咖主要用来兴奋大脑皮层。B、D选项，戊四氮和尼可刹米用来兴奋呼吸中枢。据此，选C。

40.【答案】A

【考点】本题考查动物生物化学第九单元核酸的功能与研究技术/核酸化学/核酸的种类与分布。

【解析】合成DNA的原料是dNTP，即dATP、dCTP、dGTP、dTTP。据此，选A。

41.【答案】D

【考点】本题考查动物病理学第八单元发热/发热的经过/热型。

【解析】牛结核病临床通常呈慢性经过，引起的发热类型为不规则热。据此，选D。

42.【答案】A

【考点】本题考查动物病理学第十一单元败血症/病理变化。

【解析】A选项，败血症可使各实质器官（心脏、肝脏、肾脏）外观明显瘀血、肿大，符合题意。B选项，患上败血症，如果不进行积极的治疗，可能会引起凝血功能障碍。C选项，由于各种微生物产生的毒素引起的败血症，是有可能出现感染性休克的。D、E选项，全身组织出血、尸僵不全不属于败血症导致的全身性病变。据此，选A。

43.【答案】B

【考点】本题考查兽医法律法规和职业道德第四单元执业兽医及诊疗机构管理法律制度/执业兽医和乡村兽医管理办法/执业兽医资格考试。

【解析】具有大学专科以上学历的人员或全日制高校在校生，专业符合全国执业兽医资格考试委员会公布的报考专业目录，可以参加执业兽医资格考试。据此，选B。

44.【答案】D

【考点】本题考查动物生物化学第十单元水、无机盐代谢与酸碱平衡/体液/体液渗透压。

【解析】体液中的水可在渗透压的作用下被动地自由通过细胞膜，Na^+、K^+等离子则不易自由通过，水在细胞内、外的流动主要是受无机盐产生的晶体渗透压的影响，因此D选项符合题意。A、B选项，与题干描述无关。C选项，静水压一般保持稳定。E选项，血浆胶体渗透压主要功能是维持血浆和组织液之间的液体平衡。据此，选D。

45.【答案】D

【考点】本题考查动物病理学第四单元血液循环障碍/出血/病理变化。

【解析】D选项，血液弥漫性分布于组织间隙，使出血组织呈现大片暗红色的病变称为出血性浸润，符合题意。A选项，机体有全身性出血倾向时，称为出血性素质。C选项，点状出血（瘀点）指出血量少，呈针尖大至高粱米粒大，散在或弥散性分布，常见于皮肤、黏膜、浆膜及肝脏、肾脏的器官表面。E选项，斑状出血指出血量多，呈绿豆大、黄豆大或更大的血斑。据此，选D。

46. 【答案】E

【考点】本题考查动物解剖学、组织学与胚胎学第十七单元胚胎学/胚胎的发育/受精。

【解析】A、B、C、D选项所述均为受精的生物学意义。E选项，染色体数目减半是在减数分裂过程中细胞染色体复制一次、分裂两次的结果，与受精的生物学意义无关。本题为选非题。据此，选E。

47. 【答案】A

【考点】本题考查动物生物化学第四单元糖代谢/糖异生作用/糖异生的生理意义。

【解析】在饥饿、长时间运动等缺糖情况下，维持血糖的正常含量是糖异生的主要生理意义之一。据此，选A。

48. 【答案】C

【考点】本题考查兽医法律法规和职业道德第一单元动物防疫基本法律制度/重大动物疫情应急条例/应急处理。

【解析】立即扑杀不符合《重大动物疫情应急条例》中对疫区内易感动物采取的措施。应对易感动物进行监测，并按照国务院兽医主管部门的规定实施紧急免疫接种，必要时才对易感动物进行扑杀。本题为选非题。据此，选C。

49. 【答案】C

【考点】本题考查动物病理学第三单元病理性物质沉着/含铁血黄素沉着/病理变化。

【解析】在普鲁士蓝染色的组织切片中，含铁血黄素颗粒呈蓝色。据此，选C。

50. 【答案】D

【考点】本题考查动物解剖学、组织学与胚胎学第十四单元内分泌系统/内分泌器官的位置与结构特点。

【解析】内分泌腺没有排泄管（导管），外分泌腺有。据此，选D。

51. 【答案】E

【考点】本题考查动物病理学第九单元应激与疾病/应激反应的基本表现/应激时的细胞反应。

【解析】在应激原作用下，细胞表达明显增加的蛋白是热休克蛋白。据此，选E。

52. 【答案】B

【考点】本题考查兽医法律法规和职业道德第七单元兽药管理法律制度/兽药经营质量管理规范/场所与设施。

【解析】兽药经营企业的经营场所和仓库应当具有下列设施、设备：与经营兽药相适应的货架、柜台；避光、通风、照明的设施、设备；与储存兽药相适应的控制温度、湿度的设施、设备；防尘、防潮、防霉、防污染和防虫、防鼠、防鸟的设施、设备；进行卫生清洁的设施、设备等；实施兽药电子追溯管理的相关设备。本题为选非题，据此，选B。

53. 【答案】E

【考点】本题考查兽医药理学第六单元外周神经系统药物/胆碱受体阻断药/阿托品。

【解析】阿托品为M受体阻断药，能与乙酰胆碱竞争M受体，阻断受体与乙酰胆碱或其他胆碱受体激动药结合，产生竞争性抑制作用。其药理作用包括：①松弛平滑肌。②抑制腺体分泌，如抑制唾液腺、汗腺、支气管腺、胃肠道腺体和泪腺等的分泌。③影响心血管系统，治疗量对正常心血管系统无明显影响；大剂量能扩张外周及内脏器官血管，改善微循环。提高窦房结的自律性，加快心率，促进房室传导，对抗因迷走神经过度兴奋所致的传导阻滞及心律失常。④中枢兴奋作用。但阿托品无抑制胆碱酯酶活性作用。本题为选非题。据此，选E。

54. 【答案】E

【考点】本题考查兽医法律法规和职业道德第六单元动物防疫其他规范性文件/人畜共患传染病名录。

【解析】《人畜共患传染病名录》中共24种，分别为：牛海绵状脑病、高致病性禽流感、狂犬病、炭疽、布鲁氏菌病、弓形虫病、棘球蚴病、钩端螺旋体病、沙门菌病、牛结核病、日本血吸虫病、日本脑炎（流行性乙型脑炎）、猪链球菌Ⅱ型感染、旋毛虫病、囊尾蚴病、马鼻疽、李氏杆菌病、类鼻疽、片形吸虫病、鹦鹉热、Q热、利什曼原虫病、尼帕病毒性脑炎、华支睾吸虫病。本题为选非题。据此，选E。

55.【答案】E

【考点】本题考查动物病理学第四单元血液循环障碍/休克/休克的分期及特点。

【解析】在休克发展的微循环凝血期，其微循环的特点是不灌不流。据此，选E。

56.【答案】B

【考点】本题考查兽医药理学第八单元解热镇痛抗炎药/糖皮质激素类药物/地塞米松。

【解析】地塞米松在药理剂量下，表现出良好的抗炎、抗过敏、抗毒素和抗休克等作用。无抗菌作用。本题为选非题。据此，选B。

57.【答案】A

【考点】本题考查兽医法律法规和职业道德第七单元兽药管理法律制度/特殊兽药的使用/禁止在饲料和动物饮水中使用的药物品种目录。

【解析】盐酸克伦特罗禁止在饲料中使用。据此，选A。

58.【答案】E

【考点】本题考查动物解剖学、组织学与胚胎学第五单元被皮/乳房/牛、羊、马、猪、犬乳房的结构特点。

【解析】牛乳房由3对乳腺合成，但最后1对乳腺常不发育。共4个乳丘。每个乳丘有1个乳头，每个乳头有1条乳头管。据此，选E。

59.【答案】B

【考点】本题考查兽医药理学第十三单元调节组织代谢药物/维生素/维生素D。

【解析】B选项，维生素D可用于防治动物骨软症，符合题意。A选项，维生素A可用于治疗犬干眼症。C选项，维生素K主要治疗猪凝血酶原症、鸡维生素K缺乏症、水杨酸钠中毒、胃肠炎、肝炎引起的维生素K吸收障碍。D选项，维生素C在临床上除常用于防治缺乏症外，还可作为急、慢性感染，高热、心源性和感染性休克等的辅助治疗药。E选项，维生素E主要治疗动物肌萎缩、白肌病、僵羔病、肝坏死、黄脂病。据此，选B。

60.【答案】C

【考点】本题考查动物病理学第五单元细胞、组织的适应与修复/修复/肉芽组织的概念。

【解析】肉芽组织是指新生的毛细血管内皮细胞和幼稚的成纤维细胞形成的新生纤维结缔组织。据此，选C。

61.【答案】B

【考点】本题考查动物解剖学、组织学与胚胎学第十二单元淋巴系统/周围淋巴器官/扁桃体的位置、形态与结构特点。

【解析】A选项，舌扁桃体：位于舌根部背侧。B选项，腭扁桃体：位于咽部侧壁、腭舌弓和腭咽弓之间，符合题意。反刍兽具有腭扁桃体窦，腭扁桃体位于窦壁内；马腭扁桃体位于舌根两侧；猪无腭扁桃体；犬具有腭扁桃体窝，腭扁桃体位于其内。C选项，腭帆扁桃体：位于软腭口腔面黏膜下，猪的特别发达。D选项，咽扁桃体：位于鼻咽部后背侧壁，猪和反刍动物的位于咽隔上。E选项，盲肠扁桃体：禽类盲肠基部有丰富的淋巴组织，称盲肠扁桃体，是禽病诊断的主要观察部位。据此，选B。

62.【答案】A

【考点】本题考查动物生理学第三单元血液/血浆/血浆渗透压。

【解析】晶体渗透压约占血浆总渗透压的99.5%，主要来自溶解于血浆中的晶体物质，有80%来自Na^+和Cl^-。据此，选A。

63.【答案】E

【考点】本题考查动物病理学第十单元炎症/炎症局部的基本病理变化/炎性细胞的种类及其主要功能。

【解析】化脓性炎症病灶组织中的主要炎性细胞为中性粒细胞，脓液中的脓球是指变性坏死的中性粒细胞。据此，选E。

64.【答案】C

【考点】本题考查兽医药理学第三单元抗生素与抗真菌药/多肽类/黏菌素。

【解析】黏菌素的抗菌谱主要是革兰氏阴性菌。据此，选C。

65.【答案】D

【考点】本题考查动物解剖学、组织学与胚胎学第十六单元家禽解剖特点/消化系统的特点/盲肠扁桃体和泄殖腔的结构特点。

【解析】鸡盲肠扁桃体位于回肠、盲肠、直

肠连接部的盲肠基部。据此，选 D。

66. 【答案】A

　　【考点】本题考查动物病理学第三单元病理性物质沉着 / 尿酸盐沉着 / 原因和发病机理。

　　【解析】引起痛风的疾病包括鸡肾型传染性支气管炎、传染性喉气管炎和鸡白痢。据此，选 A。

67. 【答案】A

　　【考点】本题考查动物解剖学、组织学与胚胎学第三单元关节 / 四肢关节 / 前肢关节的组成与结构特点。

　　【解析】肘关节是由肱骨远端和前臂骨近端构成的单轴复关节。据此，选 A。

68. 【答案】E

　　【考点】本题考查动物生物化学第一单元蛋白质化学及其功能 / 蛋白质的理化性质与分析分离技术 / 蛋白质的理化性质。

　　【解析】蛋白质紫外吸收最大波长是 280nm。据此，选 E。

69. 【答案】B

　　【考点】本题考查动物病理学第七单元缺氧 / 概述 / 缺氧的类型、原因及主要特点。

　　【解析】烂青菜中硝酸盐转化为亚硝酸盐，对动物的毒性剧增。吸收进入血液的亚硝酸盐能使红细胞中正常的氧合血红蛋白（二价铁血红蛋白）迅速地氧化成高铁血红蛋白（三价铁血红蛋白），丧失了血红蛋白的正常携氧功能。据此，选 B。

70. 【答案】C

　　【考点】本题考查动物病理学第二单元组织与细胞损伤 / 变性 / 玻璃样变性。

　　【解析】将其肿胀增厚的皮肤制成组织切片，HE 染色后镜检见皮下组织大量均质红染物，提示发生了玻璃样变性，均质的主要成分为透明蛋白或透明素。据此，选 C。

71. 【答案】C

　　【考点】本题考查动物解剖学、组织学与胚胎学第二单元骨骼 / 头骨 / 组成：颅骨、面骨。

　　【解析】羊的颅腔可分为额部、顶部、颞部和枕部，其颅骨除有薄的耳肌之外，不再覆有肌肉，故而额部、顶部均可作为颅腔手术的通道。而根据病羊向一侧转圈运动的临床症状，判断该羊脑多头蚴寄生于大脑半球。根据解剖学定位，手术穿刺部位选顶骨最为恰当。据此，选 C。

72. 【答案】B

　　【考点】本题考查动物生理学第十单元内分泌 / 肾上腺激素 / 糖皮质激素和盐皮质激素的主要功能及其分泌的调节。

　　【解析】题干"血钾明显升高"，可以判断答案为 B。因为醛固酮具有保钠排钾的功能，当醛固酮分泌不足时，血液中的钾离子浓度会升高，引起一系列症状。据此，选 B。

73. 【答案】D

　　【考点】本题考查动物病理学第十单元炎症 / 炎症的类型 / 渗出性炎。

　　【解析】根据"切开病灶见灰黄色混浊凝乳状物流出"，提示为化脓性炎。据此，选 D。

74. 【答案】D

　　【考点】本题考查兽医药理学第五单元抗寄生虫药 / 抗蠕虫药物 / 伊维菌素。

　　【解析】根据"消瘦、异嗜、有的成为僵猪"的临床症状，以及"小肠内有大量浅黄色、圆柱形、体长为 15~30cm 的虫体，有的虫体尾端弯曲呈钩状"的检查结果，考虑该猪患有猪蛔虫病。D 选项，伊维菌素可治疗猪蛔虫病，符合题意。A 选项，氯羟吡啶主要治疗动物球虫感染。B 选项，三氮脒主要治疗动物梨形虫感染。C 选项，吡喹酮主要治疗动物吸虫和绦虫感染。E 选项，戊氰菊酯主要治疗节肢动物感染。据此，选 D。

75. 【答案】D

　　【考点】本题考查动物病理学第十三单元器官系统病理学概论 / 皮肤及运动系统病理 / 佝偻病的病因及病变特点。

　　【解析】根据"该群鸡常以飞节着地呈蹲状休息，骨骼变软膨胀，喙与爪变软易弯曲"等临床症状，考虑该鸡群患有佝偻病。佝偻病是生长较快的幼龄畜禽维生素 D 缺乏及钙、磷代谢障碍所致的骨营养不良性疾病。据此，选 D。

76. 【答案】A

　　【考点】本题考查动物生物化学第三单元酶 / 酶的实际应用 / 酶与动物健康的关系。

　　【解析】A 选项，乳酸脱氢酶（LDH）可用于心肌疾病的诊断，以心脏、骨骼肌和肾脏最丰富。心肌细胞坏死时，血清中的 LDH 含量会随即上升，符合题意。B 选项，碱性磷酸酶测定是反映肝外胆道梗阻、肝内占位性病变和骨病的重要指标。C 选项，丙氨酸氨基转移酶又称谷丙转氨酶，急性肝炎患者血清中谷丙转氨酶活性显著升高。D 选项，急性胰腺炎时，血清淀粉酶活性升高。E 选项，γ-谷氨酰基转移酶主要存在于肝细胞和微粒体上，该项指标升高，首先可见于肝胆疾病，如阻塞性的黄疸，像胆管炎；此外，还见于急性肝炎、脂肪肝、药物中毒及酒精性肝硬化、慢性肝炎、原发性肝癌。据此，选 A。

77. 【答案】B

【考点】本题考查动物生物化学第六单元脂类代谢/脂肪的分解代谢/酮体的利用与酮病。

【解析】根据该猫的临床表现及血液生化检查，诊断该猫患有糖尿病酮症酸中毒。糖尿引起多尿和水分丢失，导致动物多饮，体内脂肪等物质分解代谢。脂肪分解过多时，酮体浓度升高，一部分酮体可通过尿液排出体外，形成酮尿。肝内酮体生成的量超过肝外组织的利用能力，血酮体浓度就会过高，导致酮血症和酮尿症。酮体中的乙酰乙酸和 β-羟丁酸都是酸性物质，在血液中积蓄过多时，可使血液变酸而引起酸中毒，称为酮症酸中毒，产生酮血症。此时机体最活跃的代谢途径是脂肪酸氧化分解。据此，选 B。

78. 【答案】C

【考点】本题考查动物病理学第十三单元器官系统病理学概论/生殖系统病理/繁殖障碍的原因及病变特征/犬子宫蓄脓。

【解析】由题干中"母犬屡配不孕，临床检查发现病犬腹围略增大，阴门红肿，阴道黏膜潮红，从阴门不时流出脓性分泌物，呈奶酪样，恶臭难闻"，可以初诊断本病为开放型子宫蓄脓。原发病变部位在子宫。据此，选 C。

79. 【答案】D

【考点】本题考查兽医药理学第三单元抗生素与抗菌药/大环内酯类、截短侧耳素类及林可胺类/大环内酯类（泰拉霉素）。

【解析】根据题干"咳嗽、打喷嚏、腹式呼吸等症状，病猪消瘦、X 线检查可见肺部云絮状阴影。剖检病死猪可见肺心叶、心尖上胰样病灶"，可推断出该猪患有猪支原体肺炎。D 选项，治疗支原体肺炎首选的抗生素是大环内酯类药物，包括泰拉霉素、泰乐菌素、泰万菌素等。A、B、C、E 选项，对支原体治疗均无效。据此，选 D。

80. 【答案】C

【考点】本题考查动物病理学第十三单元器官系统病理学概论/心血管系统病理/心内膜炎的概念及病变特点。

【解析】"心脏三尖瓣上附着浅黄色、干燥、坚实、表面粗糙的灰白色菜花状赘生物"提示该猪发生了疣状心内膜炎。而疣状心内膜炎多半是由毒力较弱的细菌引起。据此，选 C。

81. 【答案】B

【考点】本题考查动物病理学第十三单元器官系统病理学概论/心血管系统病理/心内膜炎的概念及病变特点。

【解析】"心脏三尖瓣上附着浅黄色、干燥、坚实、表面粗糙的灰白色菜花状赘生物"提示该猪发生了疣状心内膜炎。而疣状心内膜炎多半是由毒力较弱的细菌引起。B 选项，细菌感染发生炎症相关的白细胞为中性粒细胞。所以组织切片检查，渗出的主要炎细胞是中性粒细胞。A 选项，淋巴细胞常出现于病毒性炎症时。C 选项，嗜酸性粒细胞常见于寄生虫感染和过敏反应性炎症时。D 选项，嗜碱性粒细胞常出现于速发型变态反应时。E 选项，上皮细胞不是炎性细胞。据此，选 B。

82. 【答案】C

【考点】本题考查动物病理学第十三单元器官系统病理学概论/心血管系统病理/心内膜炎的概念及病变特点。

【解析】"心脏三尖瓣上附着浅黄色、干燥、坚实、表面粗糙的灰白色菜花状赘生物"提示该猪发生了疣状心内膜炎。而疣状心内膜炎多半是由毒力较弱的细菌引起。三尖瓣位于右心房与右心室之间。脱落的赘生物沿肺循环运动：右心室→肺动脉→肺毛细血管→肺静脉→左心房。其中肺毛细血管管腔狭窄，故最可能栓塞的器官是肺。据此，选 C。

83.【答案】C 84.【答案】B 85.【答案】E

【考点】本组题考查动物病理学第十三单元器官系统病理学概论/免疫系统病理/淋巴结炎的类型及病变特点。

【解析】A选项，浆液性淋巴结炎是以充血和浆液渗出为主要表现的急性淋巴结炎，也称为单纯性淋巴结炎。B选项，出血性淋巴结炎是指伴有严重出血的单纯性淋巴结炎，常见于出血败血性传染病，如炭疽、巴氏杆菌病、猪瘟等。C选项，化脓性淋巴结炎指伴有组织化脓性溶解的淋巴结炎，多见于马腺疫、猪链球菌病及牛放线菌病的下颌淋巴结，也发生于组织、器官化脓性炎症时累及的局部淋巴结。牛放线菌病会引起化脓性淋巴结炎，主要出现在下颌淋巴结、咽淋巴结等。症状为淋巴结肿大，质地变硬，切面有灰白色肉芽组织和灰黄色脓性物，有时形成较大的脓肿，周围有肉芽组织包裹。D选项，坏死性淋巴结炎是指伴有明显实质坏死的淋巴结炎，见于坏死杆菌病、炭疽、牛泰勒虫病和猪弓形虫病等，多是在浆液性淋巴结炎或出血性淋巴结炎的基础上发展而来的。E选项，增生性淋巴结炎是指以细胞增生为主要表现的慢性淋巴结炎，常见于布鲁氏菌病、副结核病、慢性马传染性贫血等。据此，83题选C，84题选B，85题选E。

86.【答案】A 87.【答案】B

【考点】本组题考查兽医药理学第二单元化学合成抗菌药/抗菌增效剂/甲氧苄啶。

【解析】A选项，磺胺二甲嘧啶常与甲氧苄啶合用治疗猪链球菌病。B选项，原虫感染选用磺胺喹噁啉（SQ）、磺胺氯吡嗪、磺胺间甲氧嘧啶（SMM）等，用于治疗禽球虫病、兔球虫病、鸡卡氏白细胞原虫病、猪弓形虫病等。C选项，地美硝唑具有抗原虫和广谱抗菌作用，主要有抗组织滴虫、纤毛虫、阿米巴原虫作用，对厌氧菌、大肠弧菌和密螺旋体也有作用。主要用于禽组织滴虫病、猪密螺旋体性痢疾和厌氧菌感染。D选项，青霉素主要针对动物革兰氏阳性菌感染。E选项，头孢噻呋是专门用于动物的第三代头孢菌素。内服不吸收，肌内和皮下注射吸收迅速。体内分布广泛，广谱杀菌，抗菌活性比氨苄西林强，对链球菌活性比氟喹诺酮类药物强。不良反应主要为菌群紊乱或二重感染、肾毒性，对牛引起特征性的脱毛和瘙痒。据此，86题选A，87题选B。

88.【答案】C

【考点】本题考查兽医药理学第二单元化学合成抗菌药/硝基咪唑类药物/地美硝唑（二甲硝唑）。

【解析】C选项，地美硝唑可用于治疗禽组织滴虫病，符合题意。A选项，磺胺二甲嘧啶常与甲氧苄啶合用治疗猪链球菌病。B选项，原虫感染选用磺胺喹噁啉（SQ）、磺胺氯吡嗪、磺胺间甲氧嘧啶（SMM）等，用于治疗禽球虫病、兔球虫病、鸡卡氏白细胞原虫病、猪弓形虫病等。D选项，青霉素主要针对动物革兰氏阳性菌感染。E选项，头孢噻呋是专门用于动物的第三代头孢菌素。内服不吸收，肌内和皮下注射吸收迅速。体内分布广泛，广谱杀菌，抗菌活性比氨苄西林强，对链球菌活性比氟喹诺酮类药物强。不良反应主要为菌群紊乱或二重感染、肾毒性，对牛引起特征性的脱毛和瘙痒。据此，选C。

89.【答案】A

【考点】本题考查动物生理学第四单元血液循环/血管生理/影响动脉血压的主要因素。

【解析】舒张压指心室舒张时，动脉血压下降所达到的最低值，反映外周阻力大小。据此，选A。

90.【答案】C

【考点】本题考查动物生理学第四单元血液循环/血管生理/影响动脉血压的主要因素。

【解析】收缩压与舒张压之间的差值称为脉搏压，简称脉压，主要反映动脉管壁的弹性。据此，选C。

91.【答案】E

【考点】本题考查动物生理学第四单元血液循环/血管生理/影响动脉血压的主要因素。

【解析】心室收缩时动脉血压上升所达到的最高值称为收缩压，主要反映心脏每搏输出量的多少。据此，选E。

92.【答案】A

【考点】本题考查动物解剖学、组织学与胚胎学第七单元消化系统/肠/小肠的位置、形态和组织结构。

【解析】羊肠的黏膜下层有腺体的肠段是十二指肠。据此，选A。

93.【答案】B

【考点】本题考查动物解剖学、组织学与胚胎学第七单元消化系统/肠/小肠的位置、形态和组织结构。

【解析】牛小肠中最长、弯曲最多的一段是空肠。据此，选B。

94.【答案】E

【考点】本题考查动物解剖学、组织学与胚胎学第七单元消化系统/肠/牛、羊、马、猪、犬小肠和大肠的特点。

【解析】马大肠有一段形态特殊、盘曲成双层马蹄铁形的是结肠。据此，选E。

95.【答案】B

【考点】本题考查动物生物化学第十一单元器官和组织的生物化学/大脑和神经组织的生化/大脑中氨和谷氨酸的代谢。

【解析】代谢物中，对大脑有毒性的，甚至可以引起功能障碍的是氨，氨在体内具有毒性，脑组织对氨尤为敏感，血氨浓度升高可引起脑功能紊乱，引起所谓肝昏迷。据此，选B。

96.【答案】C

【考点】本题考查动物生物化学第十一单元器官和组织的生物化学/大脑和神经组织的生化/大脑的能量需求。

【解析】代谢过程中，可被大脑直接利用的能源分子是酮体。据此，选C。

97.【答案】E

【考点】本题考查动物生物化学第十一单元器官和组织的生物化学/大脑和神经组织的生化/大脑中氨和谷氨酸的代谢。

【解析】在大脑代谢产物中可以作为神经递质的是γ-氨基丁酸。据此，选E。

98.【答案】D

【考点】本题考查动物生理学第十单元内分泌/甲状腺激素/甲状腺激素的主要生理功能。

【解析】甲状腺激素是甲状腺素（T_4）和三碘甲状腺原氨酸（T_3）的总称，可使体内绝大多数组织的耗氧率和产热量增加。据此，选D。

99.【答案】E

【考点】本题考查动物生理学第十单元内分泌/甲状旁腺激素和降钙素/甲状旁腺激素的作用及其分泌的调节。

【解析】甲状旁腺素促进机体"保钙排磷"。据此，选E。

100.【答案】C

【考点】本题考查动物生理学第十单元内分泌/肾上腺激素/糖皮质激素和盐皮质激素的主要功能及其分泌的调节。

【解析】盐皮质激素（其中以醛固酮的生物活性最高）的主要功能是对肾脏有保钠、保水和排钾作用。据此，选C。

全国执业兽医资格考试试卷八（兽医全科类）

（基础科目）

1.【答案】D

【考点】本题考查动物病理学第十单元炎症/炎症局部的基本病理变化/炎症介质。

【解析】一氧化氮参与炎症过程时，主要作用是扩张血管、抑制血小板的功能、抑制肥大细胞诱导的炎症，以及抑制白细胞向炎症局部聚集。据此,选D。

2.【答案】C

【考点】本题考查动物解剖学、组织学与胚胎学第三单元关节/躯干关节/脊柱连结的结构与特点。

【解析】寰枕关节由寰椎的前关节窝与枕骨的枕髁构成,为双轴关节,可做屈、伸和小范围的侧转运动。据此,选C。

3.【答案】E

【考点】本题考查动物生物化学第十单元水、无机盐代谢与酸碱平衡/钙、磷代谢/钙、磷的分布与生理功能。

【解析】骨盐主要是指沉积于骨中的羟磷灰石。据此,选E。

4.【答案】D

【考点】本题考查动物生理学第七单元能量代谢和体温/体温/动物维持体温相对恒定的基本调节方式。

【解析】外周温度感受器是存在于皮肤、黏膜和内脏中的对温度变化敏感的游离神经末梢,包括热感受器和冷感受器,因此D选项符合题意。A、B、C选项所述与题意无关。E选项,中枢温度感受器为对温度变化敏感的神经元。据此,选D。

5.【答案】E

【考点】本题考查动物生物化学第一单元蛋白质化学及其功能/蛋白质的结构/蛋白质的高级结构。

【解析】两个肽键平面之间的α-碳原子,可以作为一个旋转点形成二面角,二面角不属于二级结构。蛋白质二级结构的形式有α-螺旋、β-折叠、β-转角和无规则卷曲等。本题为选非题。据此,选E。

6.【答案】A

【考点】本题考查兽医药理学第五单元抗寄生虫药/抗蠕虫药物/阿苯达唑(丙硫咪唑)。

【解析】A选项,阿苯达唑是畜禽常见胃肠道线虫、肺线虫、肝片吸虫和绦虫的有效驱虫药,也是驱除混合感染多种寄生虫的有效药物,符合题意。B选项,氯丙啉主要用于防治和治疗禽球虫病。C选项,伊维菌素是新型的广谱、高效、低毒大环内酯类半合成的抗寄生虫药,对线虫和节肢动物有极佳疗效,但对吸虫、绦虫及原虫无效。D选项,盐霉素用于预防鸡球虫病,促进畜禽生长。E选项,三氮脒用于家畜巴贝斯梨形虫病、泰勒虫病、伊氏锥虫病和媾疫锥虫病。据此,选A。

7.【答案】E

【考点】本题考查兽医法律法规和职业道德第一单元动物防疫基本法律制度/中华人民共和国动物防疫法/动物疫病的预防。

【解析】对染疫动物及其排泄物、染疫动物产品,应当按照国务院兽医主管部门的规定处理。据此,选E。

8.【答案】A

【考点】本题考查兽医药理学第六单元外周神经系统药物/肾上腺素受体激动药/肾上腺素。

【解析】肾上腺素可激动α与β受体,从而产生广泛而复杂的作用。其药理作用有:①扩张冠状动脉,引起血管扩张,改善心脏供血,可用作强心剂。②松弛支气管平滑肌,解除支气管平滑肌痉挛。③增强心肌收缩力,提高兴奋性,加速传导,使心输出量增多。④对骨骼肌血管呈现扩张作用。⑤对皮肤、黏膜和内脏(如肾脏)的血管呈现收缩作用。肾上腺素的药理作用不包括增加胃肠蠕动,故本题选择A选项。本题为选非题。据此,选A。

9.【答案】B

【考点】本题考查兽医药理学第一单元总论/药代动力学/药物的吸收。

【解析】药物的首过效应主要发生在内服给药后。据此,选B。

10.【答案】D

【考点】本题考查动物病理学第二单元组织与细胞损伤/变性/脂肪浸润。

【解析】心脏发生脂肪浸润时,脂肪细胞出现于心肌细胞之间。据此,选D。

11.【答案】B

【考点】本题考查兽医法律法规和职业道德第一单元动物防疫基本法律制度/中华人民共和国动物防疫法/《中华人民共和国动物防疫法》概述。

【解析】A、C、D、E选项均属于常见的动物疫病，属于《中华人民共和国动物防疫法》调整的动物疫病。B选项，白肌病是幼畜的一种以骨骼肌、心肌纤维及肝组织发生变性、坏死为主要特征的疾病，因病变部位肌肉色浅，甚至苍白而得名。主要由于维生素E及微量元素硒缺乏而引发，属于内科病中的营养代谢疾病，不属于《中华人民共和国动物防疫法》调整的动物疫病。本题为选非题。据此，选B。

12.【答案】C

【考点】本题考查兽医法律法规和职业道德第八单元病原微生物安全管理法律制度/病原微生物实验室生物安全管理条例/动物病原微生物分类。

【解析】根据我国公布的《动物病原微生物分类名录》，A、B选项属于第一类病原微生物，D、E选项属于第二类病原微生物。所以，A、B、D、E选项均属于高致病性病原微生物。C选项，牛恶性卡他热病毒属于第三类病原微生物，不属于高致病性病原微生物。据此，选C。

13.【答案】A

【考点】本题考查动物解剖学、组织学与胚胎学第九单元泌尿系统/肾/牛、羊、马、猪、犬肾的类型和结构特点。

【解析】具有肾大盏和肾小盏，但无肾盂的家畜是牛。据此，选A。

14.【答案】D

【考点】本题考查动物解剖学、组织学与胚胎学第五单元被皮/皮肤/表皮、真皮和皮下组织的结构特点。

【解析】皮肤一般可分为表皮、真皮和皮下组织三层。据此，选D。

15.【答案】A

【考点】本题考查兽医法律法规和职业道德第八单元病原微生物安全管理法律制度/动物病原微生物菌（毒）种或者样本运输包装规范和动物病原微生物菌（毒）种保藏管理办法/民用航空运输动物病原微生物菌（毒）种及动物病料要求。

【解析】动物病原微生物菌（毒）种或者样本及动物病料必须作为货物进行航空运输，禁止随身携带或作为托运行李或邮件进行运输。据此，选A。

16.【答案】B

【考点】本题考查动物病理学第四单元血液循环障碍/栓塞/栓子运行途径。

【解析】来自门静脉的栓子主要栓塞在肝脏。据此，选B。

17.【答案】D

【考点】本题考查动物生物化学第四单元糖代谢/糖原的分解与合成/糖原的合成。

【解析】由葡萄糖-1-磷酸在UDP-葡萄糖焦磷酸化酶的催化下与尿苷三磷酸（UTP）作用，生成尿苷二磷酸葡萄糖，即UDP-葡萄糖（UDPG），形成的UDPG可看作是活性葡萄糖，在体内作为糖原合成的葡萄糖供体。A选项，葡萄糖-6-磷酸是糖酵解的中间产物。B选项，葡萄糖-1-磷酸是糖原磷酸解的产物。E选项，葡萄糖酸是葡萄糖的醛基经氧化生成的糖酸。据此，选D。

18.【答案】D

【考点】本题考查动物病理学第十二单元肿瘤/肿瘤的命名与分类/肿瘤的命名原则。

【解析】转移是恶性肿瘤的特性之一。A、B、C、E选项均属于良性肿瘤，不发生转移。D选项，纤维肉瘤属于恶性肿瘤，易发生转移。据此，选D。

19.【答案】E

【考点】本题考查动物解剖学、组织学与胚胎学第四单元肌肉/躯干肌/颈静脉沟和髂肋肌沟的位置。

【解析】与臂头肌共同组成家畜颈静脉沟的肌肉是胸头肌。据此，选E。

20.【答案】B

【考点】本题考查兽医药理学第四单元消毒防腐药/常用的消毒防腐药的作用与应用/卤素类。

【解析】对奶牛乳头浸泡消毒时，聚维酮碘合适的浓度是1%。据此，选B。

21.【答案】B

【考点】本题考查动物生理学第五单元呼吸/

气体交换与运输/氧和二氧化碳在血液中运输的基本方式。

【解析】二氧化碳在血浆中运输中经过一系列反应后分解为 HCO_3^-，与血浆中的 Na^+ 结合成 $NaHCO_3$（碳酸氢钠）形式；少量的 HCO_3^- 在红细胞内与 K^+ 结合成 $KHCO_3$（碳酸氢钾）形式，将 CO_2 运输到肺。据此，选B。

22. 【答案】C

【考点】本题考查动物生理学第二单元细胞的基本功能/骨骼肌的收缩功能/神经-骨骼肌接头处的兴奋传递。

【解析】神经-肌肉接头是运动神经元轴突末梢在骨骼肌肌纤维上的接触点，是一种特化的化学性突触，其突触前膜囊泡释放的递质是乙酰胆碱（ACh），因此C选项符合题意。A、D、E选项所述通常为中枢神经系统内的神经递质。B选项，大部分交感神经节后纤维释放的是去甲肾上腺素。据此，选C。

23. 【答案】D

【考点】本题考查动物生物化学第七单元含氮小分子的代谢/氨的代谢/氨的来源与去路。

【解析】A选项，α-酮戊二酸为谷氨酸对应的酮酸。B选项，酮体可为大脑提供能量。C选项，丙酮酸为糖酵解的产物，无毒性。D选项，氨在体内具有毒性，血液中过多的氨会引起动物中毒，导致肝性脑病（肝昏迷），符合题意。E选项，大脑中的氨与谷氨酸结合形成谷氨酰胺，是大脑排氨的形式，无毒性。据此，选D。

24. 【答案】A

【考点】本题考查兽医法律法规和职业道德第六单元动物防疫其他规范性文件/人畜共患传染病名录。

【解析】《人畜共患传染病名录》中共24种，分别为：牛海绵状脑病、高致病性禽流感、狂犬病、炭疽、布鲁氏菌病、弓形虫病、棘球蚴病、钩端螺旋体病、沙门菌病、牛结核病、日本血吸虫病、日本脑炎（流行性乙型脑炎）、猪链球菌Ⅱ型感染、旋毛虫病、囊尾蚴病、马鼻疽、李氏杆菌病、类鼻疽、片形吸虫病、鹦鹉热、Q热、利什曼原虫病、尼帕病毒性脑炎、华支睾吸虫病。据此，选A。

25. 【答案】A

【考点】本题考查兽医药理学第十二单元泌尿生殖系统药物/利尿药与脱水药/呋塞米（速尿）。

【解析】庆大霉素属于氨基糖苷类抗生素，不宜与呋塞米合用，若合用将加重对肾功能的损害，提高耳毒性的发生率。据此，选A。

26. 【答案】C

【考点】本题考查动物生理学第七单元能量代谢和体温/体温/动物维持体温相对恒定的基本调节方式。

【解析】感染使体温调定点重新设置为高于正常体温的温度，此时下丘脑体温调节中枢便倾向于将体温调节至同样的高温，于是出现了发热症状，因此C选项符合题意。A、B选项所述为机体生理条件下的体温调节方式。D、E选项所述为机体受到炎热刺激的生理活动变化。据此，选C。

27. 【答案】D

【考点】本题考查兽医法律法规和职业道德第一单元动物防疫基本法律制度/中华人民共和国动物防疫法/法律责任。

【解析】A、B、C选项所述为动物卫生监督机构可以采取的措施。此外，《中华人民共和国动物防疫法》第十一章第一百条规定：违反本法规定，屠宰、经营、运输的动物未附有检疫证明，经营和运输的动物产品未附有检疫证明、检疫标志的，由县级以上地方人民政府农业农村主管部门责令改正，处同类检疫合格动物、动物产品货值金额一倍以下罚款；对货主以外的承运人处运输费用三倍以上五倍以下罚款，情节严重的，处五倍以上十倍以下罚款。据此，对运输依法应当检疫而未经检疫的动物、动物产品，不符合上述规定，动物卫生监督机构可对货主及承运人依法给予行政处罚的措施，E选项也是正确的。D选项在《中华人民共和国动物防疫法》的相关规定中并未提及。本题为选非题。据此，选D。

28. 【答案】C

【考点】本题考查动物解剖学、组织学与胚胎学第十一单元心血管系统/体循环/颈静脉。

【解析】临床上经常用来给牛、羊采血、输液的大静脉是颈外静脉。据此，选C。

29.【答案】C

【考点】本题考查动物生理学第十单元内分泌/胰岛激素/胰岛素和胰高血糖素的作用及分泌的调节。

【解析】C选项，pp细胞是胰岛细胞中的F细胞，主要分泌胰多肽。A细胞（α细胞）分泌胰高血糖素。D细胞分泌生长抑素。B细胞（β细胞）分泌胰岛素。据此，选C。

30.【答案】D

【考点】本题考查动物病理学第四单元血液循环障碍/充血/概念和类型。

【解析】局部皮肤动脉性充血的外观表现是色泽鲜红，温度升高；局部皮肤静脉性充血的外观表现是色泽暗红，温度降低。据此，选D。

31.【答案】B

【考点】本题考查动物解剖学、组织学与胚胎学第一单元概述/细胞/细胞的构造。

【解析】A选项，中心体位于细胞的中央或细胞核附近。其功能与细胞分裂有关，此外还参与纤毛和鞭毛的形成。B选项，内质网根据其表面是否附着有核糖体，可分为粗面内质网和滑面（光面）内质网，前者的主要功能是合成和运输蛋白质，后者是脂质合成的场所，符合题意。C选项，高尔基复合体位于细胞核附近，主要功能与细胞的分泌（蛋白质运出细胞）、溶酶体的形成及糖类的合成有关。D选项，溶酶体为单层膜性细胞器，主要功能是进行细胞内消化作用，消化分解进入细胞的异物和细菌等，是细胞内具消化功能的细胞器。E选项，过氧化物酶体又称微体，与细胞内物质的氧化及过氧化氢（H_2O_2）的形成有关。据此，细胞质中具有合成蛋白质功能的细胞器是核糖体。据此，选B。

32.【答案】B

【考点】本题考查动物病理学第十单元炎症/炎症局部的基本病理变化/渗出。

【解析】渗出性炎症时，炎灶局部最先渗出的蛋白成分是白蛋白。据此，选B。

33.【答案】A

【考点】本题考查动物解剖学、组织学与胚胎学第十七单元胚胎学/胚胎的发育/家禽早期胚胎发育。

【解析】家禽胚胎的卵裂方式属于盘状卵裂。据此，选A。

34.【答案】D

【考点】本题考查兽医法律法规和职业道德第七单元兽药管理法律制度/兽药管理条例/兽药经营。

【解析】兽药经营企业，应当向购买者说明兽药的功能主治、用法、用量和注意事项。销售兽用处方药的，应当遵守兽用处方药管理办法。兽药经营企业销售兽用中药材的，应当注明产地。禁止兽药经营企业经营人用药品和假、劣兽药。本题为选非题。据此，选D。

35.【答案】A

【考点】本题考查动物解剖学、组织学与胚胎学第七单元消化系统/肠/牛、羊、马、猪、犬小肠和大肠的特点。

【解析】A选项，马的盲肠呈逗点状，符合题意。B、C选项，牛、羊的盲肠呈长圆筒状。D选项，猪的盲肠呈圆锥状。E选项，犬的盲肠呈螺旋状弯曲。据此，选A。

36.【答案】A

【考点】本题考查动物解剖学、组织学与胚胎学第八单元呼吸系统/喉/喉软骨的组成与结构特点。

【解析】喉软骨中最大的是甲状软骨。据此，选A。

37.【答案】D

【考点】本题考查动物生理学第三单元血液/血液凝固和纤维蛋白溶解/加速和减缓血液凝固的基本原理和措施。

【解析】常用的抗血液凝固方法是血液中加入肝素。据此，选D。

38.【答案】C

【考点】本题考查兽医法律法规和职业道德第七单元兽药管理法律制度/特殊兽药的使用/兽用麻醉药品和精神药品使用规定。

【解析】经销单位在经销安钠咖时不得搭配其他产品，不得零售或转售，并严禁将兽用安钠咖注射液供人使用。本题为选非题。据此，选C。

39.【答案】B

【考点】本题考查动物生理学第九单元神经系统/神经元的活动/神经递质、肾上腺素能受体、胆碱能受体的功能、种类及其分布。

【解析】在心脏内，肾上腺素与 β_1 受体结合，产生正性变时和变力作用，使心输出量增加，可作为强心剂，因此B选项符合题意。A选项，α型肾上腺素受体分为 α_1 和 α_2 两种。α_1 受体存在于血管平滑肌（皮肤、黏膜血管、内脏血管），α_2 受体主要分布于去甲肾上腺素能神经的突触前膜上。C选项，M受体存在于副交感神经节后纤维支配的效应细胞上，以及交感神经支配的小汗腺、骨骼肌血管壁上。D、E选项为烟碱型受体，N受体又分为 N_1 受体和 N_2 受体，N_1 受体位于神经节突触后膜，可引起自主神经节的节后神经元兴奋，N_2 受体位于骨骼肌终板膜，可引起运动终板电位。据此，选B。

40.【答案】A

【考点】本题考查兽医法律法规和职业道德第七单元兽药管理法律制度/兽药经营质量管理规范/机构与人员。

【解析】主管质量的负责人、质量管理机构的负责人、质量管理人员发生变更的，应当在变更后30个工作日内向发证机关备案。据此，选A。

41.【答案】A

【考点】本题考查动物解剖学、组织学与胚胎学第十单元生殖系统/雄性生殖器官/牛、羊、马、猪、犬睾丸、附睾的位置、形态与组织结构特点。

【解析】牛、羊：睾丸的长轴呈上下垂直位、椭圆形，睾丸头向上，附睾位于睾丸后缘；牛的睾丸实质呈黄色，羊的呈白色。据此，选A。

42.【答案】C

【考点】本题考查动物生物化学第三单元酶/酶分子结构/酶的辅助因子。

【解析】A选项，四氢叶酸为细菌合成核酸不可缺少的辅酶。B选项，NAD^+ 是一种转递质子的辅酶。C选项，生物素（维生素H、维生素

B_7）在ATP作用下可与 CO_2 结合形成N-羧基生物素，符合题意。D选项，钴胺素（维生素 B_{12}）是机体内同型半胱氨酸甲基化转变为蛋氨酸及甲基丙二酸-琥珀酸异构化过程的主要辅酶。E选项，FAD是糖代谢三羧酸循环中的丙酮酸脱氢酶复合体的组成辅酶。据此，选C。

43.【答案】E

【考点】本题考查动物病理学第三单元病理性物质沉着/尿酸盐沉着/病理变化。

【解析】痛风即尿酸盐沉着，在HE染色的组织切片中，可见均质、粉红色、大小不等的痛风结石。据此，选E。

44.【答案】D

【考点】本题考查动物生理学第五单元呼吸/呼吸运动的调节/神经反射性调节。

【解析】呼吸调整中枢PBKF核群位于脑桥上部。据此，选D。

45.【答案】B

【考点】本题考查动物解剖学、组织学与胚胎学第十二单元淋巴系统/周围淋巴器官/主要浅在淋巴结的位置、形态与组织结构特点。

【解析】A选项，淋巴小结内有B细胞、巨噬细胞、滤泡树突细胞、T细胞等。B选项，深层皮质（副皮质区）主要含T细胞（淋巴结内的T细胞主要位于副皮质区），符合题意。C选项，淋巴在皮质淋巴窦内流动缓慢，有利于巨噬细胞清除异物和摄取抗原。D选项，髓索含B细胞，是淋巴结产生抗体的部位。E选项，髓质淋巴窦位于髓索之间，相互连接成网，腔内巨噬细胞较多，因此有较强的滤过作用。据此，选B。

46.【答案】D

【考点】本题考查动物病理学第八单元发热/发热的经过/热型。

【解析】呈现弛张热型的疾病是常见于化脓性疾病、小叶性肺炎、败血症、风湿热、结核病、马腺疫（非典型经过型）、犬瘟热第二次发热。据此，选D。

47.【答案】C

【考点】本题考查动物生理学第四单元血液循环/心肌的生物电现象和生理特性/心肌细胞动作电位的特点及其与功能的关系。

【解析】平台期是心室肌细胞区别于神经和骨骼肌细胞动作电位的主要特征，也是心室肌复极化过程较长的主要原因，因此 C 选项符合题意。A、B、D、E 选项所述的四个时期经历时间短暂，不是主要原因。据此，选 C。

48.【答案】E

【考点】本题考查动物解剖学、组织学与胚胎学第二单元骨骼/四肢骨/后肢骨的组成和牛、马、猪、犬后肢骨的特点。

【解析】髂骨翼外侧角称髋结节而非髂骨结节，其余选项均描述正确。本题为选非题。据此，选 E。

49.【答案】E

【考点】本题考查兽医法律法规和职业道德第四单元执业兽医及诊疗机构管理制度/执业兽医和乡村兽医管理办法/执业活动管理。

【解析】执业兽医在动物诊疗活动中发现动物患有或者疑似患有国家规定应当扑杀的疫病时，不得擅自进行治疗。而口蹄疫属于一类疫病，是国家规定应当扑杀的疫病，动物饲养场的执业兽医不得擅自进行治疗。因此，E 选项所述治疗口蹄疫病畜不符合相关规定的，其余选项所述均符合相关规定。本题为选非题。据此，选 E。

50.【答案】A

【考点】本题考查动物解剖学、组织学与胚胎学第七单元消化系统/肝和胰/肝和胰的位置、形态和组织结构。

【解析】肝脏内的巨噬细胞也叫枯否细胞、库普弗细胞，主要是参与免疫应答的一种免疫性细胞，主要存在肝脏的血窦内。据此，选 A。

51.【答案】B

【考点】本题考查兽医法律法规和职业道德第四单元执业兽医及诊疗机构管理法律制度/动物诊疗机构管理办法/诊疗许可。

【解析】动物诊疗机构变更从业地点、诊疗活动范围的，应当按照本办法规定重新办理动物诊疗许可手续，申请换发动物诊疗许可证。本题为选非题。据此，选 B。

52.【答案】C

【考点】本题考查兽医药理学第五单元抗寄生虫药/抗原虫药物/抗球虫药。

【解析】聚醚类抗球虫药主要有莫能菌素、盐霉素、甲基盐霉素、马杜霉素（马度米星）、海南霉素等。地克珠利属于非携带离子型的抗球虫药，对球虫发育的各个阶段均有作用，是目前混饲浓度最低的一种抗球虫药，药效期短，需连续用药，但它不属于聚醚类离子载体抗生素。本题为选非题。据此，选 C。

53.【答案】C

【考点】本题考查兽医药理学第七单元中枢神经系统药物/抗惊厥药/硫酸镁。

【解析】内服无抗惊厥作用、静脉注射有抗惊厥作用的药物是硫酸镁。据此，选 C。

54.【答案】E

【考点】本题考查动物解剖学、组织学与胚胎学第一单元概论/细胞/细胞的主要生命活动。

【解析】S 期又称为 DNA 合成期，是细胞周期的关键时期，DNA 通过复制而含量增加一倍，同时进行转录合成蛋白，是细胞周期中功能最活跃的时期。据此，选 E。

55.【答案】C

【考点】本题考查兽医法律法规和职业道德第七单元兽药管理法律制度/兽用处方药品种目录/兽用处方药品种目录（第一批）。

【解析】地克珠利预混剂为一种抗球虫药，常用于预防禽、兔球虫病。主要由地克珠利与豆粕粉或麸皮、淀粉配制而成，它不属于处方药。本题为选非题。据此，选 C。

56.【答案】C

【考点】本题考查动物病理学第六单元水盐代谢及酸碱平衡紊乱/酸碱平衡紊乱/酸中毒的分类。

【解析】呼吸性酸中毒是以血浆 H_2CO_3 浓度原发性升高为特征的病理过程，主要见于 CO_2 排出障碍（如肺病变、呼吸肌麻痹等）和吸入过多。据此，选 C。

57.【答案】C

【考点】本题考查动物病理学第五单元细胞、组织的适应与修复/适应/增生的概念。

【解析】球虫寄生肠道导致肠黏膜上皮细胞数量增多的病变是病理性增生。据此，选 C。

58.【答案】C

【考点】本题考查动物病理学第十单元炎症/炎症时机体的变化及结局/炎症的结局。

【解析】结核杆菌感染后的肺形成结核结节，后期无法完全愈合。本题为选非题。据此，选C。

59.【答案】C

【考点】本题考查兽医法律法规和职业道德第七单元兽药管理法律制度/特殊兽药的使用/禁止在饲料和动物饮水中使用的药物品种目录。

【解析】硫酸镁不属于严禁在动物饮水中使用的药物，硫酸镁是一种含镁的化合物，临床用于导泻、利胆、抗惊厥，以及治疗子痫、破伤风、高血压等症。本题为选非题。据此，选C。

60.【答案】E

【考点】本题考查兽医法律法规和职业道德第六单元动物防疫其他规范性文件/一、二、三类动物疫病病种名录/一类动物疫病。

【解析】一类动物疫病包括：口蹄疫、猪水疱病、非洲猪瘟、尼帕病毒性脑炎、非洲马瘟、牛海绵状脑病、牛瘟、牛传染性胸膜肺炎、痒病、小反刍兽疫、高致病性禽流感。据此，选E。

61.【答案】C

【考点】本题考查兽医药理学第十五单元解毒药/氰化物解毒剂/亚硝酸钠。

【解析】亚硝酸钠能使血红蛋白的二价铁（Fe^{2+}）氧化成三价铁（Fe^{3+}）。据此，选C。

62.【答案】D

【考点】本题考查兽医法律法规和职业道德第四单元执业兽医及诊疗机构管理制度/动物诊疗机构管理办法/诊疗活动管理。

【解析】动物诊疗机构安装、使用具有放射性诊疗设备的，应当依法经环境保护部门批准。据此，选D。

63.【答案】C

【考点】本题考查动物生物化学第七单元含氮小分子的代谢/氨基酸的一般分解代谢/α-酮酸的代谢。

【解析】酮酸在经由氨基化转变成相应的氨基酸的过程中提供了碳架。据此，选C。

64.【答案】A

【考点】本题考查兽医药理学第十三单元调节组织代谢药物/矿物质/氯化钙。

【解析】A选项，氯化钙可治疗成年动物软骨病，符合题意。B选项，硫酸铜可治疗动物铜缺乏。C选项，氯化镁可治疗动物镁缺乏。D选项，亚硒酸钠可治疗动物硒缺乏。E选项，碘化钾可治疗动物碘缺乏。据此，选A。

65.【答案】E

【考点】本题考查动物生理学第十一单元生殖和泌乳/雄性生殖/睾丸的内分泌功能。

【解析】睾酮属于雄激素的一种，主要由睾丸的间质细胞分泌。此外，间质细胞还能分泌其他雄激素，包括脱氢异雄酮、雄烯二酮和雄酮等，因此E选项符合题意。A、B、C选项，精原细胞、精母细胞、精细胞为精子形成过程中，减数分裂的不同细胞状态，不具有分泌功能。D选项，支持细胞分泌抑制素，抑制素能抑制腺垂体促卵泡素（FSH）的合成和分泌，进而影响精子的生成。据此，选E。

66.【答案】C

【考点】本题考查兽医药理学第十一单元血液循环系统药物/抗凝血药与促凝血药/枸橼酸钠。

【解析】常用的抗凝血药主要有肝素、枸橼酸钠。动物采血时，血样抗凝可选用枸橼酸钠，C选项符合题意。A、B、D选项，酚磺乙胺（止血敏）、维生素K、安络血均为促凝血药。E选项，叶酸为抗贫血药，用来治疗巨幼红细胞性贫血。据此，选C。

67.【答案】B

【考点】本题考查动物解剖学、组织学与胚胎学第十六单元家禽解剖特点/消化系统的特点/小肠和大肠的特点。

【解析】鸡消化道的特点之一是有1对（2条）盲肠。据此，选B。

68.【答案】B

【考点】本题考查兽医法律法规和职业道德第七单元兽药管理法律制度/兽用处方药品种目录/兽用处方药品种目录（第一批）。

【解析】硫代硫酸钠注射液是一种常用的解毒药，主要用于氰化物中毒，也可用于砷、汞、铅、铋、碘中毒，但其不属于处方药。本题为选非题。据此，选 B。

69.【答案】B

【考点】本题考查动物生物化学第六单元脂类代谢/血脂/血浆脂蛋白的分类与功能。

【解析】A、B、C、D 选项所述都是血浆脂蛋白，密度有所不同。通过逆向转运，将胆固醇运回肝脏进行代谢的是高密度脂蛋白。E 选项，脂肪酸清蛋白复合物结合的是脂肪酸而非胆固醇。据此，选 B。

70.【答案】D

【考点】本题考查动物解剖学、组织学与胚胎学第十五单元感觉器官/眼/眼睑。

【解析】结膜囊是睑结膜（眼皮）和球结膜（眼球）形成的囊状间隙。据此，选 D。

71.【答案】E

【考点】本题考查动物解剖学、组织学与胚胎学第七单元消化系统/胃/反刍动物胃的位置。

【解析】牛、羊为反刍动物，其胃为多室胃，依次为瘤胃、网胃、瓣胃和皱胃。据此，选 E。

72.【答案】C

【考点】本题考查动物病理学第七单元缺氧/概述/缺氧的类型、原因及主要特点。

【解析】一氧化碳与血红蛋白有很高的亲和力，两者极易结合形成碳氧血红蛋白。血中碳氧血红蛋白增多时，皮肤、黏膜呈樱桃红色，因此 C 选项符合题意。动物贫血时，可视黏膜可见苍白色；瘀血的组织器官可呈现暗红色；亚硝酸盐中毒时，可视黏膜发暗（发绀），末梢血液呈酱油色或咖啡色；动物缺氧时，皮肤黏膜可见青紫色。据此，选 C。

73.【答案】E

【考点】本题考查兽医药理学第九单元消化系统药物/泻药与止泻药/硫酸钠。

【解析】E 选项，硫酸钠具有增加肠内容积、软化粪便、加速粪便排泄的作用，符合题意。A 选项，稀盐酸为促消化药。C 选项，鱼石脂为局部刺激药。B、D 选项，鞣酸蛋白与铋制剂均为

止泻药。据此，选 E。

74.【答案】B

【考点】本题考查动物生理学第四单元血液循环/血管生理/组织液的生成及影响因素。

【解析】血浆胶体渗透压是由血浆中的胶体物质（主要是白蛋白）所形成的渗透压，对于维持血浆和组织液之间的液体平衡极为重要。当奶牛体内的血浆白蛋白含量下降时，会导致奶牛的血浆胶体渗透压下降，出现水肿现象。因此 B 选项符合题意。A、C 选项，球蛋白的数量相对较少，对血浆胶体渗透压影响不大。D、E 选项，血浆晶体渗透压主要影响细胞内、外水平衡。据此，选 B。

75.【答案】A

【考点】本题考查动物病理学第十单元炎症/炎症的类型/渗出性炎。

【解析】病死猪病灶内有灰黄色混浊的凝乳状物，考虑为化脓性炎。化脓性炎多由葡萄球菌、链球菌、肺炎双球菌、大肠杆菌等化脓菌引起，也可因某些化学物质（如松节油）和机体坏死组织所致。故为确诊需进一步进行细菌分离鉴定。据此，选 A。

76.【答案】C

【考点】本题考查动物病理学第十二单元肿瘤/动物常见肿瘤的病变特点/畜禽常见肿瘤的病理特点。

【解析】根据组织病理学分析，见肿瘤细胞为梭形，核大而深染，瘤细胞排列成漩涡状，见大量异型性分裂象，胶原纤维少。可将此肿瘤诊断为纤维肉瘤。据此，选 C。

77.【答案】A

【考点】本题考查动物生物化学第三单元酶/酶的实际应用/酶与动物健康的关系（重金属盐中毒）。

【解析】重金属盐中毒是由于巯基酶的活性受到了控制，金属络合剂（二巯丙醇、二巯丙磺钠）含有的活性巯基，与金属亲和力强，能与机体组织中蛋白质或酶的巯基竞争金属络合，并能夺取组织中已被酶系统结合的金属，使体内失活的巯基酶恢复活性，解除重金属或类金属引起的中毒症状。据此，选 A。

78.【答案】B

【考点】本题考查兽医药理学第八单元解热镇痛抗炎药/解热镇痛药。

【解析】保泰松具有较强的抗炎抗风湿作用，但解热作用较差，能促进尿酸排泄。A、C、D、E选项均无抗炎作用。据此，选B。

79.【答案】D

【考点】本题考查动物解剖学、组织学与胚胎学第十三单元神经系统/脑神经/十二对脑神经的主要分支和支配的器官。

【解析】三叉神经支配器官为面部皮肤、口、鼻黏膜、咀嚼肌，所以通过"咬肌萎缩，不能咀嚼饲料"诊断麻痹的脑神经为三叉神经。据此，选D。

80.【答案】E

【考点】本题考查动物病理学第二单元组织与细胞损伤/细胞死亡/细胞坏死的类型及其特点。

【解析】气性坏疽常发于深在的开放性创伤（如去势、战伤等）时合并产气荚膜梭菌等厌氧菌感染，引起坏死组织分解并产生大量的气体。坏死组织呈蜂窝状、污秽的暗棕色，用手按之有捻发音。据此，选E。

81.【答案】D

【考点】本题考查动物生物化学第三单元酶/酶的实际应用/酶与动物健康的关系（淀粉酶）。

【解析】血清淀粉酶的功能主要是分解多糖，如淀粉和糖原。淀粉酶可催化淀粉分子中的α-1,4糖苷键水解，产生葡萄糖、麦芽糖及糊精等，碘液与未被水解的淀粉结合，可生成蓝色复合物。因此，碘可作为血清（或血液）淀粉酶活性分析的显色剂。据此，选D。

82.【答案】B

【考点】本题考查兽医药理学第二单元化学合成抗菌药/喹诺酮类药物/马波沙星。

【解析】根据该猪临床表现及X线检查，考虑诊断为猪支原体肺炎。对猪肺炎支原体较敏感的药物主要有替米考星、泰妙菌素、克林霉素、壮观霉素及喹诺酮等。B选项，马波沙星属于喹诺酮药物，对支原体有较强作用，可用于治疗该猪群所患的支原体肺炎，符合题意。A、C、D、E选项，所述药物均对支原体不敏感。据此，选B。

83.【答案】B

【考点】本题考查动物解剖学、组织学与胚胎学第十单元生殖系统/雌性生殖器官/子宫的位置、形态和各种动物（牛、羊、马、猪、犬）子宫的形态结构特点。

【解析】子宫颈枕为猪子宫所有的特殊结构，牛子宫不具有。本题为选非题。据此，选B。

84.【答案】B

【考点】本题考查动物解剖学、组织学与胚胎学第十单元生殖系统/雌性生殖器官/子宫的位置、形态和各种动物（牛、羊、马、猪、犬）子宫的形态结构特点。

【解析】子宫颈枕为猪子宫所有的特殊结构。据此，选B。

85.【答案】E

【考点】本题考查动物解剖学、组织学与胚胎学第十单元生殖系统/雌性生殖器官/子宫的位置、形态和各种动物（牛、羊、马、猪、犬）子宫的形态结构特点。

【解析】牛直肠检查时，常用于确定子宫位置的结构是子宫角间（背侧和腹侧）韧带。据此，选E。

86.【答案】C

【考点】本题考查动物生理学第十单元内分泌/甲状腺激素/甲状腺激素的主要生理功能。

【解析】根据题干"生长迟缓、反应迟钝且呆滞"，可以判断为呆小症，与甲状腺激素的不足有关。题干强调的是下丘脑激素，促甲状腺激素释放激素属于下丘脑激素，且它可以促进甲状腺激素的合成与分泌，因此C选项符合题意。据此，选C。

87.【答案】B

【考点】本题考查动物生理学第十单元内分泌/甲状腺激素/甲状腺激素的主要生理功能。

【解析】根据题干"生长迟缓、反应迟钝且呆滞"，可以判断为呆小症，与甲状腺激素的不足有关，而腺垂体分泌促甲状腺激素，它能促进甲状腺激素的合成与分泌。题干强调的是与本病症有关的腺垂体激素，因此B选项符合题意。据此，选 B。

88.【答案】D

【考点】本题考查动物生理学第十单元内分泌 / 甲状腺激素 / 甲状腺激素的主要生理功能。

【解析】根据题干"生长迟缓、反应灵敏"，可以判断为侏儒症，与生长激素的不足有关。而腺垂体分泌生长激素，因此 D 选项符合题意。据此，选 D。

89.【答案】D

【考点】本题考查动物生物化学第十一单元器官和组织的生物化学 / 肌肉收缩的生化机制 / 肌球蛋白和粗丝。

【解析】肌肉中具有 ATP 酶活性的是肌球蛋白。据此，选 D。

90.【答案】E

【考点】本题考查动物生物化学第十一单元器官和组织的生物化学 / 肌肉收缩的生化机制 / 肌肉收缩与 ATP 的供应。

【解析】磷酸化酶与肌肉能量储备有关。据此，选 E。

91.【答案】C

【考点】本题考查动物生理学第二单元细胞的基本功能 / 骨骼肌的收缩功能 / 骨骼肌的兴奋 - 收缩偶联。

【解析】当肌细胞内 Ca^{2+} 浓度升高时，分子构象改变的首先是肌钙蛋白。据此，选 C。

92.【答案】B　93.【答案】E　94.【答案】D

【考点】本组题考查动物病理学第十三单元器官系统病理学概论 / 免疫系统病理 / 淋巴结炎的类型及病变特点。

【解析】A 选项，浆液性淋巴结炎是以充血和浆液渗出为主要表现的急性淋巴结炎，也称为单纯性淋巴结炎。B 选项，出血性淋巴结炎是指伴有严重出血的单纯性淋巴结炎，常见于出血败血性传染病，如炭疽、巴氏杆菌病、猪瘟等。C 选项，坏死性淋巴结炎是指伴有明显实质坏死的淋巴结炎，见于坏死杆菌病、炭疽、牛泰勒虫病和猪弓形虫病等，多是在浆液性淋巴结炎或出血性淋巴结炎的基础上发展而来的。D 选项，化脓性淋巴结炎指伴有组织化脓性溶解的淋巴结炎，多见于马腺疫、猪链球菌病及牛放线菌病的下颌淋巴结，也发生于组织、器官化脓性炎症时累及的局部淋巴结。E 选项，增生性淋巴结炎是指以细胞增生为主要表现的慢性淋巴结炎，常见于布鲁氏菌病、副结核病、慢性马传染性贫血等。急性型猪瘟淋巴结的病理变化主要表现为：全身淋巴结肿大、多汁、充血、出血，呈暗红色，切面周围出血明显，整个切面呈红白相间的大理石样纹理。据此，92 题选 B，93 题选 E，94 题选 D。

95.【答案】A　96.【答案】D　97.【答案】C

【考点】本组题考查动物病理学第十单元炎症 / 炎症局部的基本病理变化 / 炎性细胞的种类及其主要功能。

【解析】A 选项，淋巴细胞常出现于病毒性炎症时，鸡新城疫是新城疫病毒引起。B 选项，中性粒细胞常出现于急性炎症早期、化脓性炎症时。C 选项，嗜酸性粒细胞常见于寄生虫感染和过敏反应性炎症，食盐中毒是在动物饮水不足的情况下，因摄入过量的食盐或含盐饲料所引起的以消化紊乱和神经症状为特征的疾病。此时，嗜酸性粒细胞明显增多。D 选项，单核细胞常出现于慢性炎症、非化脓性炎症中，李氏杆菌病以单核细胞增多为特点。E 选项，多核巨细胞多由巨噬细胞转化而来。据此，95 题选 A，96 题选 D，97 题选 C。

98.【答案】B

【考点】本题考查兽医药理学第三单元抗生素与抗真菌药 / β - 内酰胺类 / 头孢菌素类（头孢噻呋）。

【解析】头孢噻呋能引起牛特征性脱毛和瘙痒等不良反应。据此，选 B。

99.【答案】A

【考点】本题考查兽医药理学第三单元抗生素与抗真菌药 / 氨基糖苷类 / 大观霉素。

【解析】大观霉素常与林可霉素合用，可显著增加对支原体的作用并扩大抗菌谱，具有协同作用。据此，选 A。

100.【答案】C

【考点】本题考查兽医药理学第三单元抗生素与抗真菌药 / 氨基糖苷类 / 庆大霉素（不良反应）。

【解析】C选项，庆大霉素长期注射可引起听力下降，符合题意。A选项，林可霉素的不良反应有：①能引起马、兔和其他草食动物严重的和致死性腹泻。马内服或注射可引出血性结膜炎、腹泻，甚至可能致死。牛内服可引起厌食、腹泻、酮血症、产奶量减少。②具有神经肌肉接头的阻断作用。B选项，头孢噻呋的不良反应有：①可引起胃肠道菌群紊乱或二重感染；②引起牛特征性的脱毛和瘙痒；③引起一定的肾毒性。D、E选项，甲砜霉素、金霉素无特殊不良反应。据此，选C。

全国执业兽医资格考试试卷九（兽医全科类）（基础科目）

1.【答案】C
【考点】本题考查动物解剖学、组织学与胚胎学第十五单元感觉器官/耳/外耳、中耳和内耳的形态与结构特点。
【解析】位置感受器位于内耳的膜迷路。据此，选C。

2.【答案】D
【考点】本题考查兽医法律法规和职业道德第一单元动物防疫基本法律制度/中华人民共和国动物防疫法/《中华人民共和国动物防疫法》概述。
【解析】我国对动物防疫实行预防为主，预防与控制、净化、消灭相结合的方针。据此，选D。

3.【答案】D
【考点】本题考查兽医法律法规和职业道德第六单元动物防疫其他规范性文件/一、二、三类动物疫病病种名录/二类动物疫病。
【解析】D选项，马传染性贫血属于农业农村部发布的《一、二、三类动物疫病病种名录》规定的二类动物疫病。据此，选D。

4.【答案】D
【考点】本题考查动物生物化学第十一单元器官和组织的生物化学/肌肉收缩的生化机制/肌肉收缩时与ATP的供应。
【解析】磷酸肌酸与肌肉能量储备有关。据此，选D。

5.【答案】B
【考点】本题考查兽医法律法规和职业道德第四单元执业兽医及诊疗机构管理法律制度/执业兽医和乡村兽医管理办法/法律责任。
【解析】不使用病历，或者应当开具处方未开具处方的；不规范填写处方笺、病历的；未经亲自诊断、治疗，开具处方、填写诊断书、出具动物诊疗有关证明文件的；伪造诊断结果，出具虚假动物诊疗证明文件的，由县级以上地方人民政府农业农村主管部门责令限期改正，处一千元以上五千元以下罚款。本题为选非题。据此，选B。

6.【答案】C
【考点】本题考查动物解剖学、组织学与胚胎学第八单元呼吸系统/鼻/鼻腔的结构。
【解析】马鼻泪管开口于鼻前庭。据此，选C。

7.【答案】D
【考点】本题考查动物病理学第九单元应激与疾病/应激时机体代谢和功能变化/消化系统结构及功能改变。
【解析】应激时，胃肠道是受害最严重的器

官之一，表现为胃黏膜出血、坏死及溃疡形成。胃溃疡是动物发生的特征性病变。据此，选D。

8.【答案】C

【考点】本题考查动物解剖学、组织学与胚胎学第一单元概述/细胞/细胞的构造。

【解析】A选项，线粒体存在于除成熟红细胞以外的所有动物细胞内，是双层膜性细胞器，主要功能是进行氧化磷酸化，为细胞生命活动提供直接能量，称为细胞内"能量工厂"。B选项，核蛋白体又称核糖体，是合成蛋白质的场所。C选项，溶酶体为单层膜性细胞器，主要功能是进行细胞内消化作用，消化分解进入细胞的异物和细菌等，是细胞内具有"消化功能"的细胞器，符合题意。D选项，过氧化物酶体又称微体，与细胞内物质的氧化及过氧化氢（H_2O_2）的形成有关。E选项，中心体位于细胞的中央或细胞核附近，其功能与细胞分裂有关，此外还参与纤毛和鞭毛的形成。据此，选C。

9.【答案】A

【考点】本题考查动物生理学第八单元尿的生成和排出/尿的生成/肾小球的滤过功能。

【解析】肾小球滤过率：每分钟两侧肾脏生成原尿的量。肾单位是组成肾脏的结构和功能的基本单位，包括肾小体和肾小管。每个肾脏约有一百多万个肾单位。据此，选A。

10.【答案】E

【考点】本题考查动物生理学第一单元概述/机体功能与环境/体液与内环境。

【解析】细胞外液主要包括组织液、血浆、淋巴和脑脊液。据此，选E。

11.【答案】B

【考点】本题考查动物解剖学、组织学与胚胎学第十一单元心血管系统/心/心的形态、位置和结构。

【解析】右心室口上的瓣膜称为三尖瓣，左心室口上的瓣膜称为二尖瓣。据此，选B。

12.【答案】E

【考点】本题考查动物病理学第五单元细胞、组织的适应与修复/修复/再生的概念及影响因素。

【解析】再生能力强的组织：结缔组织、表皮、黏膜、淋巴造血组织、骨组织、周围神经组织、某些腺上皮等。再生能力弱的组织：平滑肌、横纹肌、软骨组织。缺乏再生能力的组织：神经元（神经细胞）、心肌纤维。据此，选E。

13.【答案】B

【考点】本题考查动物生物化学第七单元含氮小分子的代谢/氨基酸的一般分解代谢/脱氨基作用。

【解析】B选项，氨基酸转氨酶的辅酶是磷酸吡哆醛，符合题意。A选项，生物素又称维生素B_7，又称维生素H，是多种羧化酶的辅基。C选项，四氢叶酸在核苷酸的合成及甘氨酸、丝氨酸代谢中作为一碳单位的载体。D选项，CoA是典型的酰基载体，如β-氧化过程中。E选项，甲钴胺素（甲钴胺）在高半胱氨酸转变成甲硫氨酸的过程中起甲基转移作用。据此，选B。

14.【答案】D

【考点】本题考查动物病理学第十二单元肿瘤/肿瘤的命名与分类/肿瘤的命名原则。

【解析】上皮组织的恶性肿瘤统称为癌，命名时，在来源组织名后+"癌"字。据此，选D。

15.【答案】C

【考点】本题考查兽医法律法规和职业道德第一单元动物防疫基本法律制度/中华人民共和国动物防疫法/《中华人民共和国动物防疫法》概述。

【解析】我国主管动物防疫工作的主体是县级以上人民政府兽医主管部门。据此，选C。

16.【答案】D

【考点】本题考查动物病理学第十四单元动物病理剖检诊断技术/概述/病理组织学材料的摘取和固定。

【解析】常用的固定液是10%的福尔马林固定液（即4%的甲醛溶液），固定时间只需24~48h即可。无甲醛时选用70%~80%的乙醇（酒精）进行固定。据此，选D。

17.【答案】A

【考点】本题考查动物生理学第十一单元生殖和泌乳/雌性生殖/卵巢的内分泌功能。

【解析】绒毛膜促性腺激素具有促卵泡素（FSH）和促黄体素（LH）的功能，同时能促进雄激素转化为雌激素，刺激孕酮形成，故可以治疗不孕症，因此A选项符合题意。B选项，降钙素用于治疗中度至重度症状明显的畸形性骨炎。C选项，褪黑素主要有抑制垂体促性腺激素影响生殖系统的功能。D选项，松弛素是一种对母畜分娩前产道有松弛作用的多肽类激素，主要产生于哺乳动物妊娠期间卵巢中的黄体。E选项，抑制素源于睾丸支柱细胞的一种大分子多肽，具有强烈的抑制促卵泡素分泌的作用，但对促黄体素的分泌仅具有轻微的抑制作用。据此，选A。

18.【答案】A

【考点】本题考查兽医药理学第六单元外周神经系统药物/肾上腺素受体激动药/肾上腺素。

【解析】B、C、D、E选项与局麻药合用均没有效果。A选项，肾上腺素的药理作用：激动所有的肾上腺素受体；兴奋心脏（β_1）；作用于血管，如皮肤黏膜血管（α_1受体）、内脏血管（α_1、β_2受体），骨骼肌血管（β_2受体），升高血压；使支气管平滑肌舒张（β_2受体）；在代谢上可以升高血糖（β_2受体）。它的作用特点是作用强大、迅速短暂。主要应用于心脏骤停、过敏性休克、支气管哮喘急性发作，可延长局部麻药作用时间。据此，选A。

19.【答案】D

【考点】本题考查动物生物化学第一单元蛋白质化学及其功能/蛋白质的功能与化学组成/氨基酸。

【解析】碱性氨基酸指侧链中有含氮碱性基团或杂环的氨基酸，包括组氨酸、精氨酸和赖氨酸。据此，选D。

20.【答案】E

【考点】本题考查动物解剖学、组织学与胚胎学第十四单元内分泌系统/内分泌器官的位置与结构特点/垂体。

【解析】E选项，垂体位于蝶骨体颅腔面垂体窝内，是最重要的内分泌腺，结构复杂，分泌的激素种类很多，作用广泛，并与其他内分泌腺关系密切，符合题意。A选项，甲状腺一般位于喉的后方，前2~3个气管环的两侧面和腹侧面，表面覆盖甲状肌和舌骨肌。B选项，甲状旁腺通常有两对，位于甲状腺附近或埋于甲状腺实质内。C选项，肾上腺成对，借助于肾脂肪囊与肾相连。左、右肾上腺分别位于左、右肾的前内侧缘附近。D选项，松果体位于间脑背侧壁中央，大脑半球的深部，以柄连接于丘脑上部。据此，选E。

21.【答案】B

【考点】本题考查动物生物化学第二单元生物膜与物质的过膜运输/生物膜的化学组成/膜糖。

【解析】膜上的寡糖链都暴露在质膜的外表面，与细胞的相互识别和通信相关联。据此，选B。

22.【答案】D

【考点】本题考查兽医药理学第十五单元解毒药/金属络合剂/二巯丙醇。

【解析】D选项，二巯丙醇适用于解救砷中毒动物，符合题意。A选项，锑中毒可用EDTA进行解救。B选项，氟中毒应用乙酰胺进行解救。C选项，硒中毒无特效解毒药。E选项，铋中毒可选用二巯丙磺酸钠进行解救。据此，选D。

23.【答案】B

【考点】本题考查动物病理学第十单元炎症/炎症局部的基本病理变化/炎性细胞的种类及其主要功能。

【解析】化脓性心肌炎的化脓性炎症，是以中性粒细胞大量渗出，并伴有不同程度的组织坏死和脓液形成为特征的炎症，因此B选项符合题意。A选项，嗜酸性粒细胞常见于寄生虫感染和过敏反应性炎症。C选项，淋巴细胞常出现于病毒性炎症。D选项，浆细胞由B淋巴细胞转化而来，可产生抗体。E选项，单核细胞常出现于慢性炎症、非化脓性炎症。据此，选B。

24.【答案】A

【考点】本题考查兽医法律法规和职业道德第七单元兽药管理法律制度/兽药经营质量管理规范/陈列与储存。

【解析】不合格兽药以红色字体标识；待验和退货兽药以黄色字体标识；合格兽药以绿色字体标识。据此，选A。

25.【答案】C

【考点】本题考查动物病理学第三单元病理性物质沉着/黄疸/概念。

【解析】C选项，胆红素在黄疸时引起全身皮肤黏膜发生黄染，符合题意。A选项，含铁血黄素常见于肝脏、脾脏等巨噬细胞丰富的器官内。B选项，黑色素常见于机体黑色组织中，也见于黑色素瘤中。D选项，血红素是血红蛋白的组成部分。E选项，脂褐素为衰老动物细胞内常见的不溶性棕色物质。据此，选C。

26.【答案】A

【考点】本题考查兽医药理学第十单元呼吸系统药物/平喘药/氨茶碱。

【解析】氨茶碱平喘的作用机理是抑制磷酸二酯酶。据此，选A。

27.【答案】D

【考点】本题考查兽医药理学第十五单元解毒药/氰化物解毒剂/硫代硫酸钠。

【解析】D选项，硫代硫酸钠可与亚硝酸盐联合应用解救动物氰化物中毒，符合题意。A选项，解磷定为有机磷中毒特效解毒药。B选项，乙酰胺为氟化物中毒特效解毒药。C选项，亚甲蓝为亚硝酸盐中毒特效解毒药。E选项，二巯丙醇为重金属中毒特效解毒药。据此，选D。

28.【答案】D

【考点】本题考查动物生理学第六单元采食、消化和吸收/小肠的消化与吸收/小肠运动的基本方式。

【解析】分节运动指以肠环状肌的节律性舒缩为主的运动，因此D选项符合题意。A选项，紧张性收缩是消化道平滑肌共有的运动形式。这种收缩使得胃腔内具有一定的压力，有助于胃液渗入食物内部，促进化学性消化，并协助推动食糜移向十二指肠，同时还可使胃保持一定的形状和位置，不致出现胃下垂。B选项，蠕动冲指小肠有一种传播速度很快、传播距离较远的蠕动。C选项，逆蠕动与蠕动的方向相反，发生在十二指肠与回肠末端，可使食糜与小肠内多种消化液充分混合，并防止食糜过早通过小肠，有利于食物的消化与吸收。E选项，钟摆运动即小肠的摆动，是以纵行肌为主的节律性舒缩活动。据此，选D。

29.【答案】B

【考点】本题考查动物解剖学、组织学与胚胎学第十单元生殖系统/雄性生殖器官/精索。

【解析】输精管属于精索的结构组成。据此，选B。

30.【答案】E

【考点】本题考查动物解剖学、组织学与胚胎学第五单元被皮/乳房/牛、羊、马、猪、犬乳房的结构特点。

【解析】奶牛乳房阻止病原体侵入的药理屏障，最重要的结构是乳头管。据此，选E。

31.【答案】C

【考点】本题考查兽医法律法规和职业道德第七单元兽药管理法律制度/兽药标签和说明书管理办法/兽药说明书的基本要求。

【解析】中兽药说明书必须注明以下内容：兽用标识、兽药名称、主要成分、性状、功能与主治、用法与用量、不良反应、注意事项、有效期、规格、贮藏、批准文号、生产企业信息等。据此，选C。

32.【答案】C

【考点】本题考查动物解剖学、组织学与胚胎学第十三单元神经系统/脊髓/结构特点。

【解析】脊髓灰质横切面呈蝴蝶形。据此，选C。

33.【答案】B

【考点】本题考查动物解剖学、组织学与胚胎学第十一单元心血管系统/肺循环/肺动脉与肺静脉。

【解析】右心室收缩使血液射入肺动脉。据此，选B。

34.【答案】A

【考点】本题考查兽医法律法规和职业道德第一单元动物防疫基本法律制度/中华人民共和国动物防疫法/动物和动物产品的检疫。

【解析】对检疫不合格的动物，动物产品进

行处理的义务主体是货主。义务主体属于法律关系的内容，指法律规定的对法律关系主体必须做出一定行为或不得做出一定行为的约束，与权利相对应。此法条的义务主体为货主："货主应当（即必须做出一定行为）在农业农村主管部门的监督下按照国家有关规定处理，处理费用由货主承担"。据此，选A。

35.【答案】D

【考点】本题考查动物生理学第六单元采食、消化和吸收/小肠的消化与吸收/胰液和胆汁的性质、主要成分和作用。

【解析】胆盐酸是胆汁中的成分。本题为选非题。据此，选D。

36.【答案】C

【考点】本题考查兽医药理学第十二单元泌尿生殖系统药物/利尿药与脱水药/氢氯噻嗪。

【解析】C选项，氢氯噻嗪能引起动物低钾血症，符合题意。A、B选项，高渗葡萄糖与甘露醇为高渗性脱水剂，并不会造成动物低钾血症。D选项，氨茶碱为呼吸系统用药，不会造成动物低钾血症。E选项，螺内酯为短效利尿药，具有保钾排钠的作用，如果适用不当会造成动物高钾血症。据此，选C。

37.【答案】C

【考点】本题考查动物解剖学、组织学与胚胎学第十单元生殖系统/雌性生殖器官/子宫的位置、形态和各种动物（牛、羊、马、猪、犬）子宫的形态结构特点。

【解析】母畜膀胱背侧是子宫和阴道，子宫和阴道背侧是直肠。据此，选C。

38.【答案】B

【考点】本题考查兽医法律法规和职业道德第三单元动物检疫管理法律制度/动物检疫管理办法/检疫申报。

【解析】题干所述某牛场"拟出售供屠宰"，即是出售而非屠宰，故应依照：出售或者运输动物、动物产品的，货主应当提前3d向所在地动物卫生监督机构申报检疫。据此，选B。

39.【答案】B

【考点】本题考查兽医法律法规和职业道德第七单元兽药管理法律制度/兽药经营质量管理规范/售后服务。

【解析】兽药经营企业发现与兽药使用有关的严重不良反应，应当及时向所在地人民政府兽医行政管理部门报告。据此，选B。

40.【答案】A

【考点】本题考查动物生物化学第九单元核酸的功能与研究技术/核酸化学/核酸的主要理化性质。

【解析】A选项，增色效应是DNA变性时对紫外光吸收的变性特征，符合题意。B选项，变性的DNA复性时吸光值减小的现象称为减色效应。C选项，变构效应为某些四级结构蛋白质发挥生理功能时的正常变化。D、E选项，与题干描述无关。据此，选A。

41.【答案】D

【考点】本题考查动物病理学第四单元血液循环障碍/充血/肺瘀血。

【解析】发生心力衰竭时，因为肺瘀血，红细胞漏出于肺泡，巨噬细胞吞噬形成含铁血黄素，在肺、支气管分泌物中呈铁锈色，这种在心力衰竭患者肺内和痰内的含有含铁血黄素的巨噬细胞称为心力衰竭细胞。据此，选D。

42.【答案】C

【考点】本题考查动物生理学第三单元血液/血液凝固和纤维蛋白溶解/加速和减缓血液凝固的基本原理和措施。

【解析】枸橼酸钠可以与Ca^{2+}结合生成枸橼酸钙达到抗凝血目的。据此，选C。

43.【答案】C

【考点】本题考查动物病理学第一单元动物疾病概论/概述/动物疾病的转归。

【解析】C选项，不完全康复指患病动物的主要症状虽然消除，但受损的组织结构尚未恢复，而是通过代偿维持其相应的功能活动的一种病理状态，符合题意。A、B选项，完全康复（完全痊愈）：疾病症状完全消除，生产力恢复正常。D选项，指组织修复，是由新生肉芽组织吸收、取代坏死物的过程。E选项，是恢复后疾病复发的情况。据此，选C。

44.【答案】D

【考点】本题考查动物病理学第一单元动物

疾病概论/病因学概论/疾病发生的外因。

【解析】D选项，芥子气（二氯二乙硫醚的俗名，是一种有机化合物，分子式为$C_4H_8Cl_2S$，因具有挥发性，有像芥末的味道而得名）属于化学性致病因素，符合题意。A、B、C、E选项，高温、紫外线、大气压、电离辐射属于物理性致病因素。据此，选D。

45.【答案】C

【考点】本题考查兽医法律法规和职业道德第七单元兽药管理法律制度/特殊兽药的使用/禁止在饲料和动物饮水中使用的药物品种目录。

【解析】盐酸可乐定属于严禁在动物饮水中使用的药物。据此，选C。

46.【答案】B

【考点】本题考查动物生物化学第五单元生物氧化/呼吸链/$FADH_2$呼吸链。

【解析】底物脱下氢经由琥珀酸循环呼吸氧化，可以产生ATP的摩尔数是1.5。据此，选B。

47.【答案】A

【考点】本题考查动物解剖学、组织学与胚胎学第十二单元淋巴系统/周围淋巴器官/脾的位置、形态与组织结构特点。

【解析】牛脾呈长而扁的椭圆形，蓝紫色，质地硬，位于左季肋部，贴附于瘤胃背囊左前部。据此，选A。

48.【答案】D

【考点】本题考查动物生理学第六单元采食、消化和吸收/胃的消化功能/胃液的主要成分和作用。

【解析】盐酸的主要生理作用：激活胃蛋白酶原、便于胃蛋白酶水解、可刺激促胰液素释放、有助于铁和钙的吸收。据此，选D。

49.【答案】D

【考点】本题考查兽医法律法规和职业道德第七单元兽药管理法律制度/特殊兽药的使用/禁止在饲料和动物饮水中使用的药物品种目录。

【解析】盐酸氨丙啉不属于严禁在动物饮水中使用的药物。盐酸氨丙啉为酸性白色粉末，氨丙啉可竞争性地抑制球虫对硫胺素（维生素B_1）的摄取，从而抑制了球虫的发育，主要用于鸡球虫的防治。本题为选非题。据此，选D。

50.【答案】C

【考点】本题考查兽医法律法规和职业道德第七单元兽药管理法律制度/兽药管理条例/兽药监督管理。

【解析】"不标明有效成分的"属于劣兽药情形。本题为选非题。据此，选C。

51.【答案】E

【考点】本题考查动物病理学第七单元缺氧/缺氧的病理变化/中枢神经系统的变化。

【解析】大脑对缺氧极为敏感，是耗氧量最大的器官之一，占机体总耗氧量的20%~30%。据此，选E。

52.【答案】D

【考点】本题考查兽医药理学第一单元总论/影响药物作用的因素与合理用药/合理用药的基本原则。

【解析】给药方案不包括适用动物。据此，选D。

53.【答案】D

【考点】本题考查动物生物化学第十一单元器官和组织的生物化学/肝脏的代谢/肝脏的排泄作用。

【解析】D选项，胆固醇在肝脏中经羟化、侧链氧化断裂，转变成胆汁酸，是胆固醇代谢的主要去路，符合题意。A选项，性激素（化学本质是脂质）是指由动物体的性腺及胎盘、肾上腺皮质网状带等组织合成的甾体激素。B选项，视黄醇即维生素A，由β-胡萝卜素形成。C选项，肾上腺素是一种激素和神经递质，由肾上腺释放。E选项，卵磷脂属于一种混合物，是存在于动植物组织及卵黄之中的一组黄褐色的油脂性物质，其构成成分包括磷酸、胆碱、脂肪酸、甘油、糖脂、甘油三酸酯及磷脂。据此，选D。

54.【答案】A

【考点】本题考查动物生物化学第一单元蛋白质化学及其功能/蛋白质的结构/蛋白质的高级结构。

【解析】肌红蛋白由一条肽链和一个辅基血红素构成，是一个三级结构，分布于心肌和骨骼肌组织，主要是运输和储存氧气的作用，当心肌或骨骼肌受损时，肌红蛋白大量释放入血。据此，选A。

55.【答案】B

【考点】本题考查动物生理学第十一单元生殖和泌乳/雌性生殖/卵巢的内分泌功能。

【解析】雌激素在血中以结合和游离两种方式存在，结合型占97%~99%，无生物活性；游离型占1%~3%，具有生物活性。大部分与血浆β球蛋白结合而运输。本题为选非题。据此，选B。

56.【答案】C

【考点】本题考查兽医法律法规和职业道德第一单元动物防疫基本法律制度/中华人民共和国动物防疫法/《中华人民共和国动物防疫法》概述。

【解析】动物疫病预防控制机构承担动物疫病的监测、检测、诊断、流行病学调查、疫情报告以及其他预防、控制等技术工作；承担动物疫病净化、消灭的技术工作。A、B、D、E选项，均属于上述"动物疫病预防控制机构"的服务。C选项，动物防疫监督管理则由县级以上地方人民政府农业农村主管部门实施。本题为选非题。据此，选C。

57.【答案】E

【考点】本题考查动物生理学第四单元血液循环/心血管活动的调节/心交感神经和心迷走神经对心脏和血管功能的调节。

【解析】正常情况下，迷走神经兴奋时心血管活动的变化是房室传导减慢。交感神经兴奋的效应与迷走神经相反，会引起正性变时作用、正性变传导作用、正性变力作用。据此，选E。

58.【答案】D

【考点】本题考查动物病理学第十四单元动物病理剖检诊断技术/动物病理剖检的方法/单胃动物（猪、犬、猫、兔）的病理剖检方法。

【解析】猪的尸体剖检，摘出空肠和回肠时应先"在空肠起始部和回肠末端分别做双重结扎"。据此，选D。

59.【答案】A

【考点】本题考查兽医药理学第八单元解热镇痛抗炎药/解热镇痛药/对乙酰氨基酚（扑热息痛）。

【解析】扑热息痛（对乙酰氨基酚）为猫禁用的解热镇痛抗炎药物。据此，选A。

60.【答案】B

【考点】本题考查兽医法律法规和职业道德第一单元动物防疫基本法律制度/重大动物疫情应急条例/应急处理。

【解析】B选项所述为重大动物疫情发生后疫区（非疫点）采取的措施：对易感染的动物进行监测，并按照国务院兽医主管部门的规定实施紧急免疫接种，必要时对易感染的动物进行扑杀。本题为选非题。据此，选B。

61.【答案】E

【考点】本题考查兽医法律法规和职业道德第七单元兽药管理法律制度/兽用处方药品种目录/兽用处方药品种目录（第一批）。

【解析】A、B、C选项，替米考星预混剂、土霉素注射液、盐酸林可霉素预混剂为抗微生物药中抗生素类的兽用处方药；D选项，地美硝唑预混剂为抗寄生虫药（抗原虫药）中的兽用处方药；E选项，阿美拉霉素预混剂为兽用非处方药，它属于低聚糖抗生素，主要对革兰氏阳性菌有抗菌作用。本题为选非题。据此，选E。

62.【答案】E

【考点】本题考查兽医药理学第七单元中枢神经系统药物/麻醉性镇痛药/哌替啶（度冷丁）。

【解析】A、B、C、D选项，均为非甾体类解热镇痛抗炎药，有一定的镇痛作用，但只能针对钝性疼痛。E选项，哌替啶用于锐性疼痛等剧烈疼痛的阵痛，为对家畜手术后的剧痛镇痛作用最强的药物。据此，选E。

63.【答案】A

【考点】本题考查动物解剖学、组织学与胚胎学第三单元关节/四肢关节/后肢关节的组成与结构特点。

【解析】膝关节包括股胫关节和股膝关节。股胫关节有2枚半月状软骨板，关节中央还有一对交叉的十字韧带。牛股膝关节前方具有3条膝直韧带（膝外直、膝中直、膝内直韧带），犬仅有1条。据此，选A。

64.【答案】C

【考点】本题考查动物病理学第二单元组织与细胞损伤/细胞死亡/细胞坏死的基本病理变化。

【解析】细胞坏死是不可逆的过程。据此，选C。

65.【答案】A

【考点】本题考查兽医法律法规和职业道德第一单元动物防疫基本法律制度/中华人民共和国动物防疫法/动物疫病的预防。

【解析】B、C、D、E选项，均属于禁止运输的动物产品。A选项，不属于（"封锁疫区内与所发生动物疫病有关的"才属于）禁止运输的动物产品。本题为选非题。据此，选A。

66.【答案】C

【考点】本题考查动物生物化学第十单元水、无机盐代谢与酸碱平衡/体液/体液渗透压。

【解析】体液的渗透压取决于其溶质的有效粒子的数目。据此，选C。

67.【答案】E

【考点】本题考查兽医药理学第四单元消毒防腐药/常用的消毒防腐药的作用与应用/醛类（甲醛）。

【解析】可以用熏蒸消毒的消毒剂主要有高锰酸钾、甲醛等。E选项，甲醛溶液（福尔马林）可用于熏蒸消毒，符合题意。A、B、C选项，均不可以用作熏蒸消毒。D选项，过氧乙酸可以用于熏蒸消毒，但是不与高锰酸钾合用。据此，选E。

68.【答案】A

【考点】本题考查动物生理学第二单元细胞的基本功能/细胞的兴奋性和生物电现象/静息电位、动作电位的产生。

【解析】细胞受到刺激后，膜的通透性发生改变，对钠离子的通透性突然增大，膜外高浓度的钠离子在膜内负电位的吸引下以易化扩散的方式迅速内流，产生动作电位。据此，选A。

69.【答案】E

【考点】本题考查动物生理学第五单元呼吸/肺的通气功能/肺容积和肺容量。

【解析】平静呼气后留存于肺内的气体量，称为功能余气量，是补呼气量与残气量之和。因此E选项符合题意。A选项，是指在最大吸气后尽力呼气的气量，包括潮气量、补吸气量和补呼气量三部分。B选项，是指平静呼吸时每次吸入或呼出的气量。C选项，是指平静吸气后再做最大吸气动作所能增加的吸气量。D选项，是指平静呼气后再做最大呼气动作所能增加的呼气量。据此，选E。

70.【答案】B

【考点】本题考查动物病理学第三单元病理性物质沉着/尿酸盐沉着/病理变化。

【解析】根据"死后剖检见肾、肝被膜和心包上有大量石灰样物质沉积"的病理变化，以及死前"行动迟缓，腿关节肿大"的临床症状，考虑该鸡患有痛风。据此，选B。

71.【答案】E

【考点】本题考查动物生物化学第三单元酶/酶分子结构/酶的辅助因子。

【解析】A选项，四氢叶酸（FH_4）在核苷酸的合成，甘氨酸、丝氨酸代谢中作为一碳单位的载体。B选项，NAD中文名称为烟酰胺腺嘌呤二核苷酸，简称为辅酶Ⅰ，是一种转递电子，是体内很多脱氢酶的辅酶，还原形式为NADH。C选项，FAD中文名称为黄素腺嘌呤二核苷酸，作为脱氢酶的辅基，同时也参与了电子的传递。D选项，FMN中文名称为黄素单核苷酸，在呼吸链当中参与电子从底物传递到电子受体。E选项，TPP中文名称为焦磷酸硫胺素，是碳水化合物代谢中氧化脱羧酶的辅酶，参与三大营养素的分解代谢和产生能量。据此，选E。

72.【答案】A

【考点】本题考查兽医药理学第三单元抗生素与抗真菌药/大环内酯类、截短侧耳素类及林可胺类/大环内酯类（泰万菌素）。

【解析】根据题干"剖检气囊混浊变厚，有干酪样渗出物，渗出物接种马丁琼脂固体培养基，长出'煎荷包蛋'状菌落"，可推断出该鸡可能感染支原体。治疗支原体肺炎首选的抗生素是大环内酯类药物，包括泰拉霉素、泰乐菌素、泰万菌素等。B、C、D、E选项，对支原体治疗均无效。据此，选A。

73.【答案】C

【考点】本题考查动物生物化学第六单元脂类代谢/血脂/血浆脂蛋白的分类与功能。

【解析】"血清呈牛奶样，冰箱放置过夜后，顶部由乳糜微粒形成一层奶油样层"提示为乳糜微粒血浆脂蛋白，其中的主要成分是甘油三酯。据此，选C。

74.【答案】B

【考点】本题考查兽医药理学第二单元化学合成抗菌药/硝基咪唑类药物/地美硝唑（二甲硝唑）。

【解析】滴虫病：鸡在4~6周龄易感，盲肠腔中虫体直径为5~16μm，常见一根鞭毛，病鸡下痢，冠呈暗黑色，有"黑头病"之称。剖检见盲肠肿胀，有干酪样渗出，形成盲肠肠芯或者盲肠穿孔；肝脏肿大，表面有中央凹陷边缘隆起的坏死灶。根据该鸡临床表现，考虑患有"滴虫病"。B选项，地美硝唑可以治疗滴虫病，符合题意。A、C、D、E选项，所述均不能治疗滴虫病。据此，选B。

75.【答案】C

【考点】本题考查动物生物化学第六单元脂类代谢/脂肪的分解代谢/酮体的生成及意义。

【解析】脂肪酸分解所产生的乙酰基需与草酰乙酸结合才能进入三羧酸循环而最终被彻底氧化，产生能量。若碳水化合物不足，则草酰乙酸生成不足，脂肪酸不能被彻底氧化而产生大量酮体。据此，选C。

76.【答案】D

【考点】本题考查动物解剖学、组织学与胚胎学第十单元生殖系统/雌性生殖器官/牛、羊、马、猪、犬卵巢的位置、形态和组织结构。

【解析】直肠检查母牛卵巢的位置在耻骨前缘前下方。据此，选D。

77.【答案】C

【考点】本题考查动物病理学第十单元炎症/炎症的类型/增生性炎。

【解析】根据题干"白色稀粪和黄白色针尖大小坏死点"基本可以判断为鸡沙门菌病。患鸡沙门菌病时，肝脏上形成副伤寒结节，此结节是由于肝细胞局灶性点状坏死，网状细胞增生而形

成。据此，选C。

78.【答案】D

【考点】本题考查兽医药理学第五单元抗寄生虫药/抗蠕虫药物/左旋咪唑（左咪唑）。

【解析】左旋咪唑可选择性地抑制虫体肌肉中的琥珀酸脱氢酶，使延胡索酸不能还原为琥珀酸，从而影响虫体肌肉的无氧代谢，减少能量产生。据此，选D。

79.【答案】D

【考点】本题考查兽医药理学第三单元抗生素与抗真菌药/多肽类/杆菌肽。

【解析】根据题干得出该犬为革兰氏阳性菌感染。杆菌肽对革兰氏阳性菌有杀菌作用，抗菌谱和抗菌机理与青霉素相似，在临床上局部应用于革兰氏阳性菌所致的皮肤、伤口感染，眼部感染和乳腺炎等，因此D选项符合题意。E选项，酮康唑用于治疗孢子菌病、组织胞浆菌病、隐球菌病、芽生菌病，也可防治皮肤真菌病等。A、B选项，克霉唑对浅表真菌的疗效与灰黄霉素相似，对深部真菌作用比两性霉素B差，主要用于体表真菌病，如耳真菌感染和毛癣。C选项，两性霉素B能与真菌细胞膜上的麦角固醇结合，使膜上形成微孔，改变膜的通透性，引起细胞内物质外渗，导致真菌死亡。据此，选D。

80.【答案】D

【考点】本题考查动物病理学第十单元炎症/炎症的类型/渗出性炎。

【解析】根据题干"见有灰黄色混浊凝乳状液体流出"可知，流出的液体为脓汁，上述炎症反应是化脓性炎，因此D选项符合题意。A选项，可见组织器官的变性、坏死。B选项，可见浆液、脓汁、纤维素甚至红细胞渗出。C选项，可见器官肿大。E选项，可见红细胞渗出。据此，选D。

81.【答案】A

【考点】本题考查动物病理学第十单元炎症/炎症的类型/渗出性炎。

【解析】根据题干"见有灰黄色混浊凝乳状液体流出"可知，流出的液体为脓汁，上述炎症反应是化脓性炎，化脓性炎通常由化脓菌引起。据此，选A。

82.【答案】C

【考点】本题考查动物病理学第十单元炎症/炎症局部的基本病理变化/炎性细胞的种类及其主要功能。

【解析】根据"见有灰黄色混浊凝乳状液体流出"可知，上述炎症反应是化脓性炎。化脓性炎是以中性粒细胞大量渗出，并伴有不同程度的组织坏死和脓液形成特征的炎症。因此C选项符合题意。A选项，淋巴细胞常出现于病毒性炎症时。B选项，浆细胞由B淋巴细胞转化而来，可产生抗体。D选项，嗜酸性粒细胞常见于寄生虫感染和过敏反应性炎症时。E选项，嗜碱性粒细胞常出现于速发型变态反应时。据此，选C。

83.【答案】B

【考点】本题考查动物解剖学、组织学与胚胎学第四单元肌肉/四肢肌/前肢肌的组成与结构特点。

【解析】犬的背阔肌呈三角形，位于胸侧壁，自腰背筋膜和最后两肋骨起始，止于大圆肌粗隆。据此，选B。

84.【答案】D

【考点】本题考查动物解剖学、组织学与胚胎学第四单元肌肉/四肢肌/前肢肌的组成与结构特点。

【解析】肩胛横突肌位于臂头肌深面，起于寰椎翼，止于肩胛冈下部。据此，选D。

85.【答案】E

【考点】本题考查动物解剖学、组织学与胚胎学第四单元肌肉/四肢肌/前肢肌的组成与结构特点。

【解析】臂头肌位于颈侧部，起于颈韧带中线、枕骨和颞骨乳突，止于锁骨。据此，选E。

86.【答案】D　87.【答案】E　88.【答案】C

【考点】本组题考查动物病理学第十三单元器官系统病理学概论/心血管系统病理/心肌炎概念及病变特点。

【解析】A选项，心脏肥大的基本原因是心脏长期的代偿性功能增强，其中心室肥大较多见。左心室肥大多源于主动脉瓣狭窄与闭锁不全或外周小动脉阻力大；右心室肥大多起因于肺动脉瓣狭窄、慢性肺气肿和肺性高血压。B选项，心肌缺血常由心脏供血不足导致。C选项，实质性心肌炎以心肌纤维出现变质性变化和坏死为主，呈现虎斑心，常见于恶性口蹄疫、马传染性贫血、鸡白痢、犬细小病毒病。D选项，化脓性心肌炎以大量中性粒细胞渗出和化脓液形成为特征，心肌内有大小不一的脓肿，常由球虫病和链球菌病引起。E选项，间质性心肌炎以心肌间质的渗出性与增生性变化为主，眼观与实质性心肌炎相似，常见于寄生虫感染和变态反应。据此，86题选D，87题选E，88题选C。

89.【答案】B

【考点】本题考查动物生理学第十一单元生殖和泌乳/雄性生殖/睾丸的内分泌功能。

【解析】B选项，雄激素由睾丸产生，肾上腺皮质、卵巢也能分泌少量的雄激素。其作用为促进雄性生殖器官的发育，出现第二性征并产生性欲；还能刺激食欲，促进蛋白质合成，促进精子发育成熟，减少尿氮排出，符合题意。A选项，抑制素源于睾丸支柱细胞的一种大分子多肽，具有强烈的抑制促卵泡素（FSH）分泌的作用，但对促黄体素（LH）的分泌仅具有轻微的抑制作用。C选项，促黄体素在促卵泡素存在下，与其协同作用，刺激卵巢雌激素分泌，促使卵泡成熟与排卵，使破裂卵泡形成黄体并分泌雌激素和孕激素。D选项，雌二醇是雌激素最主要的活性形式。E选项，松弛素是一种对母畜分娩前产道有松弛作用的多肽类激素，主要产生于哺乳动物妊娠期间卵巢中的黄体。据此，选B。

90.【答案】D

【考点】本题考查动物生理学第十一单元生殖和泌乳/雄性生殖/睾丸的内分泌功能。

【解析】睾丸内的局部调节包含支持细胞内的芳香化酶将睾酮转化为雌二醇，雌二醇与间质细胞受体结合能抑制睾酮的合成。据此，选D。

91.【答案】A

【考点】本题考查动物生理学第十一单元生殖和泌乳/雄性生殖/睾丸的内分泌功能。

【解析】抑制素是支持细胞分泌的多肽激素，能选择性地抑制垂体合成和分泌促卵泡素（FSH），从而影响精子的生成。据此，选A。

92.【答案】A

【考点】本题考查动物解剖学、组织学与胚胎学第七单元消化系统/胃/瘤胃的位置。

【解析】瘤胃几乎占据整个腹腔左侧。据此,选A。

93.【答案】E

【考点】本题考查动物解剖学、组织学与胚胎学第七单元消化系统/胃/皱胃的位置。

【解析】皱胃位于右季肋部和剑状软骨部,约与第8~12肋骨相对。据此,选E。

94.【答案】C

【考点】本题考查动物解剖学、组织学与胚胎学第七单元消化系统/胃/网胃的位置。

【解析】网胃位于季肋部的正中矢状面,约与第6~8肋相对。据此,选C。

95.【答案】C 96.【答案】B 97.【答案】A

【考点】本组题考查动物病理学第十单元炎症/炎症局部的基本病理变化/炎性细胞的种类及其主要功能。

【解析】A选项,中性粒细胞常出现于急性炎症早期、化脓性炎症,链球菌是化脓菌。B选项,淋巴细胞常出现于病毒性炎症,乙型脑炎由病毒引起。C选项,嗜酸性粒细胞常见于寄生虫感染和过敏反应性炎症。食盐中毒是在动物饮水不足的情况下,因摄入过量的食盐或含盐饲料所引起的消化紊乱和神经症状,也表现为嗜酸性粒细胞明显增多。D选项,嗜碱性粒细胞常出现于速发型变态反应。E选项,单核细胞常出现于慢性炎症、非化脓性炎症。据此,95题选C,96题选B,97题选A。

98.【答案】B 99.【答案】A 100.【答案】C

【考点】本组题考查兽医药理学第五单元抗寄生虫药/抗蠕虫药物。

【解析】A选项,阿苯达唑驱虫谱广(驱线虫、绦虫、吸虫)、驱虫效果好、毒性低,有些品种还有一定的杀灭幼虫和虫卵的作用,对血矛线虫病、肝片吸虫病同时有效。B选项,左旋咪唑内服、肌内注射吸收迅速完全,是广谱、高效、低毒的驱线虫药,还有免疫增强作用。C选项,阿维菌素为新型大环内酯类药,是目前最优良、应用最广泛、销量最大的广谱、高效、安全、用量小的抗内、外寄生虫药,对肺线虫病、疥螨病同时有效。D选项,氯硝柳胺具有驱绦虫范围广、驱虫效果好、毒性低、使用安全等优点,用于畜禽绦虫病、反刍动物前后盘吸虫病。E选项,硝氯酚是国内外广泛应用的抗牛羊肝片吸虫药,具有高效、低毒的特点。题干中"被毛粗乱,消瘦,生长缓慢,免疫能力低下",提示患有寄生虫病,且需提高免疫力。据此,98题选B,99题选A,100题选C。

全国执业兽医资格考试试卷十(兽医全科类)(基础科目)

1.【答案】C

【考点】本题考查兽医药理学第三单元抗生素与抗真菌药/β-内酰胺类/青霉素类。

【解析】C选项,青霉素类抗生素的抗菌作用机理是抑制细菌细胞壁的合成,符合题意。A选项,磺胺脒抑制细菌叶酸的合成。B选项,金霉素抑制细菌蛋白质的合成。D选项,两性霉素B能与真菌细胞膜上的麦角固醇结合,使膜上形成微孔,改变膜的通透性,引起细胞内物质外渗,导致真菌死亡。E选项,恩诺沙星可抑制细菌 DNA 的合成。据此，选 C。

2.【答案】A

【考点】本题考查动物生理学第七单元能量代谢和体温/能量代谢/基础代谢和静止能量代谢及在实践中的应用。

【解析】影响静止能量代谢率的因素有：年龄和性别、个体大小、品种、生理状态与营养状态、季节与气候等。本题为选非题。据此，选 A。

3.【答案】D

【考点】本题考查兽医法律法规和职业道德第一单元动物防疫基本法律制度/中华人民共和国动物防疫法/动物诊疗。

【解析】A、B、C、E 选项，均属于从事动物诊疗活动的机构必须具备的法定条件。本题为选非题。据此，选 D。

4.【答案】A

【考点】本题考查动物解剖学、组织学与胚胎学第五单元被皮/蹄/牛、羊、马、猪的蹄及犬爪的结构特点。

【解析】现存奇蹄类只有马、犀、貘 3 类。据此，选 A。

5.【答案】E

【考点】本题考查兽医法律法规和职业道德第一单元动物防疫基本法律制度/中华人民共和国动物防疫法/监督管理。

【解析】A、B、C、D 选项，均属于动物卫生监督机构执行监督检查任务时，有权采取的措施。本题为选非题。据此，选 E。

6.【答案】B

【考点】本题考查动物生理学第二单元细胞的基本功能/骨骼肌的收缩功能/神经-骨骼肌接头处的兴奋传递。

【解析】能够阻滞神经末梢释放乙酰胆碱的是肉毒梭菌毒素，因此 B 选项符合题意。A 选项，黑寡妇蜘蛛毒可促进神经末梢释放乙酰胆碱，导致乙酰胆碱耗竭。C、D 选项，美洲箭毒和 α-银环蛇毒可特异性地阻断终板膜上乙酰胆碱受体通道，从而起到松弛肌肉的作用。E 选项，有机磷毒药能抑制神经元末梢胆碱酯酶活性。据此，选 B。

7.【答案】E

【考点】本题考查动物生物化学第九单元核酸的功能与研究技术/DNA 的复制/中心法则。

【解析】遗传学的中心法则包括 DNA 复制、RNA 复制、基因转录、反转录和蛋白质合成，没有蛋白质指导 RNA 合成。本题为选非题。据此，选 E。

8.【答案】C

【考点】本题考查动物病理学第六单元水盐代谢及酸碱平衡紊乱/脱水/类型、原因及特点。

【解析】失水多于失钠，细胞外液容量减少，渗透压升高，称高渗性脱水，因此 C 选项符合题意。A 选项，是指水和钠等比例丢失，细胞外液容量减少，渗透压不变。B 选项，是指失钠多于失水，细胞外液容量减少，渗透压降低。D 选项，又称高容量性低钠血症，是由水过量引起的，特点是细胞内液和细胞外液容量均增多，血钠浓度降低，渗透压下降。E 选项，是指等渗性体液在组织间隙（细胞间隙）或体腔积聚过多。据此，选 C。

9.【答案】A

【考点】本题考查动物解剖学、组织学与胚胎学第三单元关节/四肢关节/后肢关节的组成与结构特点。

【解析】A 选项，荐髂关节由荐骨翼和髂骨翼的耳状关节面构成，关节面不平整，周围有关节囊，囊壁紧张，并有短而强的韧带固定。因此，荐髂关节几乎不能活动，主要起连结后肢和躯干的作用，符合题意。B 选项，髋关节是由髋臼和股骨头构成的多轴关节，能进行多方面的运动，在髋臼与股骨头之间有一短而强的圆韧带，又称股骨头韧带。马属动物还有一条侧副韧带（因此马髋关节是单轴关节）。C 选项，膝关节包括股胫关节和股膝关节，属单轴复关节，可做伸屈动作。股胫关节：其间有 2 枚半月状软骨板，关节中央还有 1 对交叉的十字韧带；股膝关节：牛股膝关节前方具有 3 条膝直韧带（膝外直、膝中直、膝内直韧带），犬仅有 1 条。D 选项，跗关节又称飞节，属单轴复关节。E 选项，趾关节包括系关节、冠关节和蹄关节，其构造与前指关节相似。据此，选A。

10.【答案】A

【考点】本题考查动物病理学第十单元炎症/炎症的类型/渗出性炎。

【解析】卡他性炎主要指发生在黏膜的急性渗出性炎症，渗出物为黏蛋白，见于呼吸道和泌尿生殖道等的黏膜。据此，选A。

11.【答案】D

【考点】本题考查动物解剖学、组织学与胚胎学第十四单元内分泌系统/内分泌器官的位置与结构特点/甲状腺。

【解析】猪的腺峡和左右侧叶连成一个整体，呈球形。据此，选D。

12.【答案】B

【考点】本题考查动物解剖学、组织学与胚胎学第十三单元神经系统/脑神经/十二对脑神经的主要分支和支配的器官。

【解析】支配眼球运动的神经脑神经主要有动眼神经、滑车神经、外展神经。据此，选B。

13.【答案】C

【考点】本题考查动物解剖学、组织学与胚胎学第十六单元家禽解剖特点/淋巴器官的特点/法氏囊的位置和结构特点。

【解析】鸡法氏囊（腔上囊）是产生B淋巴细胞的初级淋巴器官。据此，选C。

14.【答案】B

【考点】本题考查动物生物化学第七单元含氮小分子的代谢/氨的代谢/尿素的合成。

【解析】B选项，尿素合成的循环是尿素循环，也称鸟氨酸循环，符合题意。A选项，三羧酸循环是三大营养物质代谢的最终途径，释放大量能量。C选项，柠檬酸-丙酮酸循环将乙酰CoA从线粒体转运到细胞质。D选项，乳酸循环是肌肉排酸的方式，同时在肝脏中生成葡萄糖给肌肉提供能量。E选项，丙氨酸-葡萄糖循环的作用为肌肉排氨，同时在肝脏生成葡萄糖给肌肉提供能量。据此，选B。

15.【答案】D

【考点】本题考查兽医法律法规和职业道德第六单元动物防疫其他规范性文件/一、二、三类动物疫病病种名录/一类动物疫病。

【解析】一类动物疫病包括口蹄疫、猪水疱病、非洲猪瘟、尼帕病毒性脑炎、非洲马瘟、牛海绵状脑病、牛瘟、牛传染性胸膜肺炎、痒病、小反刍兽疫、高致病性禽流感。据此，选D。

16.【答案】C

【考点】本题考查动物生理学第六单元采食、消化和吸收/胃肠功能的调节/胃液分泌的体液调节。

【解析】促进胃液分泌的激素是胃泌素，因此C选项符合题意。A选项，降钙素有降低血钙、血磷的作用。B选项，甲状旁腺激素有升血钙、降血磷的作用。D选项，胆囊收缩素的主要作用是促进胰腺腺泡分泌各种消化酶，促胆囊收缩，排出胆汁，对水和HCO_3^-的促分泌作用较弱。E选项，雌激素为性激素，与胃液分泌无关。据此，选C。

17.【答案】C

【考点】本题考查兽医药理学第十二单元泌尿生殖系统药物/利尿药与脱水药/氢氯噻嗪。

【解析】使用氢氯噻嗪时，低钾血症是最常见的不良反应，所以应及时补充钾。据此，选C。

18.【答案】E

【考点】本题考查动物解剖学、组织学与胚胎学第一单元概述/细胞/细胞的构造。

【解析】E选项，线粒体存在于除成熟红细胞以外的所有动物细胞内，是双层膜性细胞器，主要功能是进行氧化磷酸化，为细胞生命活动提供直接能量，称为细胞内的"能量工厂"，符合题意。A选项，中心体位于细胞的中央或细胞核附近，其功能与细胞分裂有关，此外还参与纤毛和鞭毛的形成。中心粒是指在中心体中央部位的两个小粒，由9组三联体微管组成，形成一桶状结构。B选项，核糖体又称核蛋白体，是合成蛋白质的场所。C、D选项，微管、微丝、中间丝参与组成细胞骨架结构。据此，选E。

19.【答案】E

【考点】本题考查动物病理学第四单元血液循环障碍/出血/对机体的影响。

【解析】少量出血可能危及生命的器官是脑或心脏。据此，选E。

20.【答案】C

【考点】本题考查动物生物化学第一单元蛋白质化学及其功能/蛋白质的功能与化学组成/氨基酸。

【解析】C选项含硒半胱氨酸是第21种标准氨基酸，吡咯赖氨酸是于2002年才发现的第22种标准氨基酸，符合题意。A、B、D、E选项，都为前20种标准氨基酸。据此，选C。

21.【答案】C

【考点】本题考查兽医药理学第一单元总论/影响药物作用的因素与合理用药/影响药物作用的因素。

【解析】C选项，饲养管理与环境因素中，饲养管理主要指动物的饲料营养因素，并不是指饲养人员，符合题意。A、B、D、E选项，均为影响药物作用的主要因素。本题为选非题。据此，选C。

22.【答案】B

【考点】本题考查动物生理学第三单元血液/血浆/血浆渗透压。

【解析】晶体渗透压约占血浆总渗透压的99.5%，主要来自溶解于血浆中的晶体物质，有80%来自钠离子和氯离子。据此，选B。

23.【答案】A

【考点】本题考查动物解剖学、组织学与胚胎学第十七单元胚胎学/胚胎的发育/家禽早期胚胎发育。

【解析】孵化48h时鸡胚卵黄囊覆盖卵黄的面积占1/7。据此，选A。

24.【答案】E

【考点】本题考查兽医药理学第十五单元解毒药/氰化物解毒剂/亚硝酸钠。

【解析】亚硝酸钠是用于氰化物中毒的特效解毒药。据此，选E。

25.【答案】D

【考点】本题考查兽医法律法规和职业道德第一单元动物防疫基本法律制度/中华人民共和国动物防疫法/动物疫病的预防。

【解析】A、B、C、E选项，属于必须取得动物防疫条件合格证的场所。D选项，不属于必须取得动物防疫条件合格证的场所。本题为选非题。据此，选D。

26.【答案】D

【考点】本题考查兽医法律法规和职业道德第七单元兽药管理法律制度/兽药管理条例/兽药监督管理。

【解析】国务院兽医行政管理部门规定禁止使用的；依照本条例规定应当经审查批准而未经审查批准即生产、进口的，或者依照本条例规定应当经抽查检验、审查核对而未经抽查检验、审查核对即销售、进口的；变质的；被污染的；所标明的适应证或者功能主治超出规定范围的，按照假兽药处理。据此，选D。

27.【答案】B

【考点】本题考查兽医法律法规和职业道德第四单元执业兽医及诊疗机构管理法律制度/动物诊疗机构管理办法/诊疗许可。

【解析】动物诊疗场所设有独立的出入口，出入口不得设在居民住宅楼内或者院内，不得与同一建筑物的其他用户共用通道。本题为选非题。据此，选B。

28.【答案】B

【考点】本题考查兽医药理学第六单元外周神经系统药物/胆碱受体阻断药/东莨菪碱。

【解析】牛麻醉前给予东莨菪碱的主要目的是减少支气管分泌。据此，选B。

29.【答案】E

【考点】本题考查动物解剖学、组织学与胚胎学第十单元生殖系统/雄性生殖器官/牛、羊、马、猪、犬副性腺的形态特点。

【解析】公猪精囊腺开口于精阜。据此，选E。

30.【答案】C

【考点】本题考查兽医药理学第十单元呼吸系统药物/平喘药/氨茶碱。

【解析】C选项，氨茶碱可松弛支气管平滑肌，具有平喘作用的药物，符合题意。A、B、

D、E选项，均不是平喘药。据此，选C。

31.【答案】B

【考点】本题考查兽医法律法规和职业道德第一单元动物防疫基本法律制度/中华人民共和国动物防疫法/动物疫情的报告、通报和公布。

【解析】兽医主管部门应当改为卫生健康主管部门。本题为选非题。据此，选B。

32.【答案】D

【考点】本题考查动物解剖学、组织学与胚胎学第十二单元淋巴系统/中枢淋巴器官/胸腺的位置、形态与结构特点。

【解析】新生动物的胸腺在生后继续发育，到性成熟期体积达到最大，到一定年龄（犬1岁，马2~3岁，猪1~2岁，牛4~5岁）开始退化，直至消失。据此，选D。

33.【答案】A

【考点】本题考查动物病理学第三单元病理性物质沉着/黄疸/概念。

【解析】黄疸是由于血液含有过多的胆红素，因此A选项符合题意。B选项，胆绿素是胆色素的一种，是由血红蛋白分解产生的血红素被氧化、失去铁，使卟啉环打开而形成的。C选项，血红素是血红蛋白的组成部分。D选项，胆色素是动物胆汁的主要基本成分之一，由棕黄色的胆红素和青绿色的胆绿素组成。E选项，胆固醇可形成胆酸，胆酸是一种有机物，其分子式为$C_{24}H_{40}O_5$，存在于牛、羊、猪的胆汁中，为无色片状物或白色结晶粉末。据此，选A。

34.【答案】B

【考点】本题考查兽医法律法规和职业道德第一单元动物防疫基本法律制度/重大动物疫情应急条例/应急处理。

【解析】为重大动物疫情发生后疫区（非疫点）采取的措施：对易感染的动物进行监测，并按照国务院兽医主管部门的规定实施紧急免疫接种，必要时对易感染的动物进行扑杀。本题为选非题。据此，选B。

35.【答案】D

【考点】本题考查动物解剖学、组织学与胚胎学第二单元骨骼/四肢骨/前肢骨的组成和牛、马、猪、犬前肢骨的特点。

【解析】肩胛骨的冈上肌附着部称为冈上窝。据此，选D。

36.【答案】D

【考点】本题考查动物病理学第一单元动物疾病概论/概述/疾病发生的一般规律。

【解析】疾病发生的一般机制包括神经体液机制、细胞机制和分子机制。据此，选D。

37.【答案】B

【考点】本题考查动物病理学第五单元细胞、组织的适应与修复/修复/肉芽组织的概念、形态结构和功能。

【解析】肉芽组织是由新生毛细血管内皮细胞和成纤维细胞分裂增殖所形成的富含毛细血管的幼稚结缔组织，其中含有大量渗出液及炎性细胞。据此，选B。

38.【答案】C

【考点】本题考查兽医法律法规和职业道德第一单元动物防疫基本法律制度/中华人民共和国动物防疫法/《中华人民共和国动物防疫法》概述。

【解析】《中华人民共和国动物防疫法》第一章第四条规定：根据动物疫病对养殖业生产和人体健康的危害程度，本法规定的动物疫病分为三类。据此，选C。

39.【答案】D

【考点】本题考查动物病理学第七单元缺氧/概述/缺氧的类型、原因及主要特点。

【解析】氰化物中毒可引起组织性缺氧，黏膜呈鲜红色或玫瑰红色，因此D选项符合题意。A选项，呼吸机能不全可引起低张性缺氧。B、C选项，贫血、一氧化碳中毒可引起血液性缺氧。E选项，缺血可引起循环性缺氧。据此，选D。

40.【答案】A

【考点】本题考查兽医法律法规和职业道德第一单元动物防疫基本法律制度/重大动物疫情应急条例/监测、报告和公布。

【解析】重大动物疫情由国务院兽医主管部门按照国家规定的程序，及时准确公布；其他任何单位和个人不得公布重大动物疫情。据此，选A。

41.【答案】D

【考点】本题考查动物病理学第三单元病理性物质沉着/外源性色素沉着/炭末沉着的病理变化特点。

【解析】炭末沉着是家畜常见的一种外源性色素沉着病，多见于工矿区和城市的牛和犬，在组织器官中肺和有关淋巴结多发。空气中微小（直径小于5μm）的炭末或尘埃通过上呼吸道的防御屏障进入肺泡内，被肺尘细胞吞噬并沉积于细支气管周围和肺间质中，部分被转运至肺门淋巴结。据此，选D。

42.【答案】C

【考点】本题考查兽医法律法规和职业道德第四单元执业兽医及诊疗机构管理法律制度/兽医处方格式及应用规范/基本要求。

【解析】《兽医处方格式及应用规范》中没有规定动物主人必须在就诊的动物诊疗机构购买兽药。本题为选非题。据此，选C。

43.【答案】B

【考点】本题考查动物生物化学第八单元物质代谢的相互联系和调节/物质代谢的相互联系/核苷酸在物质代谢中的作用。

【解析】原核生物蛋白质生物合成时，肽链延伸需要的能量分子是GTP。据此，选B。

44.【答案】D

【考点】本题考查动物生理学第一单元概述/机体功能与环境/体液与内环境。

【解析】细胞外液构成的机体细胞直接生活的环境是内环境，内环境的组成成分和理化性质保持动态平衡/相对稳定的状态。据此，选D。

45.【答案】D

【考点】本题考查兽医药理学第十四单元组胺受体阻断药/H_1受体阻断药/苯海拉明。

【解析】D选项，苯海拉明为H_1受体阻断药，符合题意。A选项，阿托品为M受体阻断药。B选项，普萘洛尔为非选择性β_1与β_2肾上腺素受体阻断药。C选项，新斯的明为胆碱酯酶抑制剂。E选项，肾上腺素为肾上腺素受体激动剂。据此，选D。

46.【答案】C

【考点】本题考查动物解剖学、组织学与胚胎学第四单元肌肉/四肢肌/后肢肌的组成与结构特点。

【解析】马无腓骨长肌。本题为选非题。据此，选C。

47.【答案】C

【考点】本题考查兽医法律法规和职业道德第四单元执业兽医及诊疗机构管理法律制度/兽医处方格式及应用规范/处方笺内容。

【解析】兽医处方笺内容包括前记、正文、后记三部分。前记至少包括动物主人姓名或者饲养单位名称、病历号、开具日期和动物的种类、毛色、性别、体重、年（日）龄。对群体动物进行诊疗的，至少包括动物主人姓名或者饲养单位名称、病历号、开具日期和动物的种类、患病动物数量、同群动物数量、年（日）龄。正文包括初步诊断情况和Rp。Rp应当分列兽药名称、规格、数量、用法、用量等内容；对于食品动物还应当注明休药期。后记至少包括执业兽医师签名或者盖章、发药人签名或者盖章。执业兽医师的注册号应该在后记而非前记。本题为选非题。据此，选C。

48.【答案】D

【考点】本题考查兽医法律法规和职业道德第五单元病死禽和病害畜禽产品无害化处理管理法律制度/病死畜禽和病害畜禽产品无害化处理管理办法/《病死畜禽和病害畜禽产品无害化处理管理办法》总则。

【解析】采用湿化法处理时，将病死及病害动物和相关动物产品或破碎产物送入高温高压容器，总质量不得超过容器总承受力的4/5。据此，选D。

49.【答案】B

【考点】本题考查动物病理学第十单元炎症/炎症局部的基本病理变化/炎性细胞的种类及其主要功能。

【解析】结核性肉芽肿是指由于结核杆菌感染引起的具有诊断意义的病变。中央为干酪样坏死；周围为增生的上皮样细胞，其内散在朗格汉斯细胞（郎格罕细胞，属于多核巨细胞），外围聚集有淋巴细胞。上皮样细胞多由巨噬细胞聚集并转变形态而形成。随着炎症的持续，巨噬细胞可演变为上皮样细胞、多核巨细胞等，常见于急性炎症后期、慢性炎症、非化脓性炎症。据此，选B。

50.【答案】E

【考点】本题考查动物病理学第十三单元器官系统病理学概论/心血管系统病理/心肌炎概念及病变特点。

【解析】虎斑心常见于恶性口蹄疫、马传染性贫血、鸡白痢、犬细小病毒病等疾病。其中犬细小病毒病常表现为两种类型，一种是心肌炎型，一种是胃肠道型。心肌炎型病变见心肌上有灰色条纹，心肌纤维损伤严重，出现出血性斑纹，当沿心冠横切心脏时，可见灰黄色条纹围绕心腔排列呈环层状，即虎斑心。E选项，虎斑心更具体、更确切，如果没有虎斑心的选项，可选择心肌炎。据此，选E。

51.【答案】E

【考点】本题考查动物病理学第二单元组织与细胞损伤/变性/细胞肿胀的概念。

【解析】细胞内水分增多，胞体增大，细胞质内出现微细颗粒或大小不等的水泡称为细胞肿胀。据此，选E。

52.【答案】D

【考点】本题考查兽医法律法规和职业道德第一单元动物防疫基本法律制度/中华人民共和国动物防疫法/动物和动物产品的检疫。

【解析】D选项，"处理费用由国家承担"表述错误，应由货主自己承担。本题为选非题。据此，选D。

53.【答案】D

【考点】本题考查动物解剖学、组织学与胚胎学第九单元泌尿系统/肾/牛、羊、马、猪、犬肾的类型和结构特点。

【解析】A选项，平滑多乳头肾见于猪、人。B、C、E选项，平滑单乳头肾见于马、羊、犬和兔。D选项，有沟多乳头肾见于牛。据此，选D。

54.【答案】B

【考点】本题考查动物解剖学、组织学与胚胎学第十单元生殖系统/雌性生殖器官/牛、羊、马、猪、犬卵巢的位置、形态和组织结构。

【解析】马的卵巢呈豆形，位于第4（左侧）至第5（右侧）腰椎横突腹侧，皮质与髓质颠倒。游离缘有一凹陷称排卵窝，成熟卵泡由此排出。据此，选B。

55.【答案】C

【考点】本题考查兽医药理学第八单元解热镇痛抗炎药/解热镇痛药/安乃近。

【解析】C选项，安乃近解热作用较显著，符合题意。A选项，地西泮为镇静药。B选项，麻黄碱为拟肾上腺素药，能兴奋交感神经，可用于支气管哮喘、百日咳、枯草热及其他过敏性疾病，还能对抗脊椎麻醉引起的血压降低、扩大瞳孔，也用于重症肌无力、痛经等疾患，还可用作中枢神经系统兴奋剂。D选项，氯前列醇主要用于马，控制马的繁殖，如使母马按计划在有效配种季节内发情和受孕，产后应用可终止哺乳的休情期、诱发黄体溶解，使之不发生持久黄体性乏情和不孕症。E选项，氨茶碱可以松弛支气管平滑肌，有兴奋呼吸、强心作用，静脉注射过快会引起心悸、心率加快和血压下降，严重时出现心律失常。据此，选C。

56.【答案】D

【考点】本题考查兽医法律法规和职业道德第四单元执业兽医及诊疗机构管理法律制度/动物诊疗机构管理办法/诊疗活动管理。

【解析】非洲猪瘟为农业农村部规定的一类动物疫病，应扑杀，不能擅自进行治疗。本题为选非题。据此，选D。

57.【答案】E

【考点】本题考查动物解剖学、组织学与胚胎学第十二单元淋巴系统/周围淋巴器官/主要浅在淋巴结的位置、形态和组织结构特点。

【解析】无股前淋巴结的动物是犬。据此，选E。

58.【答案】A

【考点】本题考查动物生物化学第二单元生物膜与物质的过膜运输/生物膜的化学组成/膜糖。

【解析】膜上的寡糖链都暴露在质膜的外

表面,与细胞的相互识别和通信相关联。据此,选A。

59.【答案】B

【考点】本题考查动物生理学第四单元血液循环/心脏的泵血功能/心动周期和心率。

【解析】在一个心动周期中,心室依次经历等容收缩期、射血期、等容舒张期、充盈期。据此,选B。

60.【答案】A

【考点】本题考查兽医法律法规和职业道德第五单元病死畜禽和病害畜禽产品无害化处理管理法律制度/病死畜禽和病害畜禽产品无害化处理管理办法/《病死畜禽和病害畜禽产品无害化处理管理办法》总则。

【解析】处理物或破碎产物体积(长×宽×高)≤125cm³(5cm×5cm×5cm)。据此,选A。

61.【答案】C

【考点】本题考查动物生理学第六单元采食、消化和吸收/小肠的消化与吸收/主要营养物质在小肠内的吸收。

【解析】钙、铁、镁等吸收的主要部位均在十二指肠,因此C选项符合题意。A、B、E选项,直肠、盲肠、结肠均为大肠,主要吸收水分。D选项,回肠主要吸收胆盐和维生素。据此,选C。

62.【答案】C

【考点】本题考查动物病理学第十三单元器官系统病理学概论/神经系统病理/脑软化的病因及病变特点。

【解析】维生素E-硒缺乏时可见脑组织呈现程度不同的坏死性变化,小脑神经元变性、坏死,脊髓神经束脱髓鞘,软脑膜充血水肿,坏死的脑组织形成软化灶(小脑软化)。据此,选C。

63.【答案】C

【考点】本题考查动物解剖学、组织学与胚胎学第三单元关节/四肢关节/后肢关节的组成与结构特点。

【解析】荐骨翼与髂骨耳状关节面构成的关节称为荐髂关节。据此,选C。

64.【答案】A

【考点】本题考查动物生理学第五单元呼吸/呼吸运动的调节/神经反射性调节。

【解析】当肺扩张时(吸气),牵张感受器(位于气管到细支气管平滑肌内)兴奋,兴奋冲动沿迷走神经传入纤维、传至延髓,兴奋呼气神经元,通过运动神经传出,作用于呼吸肌,使吸气转换为呼气。本题为选非题。据此,选A。

65.【答案】C

【考点】本题考查兽医药理学第十一单元血液循环系统药物/治疗充血性心力衰竭的药物/强心苷类药物。

【解析】正性肌力和利尿属于强心苷的药理作用。据此,选C。

66.【答案】A

【考点】本题考查动物生物化学第六单元脂类代谢/脂肪的分解代谢/长链脂肪酸的β-氧化过程。

【解析】脂酰CoA从细胞质(胞液)转运进入线粒体,需要酯酰肉碱的转移,因此A选项符合题意。B选项,苹果酸参与了NADH从细胞质到线粒体的转运。C选项,柠檬酸参与了乙酰CoA从线粒体到细胞质的转移。D选项,甘油-3-磷酸参与了NADH从细胞质到线粒体的转运。E选项,α-酮戊二酸为谷氨酸对应的酮酸,不参与转运过程。据此,选A。

67.【答案】A

【考点】本题考查动物解剖学、组织学与胚胎学第十一单元心血管系统/体循环/主动脉及其主要分支。

【解析】腹腔动脉是腹主动脉的主要分支,其又分为脾动脉、胃左动脉、肝动脉等,分布于脾脏、胃、胰脏、肝脏、十二指肠和大网膜。据此,选A。

68.【答案】D

【考点】本题考查兽医法律法规和职业道德第六单元动物防疫其他规范性文件/一、二、三类动物疫病病种名录/二类动物疫病。

【解析】根据农业农村部2022年6月23日发布的《一、二、三类动物疫病病种名录》(农业农村部公告第573号)文件,炭疽属于二类动物疫病，口蹄疫、非洲猪瘟属于一类动物疫病，鸡球虫病、兔球虫病属于三类动物疫病；丝虫病是常见寄生虫病，不在该名录上。据此，选D。

69.【答案】C

【考点】本题考查兽医药理学第七单元中枢神经系统药物/全身麻醉药/诱导麻醉药（硫喷妥钠）。

【解析】硫喷妥钠在临床上主要用于诱导麻醉。据此，选C。

70.【答案】D

【考点】本题考查兽医法律法规和职业道德第七单元兽药管理法律制度/兽药管理条例/兽药经营。

【解析】兽药生产企业变更生产范围、生产地点的，应当依照《兽药管理条例》第十一条的规定申请换发兽药生产许可证；变更企业名称、法定代表人的，应当在办理工商变更登记手续后15个工作日内，到发证机关申请换发兽药生产许可证。据此，选D。

71.【答案】E

【考点】本题考查兽医法律法规和职业道德第七单元兽药管理法律制度/兽用处方药和非处方药管理办法/兽用处方药经营制度。

【解析】执业兽医发现不适合按兽用非处方药管理的兽药应当报告，接受报告的法定主体是当地兽医行政管理部门。据此，选E。

72.【答案】A

【考点】本题考查动物解剖学、组织学与胚胎学第八单元呼吸系统/喉/喉软骨的组成与结构特点。

【解析】能关闭喉口的软骨是会厌软骨。据此，选A。

73.【答案】B

【考点】本题考查兽医法律法规和职业道德第四单元执业兽医及诊疗机构管理法律制度/执业兽医和乡村兽医管理办法/执业活动管理。

【解析】执业兽医和乡村兽医在动物诊疗活动中发现动物染疫或者疑似染疫的，应当按照国家规定立即向所在地人民政府农业农村主管部门或者动物疫病预防控制机构报告，并迅速采取隔离、消毒等控制措施，防止动物疫情扩散。本题为选非题。据此，选B。

74.【答案】A

【考点】本题考查动物解剖学、组织学与胚胎学第十五单元感觉器官/眼/眼球的内含物。

【解析】眼球内容物包含房水、晶状体、玻璃体。据此，选A。

75.【答案】A

【考点】本题考查动物病理学第八单元发热/发热的经过/热型。

【解析】发热期与无热期间隙时间较长，而且发热和无热期的出现时间大致相等的热型是回归热。据此，选A。

76.【答案】C

【考点】本题考查动物病理学第十单元炎症/炎症局部的基本病理变化/炎症介质。

【解析】激肽系统、补体系统、凝血系统、纤溶系统属于由体液产生的炎症介质，单核因子由细胞释放，包括白细胞介素（IL）、干扰素（IFN）等。据此，选C。

77.【答案】D

【考点】本题考查动物病理学第十二单元肿瘤/动物常见肿瘤的病变特点/畜禽常见肿瘤的病理特点。

【解析】题干中"组织学检查见胆管上皮乳头状增生"提示该兔肝脏有乳头状瘤。据此，选D。

78.【答案】A

【考点】本题考查兽医药理学第三单元抗生素与抗真菌药/四环素类及酰胺醇类/四环素类（土霉素）。

【解析】根据题干，该牛患有乳腺炎，乳腺炎病原多数为金黄色葡萄球菌。A选项，土霉素对葡萄球菌感染的治疗有效，符合题意。B、C、D、E选项，对葡萄球菌感染的治疗均无效。据此，选A。

79.【答案】D

【考点】本题考查动物生物化学第五单元生物氧化/呼吸链/呼吸链的组成。

【解析】HbCO（碳氧血红蛋白）含量升高，

使得血红蛋白（Hb）携氧的能力降低，无法为呼吸链提供足够氧气，直接影响细胞色素c氧化酶发挥作用。细胞色素c氧化酶，也称为细胞色素氧化酶，在细胞呼吸中处于细胞色素系统的末端。此酶把呼吸底物的电子经过细胞色素系统直接传递给分子态氧（即具有自动氧化作用）NADH-Q还原酶又称为NADH脱氢酶，简称复合体Ⅰ。琥珀酸-Q还原酶又称为复合体Ⅱ，是嵌在线粒体内膜的酶蛋白。细胞色素c还原酶即复合体Ⅲ。据此，选D。

80.【答案】A

【考点】本题考查动物生理学第十一单元生殖和泌乳/泌乳/乳的生成过程及乳分泌的调节。

【解析】调换饲料引起血糖降低，乳糖合成量降低，泌乳减少。据此，选A。

81.【答案】A

【考点】本题考查动物生物化学第三单元酶/影响酶促反应的因素/抑制剂的影响。

【解析】根据题干信息"用解磷定和阿托品静脉注射后，症状缓解"，可诊断为犬有机磷杀虫剂中毒。有机磷杀虫剂中毒，使胆碱酯酶失活，乙酰胆碱蓄积，阿托品可阻断乙酰胆碱对应的M受体，同时配合解磷定可解毒。据此，选A。

82.【答案】D

【考点】本题考查兽医药理学第五单元抗寄生虫药/抗原虫药物/抗球虫药（马度米星）。

【解析】马度米星（马杜霉素）预防球虫病，饲料中添加的药物浓度是每1000kg饲料添加5g。据此，选D。

83.【答案】E

【考点】本题考查动物解剖学、组织学与胚胎学第十三单元神经系统/脑神经/十二对脑神经的主要分支及支配的器官。

【解析】由题干可知，该马的耳、眼、面部、咀嚼肌等处均有麻痹症状出现，故诊断为面神经麻痹。面神经为混合神经，支配面、耳、睑肌和部分味蕾。面神经与脑联系的部位为延髓。据此，选E。

84.【答案】B

【考点】本题考查动物生理学第八单元尿的生成和排出/尿的生成/肾小管与集合管的重吸收和分泌功能。

【解析】正常情况下原尿中约99%以上的水分被重吸收回到血液中，所以当肾脏远曲小管和集合管对水的重吸收减少1%时尿量增加1倍。据此，选B。

85.【答案】C

【考点】本题考查动物解剖学、组织学与胚胎学第七单元消化系统/口腔/牛、羊、马、猪、犬口腔的结构特点。

【解析】舌上具有舌圆枕的动物是牛。据此，选C。

86.【答案】D

【考点】本题考查动物解剖学、组织学与胚胎学第七单元消化系统/口腔/牛、羊、马、猪、犬口腔的结构特点。

【解析】舌下肉阜小甚至无，位于舌系带处的动物是猪。据此，选D。

87.【答案】C

【考点】本题考查动物解剖学、组织学与胚胎学第七单元消化系统/口腔/齿。

【解析】牛、羊：无上切齿，下切齿4对。猪、马、犬、猫：上、下切齿各3对。兔：上切齿2对，下切齿1对。据此，选C。

88.【答案】A

【考点】本题考查动物生理学第十单元内分泌/垂体的内分泌功能/腺垂体激素和神经垂体激素的种类及其生理功能。

【解析】根据题干中"甲状腺增生"，应考虑促甲状腺激素（TSH）分泌异常。它是垂体前叶分泌的激素之一，其主要功能是控制、调节甲状腺的活动。测定血清（浆）中的促甲状腺激素是诊断和治疗甲状腺功能亢进症和甲状腺功能减退症，以及研究下丘脑—垂体—甲状腺轴的重要指标之一。据此，选A。

89.【答案】D

【考点】本题考查动物生理学第十单元内分泌/垂体的内分泌功能/腺垂体激素和神经垂体激素的种类及其生理功能。

【解析】根据题干中"不见排卵""经B超检查卵泡发育正常"，首先考虑促黄体素（LH）分泌不足，主要表现为发情期延长、不排卵、卵泡发育正常，治疗使用促黄体素、人绒毛膜促性腺激素（hCG）。促黄体素能促进卵泡发育并排卵。据此，选 D。

90.【答案】B

【考点】本题考查动物生理学第十单元内分泌/垂体的内分泌功能/腺垂体激素和神经垂体激素的种类及其生理功能。

【解析】根据题干中"胎衣不下，泌乳严重滞后"，首先考虑是催产素（OXT）分泌不足。催产素具有促进排乳的作用，因此 B 选项符合题意。据此，选 B。

91.【答案】A

【考点】本题考查动物生物化学第四单元糖代谢/葡萄糖的分解代谢/糖酵解途径及其生理意义。

【解析】A 选项，甘油醛-3-磷酸脱氢酶是糖酵解途径中催化产生 $NADH+H^+$ 的酶，符合题意。B 选项，葡萄糖-6-磷酸脱氢酶出现在磷酸戊糖途径的第一步。C 选项，丙酮酸脱氢酶复合物催化丙酮酸转变成乙酰 CoA，进而进入柠檬酸循环。产物正确，但不属于糖酵解途径。D 选项，6-磷酸葡萄糖酸脱氢酶属于磷酸戊糖途径的第三步催化酶。E 选项，苹果酸脱氢酶属于三羧酸（柠檬酸）循环的最后一步催化酶。据此，选 A。

92.【答案】E

【考点】本题考查动物生物化学第四单元糖代谢/葡萄糖的分解代谢/有氧氧化途径及其生理意义。

【解析】苹果酸脱氢酶在三羧酸循环中，可催化苹果酸脱氢产生 $NADH+H^+$，再生成草酰乙酸。据此，选 E。

93.【答案】C

【考点】本题考查动物生物化学第四单元糖代谢/葡萄糖的分解代谢/有氧氧化途径及其生理意义。

【解析】在丙酮酸脱氢酶复合体的催化下，2mol 丙酮酸氧化脱羧生成 2mol 乙酰 CoA（2C）、2molNADH+H^+ 和 2molCO_2。据此，选 C。

94.【答案】A 95.【答案】C

【考点】本组题考查动物病理学第十单元炎症/炎症的类型/渗出性炎。

【解析】A 选项，发生在黏膜的炎症为卡他性炎，渗出物为黏蛋白。B 选项，出血型胃炎可见有出血。C 选项，纤维性胃炎通常可见纤维蛋白样物质渗出。D 选项，化脓性胃炎可见黄色脓汁或凝乳样物质。E 选项，坏死性胃炎可见坏死灶。据此，94 题选 A，95 题选 C。

96.【答案】A

【考点】本题考查动物病理学第十四单元动物病理剖检诊断技术/概述/病理组织学材料的摘取和固定。

【解析】最常用的组织固定液是 10% 福尔马林。据此，选 A。

97.【答案】E

【考点】本题考查动物病理学第十四单元动物病理剖检诊断技术/概述/病理组织学材料的摘取和固定。

【解析】在养殖场剖检取材时，如果无甲醛，可选用的固定液是 80% 乙醇（酒精）。据此，选 E。

98.【答案】C 99.【答案】E 100.【答案】B

【考点】本组题考查兽医药理学第四单元消毒防腐药/常用的消毒防腐药的作用与应用。

【解析】A 选项，甲紫对革兰氏阳性菌有强大的选择作用，也有抗真菌作用。B 选项，苯扎溴铵为阳离子表面活性剂，0.01% 溶液用于创面消毒；0.1% 溶液用于皮肤、手术器械消毒；禁与肥皂配合使用。C 选项，戊二醛对细菌繁殖体、芽孢、病毒、结核分枝杆菌和真菌均有很好的杀灭作用，主要用于动物厩舍及器具消毒，也可用于疫苗制备时的鸡胚消毒。猪场暴发非洲猪瘟后须对猪舍过道进行喷洒消毒，需选用对病毒有杀灭作用的消毒剂。D 选项，稀盐酸为酸性消毒剂，但消毒效果不佳。E 选项，鱼石脂软膏能消炎、消肿，有促进肉芽生长的作用，在临床上可用于慢性关节炎、蜂窝织炎、肌腱炎、慢性睾丸炎、冻伤、湿疹和溃疡等，故可在清创完毕后使用。据此，98 题选 C，99 题选 E，100 题选 B。

全国执业兽医资格考试试卷十一（兽医全科类）

（基础科目）

1.【答案】D

【考点】本题考查兽医法律法规和职业道德第六单元动物防疫其他规范性文件/一、二、三类动物疫病病种名录/二类动物疫病。

【解析】根据农业农村部2022年6月23日发布的《一、二、三类动物疫病病种名录》（农业农村部公告第573号）文件，高致病性禽流感属于一类疫病，禽传染性脑脊髓炎、鸡病毒性关节炎、禽结核病属于三类疫病，新城疫为二类疫病。据此，选D。

2.【答案】A

【考点】本题考查动物解剖学、组织学与胚胎学第八单元呼吸系统/肺/肺的位置、形态和组织结构。

【解析】A选项，终末细支气管属于肺的导气部。B、C、D、E选项，均为肺的呼吸部。本题为选非题。据此，选A。

3.【答案】C

【考点】本题考查动物生理学第四单元血液循环/心血管活动的调节/心交感神经和心迷走神经对心脏和血管功能的调节。

【解析】缩血管神经都是交感神经纤维，故缩血管神经纤维一般称为交感缩血管纤维。兴奋时，通过末梢释放去甲肾上腺素与α受体结合，可导致血管平滑肌收缩，外周阻力提高，血压升高。体内几乎所有的血管平滑肌都受交感缩血管纤维支配，但缩血管纤维分布密度不同。一般皮肤血管分布最密，骨骼肌和内脏血管次之，冠状血管和脑血管分布较少。交感神经属于自主神经，而自主神经对效应器官具有持久的紧张性作用。据此，选C。

4.【答案】A

【考点】本题考查动物生理学第八单元尿的生成和排出/尿的生成/肾小球的滤过功能。

【解析】正常情况下，原尿中除了不含血细胞和大分子蛋白质外，其他成分与血浆基本相同。本题为选非题。据此，选A。

5.【答案】B

【考点】本题考查动物病理学第十三单元器官系统病理学概论/心血管系统病理/心包炎概念及病理特点。

【解析】猪浆膜丝虫病是常见的猪寄生虫疾病，由蟠尾丝虫科的猪浆膜丝虫寄生于家猪的心脏、肝脏、胆囊、膈肌、子宫及肺动脉基部的浆膜淋巴管内引起。猪患本病主要表现为精神委顿，眼结膜严重充血，有黏性分泌物，汗液分泌多，黏膜发绀，呼吸极度困难，鼻翼扇动快等症状。据此，选B。

6.【答案】A

【考点】本题考查动物病理学第八单元发热/发热的经过/热型。

【解析】持续高热，但昼夜温差超过1℃以上的热型，称为弛张热。据此，选A。

7.【答案】E

【考点】本题考查兽医法律法规和职业道德第八单元病原微生物安全管理法律制度/病原微生物实验室生物安全管理条例/动物病原微生物实验活动管理。

【解析】高致病性病原微生物菌（毒）种或者样本不可以通过城市铁路运输。本题为选非题。据此，选E。

8.【答案】C

【考点】本题考查动物解剖学、组织学与胚胎学第五单元被皮/蹄/牛、羊、马、猪的蹄及犬爪的结构特点。

【解析】马为奇蹄兽，具有蹄叉。据此，选C。

9.【答案】E

【考点】本题考查兽医药理学第十一单元血液循环系统药物/抗凝血药与促凝血药/酚磺乙胺（止血敏）。

【解析】E选项，酚磺乙胺又称止血敏，是通过增加血小板数量，增强血小板的聚集和黏附力，促进凝血活性物质释放，从而产生止血效果，符合题意。A、C选项，氨甲苯酸（止血芳酸）与氨甲环酸（凝血酸）都是纤维蛋白溶解抑制剂，能竞争性对抗纤溶酶原激活因子，使纤溶酶原不能转变为纤溶酶，从而抑制纤维蛋白溶解，呈现止血作用。B选项，维生素K为肝脏合成凝血酶原的必需物质，还参与凝血因子的合成。当缺乏维生素K时可致凝血因子合成障碍，影响凝血过程而出血，此时应补充维生素K，以达到止血目的。D选项，安特诺新又名安络血，可促进毛细血管收缩，降低毛细血管通透性，增强断裂毛细血管断端的回缩作用，用于毛细血管损伤或通透性增加引起的出血。据此，选E。

10. 【答案】D

【考点】本题考查动物生物化学第九单元核酸的功能与研究技术/核酸化学/核酸的结构。

【解析】D选项，3,5-磷酸二酯键是核酸中核苷酸的连接方式，符合题意。A选项，糖苷键是指特定类型的化学键，连接糖苷分子中的非糖部分（即苷元）与糖基，或者糖基与糖基。B选项，蛋白的糖肽连接键简称糖肽键。C选项，在多肽链中连接两个相邻氨基酸的是肽键。E选项，二硫键是连接不同肽链或同一肽链中，两个不同半胱氨酸残基的巯基的化学键。二硫键是比较稳定的共价键，在蛋白质分子中起着稳定肽链空间结构的作用。据此，选D。

11. 【答案】C

【考点】本题考查动物解剖学、组织学与胚胎学第三单元关节/基本概念/骨连结的分类、关节的结构。

【解析】围成关节腔的结构是关节囊滑膜层和关节软骨。据此，选C。

12. 【答案】B

【考点】本题考查动物解剖学、组织学与胚胎学第三单元关节/基本概念/骨连结的分类、关节的结构。

【解析】关节腔是由关节软骨和滑膜层所围成的密闭的腔隙，内含少量滑液，腔内为负压，有助于维持关节的稳定。据此，选B。

13. 【答案】A

【考点】本题考查动物病理学第十三单元器官系统病理学概论/心血管系统病理/心包炎概念及病理特点。

【解析】创伤性网胃心包炎又称创伤性消化不良，指由于金属异物（针、钉、铁丝等）混杂在饲料、饲草内，被牛、羊误食落入网胃而刺伤胃壁，网胃前面是膈和心包，铁钉随胃蠕动向前刺入心包，导致病原菌侵入，引起创伤性网胃心包炎。据此，选A。

14. 【答案】A

【考点】本题考查兽医法律法规和职业道德第三单元动物检疫管理法律制度/动物检疫管理办法/检疫申报。

【解析】申报检疫可以采取电话方式申报。本题为选非题。据此，选A。

15. 【答案】C

【考点】本题考查动物病理学第三单元病理性物质沉着/黄疸/类型、原因及发病机理。

【解析】C选项，溶血性贫血会造成血浆胆红素浓度升高，发生黄疸现象，使皮肤颜色呈苍白黄染，符合题意。A、B选项，在临床上贫血有可能导致皮肤黏膜发生两种变化，一种变化是导致皮肤黏膜苍白，主要是因为发生贫血时，机体为了保证身体各个组织器官的供氧情况，对于血流进行重新分配，有可能流到皮肤黏膜的血流量减少，从而可能出现皮肤黏膜苍白的情况。另一种变化是导致皮肤黏膜发黄，主要是发生溶血性贫血时有可能出现黄疸，不但可以出现皮肤黏膜发黄，还有可能出现巩膜的黄染。因此，除了溶血性贫血外，出血性贫血、再生障碍性贫血等贫血一般会造成皮肤黏膜苍白。D选项，亚硝酸盐中毒时，皮肤黏膜呈典型的蓝灰、蓝褐或蓝黑色。E选项，一氧化碳中毒后皮肤黏膜会呈樱桃红色。据此，选C。

16. 【答案】A

【考点】本题考查兽医法律法规和职业道德第四单元执业兽医及诊疗机构管理法律制度/执业兽医和乡村兽医管理办法/执业活动管理。

【解析】执业助理兽医师在执业兽医师指导下，也不得出具处方、填写诊断书、出具有关证明文件。本题为选非题。据此，选A。

17. 【答案】B

【考点】本题考查兽医法律法规和职业道德第五单元病死畜禽和病害畜禽产品无害化处理法律制度/病死畜禽和病害畜禽产品无害化处理管理办法/《病死畜禽和病害畜禽产品无害化处理管理办法》总则。

【解析】深埋法不得用于患有炭疽等芽孢杆菌类疫病，以及牛海绵状脑病、痒病的染疫动物及产品、组织的处理。本题为选非题。据此，选B。

18. 【答案】E

【考点】本题考查动物生物化学第十一单元器官和组织的生物化学/大脑和神经组织的生化/大脑中氨和谷氨酸的代谢。

【解析】在中枢神经系统，尤其是在脊髓里，甘氨酸是一种抑制性神经递质，假如甘氨酸受体被激活，氯离子通过离子受体进入神经元会导致抑制性突触后电位，因此E选项符合题意。A、C选项，为兴奋性的中枢神经递质。B、D选项，不作为神经递质。据此，选E。

19. 【答案】B

【考点】本题考查动物解剖学、组织学与胚胎学第十七单元胚胎学/胎儿血液循环的特点/卵圆孔。

【解析】胎儿心脏房中隔上有一卵圆孔，使左、右心房相通，右心房血液不流向肺中，而是直接流向左心，出生后闭锁形成卵圆窝。据此，选B。

20. 【答案】A

【考点】本题考查动物病理学第三单元病理性物质沉着/钙化/类型、原因及病理变化。

【解析】营养不良性钙化有利有弊，但转移性钙化对机体不利。据此，选A。

21. 【答案】D

【考点】本题考查兽医药理学第五单元抗寄生虫药/抗蠕虫药物/阿维菌素。

【解析】D选项，阿维菌素类为抗内、外寄生虫药，对题干中的猪蛔虫（线虫）和疥螨同时有效，符合题意。A选项，阿苯达唑是畜禽常见胃肠道线虫、肺线虫、肝片吸虫和绦虫的有效驱

虫药。B选项，左旋咪唑为广谱、高效、低毒的驱线虫药，还有免疫增强作用。C选项，吡喹酮主要治疗吸虫和绦虫感染。E选项，环丙氨嗪主要治疗体外节肢动物感染。据此，选D。

22. 【答案】C

【考点】本题考查动物病理学第六单元水盐代谢及酸碱平衡紊乱/水中毒/概念、原因和机制。

【解析】水中毒又称高容量性低钠血症，是由水过量引起的，特点是细胞内液和细胞外液容量均增多，血钠浓度降低，渗透压下降。据此，选C。

23. 【答案】E

【考点】本题考查动物病理学第十一单元败血症/病理变化。

【解析】急性猪瘟的病理变化包括肾脏及淋巴结出血，淋巴结呈现大理石样花纹，也有其他内脏出血的情况。脾脏不肿大，有梗死灶，结肠和盲肠出现扣状肿，血小板严重缺乏，纤维蛋白原合成障碍，因此血液凝固不良。败血症的动物尸僵不全，因此排除C选项。据此，选E。

24. 【答案】E

【考点】本题考查动物生物化学第五单元生物氧化/呼吸链/NADH呼吸链。

【解析】以NADH为首的传递链排列为复合物Ⅰ、CoQ、复合物Ⅲ、复合物Ⅳ，不存在复合物Ⅱ。本题为选非题。据此，选E。

25. 【答案】A

【考点】本题考查兽医法律法规和职业道德第七单元兽药管理法律制度/特殊兽药的使用/禁止在饲料和动物饮水中使用的药物品种目录。

【解析】盐酸大观霉素可溶性粉是一类药品原料，主要用于治疗、预防鸭疫巴氏杆菌病（浆膜炎）、顽固性大肠杆菌病、沙门菌病（伤寒、副伤寒）鸭霍乱等细菌性疾病，不属于上述目录。本题为选非题。据此，选A。

26. 【答案】E

【考点】本题考查动物解剖学、组织学与胚胎学第十二单元淋巴器官/中枢淋巴器官/胸腺的位置、形态与结构特点。

【解析】中枢免疫器官又称初级免疫器官，

是淋巴细胞等免疫细胞发生、分化和成熟的场所，包括骨髓、胸腺、法氏囊。据此，选E。

27.【答案】A

【考点】本题考查兽医法律法规和职业道德第三单元动物检疫管理法律制度/动物检疫管理办法/产地检疫。

【解析】未按规定进行强制免疫的动物不符合动物检疫合格证明的出具条件。本题为选非题。据此，选A。

28.【答案】A

【考点】本题考查兽医法律法规和职业道德第四单元执业兽医及诊疗机构管理法律制度/执业兽医和乡村兽医管理办法管理办法/《执业兽医和乡村兽医管理办法》总则。

【解析】《执业兽医管理办法》调整的对象是执业兽医。据此，选A。

29.【答案】B

【考点】本题考查兽医法律法规和职业道德第四单元执业兽医及诊疗机构管理制度/执业兽医和乡村兽医管理办法/《执业兽医和乡村兽医管理办法》总则。

【解析】《执业兽医和乡村兽医管理办法》已于2022年10月1日起施行，新法条第一章第三条规定：县级以上地方人民政府农业农村主管部门主管本行政区域内的执业兽医和乡村兽医管理工作，加强执业兽医和乡村兽医备案、执业活动、继续教育等监督管理。据此，选B。

30.【答案】A

【考点】本题考查兽医药理学第六单元外周神经系统药物/胆碱受体激动药/氨甲酰胆碱。

【解析】A选项，氨甲酰胆碱属于M受体激动剂，符合题意。B选项，肾上腺素为肾上腺素受体激动剂。C选项，多巴胺可激动交感神经系统肾上腺素受体。D选项，阿托品为胆碱受体阻断药。E选项，克伦特罗为β受体阻断药。据此，选A。

31.【答案】E

【考点】本题考查动物病理学第四单元血液循环障碍/休克/原因、分类及发生机理。

【解析】失血性休克即失液性休克，又叫低血容量性休克，常见于脏器或大血管破裂，如消化道大出血、产后大出血、内脏破裂。据此，选E。

32.【答案】C

【考点】本题考查兽医药理学第一单元总论/药效动力学/药物的相互作用（配伍禁忌）。

【解析】A选项，人工盐不受酸碱度影响。B、D、E选项，均以碱性环境为最适环境。C选项，胃蛋白酶最适环境为酸性环境，故不能与碱性药物同服。据此，选C。

33.【答案】B

【考点】本题考查兽医药理学第十五单元解毒药/金属络合剂/二巯丙磺钠。

【解析】B选项，二巯丙磺钠主要用于汞、砷中毒，对铅、镉中毒也有效，符合题意。A选项，氢氰酸中毒可选用硫代硫酸钠进行解毒。C选项，钙中毒无特效解毒药。D选项，马拉硫磷中毒可选用解磷定进行解毒。E选项，硒中毒可选用甜菜碱和胆碱。据此，选B。

34.【答案】A

【考点】本题考查兽医药理学第三单元抗生素与抗真菌药/四环素类及酰胺醇类/四环素类（土霉素）。

【解析】A选项，土霉素能抑制细菌、螺旋体、支原体和衣原体，符合题意。B选项，庆大霉素抗菌谱较广，抗菌活性最强，对革兰氏阳性菌和革兰氏阴性菌均有作用，对绿脓杆菌高效，对耐药金黄色葡萄球菌有效，对支原体有一定作用。C选项，沃尼妙林为半合成畜禽专用抗生素，国外批准临床用于牛、猪、鸡感染性疾病，尤其是畜禽呼吸道感染。D选项，头孢噻呋为专门用于动物的第三代头孢菌素，内服不吸收，肌内和皮下注射吸收迅速，体内分布广泛，广谱杀菌，抗菌活性比氨苄西林强，对链球菌活性比氟喹诺酮类药物强。E选项，乙酰甲喹又名痢菌净，具有广谱抗菌作用，对革兰氏阴性菌的作用强于革兰氏阳性菌，抗菌机理主要是抑制细菌DNA合成，是治疗猪密螺旋体性痢疾的首选药，不能用作促生长剂。据此，选A。

35.【答案】B

【考点】本题考查动物生理学第十一单元生殖和泌乳/雌性生殖/卵巢的内分泌功能。

【解析】以孕酮为主的孕激素的生理作用包括：促进子宫内膜增厚、腺体分泌，为受精卵受精、附植和发育做准备；降低子宫平滑肌的兴奋性，使子宫维持正常的妊娠；促使宫颈黏液分泌减少、变稠，黏蛋白分子弯曲并交织成网，使精子难以通过；在雌激素作用的基础上，促进乳腺腺泡系统发育；反馈调节腺垂体促黄体素的分泌。血中高浓度的孕酮可抑制动物发情和排卵。因此B选项符合题意。A选项，睾酮为雄激素的主要活性形式。C选项，胸腺素可诱导造血干细胞发育为T淋巴细胞，具有增强细胞免疫功能和调节免疫平衡等作用。D选项，甲状旁腺素有升血钙、降血磷的作用。E选项，松弛素是一种对母畜分娩前产道有松弛作用的多肽类激素。据此，选B。

36. 【答案】B

【考点】本题考查动物生物化学第七单元含氮小分子的代谢/氨基酸的一般分解代谢/脱羧基作用。

【解析】通过脱羧基作用形成γ-氨基丁酸的氨基酸是谷氨酸。据此，选B。

37. 【答案】C

【考点】本题考查动物解剖学、组织学与胚胎学第十二单元淋巴系统/周围淋巴器官/主要浅在淋巴结的位置、形态与组织结构特点。

【解析】血淋巴结常见于牛、羊动物动脉的径路上、瘤胃表面和空肠系膜中，一般呈圆球形、豌豆大小、暗红色，构造似淋巴结，但无淋巴输入管和输出管，结内空隙容纳血液，以血管加入血液循环。血淋巴结具有一定免疫功能。据此，选C。

38. 【答案】E

【考点】本题考查兽医药理学第六单元外周神经系统药物/抗胆碱酯酶药（胆碱酯酶抑制剂）/新斯的明。

【解析】E选项，新斯的明能抑制胆碱酯酶活性，符合题意。A选项，阿托品为胆碱受体阻断药。B选项，肾上腺素为肾上腺素受体激动剂。C选项，毛果芸香碱为胆碱受体激动剂。D选项，氨甲酰甲胆碱为胆碱受体激动剂。据此，选E。

39. 【答案】C

【考点】本题考查动物解剖学、组织学与胚胎学第十一单元心血管系统/微循环/结构特点。

【解析】微动脉为三种微循环途径的共同起源，起调节微循环总闸门的作用。据此，选C。

40. 【答案】A

【考点】本题考查兽医药理学第五单元抗寄生虫药/抗蠕虫药物/阿苯达唑（丙硫咪唑）。

【解析】A选项，阿苯达唑对犬线虫、绦虫和吸虫均有效，符合题意。B选项，左旋咪唑为广谱、高效、低毒的驱线虫药，还有免疫增强作用。C选项，吡喹酮主要治疗吸虫和绦虫感染。D选项，阿维菌素属于新型大环内酯类药，是目前应用最广泛的广谱、高效、安全抗内外寄生虫药，用于线虫和体外寄生虫及传播疾病的节肢动物。E选项，环丙氨嗪主要治疗体外节肢动物感染。据此，选A。

41. 【答案】E

【考点】本题考查动物解剖学、组织学与胚胎学第十三单元神经系统/自主神经/副交感神经的来源、分支与分布。

【解析】副交感神经节前神经元的胞体位于中脑、延髓和荐部脊髓，分为颅部和荐部副交感神经。据此，选E。

42. 【答案】E

【考点】本题考查动物病理学第十三单元器官系统病理学概论/呼吸系统病理/间质性肺炎（非典型性肺炎）发病机制和病变特点。

【解析】绵羊慢性进行性肺炎也称梅迪病，是绵羊的一种重要的慢病毒病。本病的特点是网状淋巴细胞增生性间质性肺炎（非典型性间质性肺炎）。据此，选E。

43. 【答案】D

【考点】本题考查动物病理学第二单元组织与细胞损伤/细胞死亡/细胞坏死的类型及其特点。

【解析】D选项，脑软化属于液化性坏死，符合题意。A、C、E选项，肺干酪样坏死、肾贫血性梗死、心肌蜡样坏死属于凝固性坏死。B选项，子宫气性坏疽属于坏疽。据此，选D。

44. 【答案】E

【考点】本题考查动物解剖学、组织学与胚胎学第十单元生殖系统/雄性生殖器官/睾丸。

【解析】A选项，次级精母细胞：初级精母细胞经第一次减数分裂产生2个次级精母细胞，细胞小，胞体及细胞核均为圆形，染色质呈细粒状，存在时间很短。B选项，初级精母细胞：由精原细胞有丝分裂生长而成，细胞核大而圆。C选项，精子细胞：次级精母细胞完成第二次减数分裂，产生2个单倍体的精子细胞，细胞核小而圆，核仁明显，细胞质少。D选项，支持细胞又称塞托利细胞，具有支持营养生精细胞、分泌雄性激素、参与血-睾屏障形成的作用。E选项，精子：经精子细胞变态形成，形似蝌蚪，由头、颈、尾三部分构成。据此，选E。

45.【答案】E

【考点】本题考查动物病理学第四单元血液循环障碍/休克/分类。

【解析】高动力型（高动型）休克的特征为心脏的排血量高、外周血管阻力低，故又称为高排低阻型休克。据此，选E。

46.【答案】A

【考点】本题考查动物生理学第二单元细胞的基本功能/细胞的兴奋性和生物电现象/极化、去极化、复极化、超极化、阈电位。

【解析】从静息膜电位变为动作电位的电位临界值，称为阈电位。通常，阈电位比静息电位的绝对值小10~20mV。据此，选A。

47.【答案】C

【考点】本题考查动物生理学第十单元内分泌/甲状旁腺激素和降钙素/甲状旁腺激素的作用及其分泌的调节。

【解析】血钙的水平是调节甲状旁腺分泌的最主要因素，它主要以负反馈方式进行调节，因此C选项符合题意。A、B选项，分别为垂体和下丘脑分泌的激素，负责甲状腺激素分泌的分级调节。D选项，三碘甲状腺原氨酸为甲状腺激素的一种，含量较少，但活性高。E选项，甲状腺激素主要影响机体的代谢、生长发育、神经系统和心血管活动，不参与调节血钙浓度。据此，选C。

48.【答案】A

【考点】本题考查动物解剖学、组织学与胚胎学第十单元生殖系统/雌性生殖器官/子宫的位置、形态和各种动物（牛、羊、马、猪、犬）子宫的形态结构特点。

【解析】牛羊子宫阜位于子宫角和子宫体黏膜。据此，选A。

49.【答案】D

【考点】本题考查兽医药理学第五单元抗寄生虫药/抗蠕虫药物/阿维菌素。

【解析】阿维菌素对寄生虫的作用与伊维菌素基本相似，用于治疗畜禽的线虫病、螨病及蜱、虱、蝇等寄生性昆虫病。但阿维菌素的毒性较伊维菌素稍强，敏感动物慎用。左旋咪唑是广谱、高效、低毒的驱线虫药。硝氯酚是国内外广泛应用的抗牛羊肝片吸虫药。吡喹酮主要治疗吸虫和绦虫感染。芬苯达唑主要用于治疗畜禽和野生动物的线虫感染。据此，选D。

50.【答案】A

【考点】本题考查兽医法律法规和职业道德第四单元执业兽医及诊疗机构管理法律制度/动物诊疗机构管理办法/诊疗许可。

【解析】可以从事动物胸腔手术的应为动物医院，而非动物诊所。本题为选非题，据此，选A。

51.【答案】D

【考点】本题考查兽医药理学第八单元解热镇痛抗炎药/解热镇痛药/替泊沙林。

【解析】能抑制环氧化酶和脂加氧酶，产生抗炎镇痛作用的药物是替泊沙林。据此，选D。

52.【答案】D

【考点】本题考查动物生物化学第一单元蛋白质化学及其功能/蛋白质的理化性质与分析分离技术/蛋白质的定量检测方法。

【解析】D选项，SDS-聚丙烯酰胺凝胶电泳用于分离蛋白质和寡核苷酸，可测定蛋白质分子质量大小，符合题意。A选项，醋酸纤维薄膜电泳广泛用于血清蛋白、血红蛋白、球蛋白、脂蛋白、糖蛋白、甲胎蛋白、类固醇激素与同工酶等的分离分析。B选项，葡聚糖凝胶电泳利用分子筛作用，进行多肽分离、脱盐、清洗生物提取液、分子质量测定。C选项，琼脂糖凝胶电泳用于分离核酸、病毒等。E选项，等电聚焦电泳是一种电泳方法，即利用一种特殊的缓冲液（两性电解质）在凝胶（常用聚丙烯酰胺凝胶）内制造一个pH梯度，电泳时每种蛋白质就将迁移到等于其等电点的pH处（此时此蛋白质不再带有净的正或负电荷），形成一个很窄的区带，并不能测定蛋白质分子质量。据此，选D。

53.【答案】E

【考点】本题考查动物病理学第九单元应激与疾病/应激反应的基本表现/应激时的细胞反应。

【解析】损伤性应激时，血浆内某些蛋白质发生迅速变化，这些蛋白质均由肝脏合成，称为急性期蛋白（APP）。据此，选E。

54.【答案】E

【考点】本题考查兽医法律法规和职业道德第七单元兽药管理法律制度/兽药管理条例/兽药监督管理。

【解析】劣兽药：成分含量不符合兽药国家标准或者不标明有效成分的；不标明或者更改有效期或者超过有效期的；不标明或者更改产品批号的；其他不符合兽药国家标准，但不属于假兽药的。据此，选E。

55.【答案】A

【考点】本题考查兽医药理学第十二单元泌尿生殖系统药物/利尿药与脱水药/甘露醇。

【解析】A选项，甘露醇适合急性少尿症肾功能衰竭的治疗，符合题意。B选项，氨茶碱为呼吸系统用药。C选项，氯苯那敏为抗组胺药。D选项，右旋糖酐铁为抗贫血药。E选项，螺内酯为低效利尿药，不适合用于治疗急性肾功能衰竭。据此，选A。

56.【答案】D

【考点】本题考查兽医法律法规和职业道德第一单元动物防疫基本法律制度/中华人民共和国动物防疫法/《中华人民共和国动物防疫法》概述。

【解析】A、B、C、E选项，均属于动物疫病预防控制机构承担的职能。D选项，动物和动物产品检疫不属于动物疫病预防控制机构承担的职能，应为动物卫生监督机构的官方兽医的职责（《中华人民共和国动物防疫法》第五章第四十八条：动物卫生监督机构的官方兽医具体实施动物、动物产品检疫）。本题为选非题。据此，选D。

57.【答案】D

【考点】本题考查动物病理学第十三单元器官系统病理学概论/神经系统病理/脑膜炎。

【解析】病毒性脑膜脑炎多出现白细胞总数降低，淋巴细胞比例升高，因此D选项符合题意。中毒性脑膜脑炎多出现白细胞总数降低，嗜酸性粒细胞减少；细菌性脑膜脑炎时，血液中白细胞总数升高，中性粒细胞比例升高，核左移。据此，选D。

58.【答案】D

【考点】本题考查动物病理学第五单元细胞、组织的适应与修复/适应/萎缩。

【解析】萎缩是已经发育正常的组织、器官，在病因作用下体积缩小、功能减退的过程。据此，选D。

59.【答案】C

【考点】本题考查兽医法律法规和职业道德第一单元动物防疫基本法律制度/重大动物疫情应急条例/监测、报告和公布。

【解析】动物疫情由县级以上人民政府农业农村主管部门认定；其中重大动物疫情由省、自治区、直辖市人民政府农业农村主管部门认定，必要时报国务院农业农村主管部门认定。据此，选C。

60.【答案】C

【考点】本题考查兽医法律法规和职业道德第六单元动物防疫其他规范性文件/一、二、三类动物疫病病种名录/一类动物疫病。

【解析】一类动物疫病包括口蹄疫、猪水疱病、非洲猪瘟、尼帕病毒性脑炎、非洲马瘟、牛海绵状脑病、牛瘟、牛传染性胸膜肺炎、痒病、小反刍兽疫、高致病性禽流感。据此，选C。

61.【答案】E

【考点】本题考查兽医法律法规和职业道德第七单元兽药管理法律制度/兽用处方药和非处方药管理办法/兽用处方药经营制度。

【解析】兽药经营者应当对兽医处方笺进行查验，单独建立兽用处方药的购销记录，并保存2年以上。据此，选E。

62.【答案】B

【考点】本题考查动物病理学第十三单元器官系统病理学概论/神经系统病理/脑软化的病因及病变特点。

【解析】环境因素包括自然环境和社会环境，社会环境因素包括社会制度、政策管理、科技和生产水平、经济水平、生活水平等，对人及动物健康和疫病的流行均具有重要影响。维生素E缺乏属于营养性因素，营养物质缺乏与生产水平、经济水平、生活水平密不可分。据此，选B。

63.【答案】A

【考点】本题考查动物生物化学第一单元蛋白质化学及其功能/蛋白质的理化性质与分析分离技术/蛋白质的定性分析。

【解析】A选项，图示的生化分析技术的名称是分子筛层析技术，可用于混合物的分离纯化。B选项，凝胶电泳是以凝胶作为支持物进行电泳，如琼脂糖凝胶电泳是用琼脂或琼脂糖作为支持介质。C选项，免疫沉淀技术的原理是可溶性抗原与相应抗体在有电解质存在的情况下，按适当比例所形成的可见沉淀物现象。D选项，互补的核苷酸序列通过Watson-Crick碱基配对形成稳定的杂合双链分子DNA分子的过程称为分子杂交。E选项，透析是指根据分子大小，利用半透膜选择性地除去某些小分子物质的技术。据此，选A。

64.【答案】C

【考点】本题考查兽医药理学第五单元抗寄生虫药/抗蠕虫药物/吡喹酮。

【解析】治疗血吸虫病首选吡喹酮，因此C选项符合题意。A选项，阿苯达唑是畜禽常见胃肠道线虫、肺线虫、肝片吸虫和绦虫的有效驱虫药。B选项，左旋咪唑为广谱、高效、低毒的驱线虫药，还有免疫增强作用。D选项，伊维菌素为新型抗寄生虫药，用于治疗线虫及传播疾病的节肢动物，但对吸虫、绦虫无效。E选项，环丙氨嗪主要治疗体外节肢动物感染。据此，选C。

65.【答案】B

【考点】本题考查兽医药理学第十三单元调节组织代谢药物/维生素/维生素D。

【解析】B选项，维生素D可用于治疗佝偻病，符合题意。A选项，亚硒酸钠可用于防治仔猪的白肌病。C选项，甲状腺功能减退症可用合成甲状腺激素治疗。D、E选项，维生素A可治疗维生素A缺乏症所致的角膜软化症、干眼症、夜盲症及皮肤粗糙等。据此，选B。

66.【答案】D

【考点】本题考查动物生理学第九单元神经系统/脑的高级功能/非条件反射与条件反射的区别及其意义。

【解析】动物因脊髓损伤而瘫痪，反射弧中受损的是神经中枢。据此，选D。

67.【答案】B

【考点】本题考查兽医法律法规和职业道德第七单元兽药管理法律制度/兽用处方药品种目录/兽用处方药品种目录（第三批）。

【解析】《兽用处方药品种目录（第三批）》（中华人民共和国农业农村部公告第245号）新增了22种兽用处方药。①抗生素类：吉他霉素预混剂、金霉素预混剂、磷酸替米考星可溶性粉、亚甲基水杨酸杆菌肽可溶性粉、头孢氨苄片、头孢噻呋注射液、阿莫西林克拉维酸钾片、阿莫西林硫酸黏菌素可溶性粉、阿莫西林硫酸黏菌素注射液、盐酸沃尼妙林预混剂、阿维拉霉素预混剂。②合成抗菌药：马波沙星片、马波沙星注射液、注射用马波沙星、恩诺沙星混悬液。③抗炎药：美洛昔康注射液。④泌尿生殖系统药物：戈那瑞林注射液、注射用戈那瑞林。⑤局部用药物：土霉素子宫注入剂、复方阿莫西林乳房注入剂、硫酸头孢喹肟乳房注入剂（泌乳期）、硫酸头孢喹肟子宫注入剂。本题为选非题。据此，选B。

68.【答案】B

【考点】本题考查动物生物化学第六单元脂类代谢/脂肪的分解代谢/长链脂肪酸的β-氧化过程。

【解析】A选项，NADPH为脂肪酸合成的底物，而不是$NADP^+$。B选项，脂肪酸的合成主要在细胞液内进行，合成脂肪酸的直接原料是乙酰CoA，主要来自葡萄糖的分解。反刍动物可以利用瘤胃生成的乙酸和丁酸，分别转变为乙酰CoA和丁酰CoA，符合题意。C、D、E选项，均与脂肪酸的合成没有直接关系。据此，选B。

69.【答案】C

【考点】本题考查动物解剖学、组织学与胚胎学第九单元泌尿系统/膀胱/位置、结构特点。

【解析】暂时储存尿液的器官是膀胱。据此，选C。

70.【答案】B

【考点】本题考查动物生物化学第四单元糖代谢/糖的生理功能/动物机体糖的来源和去路。

【解析】反刍动物体内丙酸是异生成葡萄糖的主要前体。体内的葡萄糖约有50%来自丙酸的异生作用，因此B选项符合题意。A、C、E选项，均可糖异生生成葡萄糖，但对于反刍动物不是主要的。D选项，丙酮是一种有机溶剂，与糖异生无关。据此，选B。

71.【答案】B

【考点】本题考查兽医法律法规和职业道德第一单元动物防疫基本法律制度/重大动物疫情应急条例/应急准备。

【解析】《重大动物疫情应急条例》第二章第十三条规定：县级以上地方人民政府根据重大动物疫情应急需要，可以成立应急预备队，在重大动物疫情应急指挥部的指挥下，具体承担疫情的控制和扑灭任务。应急预备队由当地兽医行政管理人员、动物防疫工作人员、有关专家、执业兽医等组成；必要时，可以组织动员社会上有一定专业知识的人员参加。公安机关、中国人民武装警察部队应当依法协助其执行任务。应急预备队应当定期进行技术培训和应急演练。据此，选B。

72.【答案】A

【考点】本题考查动物病理学第七单元缺氧/概述/缺氧的类型、原因及主要特点。

【解析】由于血液循环障碍而致器官组织血流量减少或流速减慢所引起的缺氧，称为低血流性缺氧或低动力性缺氧或循环性缺氧。据此，选A。

73.【答案】C

【考点】本题考查动物解剖学、组织学与胚胎学第十六单元家禽解剖特点/消化系统的特点/小肠和大肠的特点。

【解析】成年鸡分泌淀粉酶的器官是胰脏。据此，选C。

74.【答案】B

【考点】本题考查动物解剖学、组织学与胚胎学第二单元骨骼/躯干骨/腰椎。

【解析】椎骨从前往后按其位置分为颈椎、胸椎、腰椎、荐椎和尾椎。其中腰椎与胸椎锥体长度相似，棘突较发达，横突长。据此，选B。

75.【答案】D

【考点】本题考查动物解剖学、组织学与胚胎学第九单元泌尿系统/肾/肾的位置、形态和组织结构。

【解析】球旁复合体在肾小体血管极，由球旁细胞、致密斑和球外系膜细胞组成，也称血管球旁器，具有内分泌和调节功能。据此，选D。

76.【答案】D

【考点】本题考查兽医药理学第一单元总论/药效动力学/药物的量效关系。

【解析】治疗指数是指LD_{50}/ED_{50}。据此，选D。

77.【答案】B

【考点】本题考查动物生物化学第四单元糖代谢/葡萄糖的分解代谢/磷酸戊糖途径及其生理意义。

【解析】磷酸戊糖途径的反应发生在细胞质中，分为2个阶段。第一阶段是形成CO_2和$NADPH+H^+$的氧化反应，通过葡萄糖-6-磷酸的1次脱羧反应和2次脱氢反应，形成五碳糖。第二阶段是非氧化重组反应，其中磷酸戊糖分子通过异构和差向异构重排，形成碳链长度不一的磷酸单糖，参与糖的无氧分解。据此，选B。

78.【答案】C

【考点】本题考查动物生物化学第九单元核酸的功能与研究技术/蛋白质的翻译/mRNA与遗传密码。

【解析】病毒复制过程中可直接作为mRNA的核酸类型是单股正链RNA。据此，选C。

79.【答案】A

【考点】本题考查兽医法律法规和职业道德第八单元病原微生物安全管理法律制度/病原微生物实验室生物安全管理条例/动物病原微生物

实验活动管理。

【解析】在同一个实验室的同一个独立安全区域内，只能同时从事一种高致病性病原微生物的相关实验活动。本题为选非题。据此，选A。

80.【答案】B

【考点】本题考查兽医药理学第八单元解热镇痛抗炎药/糖皮质激素类药物。

【解析】A选项，氯丙嗪用于强化麻醉和使动物安静，如临床用于破伤风的辅助治疗、缓解脑炎的兴奋症状、驯服狂躁动物及消除攻击行为等。麻醉前给药能显著增强麻醉药效果，减少麻醉药的用量，减轻麻醉药的毒副反应。B选项，地塞米松属于糖皮质激素类药物，具有抗炎、抗休克、抗过敏作用，符合题意。C选项，替泊沙林用于控制犬肌肉骨骼病所致的疼痛和炎症。D选项，萘普生用于肌炎、软组织炎疼痛所致的跛行和关节炎等。E选项，托芬那酸用于治疗犬的骨骼-关节和肌肉-骨骼系统疾病引起的炎症和疼痛，用于猫发热综合征。据此，选B。

81.【答案】A

【考点】本题考查动物病理学第十单元炎症/炎症的类型/变质性炎。

【解析】剖检见肝脏表面散在灰白色小斑点说明有坏死灶，变质性肝炎包括肝实质的变性或者坏死。因此A选项符合题意。B选项，可见大量破碎的中性粒细胞。C选项，可见嗜酸性粒细胞增加。D选项，可见大量红细胞。E选项，可见肝脏萎缩。据此，选A。

82.【答案】D

【考点】本题考查动物病理学第十二单元肿瘤/动物常见肿瘤的病变特点/畜禽常见肿瘤的病理特点。

【解析】A选项，乳头状瘤属良性肿瘤，多发部位为皮肤、黏膜等部位。因外形成乳头状而得名，大小不一，表面粗糙，有时还有刺样突起，呈菜花样，凸起于皮肤或阴道黏膜。B、C选项，乳腺肿瘤有良性肿瘤和恶性肿瘤。良性肿瘤有腺瘤和纤维瘤，恶性肿瘤常见的是腺癌和固型癌。良性肿瘤生长缓慢，有包膜，周围组织不固定；恶性肿瘤生长快，周围组织固定，呈质地较硬的结节状，表面破溃或感染。D选项，鳞状细胞癌呈菜花状或结节状，质地较坚硬，在癌巢中心可见类似表皮的层状角化物，称为角化珠或癌珠，符合题意。E选项，纤维肉瘤是发生于结缔组织的恶性肿瘤，外观呈不规则的结节状，质地柔软，切面呈灰白色、鱼肉样，常见出血和坏死。结合题干中"口腔黏膜局部增厚，且该瘤组织分化程度较高，细胞排列呈团块状，偶见角化珠"，考虑该增厚部位可能是鳞状细胞癌。据此，选D。

83.【答案】C

【考点】本题考查兽医药理学第十三单元调节组织代谢药物/维生素/维生素C。

【解析】题干中"猪剖检见血液呈酱油色，注射亚甲蓝后好转"提示为亚硝酸盐中毒。C选项，维生素C可以用于治疗重金属铅、汞、化学物质如亚硝酸盐、苯和砷的慢性中毒，符合题意。A选项，维生素D可促进钙吸收，治疗钙缺乏引起的骨软症及佝偻病。B选项，维生素B_6主要用作营养补充和止吐。D选项，维生素B_1主要治疗多发性神经炎、食欲不振及消化功能减弱。E选项，维生素A主要用来治疗角膜软化症、干眼症等。据此，选C。

84.【答案】C

【考点】本题考查动物病理学第十单元炎症/炎症局部的基本病理变化/炎性细胞的种类及其主要功能。

【解析】中性粒细胞升高，多为细菌感染。据此，选C。

85.【答案】D

【考点】本题考查兽医药理学第三单元抗生素与抗真菌药/大环内酯类、截短侧耳素类及林可胺类/大环内酯类。

【解析】根据该猪临床表现及X线检查，考虑诊断为猪支原体肺炎。对猪肺炎支原体较敏感的药物主要有替米考星、泰妙菌素、克林霉素、壮观霉素及喹诺酮等。A、B、C、E选项，均对支原体不敏感。据此，选D。

86.【答案】A

【考点】本题考查兽医药理学第四单元消毒防腐药/常用的消毒防腐药的作用与应用/卤素类（碘制剂）。

【解析】A 选项，2%碘酊可用于术前和注射前的皮肤消毒，符合题意。B、C、D、E 选项，均为环境消毒药，不可用于皮肤黏膜。据此，选 A。

87.【答案】B

【考点】本题考查动物病理学第十二单元肿瘤/肿瘤的命名与分类/肿瘤的分类。

【解析】C、D、E 选项，为恶性肿瘤。周围界线清晰，结构与生长部位组织相似表明为良性肿瘤，故排除 C、D、E 选项。A 选项，乳头状瘤为上皮来源的肿瘤，其病理特征为上皮组织高度增生，鳞状上皮向外过度生长形成乳头，乳头呈圆形或椭圆形上皮团块，中心有疏松而富有脉管的结缔组织，题干并未涉及这些特征性病变，故排除。B 选项，题干所述"叶状肿块，与周围界线清晰，镜检见肿块组织结构与生长部位组织相似，瘤细胞排列成管状"，病理特征与腺瘤相符。因此，该肿块可能是腺瘤。据此，选 B。

88.【答案】A

【考点】本题考查兽医药理学第二单元化学合成抗菌药/喹诺酮类药物/恩诺沙星（作用机理）。

【解析】B 选项，乙酰甲喹主要用于治疗动物螺旋体感染。C、D 选项，磺胺类药物对支原体杀灭效果较弱。E 选项，氟苯尼考虽然可针对性治疗支原体感染，但题干中给出已经使用过抑制蛋白质合成的药物，为降低耐药性，则不能选择同类药物，故选择恩诺沙星。据此，选 A。

89.【答案】B

【考点】本题考查动物病理学第十单元炎症/炎症的类型/渗出性炎。

【解析】根据题干可知，病死猪主要发生的是肠黏膜上皮的炎症。卡他性炎是指发生在黏膜的炎症，因此 B 选项符合题意。A 选项，出血性肠炎的特征为可见大量红细胞。C 选项，纤维素性坏死肠炎的特征为可见纤维素性渗出物附着在肠壁上且难以分离。D 选项，慢性增生性肠炎的特征为可见肠壁增厚。E 选项，纤维素性肠炎的特征为可见肠壁出现纤维素性假膜。据此，选 B。

90.【答案】B

【考点】本题考查动物解剖学、组织学与胚胎学第十三单元神经系统/脊髓/位置和形态。

【解析】病犬前肢功能正常，后肢无反射，故脊髓损伤为腰部以下，选择腰荐髓受损。据此，选 B。

91.【答案】D

【考点】本题考查动物生物化学第七单元含氮小分子的代谢/动物体内氨基酸的来源与去路/氨基酸的来源。

【解析】青饲料中含有大量氨基酸，羟甲基尿素是一种新型的非蛋白氮，含氮量为 39%~41%，是反刍动物合成蛋白质的重要原料。欲提高其产奶量和乳蛋白含量的措施是每天增加青饲料 10kg，羟甲基尿素 30g。据此，选 D。

92.【答案】D

【考点】本题考查动物生理学第五单元呼吸/肺的通气功能/肺容积和肺容量。

【解析】肺活量指用力吸气后再用力呼气，所能呼出的气体量，即补吸气量、潮气量与补呼气量之和，为 6+12+12=30。据此，选 D。

93.【答案】C

【考点】本题考查动物生理学第五单元呼吸/肺的通气功能/肺容积和肺容量。

【解析】功能余气量是补呼气量与残气量之和，为 12+12=24。据此，选 C。

94.【答案】B

【考点】本题考查动物生理学第五单元呼吸/肺的通气功能/肺容积和肺容量。

【解析】深吸气量是潮气量与补吸气量之和，为 6+12=18。据此，选 B。

95.【答案】A

【考点】本题考查动物解剖学、组织学与胚胎学第十六单元家禽解剖特点/呼吸系统的特点/鸣管的特点。

【解析】家禽的发声器官是鸣管。据此，选 A。

96.【答案】E

【考点】本题考查动物解剖学、组织学与胚胎学第十六单元家禽解剖特点/呼吸系统的特点/鸣管的特点。

【解析】位于气管分叉处顶部的楔形小骨为

鸣骨。据此，选E。

97.【答案】B

【考点】本题考查动物解剖学、组织学与胚胎学第十六单元家禽解剖特点/呼吸系统的特点/鸣管的特点。

【解析】家禽的喉腔无声带。据此，选B。

98.【答案】A

【考点】本题考查动物生物化学第六单元脂类代谢/脂肪合成/脂肪酸的合成。

【解析】A选项，ACP称为酰基载体蛋白，为脂肪酸的从头合成（合成16个碳以下的短链脂肪酸）过程中的脂酰基载体，符合题意。B选项，CoA是长链脂肪酸分解过程中脂酰基的主要载体。C选项，肉碱可将脂酰CoA从细胞质转运到线粒体基质，从而进行β-氧化。D选项，四氢叶酸（FH_4）在核苷酸的合成，甘氨酸、丝氨酸代谢中作为一碳单位的载体。E选项，生物素即维生素B_7，又称维生素H，是多种羧化酶的辅酶。据此，选A。

99.【答案】B

【考点】本题考查动物生物化学第六单元脂类代谢/脂肪的分解代谢/长链脂肪酸的β-氧化过程。

【解析】脂肪酸分解过程中酰基的载体是CoA。据此，选B。

100.【答案】C

【考点】本题考查动物生物化学第六单元脂类代谢/脂肪的分解代谢/长链脂肪酸的β-氧化过程。

【解析】肉碱为长链脂肪酸合成过程中脂酰基的载体，可携带脂酰CoA直接通过线粒体内膜。据此，选C。

全国执业兽医资格考试试卷十二（兽医全科类）（基础科目）

1.【答案】D

【考点】本题考查动物生物化学第九单元核酸的功能与研究技术/蛋白质的翻译/mRNA与遗传密码。

【解析】蛋白质中编码氨基酸的密码子总数为64种。据此，选D。

2.【答案】D

【考点】本题考查动物生物化学第五单元生物氧化/生物氧化概念/生物氧化的酶类。

【解析】电子传递呼吸链末端的细胞色素氧化酶是Cytaa_3。据此，选D。

3.【答案】B

【考点】本题考查动物生理学第二单元细胞的基本功能/细胞的兴奋性和生物电现象/静息电位、动作电位的产生。

【解析】静息电位主要是K^+外流所致，是K^+的平衡电位。据此，选B。

4.【答案】A

【考点】本题考查兽医药理学第十单元呼吸系统药物/平喘药/氨茶碱。

【解析】A选项，氨茶碱为平喘药，还有较弱的强心和继发利尿作用，符合题意。B选项，氯化铵可祛痰、利尿和酸化尿液（非间接诱导利尿作用）。C选项，可待因可抑制延髓的咳嗽中枢。D选项，色甘酸钠多用于预防过敏性哮喘。E选项，喷托维林可抑制延髓的咳嗽中枢。据此，选A。

5.【答案】E

【考点】本题考查兽医法律法规和职业道德第一单元动物防疫基本法律制度/中华人民共和

国动物防疫法/动物诊疗。

【解析】"法定代表人（负责人）"属于"动物诊疗许可证载明事项"，有变更的应当申请变更或者换发动物诊疗许可证。本题为选非题。据此，选E。

6.【答案】C

【考点】本题考查兽医法律法规和职业道德第七单元兽药管理法律制度/兽药经营质量管理规范/陈列与储存。

【解析】兽药的陈列、储存要与仓库地面、墙、顶等之间保持一定距离。本题为选非题。据此，选C。

7.【答案】B

【考点】本题考查动物解剖学、组织学与胚胎学第四单元肌肉/躯干肌/颈静脉沟和髂肋肌沟的位置。

【解析】构成家畜颈静脉沟下缘的肌肉是胸头肌。据此，选B。

8.【答案】D

【考点】本题考查动物解剖学、组织学与胚胎学第十二单元淋巴系统/中枢淋巴器官/胸腺的位置、形态与结构特点。

【解析】胸腺具有培育、选择和向周围淋巴器官和淋巴组织输送T淋巴细胞的作用。据此，选D。

9.【答案】E

【考点】本题考查兽医法律法规和职业道德第七单元兽药管理法律制度/兽药管理条例/兽药监督管理。

【解析】有下列情形之一的，为劣兽药：成分含量不符合兽药国家标准或者不标明有效成分的；不标明或者更改有效期或者超过有效期的；不标明或者更改产品批号的；其他不符合兽药国家标准，但不属于假兽药的。据此，选E。

10.【答案】A

【考点】本题考查动物生物化学第三单元酶/影响酶促反应的因素/抑制剂的影响。

【解析】A选项，不可逆抑制指的是抑制剂与比较牢固的共价键与酶蛋白中的基团结合，通常可使酶失去活性，符合题意。B选项，非竞争性抑制是指有些抑制剂往往与酶的非活性部位相结合，形成酶-抑制物复合物后会进一步再与底物结合。C选项，竞争性抑制是指通过增加底物浓度可以逆转的一种酶抑制类型。D选项，反竞争性抑制是指抑制剂不直接与游离酶相结合，而仅与酶-底物复合物结合形成底物-酶-抑制剂复合物（该复合物不能生成产物），从而影响酶促反应的现象。E选项，混合性抑制是指两种或两种以上抑制剂混合作用。据此，选A。

11.【答案】A

【考点】本题考查动物病理学第八单元发热/发热的经过/热型。

【解析】弛张热：体温升高后波动大，每天（昼夜）温差在2℃以上，且不降至常温。常见于化脓性疾病、小叶性肺炎、败血症、风湿热、结核病、马腺疫（非典型经过型）、犬瘟热第二次发热。据此，选A。

12.【答案】D

【考点】本题考查动物病理学第十单元炎症/炎症的类型/渗出性炎。

【解析】浆液性炎症以浆液性渗出为主。因此D选项符合题意。A选项，以血液渗出为主。B选项，渗出物为纤维蛋白。C选项，可见黄白色的坏死灶。E选项，可见大量中性粒细胞渗出，并伴有脓液形成。据此，选D。

13.【答案】E

【考点】本题考查动物病理学第四单元血液循环障碍/休克/原因、分类及发生机理。

【解析】低动力型休克是指心脏的排血量低、外周血管阻力高，故又称为低排高阻型休克。失血性休克、创伤性休克、烧伤性休克、心源性休克和大多数感染性休克属此类。高动力型休克是指心脏的排血量高、外周血管阻力低，故又称为高排低阻型休克。高位脊髓麻醉会导致交感神经阻滞，当交感神经受阻滞后，周围阻力下降，静脉回流减少，心搏出量下降，产生低血压，引起休克。据此，选E。

14.【答案】D

【考点】本题考查兽医法律法规和职业道德第六单元动物防疫其他规范性文件/一、二、三类动物疫病病种名录/一类动物疫病。

【解析】根据农业农村部2022年6月23日

发布的《一、二、三类动物疫病病种名录》，牛瘟属于一类动物疫病。据此，选D。

15.【答案】B

【考点】本题考查动物生物化学第四单元糖代谢/糖异生作用/糖异生的反应过程。

【解析】动物体内糖异生作用主要发生于肝脏。据此，选B。

16.【答案】E

【考点】本题考查兽医法律法规和职业道德第一单元动物防疫基本法律制度/中华人民共和国动物防疫法/《中华人民共和国动物防疫法》概述。

【解析】县级以上地方人民政府的动物卫生监督机构依照本法规定，负责动物、动物产品的检疫工作。据此，选E。

17.【答案】A

【考点】本题考查动物生理学第四单元血液循环/心肌的生物电现象和生理特性/心肌的基本生理特性。

【解析】正常情况下，窦房结的自律性最高，窦房结是心脏的正常起搏点，因此A选项符合题意。B、D、E选项，这3种自律细胞的自律性较低，不表现出来。C选项，心肌细胞为正常工作细胞，有兴奋性、收缩性、传导性、无自律性。据此，选A。

18.【答案】A

【考点】本题考查兽医药理学第一单元总论/药效动力学/药物的治疗作用与不良反应。

【解析】A选项，由于药物剂量过大或用药时间过长引起的不良反应是毒性作用，符合题意。B选项，副作用为常用药物剂量在治疗时产生的与治疗无关的作用或危害不大的不良反应。C选项，后遗效应为停药后血药浓度已降至阈值以下时的残存药理效应。D选项，继发反应（二重感染）为药物治疗作用引起的不良后果。E选项，变态反应又称过敏反应，指机体对药物不正常的免疫反应，出现于过敏体质者，其反应性质与药物效应、剂量无关，但反应程度相差大。据此，选A。

19.【答案】A

【考点】本题考查动物解剖学、组织学与胚胎学第十三单元神经系统/基础概念/神经元的定义。

【解析】神经元（神经细胞）的一般形态是多突状。据此，选A。

20.【答案】B

【考点】本题考查动物病理学第七单元缺氧/概述/缺氧的类型、原因及主要特点。

【解析】血液性缺氧是由于红细胞数及血红蛋白含量减少，或性质改变导致的缺氧，也称等张性缺氧。亚硝酸盐中毒可引起高铁血红蛋白血症，属于此类缺氧。据此，选B。

21.【答案】A

【考点】本题考查动物解剖学、组织学与胚胎学第八单元呼吸系统/肺/肺的位置、形态和组织结构。

【解析】肺泡内巨噬细胞主要所在的位置是肺泡隔。据此，选A。

22.【答案】C

【考点】本题考查兽医法律法规和职业道德第七单元兽药管理法律制度/兽用处方药品种目录/兽用处方药品种目录（第一批）。

【解析】A、B、D、E选项，均为合成抗菌药（磺胺类药物）中的处方药。C选项，灭菌磺胺结晶主要用于溶血性链球菌及葡萄球菌等的外伤感染，不属于处方药。本题为选非题。据此，选C。

23.【答案】D

【考点】本题考查动物解剖学、组织学与胚胎学第十单元生殖系统/雄性生殖器官/附睾。

【解析】附睾是储存精子和精子成熟的地方，呈新月形。据此，选D。

24.【答案】B

【考点】本题考查动物病理学第三单元病理性物质沉着/含铁血黄素沉着/病理变化。

【解析】含铁血黄素沉着常见于脾脏、肝脏、淋巴结和骨髓等富含巨噬细胞的器官组织，不包括皮肤。本题为选非题。据此，选B。

25.【答案】D

【考点】本题考查兽医法律法规和职业道德第一单元动物防疫基本法律制度/中华人民共和国动物防疫法/动物疫病的预防。

【解析】任何单位和个人对动物实施强制免疫后，应该按照国家有关规定建立免疫档案、加施畜禽标识，保证可追溯。官方兽医是具体实施动物、动物产品检疫的主体，对检疫合格的，出具检疫证明、加施检疫标志。此外《中华人民共和国动物防疫法》中只有关于"检疫证明""检疫标志"或者"畜禽标识"的表述，无"动物证明"相关表述。本题为选非题。据此，选D。

26.【答案】C

【考点】本题考查动物生理学第六单元采食、消化和吸收/小肠的消化与吸收/胰液和胆汁的性质、主要成分和作用。

【解析】胆汁的生理作用主要是胆盐或胆汁酸的作用。胆盐是胆汁酸与甘氨酸或牛磺酸结合形成的钠盐或钾盐的统称，是促进脂肪消化吸收的主要成分。据此，选C。

27.【答案】D

【考点】本题考查动物病理学第十三单元器官系统病理学概论/泌尿系统病理/肾功能不全和尿毒症。

【解析】急性肾功能不全表现为少尿或无尿。因此D选项符合题意，C选项错误。急性肾功能不全时酸性产物无法排出，因此表现为代谢性酸中毒，A、B选项错误。急性肾功能不全时为高钾低钠血症，故E选项错误。据此，选D。

28.【答案】D

【考点】本题考查兽医药理学第五单元抗寄生虫药/抗原虫药物/抗锥虫药、抗梨形虫药。

【解析】D选项，青蒿琥酯对红细胞内疟原虫裂殖体有强大杀灭作用，符合题意。A选项，磺胺喹噁啉属广谱慢作用型抑菌药，对大多数革兰氏阳性菌和部分革兰氏阴性菌有效，甚至对衣原体和某些原虫（弓形体、沙眼衣原体）也有效。B选项，伊维菌素对线虫和节肢动物有极佳的疗效，但对吸虫、绦虫及原虫无效。C选项，非波罗尼主要杀灭体外寄生虫。E选项，阿苯达唑主要用于畜禽线虫、绦虫、吸虫病。据此，选D。

29.【答案】C

【考点】本题考查动物生物化学第一单元蛋白质化学及其功能/蛋白质结构与功能的关系/蛋白质的变性。

【解析】C选项，生物活性丧失是蛋白质变性的主要特征，符合题意。A选项，减色效应为DNA复性时的吸光度变化。B选项，蛋白质变性后溶解度降低，结絮、凝固沉淀，因此沉降系数升高。D选项，蛋白质变性后黏度增大。E选项，蛋白质变性后比旋下降。据此，选C。

30.【答案】E

【考点】本题考查动物病理学第十单元炎症/炎症的类型/增生性炎。

【解析】感染性肉芽肿的中心部为坏死组织，坏死灶周围可见大量上皮样细胞和多核巨细胞，外层淋巴细胞浸润，周边有成纤维细胞（纤维母细胞）和胶原纤维分布。据此，选E。

31.【答案】B

【考点】本题考查兽医药理学第十五单元解毒药/金属络合剂/二巯丙醇。

【解析】B选项，二巯丙醇主要用于砷中毒，对汞和金属中毒也有效，符合题意。A选项，解磷定用于解救有机磷中毒。C选项，亚硝酸钠用来解救氰化物中毒。D选项，硫代硫酸钠用来解救氰化物中毒。E选项，亚甲蓝用来解救亚硝酸盐中毒。据此，选B。

32.【答案】A

【考点】本题考查兽医法律法规和职业道德第七单元兽药管理法律制度/特殊兽药的使用/食品动物中禁止使用的药品及其化合物。

【解析】精致敌百虫为兽用抗寄生虫处方药，不属于《食品动物中禁止使用的药品及其他化合物清单》规定的食品动物禁用药品。本题为选非题。据此，选A。

33.【答案】D

【考点】本题考查兽医药理学第十二单元泌尿生殖系统药物/利尿药和脱水药/呋塞米（速尿）。

【解析】D选项，呋塞米为强效利尿剂，符合题意。A选项，咖啡因为中枢神经系统兴奋药。B选项，螺内酯为低效利尿药。C选项，甘露醇为脱水药。E选项，氨苯蝶啶为低效利尿药。据此，选D。

34.【答案】A

【考点】本题考查兽医法律法规和职业道德

第一单元动物防疫基本法律制度/中华人民共和国动物防疫法/动物和动物产品的检疫。

【解析】A选项，应将"动物产品"修改为"动物"。本题为选非题。据此，选A。

35.【答案】D

【考点】本题考查兽医法律法规和职业道德第六单元动物防疫其他规范性文件/人畜共患传染病名录。

【解析】《人畜共患传染病名录》中共24种，分别为牛海绵状脑病、高致病性禽流感、狂犬病、炭疽、布鲁氏菌病、弓形虫病、棘球蚴病、钩端螺旋体病、沙门菌病、牛结核病、日本血吸虫病、日本脑炎（流行性乙型脑炎）、猪链球菌Ⅱ型感染、旋毛虫病、囊尾蚴病、马鼻疽、李氏杆菌病、类鼻疽、片形吸虫病、鹦鹉热、Q热、利什曼原虫病、尼帕病毒性脑炎、华支睾吸虫病。本题为选非题。据此，选D。

36.【答案】C

【考点】本题考查动物病理学第二单元组织与细胞损伤/细胞死亡/细胞坏死的类型及其特点。

【解析】致坏疽组织呈黑色外观的主要化学物质是硫化铁。据此，选C。

37.【答案】A

【考点】本题考查兽医药理学第十一单元血液循环系统药物/抗贫血药/硫酸亚铁。

【解析】A选项，内服硫酸亚铁，对慢性失血性贫血疗效极佳，符合题意。B选项，叶酸常用来治疗巨幼红细胞性贫血。C选项，泛酸一般不用来治疗贫血。D选项，维生素B_{12}常用来治疗巨幼红细胞性贫血。E选项，维生素E一般不用来治疗贫血。据此，选A。

38.【答案】B

【考点】本题考查兽医法律法规和职业道德第七单元兽药管理法律制度/兽药经营质量管理规范/采购与入库。

【解析】A、C、D、E选项均属于上述规定不得入库的情形，其中"没有质量检验报告的"，在兽药入库管理中无明显说明，但在兽药采购管理中有"购进兽药时，必须依照国家兽药管理规定、兽药标准和合同约定，对每批兽药的包装、标签、说明书、质量合格证等内容进行检查，符合要求的方可购进。不一致或无产品质量合格证的兽药，不得购进。"由此可见，"没有质量检验报告的"兽药，采购都不可以，更遑论入库。"与进货单不符的"属于上述规定不得入库的情形；而"与入库单不符的"未提及，视为可以入库。据此，选B。

39.【答案】C

【考点】本题考查动物生物化学第七单元含氮小分子的代谢/氨的代谢/氨的来源与去路。

【解析】哺乳动物体内的氨通过鸟氨酸循环合成尿素排出体外。鸟类和陆生爬行动物体内的氨通过尿酸排出体外。大多数水生动物通过水直接排氨。据此，选C。

40.【答案】A

【考点】本题考查动物解剖学、组织学与胚胎学第十单元生殖系统/雄性生殖器官/牛、羊、马、猪、犬阴茎的形态特点。

【解析】反刍动物和猪的阴茎有乙状弯曲，马无乙状弯曲；猪的阴茎头呈螺旋状，犬有阴茎骨。据此，选A。

41.【答案】A

【考点】本题考查动物病理学第五单元细胞、组织的适应与修复/修复/再生的概念及影响因素。

【解析】根据再生能力的强弱可把细胞分为不稳定细胞、稳定细胞和永久细胞，其中不稳定细胞的再生能力最强，可持续分裂；稳定细胞再生能力次之，在受到损伤刺激的时候才表现出较强的再生能力；永久细胞无再生能力，B、C、D、E选项，再生能力很强，属于不稳定细胞；A选项，再生能力很弱，属于稳定细胞。据此，选A。

42.【答案】B

【考点】本题考查动物生理学第五单元呼吸/气体交换与运输/肺泡与血液以及组织与血液间气体交换的原理和主要影响因素。

【解析】患有如肺纤维化、肺水肿等疾病情况下，由于呼吸膜增厚、通透性降低，使得气体扩散速率下降。据此，选B。

43.【答案】E

【考点】本题考查兽医药理学第三单元抗生

素与抗真菌药/β-内酰胺类。

【解析】E选项，苄星氯唑西林属于长效作用的β-内酰胺类抗生素，符合题意。A、B、C、D选项，所述均属于β-内酰胺类抗生素，但是只具有短效作用。据此，选E。

44.【答案】B

【考点】本题考查动物生理学第十单元内分泌/肾上腺激素/糖皮质激素和盐皮质激素的主要功能及其分泌的调节。

【解析】B选项，肾上腺素有促进机体代谢、促进产热的功能，符合题意。A选项，醛固酮属于盐皮质激素，具有保水、保钠、排钾的作用。C选项，催产素具有促进子宫收缩，以使胎儿产出、促进排乳的作用。D、E选项，都为糖皮质激素，动物不同，其分泌有所不同，也可能混合分泌，主要生理作用不是产热。据此，选B。

45.【答案】D

【考点】本题考查动物解剖学、组织学与胚胎学第三单元关节/四肢关节/前肢关节的组成与结构特点。

【解析】连接肩关节的骨是肱骨。据此，选D。

46.【答案】E

【考点】本题考查动物解剖学、组织学与胚胎学第五单元被皮/乳房/牛、羊、马、猪、犬乳房的结构特点。

【解析】形成牛乳房中隔的组织结构是乳房悬韧带。据此，选E。

47.【答案】B

【考点】本题考查动物解剖学、组织学与胚胎学第十七单元胚胎学/胎盘与胎膜/胎盘的类型与功能。

【解析】猪和马的胎盘属于上皮绒毛膜胎盘。大多数反刍动物（牛和羊）的子叶胎盘初期属于上皮绒毛膜胎盘后期属于结缔绒毛膜胎盘（绒毛叶胎盘），故为上皮结缔绒毛膜胎盘。犬、猫等食肉动物的属于内皮绒毛膜胎盘。兔和灵长类动物的属于血绒毛膜胎盘。据此，选B。

48.【答案】B

【考点】本题考查动物生理学第四单元血液循环/心血管活动的调节/调节心血管活动的压力感受性反射和化学感受性反射。

【解析】心迷走神经兴奋，其效应是心率减慢，血管舒张，外周阻力减小，从而使血压降低，又称减压反射。据此，选B。

49.【答案】E

【考点】本题考查动物解剖学、组织学与胚胎学第九单元泌尿系统/肾/肾的位置、形态和组织结构。

【解析】肾小体的结构单位是血管球和肾小囊。据此，选E。

50.【答案】D

【考点】本题考查动物病理学第十一单元败血症/病理变化。

【解析】各种败血症具有如下共同特点：尸僵不全、全身出血、血液凝固不良呈酱油样、免疫器官发生急性炎症、内脏器官肿胀变质、神经内分泌系统水肿变性。同时，还存在局部的化脓性、出血性、坏死性炎，即全身各部分结构及功能出现问题。因此D选项符合题意，A、B、C、E选项所述不可能出现。据此，选D。

51.【答案】E

【考点】本题考查兽医法律法规和职业道德第七单元兽药管理法律制度/兽用处方药和非处方药管理办法/兽医处方笺基本要求。

【解析】兽医处方笺应保存3年以上。本题为选非题。据此，选E。

52.【答案】D

【考点】本题考查动物生理学第十单元内分泌/垂体的内分泌功能/腺垂体激素和神经垂体激素的种类及其生理功能。

【解析】促黄体素（LH）主要促进卵巢合成雌激素、卵泡发育和成熟、排卵和排卵后黄体的形成，并刺激黄体分泌孕酮，因此D选项符合题意。A、B选项，松弛素和催产素在分娩前发挥作用，为分娩做好准备。C选项，促卵泡素具有促进卵泡发育和成熟的作用。E选项，雌激素的作用为维持第二性征、促进生殖器官发育等。据此，选D。

53.【答案】B

【考点】本题考查动物生理学第十单元内分泌/垂体的内分泌功能/腺垂体激素和神经垂体

激素的种类及其生理功能。

【解析】B选项，脑垂体又称垂体，其中，腺垂体分泌的生长激素、催乳素、促黑素细胞激素，直接作用于靶组织和靶细胞，调节机体的功能活动，符合题意。A选项，分泌的是褪黑素。C选项，分泌的是甲状腺激素。D选项，分泌的是甲状旁腺激素。E选项，分泌的是肾上腺皮质激素和髓质激素。据此，选B。

54.【答案】A

【考点】本题考查动物生物化学第十一单元器官和组织的生物化学/红细胞的代谢/红细胞中的糖代谢。

【解析】A选项，糖酵解又称糖的无氧氧化，是有氧氧化的第一阶段，场所在细胞质。成熟的红细胞没有线粒体等细胞器，无法进行氧化磷酸化，因此依赖于糖酵解供能，符合题意。B选项，磷酸戊糖途径主要在乳腺、肾上腺皮质、脂肪组织细胞中发生。C选项，糖醛酸主要发生在肝脏细胞中。D选项，成熟的红细胞无线粒体，不能发生有氧氧化。E选项，不是主要的代谢途径。据此，选A。

55.【答案】D

【考点】本题考查兽医药理学第八单元解热镇痛抗炎药/解热镇痛药/安乃近。

【解析】D选项，安乃近具有解热镇痛的作用，且会抑制凝血酶原的合成，符合题意。A、B、C、E选项，均为解热镇痛药，但都没有抑制凝血酶原的合成的作用。据此，选D。

56.【答案】C

【考点】本题考查兽医法律法规和职业道德第一单元动物防疫基本法律制度/中华人民共和国动物防疫法/动物和动物产品的检疫。

【解析】进行动物运输的车辆应当按照相关规定进行备案。本题为选非题。据此，选C。

57.【答案】C

【考点】本题考查兽医法律法规和职业道德第一单元动物防疫基本法律制度/中华人民共和国动物防疫法/病死动物和病害动物产品的无害化处理。

【解析】在城市公共场所和乡村发现的死亡畜禽，应由"所在地街道办事处、乡级人民政府"组织收集、处理并溯源，而非"所在地县级农业农村主管部门"。本题为选非题。据此，选C。

58.【答案】A

【考点】本题考查动物病理学第九单元应激与疾病/应激时机体代谢和功能变化/消化系统结构及功能改变。

【解析】猪应激性溃疡发生的部位是胃。据此，选A。

59.【答案】E

【考点】本题考查动物病理学第十二单元肿瘤/肿瘤的命名与分类/肿瘤的命名原则。

【解析】异型性大的肿瘤通常为恶性肿瘤，上皮组织的恶性肿瘤统称为癌。据此，选E。

60.【答案】E

【考点】本题考查兽医药理学第七单元中枢神经系统药物/全身麻醉药/诱导麻醉药（硫喷妥钠）。

【解析】E选项，硫喷妥钠能阻断兴奋性递质谷氨酸盐在突触的作用，可解救苯海拉明中毒（脑神经过度兴奋）。A选项，息斯敏（阿司咪唑）与苯海拉明为同类药物。B选项，异丙嗪与苯海拉明为同类药物。C选项，咖啡因为大脑皮层兴奋药。D选项，扑尔敏（马来酸氯苯那敏）与苯海拉明为同类药物。据此，选E。

61.【答案】D

【考点】本题考查动物解剖学、组织学与胚胎学第三单元关节/四肢关节/前肢关节的组成与结构特点。

【解析】家畜前肢的多轴关节是肩关节。据此，选D。

62.【答案】C

【考点】本题考查动物病理学第六单元水盐代谢及酸碱平衡紊乱/脱水/类型、原因及特点。

【解析】脱水指的是细胞外液减少，细胞内液不变。等渗性脱水是指水和钠等比例丢失，细胞外液容量减少，渗透压不变。据此，选C。

63.【答案】A

【考点】本题考查动物病理学第十三单元器官系统病理学概论/消化系统病理/肝炎的类型及其病变特点。

【解析】化脓性肝炎常见于细菌性感染。据此，选A。

64.【答案】C

【考点】本题考查动物病理学第十单元炎症/炎症的类型/渗出性炎。

【解析】发生于黏膜的炎症称为卡他性炎，因此C选项符合题意。卡他性炎可分为浆液性卡他、黏液性卡他、纤维蛋白性卡他、脓性卡他及血性卡他等。A选项，可见纤维蛋白渗出。B选项，可见膀胱壁增厚。D选项，可见红细胞渗出。E选项，可见脓汁（即破碎的中性粒细胞）渗出。据此，选C。

65.【答案】C

【考点】本题考查兽医法律法规和职业道德第一单元动物防疫基本法律制度/中华人民共和国动物防疫法/《中华人民共和国动物防疫法》概述。

【解析】乡级人民政府、街道办事处组织群众做好本辖区的动物疫病预防与控制工作，村民委员会、居民委员会予以协助。据此，选C。

66.【答案】B

【考点】本题考查动物生理学第七单元能量代谢和体温/体温/动物维持体温相对恒定的基本调节方式。

【解析】调节发热动物体温的中枢位于下丘脑。据此，选B。

67.【答案】C

【考点】本题考查动物病理学第八单元发热/发热的经过/热型。

【解析】波状热的特征为体温上升、下降、再上升，反复发作，常见于布鲁氏菌病（有些书中将波状热划分在不规则热中，考试中遇到布鲁氏菌的热型题时，若有波状热则首选波状热，无则选不规则热）。据此，选C。

68.【答案】E

【考点】本题考查动物生物化学第六单元脂类代谢/脂肪的分解代谢/酮体的生成及意义。

【解析】哺乳动物酮体生成的主要组织在肝脏。据此，选E。

69.【答案】E

【考点】本题考查动物生理学第九单元神经系统/神经元的活动/突触的种类、突触传递的基本特征。

【解析】神经突触的传递特征为：兴奋节律的改变、易疲劳、单向传递、通过化学物质传递、突触延搁。据此，选E。

70.【答案】A

【考点】本题考查动物生理学第六单元采食、消化和吸收/胃的消化功能/胃液的主要成分和作用。

【解析】盐酸的主要生理作用：激活胃蛋白酶原、便于胃蛋白酶水解、可刺激促胰液素释放、有助于铁和钙的吸收，因此A选项符合题意。B选项，内因子能促进维生素B_{12}的吸收。C、D选项，黏液-碳酸氢盐屏障的作用是保护胃黏膜免受胃酸消化。E选项，磷酸氢盐的作用是调节pH、渗透压等。据此，选A。

71.【答案】D

【考点】本题考查动物解剖学、组织学与胚胎学第十二单元淋巴系统/周围淋巴器官/脾的位置、形态与组织结构特点。

【解析】A选项，羊脾扁平，呈钝三角形，红紫色，质较软，位于瘤胃左侧。B选项，牛脾呈长而扁的椭圆形，蓝紫色，质地硬，位于左季肋部，贴附于瘤胃背囊左前部。C选项，犬脾略呈舌形或靴形，紫红褐色，质较硬，上端与第1腰椎横突和最后肋骨椎骨骨端相对。D选项，马脾呈镰刀形，蓝红色或铁青色，位于胃大弯左侧，符合题意。E选项，猪脾呈细而长的带状，暗红色，质地较硬，位于胃大弯左侧。据此，选D。

72.【答案】C

【考点】本题考查兽医药理学第七单元中枢神经系统药物/全身麻醉药/诱导麻醉药（丙泊酚）。

【解析】C选项，丙泊酚在动物麻醉过程中，还能起到降低颅内压作用，符合题意。A选项，异氟烷具有抑制中枢，增加脑部血流量和颅内压，降低脑代谢，减少皮层耗氧的作用，苏醒期短，用于诱导或维持麻醉。B选项，氯胺酮又名开他敏，脂溶性比硫喷妥钠高，作用迅速，但持续时间短，为镇痛型麻醉药。D选项，异戊巴比妥脂溶性高，小剂量镇静、催眠，剂量增加会产生抗惊厥和麻醉作用，麻醉持续时间短，主要用于中、小动物的镇静、抗惊厥和麻醉。E选项，戊巴比妥钠为中效类巴比妥类药物，作用可持续3～6h，无镇痛作用。据此，选C。

73.【答案】E

【考点】本题考查兽医法律法规和职业道德第七单元兽药管理法律制度/兽用生物制品经营管理办法/兽用生物制品的经营制度。

【解析】养殖场（户）应当建立真实、完整的采购、储存、使用记录，并保存至制品有效期满2年后。据此，选E。

74.【答案】A

【考点】本题考查动物解剖学、组织学与胚胎学第七单元消化系统/肠/牛、羊、马、猪、犬小肠和大肠的特点。

【解析】马结肠的起始端是右下部。据此，选A。

75.【答案】B

【考点】本题考查动物病理学第五单元细胞、组织的适应与修复/适应/化生的概念、原因及结局。

【解析】成熟的黏膜柱状上皮细胞受刺激分化为复层鳞状上皮细胞的现象为已成熟的组织在形态和功能上转变为另一种组织的过程，属于化生。据此，选B。

76.【答案】B

【考点】本题考查动物病理学第二单元组织与细胞损伤/变性/脂肪变性。

【解析】慢性肝瘀血伴发肝脏脂肪变性时，暗红色的瘀血区与黄褐色的脂变区相互交织，形成红黄相间的类似槟榔或肉豆蔻切面的纹理，称为槟榔肝。据此，选B。

77.【答案】C

【考点】本题考查动物生物化学第三单元酶/酶分子结构/酶的化学组成。

【解析】结合酶除了酶蛋白之外还有辅助因子，辅助因子可以是无机离子和有机小分子。据此，选C。

78.【答案】A

【考点】本题考查动物解剖学、组织学与胚胎学第十一单元心血管系统/体循环/主动脉及其主要分支。

【解析】供给全身的血液由左心室输出，血管是主动脉。据此，选A。

79.【答案】E

【考点】本题考查兽医法律法规和职业道德第七单元兽药管理法律制度/兽用处方药和非处方药管理办法/兽用处方药和非处方药标识制度。

【解析】兽用处方药标识的颜色为红色。据此，选E。

80.【答案】A

【考点】本题考查兽医法律法规和职业道德第一单元动物防疫基本法律制度/中华人民共和国动物防疫法/动物疫病的预防。

【解析】B、C、D、E选项，均符合相关规定。A选项，县级以上地方人民政府根据本地情况，决定在城市"特定区域"禁止家畜家禽活体交易，而非所有区域都禁止家畜家禽的活体交易。本题为选非题。据此，选A。

81.【答案】C

【考点】本题考查兽医法律法规和职业道德第一单元动物防疫基本法律制度/中华人民共和国动物防疫法/动物疫病的预防。

【解析】无规定动物疫病区应由"国务院农业农村主管部门"验收合格予以公布，而非"省、自治区、直辖市农业农村主管部门"。本题为选非题。据此，选C。

82.【答案】E

【考点】本题考查兽医法律法规和职业道德第一单元动物防疫基本法律制度/中华人民共和国动物防疫法/动物疫病的预防。

【解析】街道办事处、乡级人民政府组织协调居民委员会、村民委员会，做好本辖区流浪犬、猫的控制和处置，防止疫病传播。本题为选非题。据此，选E。

83.【答案】A

【考点】本题考查兽医药理学第六单元外周神经系统药物/胆碱受体阻断药/阿托品。

【解析】根据题干所述症状"呕吐，腹泻，腹痛，肌肉震颤"，怀疑该猪群为有机磷中毒，主要表现胆碱能神经兴奋。各选项均为胆碱能药，新斯的明、毛果芸香碱、氨甲酰胆碱属拟胆碱药，故不适用；阿托品、东莨菪碱属抗胆碱药（胆碱受体阻断药），适用，但阿托品对中枢神经的作用是兴奋，东莨菪碱是抑制，题干所述为"精神沉郁"，因此阿托品更符合题意。据此，选A。

84.【答案】B

【考点】本题考查动物病理学第十二单元肿瘤/动物常见肿瘤的病理特点/畜禽常见肿瘤的病理特点。

【解析】菜花状肿块，镜检见指状凸起，但不呈浸润性生长（良性肿瘤）的属于乳头状瘤。据此，选B。

85.【答案】E 86.【答案】C 87.【答案】D

【考点】本组题考查动物生物化学第九单元核酸的功能与研究技术/核酸化学/核酸的种类与分布。

【解析】A选项，lncRNA即长链非编码RNA，在剂量补偿效应、表观遗传调控、细胞周期调控和细胞分化调控等众多生命活动中发挥重要作用。B选项，ncRNA即非编码RNA，指一大类能从基因转录而来但不翻译蛋白质的RNA。C选项，mRNA即信使RNA，在蛋白质翻译过程中作为模板合成多肽链。D选项，tRNA即转运RNA，在蛋白质翻译过程中作为转运体，起到运输氨基酸的所用。E选项，rRNA即核糖体RNA，是核糖体的组成成分，而核糖体是蛋白质生物合成的场所。据此，85题选E，86题选C，87题选D。

88.【答案】B

【考点】本题考查动物解剖学、组织学与胚胎学第十三单元神经系统/脑神经/十二对脑神经的主要分支和支配的器官。

【解析】分布于面部皮肤、口、鼻黏膜、咀嚼肌的脑神经是三叉神经。据此，选B。

89.【答案】C

【考点】本题考查动物解剖学、组织学与胚胎学第十三单元神经系统/脑神经/十二对脑神经的主要分支和支配的器官。

【解析】分布于眼球肌，由延髓控制的脑神经是外展神经。据此，选C。

90.【答案】E

【考点】本题考查动物解剖学、组织学与胚胎学第十三单元神经系统/脑神经/十二对脑神经的主要分支和支配的器官。

【解析】分布于咽、喉、食道、气管和胸、腹腔内脏器官的脑神经是迷走神经。据此，选E。

91.【答案】A 92.【答案】A

【考点】本组题考查兽医药理学第五单元抗寄生虫药/抗原虫药物/抗球虫药。

【解析】A选项，磺胺喹噁啉可用于治疗球虫，较高剂量可引起雏鸡出血和组织坏死现象，鸡红细胞及淋巴细胞减少。B选项，伊维菌素对线虫和节肢动物有佳的疗效，但对吸虫、绦虫及原虫无效。C选项，非波罗尼主要杀灭体外寄生虫。D选项，青蒿琥酯主要杀灭疟原虫。E选项，阿苯达唑主要用于畜禽线虫、绦虫、吸虫病。据此，91题选A，92题选A。

93.【答案】C

【考点】本题考查动物生理学第六单元采食、消化和吸收/小肠的消化与吸收/主要营养物质在小肠内的吸收。

【解析】维生素B_{12}必须与胃腺壁细胞分泌的内因子结合成复合物，到达回肠与回肠黏膜上皮细胞的特殊受体结合而被吸收，因此C选项符合题意。A、B选项，可直接被吸收；D、E选项，雄激素和促红细胞生成素是机体本身产生的内源性物质。据此，选C。

94.【答案】A

【考点】本题考查动物生理学第三单元血液/血细胞/红细胞生成所需的主要原料及辅助因子。

【解析】红细胞生成所需的主要原料是蛋白质、铁，若供应或摄取不足，造血将发生障碍，出现营养性贫血。据此，选A。

95.【答案】E

【考点】本题考查动物生理学第三单元血液/血细胞/红细胞生成的调节。

【解析】促红细胞生成素主要在肾脏产生，因此E选项符合题意。A、B、C选项，一般为外源性物质。D选项，主要由性腺和肾上腺皮质产生。据此，选 E。

96.【答案】A

【考点】本题考查动物解剖学、组织学与胚胎学第十五单元感觉器官/眼/眼球壁的结构。

【解析】纤维膜位于眼球壁的外层，分为前部的角膜和后部的巩膜，有维持眼球形状、保护眼球内部结构的功能。据此，选 A。

97.【答案】C

【考点】本题考查动物解剖学、组织学与胚胎学第十五单元感觉器官/眼/眼球壁的结构。

【解析】视网膜位于眼球壁内层，分为视部和盲部，有感光功能。据此，选 C。

98.【答案】B

【考点】本题考查动物解剖学、组织学与胚胎学第十五单元感觉器官/眼/眼球壁的结构。

【解析】血管膜是眼球的中层，富有血管和色素细胞，具有输送营养和吸收眼内分散光的作用。血管膜由前向后分为虹膜、睫状体、脉络膜。据此，选 B。

99.【答案】C 100.【答案】C

【考点】本组题考查动物病理学第十四单元动物病理剖检诊断技术/概述/病理组织学材料的摘取和固定。

【解析】有病变的器官或组织，要选择病变显著部分或可疑病灶。取样要全面而具有代表性，能显示病变的发展过程。在同一块组织中应包括病灶和正常组织两个部分，且应包括器官的重要结构部分。肿瘤组织的取样，一定要带有其周围的正常组织。据此，99 题选 C，100 题选 C。

全国执业兽医资格考试试卷十三（兽医全科类）（基础科目）

1.【答案】A

【考点】本题考查动物生理学第十单元内分泌/胰岛激素/胰岛素和胰高血糖素的作用及分泌的调节。

【解析】在影响胰岛素分泌的诸多因素中，血糖浓度是调节胰岛素分泌的最重要因素。据此，选 A。

2.【答案】E

【考点】本题考查兽医药理学第五单元抗寄生虫药/抗蠕虫药物/左旋咪唑（左咪唑）。

【解析】左旋咪唑（左咪唑）内服、肌内注射吸收迅速完全，是广谱、高效、低毒的驱线虫药，还有免疫增强作用。据此，选 E。

3.【答案】A

【考点】本题考查动物生理学第八单元尿的生成和排出/影响尿生成的因素/抗利尿激素对尿液生成的调节。

【解析】抗利尿激素的主要生理作用是提高远曲小管和集合管上皮细胞对水的通透性，促进水的重吸收，从而减少尿量，产生抗利尿作用。据此，选 A。

4.【答案】B

【考点】本题考查动物解剖学、组织学与胚胎学第十七单元胚胎学/胎盘与胎膜/胎膜的组成。

【解析】家畜的胎膜不包括浆膜。据此，选 B。

5.【答案】C

【考点】本题考查兽医法律法规和职业道德第一单元动物防疫基本法律制度/重大动物疫情

应急条例/应急处理。

【解析】对疫区的动物：扑杀并销毁染疫和疑似染疫动物及其同群动物，销毁染疫和疑似染疫的动物产品，对其他易感染的动物实行圈养或者在指定地点放养，役用动物限制在疫区内使役。本题为选非题。据此，选C。

6.【答案】B

【考点】本题考查兽医法律法规和职业道德第七单元兽药管理法律法规/兽用处方药品种目录/兽用处方药品种目录（第一批）。

【解析】A、B、C、D、E选项，皆为抗炎类药物，根据《兽用处方药品种目录（第一批）》，抗炎药共7个品种，包括氢化可的松注射液、醋酸可的松注射液、醋酸氢化可的松注射液、醋酸泼尼松片、地塞米松磷酸钠注射液、醋酸地塞米松片、倍他米松片。安乃近注射液不在此名录中。本题为选非题。据此，选B。

7.【答案】A

【考点】本题考查动物病理学第四单元血液循环障碍/出血/病理变化。

【解析】点状出血，即瘀点，出血量少，直径通常≤3mm。据此，选A。

8.【答案】C

【考点】本题考查动物病理学第五单元细胞、组织的适应与修复/适应/萎缩的概念、分类及结局。

【解析】已经发育正常的组织、器官，在病因作用下，体积缩小、功能减退的过程，称为萎缩。据此，选C。

9.【答案】A

【考点】本题考查动物解剖学、组织学与胚胎学第二单元骨骼/四肢骨/前肢骨的组成和牛、马、猪、犬前肢骨的特点。

【解析】马前肢仅有第3指。据此，选A。

10.【答案】A

【考点】本题考查动物解剖学、组织学与胚胎学第十一单元心血管系统/体循环/主动脉及其主要分支。

【解析】冠状动脉是供应心本身血液的动脉。据此，选A。

11.【答案】A

【考点】本题考查兽医药理学第十三单元调节组织代谢药物/矿物质/钙、磷与微量元素。

【解析】硒毒性较大，猪单次内服亚硒酸钠的最小致死剂量为17mg/kg。幼年羔羊一次内服10mg亚硒酸钠将引起精神抑制、共济失调、呼吸困难、频尿、发绀、瞳孔扩大、膨胀和死亡。其病理损伤包括水肿、充血和坏死，可涉及许多系统。据此，选A。

12.【答案】D

【考点】本题考查兽医法律法规和职业道德第七单元兽药管理法律制度/兽药标签和说明书管理办法/兽药标签的基本要求。

【解析】兽药产品（原料药除外）必须同时使用内包装标签和外包装标签。本题为选非题。据此，选D。

13.【答案】B

【考点】本题考查动物病理学第三单元病理性物质沉着/钙化/类型、原因及病理变化。

【解析】转移性钙化：全身钙盐代谢障碍，血钙和（或）血磷升高，使钙盐在机体多处健康组织上沉积所致。据此，选B。

14.【答案】D

【考点】本题考查动物生物化学第七单元含氮小分子的代谢/氨基酸的一般分解代谢/脱羧基作用。

【解析】谷氨酸脱羧基后生成的物质是γ-氨基丁酸。据此，选D。

15.【答案】C

【考点】本题考查兽医法律法规和职业道德第七单元兽药管理法律制度/特殊兽药的使用/食品动物中禁止使用的药品及其化合物。

【解析】苯巴比妥并未出现于《食品动物中禁止使用的药品及其他化合物清单》，而在《禁止在饲料和动物饮水中使用的药物品种目录》中。本题为选非题。据此，选C。

16.【答案】C

【考点】本题考查兽医药理学第六单元外周神经系统药物/抗胆碱酯酶药/新斯的明。

【解析】新斯的明属胆碱酯酶抑制剂，药理

作用为可逆性抑制胆碱酯酶，表现出乙酰胆碱的M样和N样作用，对胃肠道、膀胱平滑肌作用较强，对骨骼肌兴奋作用最强，直接兴奋骨骼肌N_2受体。据此，选C。

17．【答案】A

【考点】本题考查动物解剖学、组织学与胚胎学九单元泌尿系统/肾/牛、羊、马、猪、犬肾的类型和结构特点。

【解析】A选项，猪和人属于平滑多乳头肾，符合题意。B选项，牛属于有沟多乳头肾。C、D、E选项，马、羊、犬属于平滑单乳头肾。据此，选A。

18．【答案】D

【考点】本题考查兽医法律法规和职业道德第一单元动物防疫基本法律制度/中华人民共和国动物防疫法/动物疫病的控制。

【解析】发生一类动物疫病时采取封锁、隔离、扑杀、销毁、消毒、无害化处理，紧急免疫接种等强制性措施。本题为选非题。据此，选D。

19．【答案】B

【考点】本题考查动物病理学第十三单元器官系统病理学概论/消化系统病理/胃、肠炎的类型及其病变特点。

【解析】急性卡他性肠炎初期可见肠黏膜和肠腺上皮细胞变性，转为黏液性卡他时，黏膜上皮细胞坏死、脱落。据此，选B。

20．【答案】A

【考点】本题考查动物解剖学、组织学与胚胎学第十三单元神经系统/脊髓/位置和形态。

【解析】脊髓发出前肢神经的部位变粗大，称颈膨大。据此，选A。

21．【答案】E

【考点】本题考查动物病理学第十单元炎症/炎症的类型/增生性炎。

【解析】A选项，变质性炎的炎灶内以组织变质、营养不良或渐进性坏死变化为主，同时伴以炎性渗出和增生，但渗出和增生性反应较弱。这种炎症常见于心脏、肝脏、肾脏、脑等实质性器官，常是某些重症感染、中毒的结果，主要病变为组织器官实质细胞的各种变性和坏死。B选项，渗出性炎是以渗出性变化为主，变质、增生

反应较轻的炎症，以在炎灶内形成大量渗出物为特征。此时往往伴有一定程度的组织细胞变性和坏死，而增生性改变一般较轻。C选项，纤维素性炎是以渗出物中含大量纤维蛋白为特征的炎症。纤维蛋白来源于血浆中的纤维蛋白原，渗出后受到损伤组织释放出的酶的作用，即凝固成为浅灰黄色的纤维蛋白，常发生于浆膜、黏膜和肺等组织，多由于某些微生物、某些细菌毒素或各种内源性或外源性毒性物质引起。D选项，渗出物中含有大量红细胞，称为出血性炎。它不是一种独立的炎症类型，上述任何一型炎症，只要炎灶内的血管壁损伤较重，渗出物中含有大量红细胞，均可称为出血性炎。E选项，肉芽肿性炎又称特异性增生性炎，是由某些病原微生物（鼻疽杆菌、结核杆菌等）引起的以特异性肉芽组织增生为特征的炎症过程。其主要成分为巨噬细胞，它可能变成类上皮样细胞和多核巨细胞，四周绕纤维组织，并有淋巴细胞和浆细胞浸润。据此，选E。

22．【答案】D

【考点】本题考查动物生理学第二单元细胞的基本功能/细胞的兴奋性和生物电现象/静息电位、动作电位的产生。

【解析】乙酰胆碱作用于终板膜上的胆碱能受体（N_2受体），使间隙内正离子（主要是钠离子）大量内流，大于正离子（主要是钾离子）外流，终板膜产生终板电位（兴奋性突触后电位）。据此，选D。

23．【答案】A

【考点】本题考查动物解剖学、组织学与胚胎学第十五单元感觉器官/眼/眼球壁的结构。

【解析】白内障指的是各种原因如老化、遗传、局部营养障碍、免疫与代谢异常、外伤、中毒、辐射等，都能引起晶状体代谢紊乱，导致晶状体蛋白质变性而发生混浊。据此，选A。

24．【答案】E

【考点】本题考查兽医法律法规和职业道德第一单元动物防疫基本法律制度/中华人民共和国动物防疫法/动物疫病的预防。

【解析】动物无害化处理场所应当具有病原检测设备和检测能力。据此，选E。

25.【答案】E

【考点】本题考查兽医药理学第十五单元解毒药/氟中毒解毒剂/乙酰胺（解氟灵）。

【解析】硫代硫酸钠用于解救氰化物中毒，二巯丙醇用于解救砷、汞、铋等中毒，碘解磷定用于解救有机磷中毒，亚甲蓝用于解救亚硝酸盐中毒，乙酰胺用于解救有机氟中素。据此，选E。

26.【答案】D

【考点】本题考查动物生理学动物生理学第二单元细胞的基本功能/细胞的兴奋性和生物电现象/静息电位、动作电位的产生。

【解析】静息电位主要是钾离子外流所致，是钾离子的平衡电位。据此，选D。

27.【答案】B

【考点】本题考查动物生理学第三单元血液/血浆/血浆蛋白的功能。

【解析】γ-球蛋白主要是由淋巴细胞和浆细胞分泌。据此，选B。

28.【答案】E

【考点】本题考查动物生理学第十一单元殖和泌乳/雄性生殖/睾丸的内分泌功能。

【解析】雄激素对下丘脑促性腺激素释放激素和腺垂体促卵泡素、促黄体素进行负反馈调节。据此，选E。

29.【答案】E

【考点】本题考查动物病理学第十二单元肿瘤/肿瘤的命名与分类/肿瘤的分类。

【解析】来源于上皮组织的恶性肿瘤统称为癌。命名时在其来源组织名称之后加"癌"字，如来源于鳞状上皮的恶性肿瘤称为鳞状细胞癌，来源于腺上皮的恶性肿瘤称为腺癌。据此，选E。

30.【答案】A

【考点】本题考查兽医法律法规和职业道德第一单元动物防疫基本法律制度/重大动物疫情应急条例/监测、报告和公布。

【解析】重大动物疫情报告内容包括疫情发生的时间、地点；染疫、疑似染疫动物种类和数量，以及同群动物数量、免疫情况、死亡数量、临床症状、病理变化、诊断情况；流行病学和疫源追踪情况；已采取的控制措施；疫情报告的单位、负责人、报告人及联系方式。本题为选非题。据此，选A。

31.【答案】C

【考点】本题考查动物病理学第二单元组织与细胞损伤/细胞死亡/细胞凋亡与细胞坏死的区别。

【解析】细胞凋亡是指细胞在一定的生理或病理条件下，受内在遗传机制的控制，自动结束生命的过程，即细胞程序性死亡。细胞凋亡时重要的形态学特征是形成凋亡小体。据此，选C。

32.【答案】A

【考点】本题考查兽医法律法规和职业道德第六单元动物防疫其他规范性文件/一、二、三类动物疫病病种名录/一类动物疫病。

【解析】一类动物疫病包括口蹄疫、猪水疱病、非洲猪瘟、尼帕病毒性脑炎、非洲马瘟、牛海绵状脑病、牛瘟、牛传染性胸膜肺炎、痒病、小反刍兽疫、高致病性禽流感。本题为选非题。据此，选A。

33.【答案】D

【考点】本题考查动物生物化学第一单元蛋白质化学及其功能/蛋白质的结构/肽键和肽。

【解析】多肽链中连接氨基酸残基的化学键是肽键。据此，选D。

34.【答案】E

【考点】本题考查动物解剖、组织学与胚胎学第十六单元家禽解剖特点/呼吸系统的特点/鸣管的特点。

【解析】鸣管是禽类的发声器官。据此，选E。

35.【答案】A

【考点】本题考查动物病理学第四单元血液循环障碍/充血/肝瘀血原因、发生机理、病理变化及结局。

【解析】右心衰竭时，肝静脉血液回流受阻，最先出现明显瘀血的器官是肝脏。据此，选A。

36.【答案】C

【考点】本题考查兽医药理学第一单元总论/

药代动力学/药物的吸收。

【解析】不同给药途径，吸收率由低到高的顺序为皮肤给药、内服、皮下注射、肌内注射、呼吸道吸入、静脉注射。据此，选C。

37.【答案】D

【考点】本题考查动物解剖学、组织学与胚胎学第十一单元心血管系统/体循环/主动脉及其主要分支。

【解析】髂外动脉是后肢的动脉主干，在腹腔称髂外动脉，在股部称股动脉。据此，选D。

38.【答案】E

【考点】本题考查动物生物化学第十一单元器官和组织的生物化学/肝脏的代谢/肝脏的生物转化作用。

【解析】非营养物质、从肠道吸收的一些腐败物、药物及不能再被机体利用的代谢终产物，在排出机体以前，经过一定的代谢转变，使它们增强极性或水溶性，转变成比较容易排出的形式，然后再随尿或胆汁排出。这些代谢转变过程称为生物转化作用，也称解毒作用。参与结合反应的物质包括葡萄糖醛酸、硫酸、甘氨酸、乙酰CoA。其中酚类可与硫酸结合而解毒，此硫酸称为"活性硫酸"。活性硫酸根中拥有硫元素，而具有硫元素的氨基酸是蛋氨酸和半胱氨酸。据此，选E。

39.【答案】A

【考点】本题考查动物解剖学、组织学与胚胎学第四单元肌肉/头部肌/咬肌的位置与结构特点。

【解析】位于下颌支外侧面的闭口肌是咬肌。据此，选A。

40.【答案】E

【考点】本题考查兽医法律法规和职业道德第一单元动物防疫基本法律制度/中华人民共和国动物防疫法/《中华人民共和国动物防疫法》概述。

【解析】《中华人民共和国动物防疫法》2021年修订版中第一章第三条，本法所称动物防疫，是指动物疫病的预防、控制、诊疗、净化、消灭和动物、动物产品的检疫，以及病死动物、病害动物产品的无害化处理。本题为选非题。据此，选E。

41.【答案】D

【考点】本题考查动物解剖学、组织学与胚胎学第一单元概述/细胞/细胞的构造。

【解析】核糖体又称核糖蛋白，是合成蛋白质的场所。据此，选D。

42.【答案】E

【考点】本题考查兽医药理学第八单元解热镇痛抗炎药/糖皮质激素类药物/不良反应。

【解析】使用糖皮质激素类药物治疗时，动物体内的糖皮质激素长期处于较高水平，是导致库兴综合征的原因之一，故可称作医源性库兴综合征。动物主要表现为对称性脱毛、食欲异常、多饮多尿和腹部膨大。还可引起低钾血症、碱中毒、水肿、高血压和伴有糖尿病的高血糖症。糖皮质激素可降低胃肠道表面上皮细胞的生长速度，故可导致溃疡，还可能因此引起胰腺炎。长期使用以后，会抑制免疫力，导致免疫力会下降，可能出现感染，如细菌感染、真菌感染。本题为选非题。据此，选E。

43.【答案】B

【考点】本题考查动物生理学第六单元采食、消化和吸收/胃的消化功能/胃液的主要成分和功能。

【解析】胃底腺区位于胃底部，由主细胞、壁细胞和黏液细胞组成。主细胞分泌胃蛋白酶原，壁细胞分泌盐酸和分泌内因子，黏液细胞分泌黏液。据此，选B。

44.【答案】D

【考点】本题考查兽医法律法规和职业道德第八单元病原微生物安全管理法律制度/病原微生物实验室生物安全管理条例/实验室感染控制。

【解析】实验室感染事故后对染疫或者疑似染疫的动物采取隔离、扑杀等措施。本题为选非题。据此，选D。

45.【答案】E

【考点】本题考查兽医法律法规和职业道德第一单元动物防疫基本法律制度/中华人民共和国动物防疫法/动物诊疗。

【解析】动物诊疗许可证载明事项变更的，应当申请变更或者换发动物诊疗许可证。本题为选非题。据此，选 E。

46.【答案】D

【考点】本题考查动物解剖学、组织学与胚胎学第八单元呼吸系统/喉/声带的位置。

【解析】喉既是空气出入肺的通道，又是发声器官。声带由声襞及其外侧的声韧带和声带肌构成。声襞是喉腔中部侧壁上的一对黏膜襞，是发声器官。据此，选 D。

47.【答案】A

【考点】本题考查兽医药理学第九单元消化系统药物/泻药与止泻药/硫酸钠。

【解析】治疗便秘应该使用泻药，排除 E 选项。A 选项，硫酸钠属于容积型泻药（盐类泻药），符合题意。B 选项，鞣酸蛋白的作用为保护肠道的薄膜。C 选项，白陶土是吸附性止泻药。D 选项，阿托品通过抑制肠道平滑肌蠕动而止泻。据此，选 A。

48.【答案】E

【考点】本题考查动物生理学第十一单元生殖和泌乳/雌性生殖/卵巢的内分泌功能。

【解析】排卵后由卵泡迅速转变成的富有血管的腺体样结构，富含毛细血管并具有内分泌功能的细胞团，新鲜时呈黄色，称黄体，它能够分泌雌激素和孕酮。据此，选 E。

49.【答案】E

【考点】本题考查动物解剖学、组织学与胚胎学第七单元消化系统/口腔/软腭。

【解析】软腭将口咽部和鼻咽部分开。据此，选 E。

50.【答案】A

【考点】本题考查动物生理学第五单元呼吸/呼吸运动的调节/神经反射性调节。

【解析】中枢神经系统内产生和调节呼吸运动的神经细胞群，称为呼吸中枢，分布在大脑皮层、间脑、脑桥、延髓和脊髓等部位。脊髓是呼吸反射的初级中枢。延髓是产生节律呼吸的基本中枢。脑桥限制吸气，促使吸气转为呼气；防止吸气过长过深，协助呼吸节律的维持。大脑皮层控制随意呼吸运动。据此，选 A。

51.【答案】A

【考点】本题考查兽医药理学第四单元消毒防腐药/常用消毒防腐药的作用与应用/碱类。

【解析】碱对病毒和细菌的杀灭作用均较强，高浓度溶液可杀灭芽孢。氢氧化钠又称苛性钠，消毒用氢氧化钠又叫烧碱或火碱，一般以 2% 溶液进行环境消毒，5% 溶液用于炭疽芽孢污染的消毒。因此常用于病毒污染的场所、器械等消毒，如畜舍、车辆等的消毒。据此，选 A。

52.【答案】C

【考点】本题考查动物病理学第三单元病理性物质沉着/含铁血黄素沉着/病理变化。

【解析】含铁血黄素是一种黄棕色的色素，凡有此色素沉着的器官和组织，都呈不同程度的黄棕色或金黄色。常见于脾脏、肝脏、淋巴结和骨髓等富含巨噬细胞的器官组织。HE 染色，可见病变组织和细胞内，尤其是在巨噬细胞的细胞质内有大量含铁血黄素颗粒沉着，颗粒呈棕黄色；普鲁士蓝染色，含铁血黄素颗粒呈蓝色，细胞核呈红色，巨噬细胞破裂后，色素颗粒也可在组织间质出现。据此，选 C。

53.【答案】C

【考点】本题考查兽医法律法规和职业道德第七单元兽药管理法律制度/兽药管理条例/兽药监督管理。

【解析】按照假兽药处理的情形：国务院兽医行政管理部门规定禁止使用的；依照本条例规定应当经审查批准而未经审查批准即生产、进口的，或者依照本条例规定应当经抽查检验、审查核对而未经抽查检验、审查核对即销售、进口的；变质的；被污染的；所标明的适应证或者功能主治超出规定范围的。据此，选 C。

54.【答案】C

【考点】本题考查动物解剖学、组织学与胚胎学第十一单元心血管系统/体循环/主动脉及其主要分支。

【解析】腹腔动脉分为脾动脉、胃左动脉、肝动脉等，分布于脾脏、胰、胃、肝脏、十二指肠和大网膜。据此，选 C。

55.【答案】B

【考点】本题考查兽医法律法规和职业道德第七单元兽药管理法律制度/兽药经营质量管理

规范/销售与运输。

【解析】销售兽药的其他规定：兽药经营企业销售兽用处方药的，也当遵守兽用处方药管理规定；销售兽用中药材、中药饮片的，应当注明产地。兽药拆零销售时，不得拆开最小销售单元。本题为选非题。据此，选B。

56.【答案】D

【考点】本题考查兽医药理学第七单元中枢神经系统药物/中枢兴奋药/尼可刹米。

【解析】尼可刹米对延髓呼吸中枢有选择性直接兴奋作用。据此，选D。

57.【答案】B

【考点】本题考查动物解剖学、组织学与胚胎学第五单元被皮/乳房/位置、形态结构。

【解析】犬皮肤腺包含汗腺、皮脂腺、乳腺（汗腺变形物）。据此，选B。

58.【答案】C

【考点】本题考查兽医法律法规和职业道德第一单元动物防疫基本法律制度/中华人民共和国动物防疫法/动物疫病的预防。

【解析】省、自治区、直辖市人民政府农业农村主管部门有权根据本行政区域动物疫病流行情况增加实施强制免疫的动物疫病病种和区域。本题为选非题。据此，选C。

59.【答案】C

【考点】本题考查兽医药理学第十四单元组胺受体阻断药/H_2受体阻断药。

【解析】H_2受体主要分布于胃壁细胞及血管平滑肌细胞，具有促进胃酸分泌及毛细血管扩张等作用。据此，选C。

60.【答案】A

【考点】本题考查兽医法律法规和职业道德第四单元执业兽医及诊疗机构管理法律制度/兽医处方格式及应用规范/处方书写要求。

【解析】兽医处方中包含兽用化学药品、生物制品、中成药的，每种兽药应当另起一行。本题为选非题。据此，选A。

61.【答案】A

【考点】本题考查动物病理学病理学第十单元炎症/炎症的类型/变质性炎。

【解析】A选项，变质性炎的主要特征是炎灶内以组织变质、营养不良或渐进性坏死变化为主，同时伴以炎性渗出和增生，但渗出和增生性反应较弱。这种炎症常见于心脏、肝脏、肾脏、脑等实质性器官，常是某些重症感染、中毒的结果，主要病变为组织器官实质细胞的各种变性和坏死，符合题意。B选项，渗出性炎是以渗出性变化为主，变质、增生反应较轻的炎症，以在炎灶内形成大量渗出物为特征。此时往往伴有一定程度的组织细胞变性和坏死，而增生性改变一般较轻。C选项，纤维素性炎是以渗出物中含大量纤维蛋白为特征的炎症。纤维蛋白来源于血浆中的纤维蛋白原，渗出后受到损伤组织释放出的酶的作用，即凝固成为浅灰黄色的纤维蛋白，常发生于浆膜、黏膜和肺等组织，多由于某些微生物、某些细菌毒素或各种内源性或外源性毒性物质引起。D选项，渗出物中含有大量红细胞，称为出血性炎。它不是一种独立的炎症类型，上述任何一型炎症，只要炎灶内的血管壁损伤较重，渗出物中含有大量红细胞，均可称为出血性炎。E选项，肉芽肿性炎又称特异性增生性炎，是由某些病原微生物（鼻疽杆菌、结核杆菌等）引起的以特异性肉芽组织增生为特征的炎症过程。其主要成分为巨噬细胞，它可能变成类上皮样细胞和多核巨细胞，四周围绕纤维组织，并有淋巴细胞和浆细胞浸润。据此，选A。

62.【答案】B

【考点】本题考查兽医法律法规和职业道德第七单元兽药管理法律制度/兽用生物制品经营管理办法/兽用生物制品的经营制度。

【解析】《兽用生物制品经营管理办法》第六条：兽用生物制品生产企业可以将本企业生产的兽用生物制品销售给各级人民政府畜牧兽医主管部门或养殖场（户）、动物诊疗机构等使用者，也可以委托经销商销售。发生重大动物疫情、灾情或者其他突发事件时，根据工作需要，国家强制免疫用生物制品由农业农村部统一调用，生产企业不得自行销售。因此A选项不违法，而C选项上提到的是"非国家强制免疫用生物制品"，故C选项不违法。第八条：经销商可以将所代理的产品销售给使用者和获得生产企业委托的其他经销商。因此D选项不违法。第十二条：兽用生物制品生产、经营企业自行配送兽用生物制品的，应当具备相应的冷链贮存、运输条件，也可以委托具备相应冷链贮存、运输条件的配送单位配送，并对委托配送的产品质量负责。因此E选项不违法。第十六条：养殖场（户）、动物诊疗机构等使用者采购的或者经政府分发获得的兽用生物制品只限自用，不得转手销售。因此B选项违法。据此，选B。

63.【答案】E

【考点】本题考查动物病理学第二单元组织与细胞损伤/变性/脂肪浸润。

【解析】A选项，淀粉样变性指在某些组织的网状纤维、血管壁或间质内出现淀粉样物质沉着的病变，新鲜变性组织遇碘会发生显色反应，被染成棕褐色，再滴加1%硫酸溶液会呈紫蓝色，故传统称之为淀粉样物质。B选项，空泡变性的特点是在细胞质、细胞核内出现大小不一的空泡，使细胞呈蜂窝状或网状。C选项，脂肪变性的特点是细胞质内出现了正常情况下在光镜下看不到的脂肪滴，或细胞质内脂肪滴增多。D选项，玻璃样变性（玻璃样变）指细胞质、血管壁和纤维结缔组织内出现一种均质无结构的、红染的毛玻璃样半透明蛋白样物质。E选项，脂肪浸润指在实质细胞之间脂肪组织增多，超过正常程度，又称间质脂肪浸润，主要发生于心脏、胰脏、骨骼肌等组织内。严重的脂肪浸润可继发实质细胞萎缩、功能障碍。据此，选E。

64.【答案】E

【考点】本题考查动物病理学第十三单元器官系统病理学概论/心血管系统病理/心肌炎的概念及病变特点。

【解析】心肌炎是指由各种原因引起心肌的局部性或弥漫性炎症。据此，选E。

65.【答案】C

【考点】本题考查动物生理学第三单元血液/血细胞/红细胞生成的调节。

【解析】促红细胞生成素主要在肾脏产生。本题为选非题。据此，选C。

66.【答案】B

【考点】本题考查兽医法律法规和职业道德第五单元病死畜禽和病害畜禽产品无害化处理管理法律制度/病死畜禽和病害畜禽产品无害化处理管理办法/收集。

【解析】车辆驶离暂存、养殖等场所前，应对车轮及车厢外部进行消毒。本题为选非题。据此，选B。

67.【答案】A

【考点】本题考查动物病理学第一单元动物疾病概论/病因学概论/疾病发生的外因。

【解析】引发疾病的物理性因素包括高温、低温、电流、光、电离辐射、噪声、紫外线、大气压等，B、E选项属于此类。引发疾病的化学性因素包括强酸、碱等可引起接触性损伤的化学物质，以及有机毒物、生物性毒物、军用毒物等，C、D选项属于此类。引发疾病的生物性因素包括各种病原微生物（如细菌、病毒、支原体、衣原体、螺旋体、霉菌等）和寄生虫（如原虫、蠕虫等），A选项属于此类。另外，还有营养性因素，机体必需营养物质的缺乏或过剩，包括维持生命活动的一些基本物质（如氧、水等）、各种营养物质（如糖、脂肪、蛋白质、维生素、无机盐等）和矿物质（包括微量元素）等缺乏时会引起各种营养缺乏症。据此，选A。

68.【答案】C

【考点】本题考查动物病理学第十三单元器官系统病理学概论/呼吸系统病理/小叶性肺炎（支气管肺炎）发病机制和病变特点。

【解析】从支气管开始，继而波及肺小叶的肺炎称为小叶性肺炎。据此，选C。

69.【答案】A

【考点】本题考查动物生物化学第六单元脂类代谢/脂肪的分解代谢/长链脂肪酸的β-氧化过程。

【解析】脂肪酸首先在细胞液中活化为脂酰CoA。据此，选A。

70.【答案】D

【考点】本题考查兽医法律法规和职业道德第七单元兽药管理法律制度/兽用处方药和非处方药管理办法/兽药分类管理制度。

【解析】向动物诊疗机构销售兽用处方药无须兽医处方笺。本题为选非题。据此，选D。

71.【答案】E

【考点】本题考查动物生物化学第七单元含氮小分子的代谢/氨的代谢/氨的转运。

【解析】氨转运的方式有两种。一种是通过谷氨酰胺从大脑、肌肉等组织向肝脏或肾脏转运；另一种是通过丙氨酸-葡萄糖循环转运。据此，选E。

72.【答案】C

【考点】本题考查动物生物化学第一单元蛋白质化学及其功能/蛋白质的功能与化学组成/氨基酸。

【解析】侧链带有羧基的氨基酸又称为酸性氨基酸，包括谷氨酸和天冬氨酸。据此，选C。

73.【答案】E

【考点】本题考查动物生理学动物生理学第一单元概述/机体功能的调节/反射、反射弧与机体功能的调节。

【解析】感受器能够感受体内、外环境的变化，并将这种变化转变成神经信号，通过传入神经纤维传至相应的神经中枢，中枢对传入信号进行分析、整合，并做出反应，通过传出神经纤维改变效应器的活动，效应器又发出反馈信息调节系统活动。据此，选E。

74.【答案】A

【考点】本题考查动物生理学第六单元采食、消化和吸收/胃的消化功能/胃液的主要成分和作用。

【解析】猪胃蛋白酶的最适pH为1.5~2.5。据此，选A。

75.【答案】B

【考点】本题考查动物病理学第十单元炎症/炎症的类型/渗出性炎。

【解析】任何炎症都有变质、渗出和增生性改变，往往以一种改变为主，因此可将炎症分为变质性炎、渗出性炎和增生性炎3种类型。对于渗出性炎来说，根据渗出物的主要成分和特点可分为浆液性炎、卡他性炎、纤维素性炎、化脓性炎和出血性炎。题干的表述为化脓性炎的特点，属于渗出性炎。据此，选B。

76.【答案】E

【考点】本题考查兽医法律法规和职业道德第七单元兽药管理法律制度/特殊兽药的使用/兽用麻醉药品和精神药品使用规定。

【解析】麻醉药品的每张处方用量，不能超过1日量。麻醉药品必须用单独处方，并应书写完整，签名全名，以资核查。据此，选E。

77.【答案】D

【考点】本题考查兽医法律法规和职业道德第六单元动物防疫其他规范性文件/人畜共患传染病名录。

【解析】《人畜共患传染病名录》中共24种：牛海绵状脑病、高致病性禽流感、狂犬病、炭疽、布鲁氏菌病、弓形虫病、棘球蚴病、钩端螺旋体病、沙门菌病、牛结核病、日本血吸虫病、日本脑炎（流行性乙型脑炎）、猪链球菌Ⅱ型感染、旋毛虫病、囊尾蚴病、马鼻疽、李氏杆菌病、类鼻疽、片形吸虫病、鹦鹉热、Q热、利什曼原虫病、尼帕病毒性脑炎、华支睾吸虫病。据此，选D。

78.【答案】C

【考点】本题考查动物解剖学、组织学与胚胎学第四单元肌肉/四肢肌/前肢肌的组成与结构特点。

【解析】肩带肌是连接躯干和前肢的肌肉，多数起于躯干，止于肩部和臂部。据此，选C。

79.【答案】B

【考点】本题考查动物解剖学、组织学与胚胎学第十单元生殖系统/雄性生殖器官/睾丸。

【解析】睾丸是产生精子和分泌雄性激素的器官，位于阴囊内，左右各一，呈椭圆形或卵圆形，表面光滑。有血管、神经进入的一端为睾丸的头端，与其相对的一端为睾丸的尾端。睾丸长轴有垂直向（牛、羊）、水平向（马）、斜向[前下斜向后上（猪、犬）]。据此，选B。

80.【答案】E

【考点】本题考查动物生物化学第四单元糖代谢/糖异生作用/糖异生的反应过程。

【解析】非糖物质（甘油、丙酸、乳酸、生糖氨基酸等）转变成葡萄糖或糖原的过程称为糖异生作用。据此，选E。

81.【答案】E

【考点】本题考查动物解剖学、组织学与胚

胎学第十单元生殖系统/雌性生殖器官/雌性生殖器官的组成。

【解析】输卵管壶腹为输卵管漏斗后方管腔较粗的部分，是精子和卵子结合受精的部位。据此，选E。

82.【答案】D

【考点】本题考查动物生理学第六单元采食、消化和吸收/小肠的消化与吸收/胰液和胆汁的性质、主要成分和作用。

【解析】胆汁可降低脂肪的表面张力，使脂肪乳化成极细小的微粒，增加脂肪与酶的接触面积，加速其水解。据此，选D。

83.【答案】C

【考点】本题考查动物解剖学、组织学与胚胎学第十二单元淋巴系统/组成/淋巴管。

【解析】起始于乳糜池，在胸腔入口处汇入前腔静脉的全身最大的淋巴管道称胸导管。据此，选C。

84.【答案】A

【考点】本题考查动物生物化学第三单元酶/酶分子结构/酶的化学本质。

【解析】酶是活细胞产生的具有催化功能的生物大分子，也称为生物催化剂，包括蛋白质和RNA。多数酶本质为蛋白质，少数为核酸。据此，选A。

85.【答案】C

【考点】本题考查动物生理学第三单元血液/血液凝固与纤维蛋白溶解/加速和减缓血液凝固的基本原理和措施。

【解析】枸橼酸钠为体外抗凝药，其酸根与钙离子可形成难解离的可溶性络合物，导致血中钙离子浓度降低。它仅用于体外抗凝。据此，选C。

86.【答案】B

【考点】本题考查动物病理学第六单元水盐代谢及酸碱平衡紊乱/水肿/水肿的基本发生机理及其病理变化。

【解析】根据题干"剖检见腹腔里积有约30L透明液体，肝脏上有多个核桃大的灰白色肿瘤结节"，提示为肝脏病变。据此，选B。

87.【答案】A

【考点】本题考查兽医药理学第十二单元泌尿生殖系统药物/生殖系统药物。

【解析】根据图片可看出该母牛为生产后胎衣不下，可选择缩宫素治疗。据此，选A。

88.【答案】E

【考点】本题考查动物病理学第十单元炎症/炎症局部的基本病理变化/炎性细胞的种类及其主要功能。

【解析】多核巨细胞具有比较强大的吞噬功能，常常出现在结核病、鼻疽、副结核、放线菌病和霉菌病的病灶内，也见于坏死组织的边缘和芒刺、缝线及虫卵等异物周围。据此，选E。

89.【答案】B

【考点】本题考查动物病理学第三单元病理性物质沉着/黄疸/类型、原因及发病机理。

【解析】B选项，肝性黄疸即肝细胞性黄疸，血液中直接胆红素和间接胆红素含量均升高，符合题意。肝性黄疸主要是肝脏疾病造成的，一方面是肝脏处理血液中间接胆红素的能力下降，致使间接胆红素升高；另一方面是因肝细胞坏死，毛细胆管破裂，胆汁排出障碍，致使肝脏中直接胆红素升高并进入血液。A、D选项，阻塞性黄疸即肝后性黄疸，血液中直接胆红素升高，主要是由于胆管系统闭塞，胆汁排出障碍，毛细胆管破裂后直接胆红素进入血液。C、E选项，溶血性黄疸即肝前性黄疸，血液中主要升高的是间接胆红素，原因是当血液中大量红细胞被破坏，生成过多间接胆红素，若超过肝脏的处理能力，则使血液中间接胆红素升高。据此，选B。

90.【答案】C

【考点】本题考查兽医药理学第三单元抗生素与抗真菌药/大环内酯类、截短侧耳素类及林可胺类/替米考星。

【解析】题干提到"诊断为支原体肺炎混合感染巴氏杆菌"，进一步治疗应加用的药物是可抑制巴氏杆菌和支原体的替米考星。据此，选C。

91.【答案】B

【考点】本题考查动物生物化学第九单元核酸的功能与研究技术/DNA的复制/复制的半保

留性。

【解析】原核生物 DNA 复制时的底物是 dNTP。据此，选 B。

92.【答案】C

【考点】本题考查动物生物化学第九单元核酸的功能与研究技术/DNA 的复制/复制的半保留性。

【解析】原核生物 DNA 复制时的模板是 DNA。据此，选 C。

93.【答案】D

【考点】本题考查动物生物化学第九单元核酸的功能与研究技术/DNA 的复制/复制的半保留性。

【解析】原核生物 DNA 复制时的引物是 RNA。据此，选 D。

94.【答案】B

【考点】本题考查动物生理学第四单元血液循环/心脏的泵血功能/心动周期和心率。

【解析】心脏（包括心房和心室）每收缩和舒张一次的时间称为心动周期。据此，选 B。

95.【答案】E

【考点】本题考查动物生理学第四单元血液循环/心脏的泵血功能/心输出量及其影响因素、射血分数、心指数。

【解析】心力储备是指心输出量随机体代谢的需要而增加的能力，指心脏在神经和体液因素调节下，适应机体代谢需要而增加心输出量的能力。据此，选 E。

96.【答案】D

【考点】本题考查动物生理学第四单元血液循环/心脏的泵血功能/心输出量及其影响因素、射血分数、心指数。

【解析】每平方米体表面积的每分钟心输出量，称为心指数。据此，选 D。

97.【答案】D

【考点】本题考查动物病理学第十三单元器官系统病理学概论/免疫系统病理/淋巴结炎的类型及病变特点。

【解析】非洲猪瘟淋巴结病变呈紫葡萄样，即血瘤样。猪瘟（SF 或 HC）是由猪瘟病毒引起猪的高度致死性烈性传染病，特征是高热稽留、全身广泛性出血，呈现败血症或母猪发生繁殖障碍。急性型，全身淋巴结肿大、切面呈大理石样花纹；麻雀卵肾；脾脏表面及边缘见出血性梗死，最具有猪瘟诊断意义；盲肠、回盲瓣口及结肠出现大小不一的圆纽扣状溃疡。据此，选 D。

98.【答案】B

【考点】本题考查动物病理学第二单元组织与细胞损伤/变性/淀粉样变性。

【解析】淀粉样物质弥漫地沉着在红髓部分，则呈不规则的灰白区，没有沉着的部位仍保留脾脏固有的暗红色，互相交织成火腿样花纹，故俗称火腿脾。据此，选 B。

99.【答案】B

【考点】本题考查兽医药理学第二单元化学合成抗菌药/磺胺类药物/不良反应。

【解析】A 选项，耳毒性是氨基糖苷类药物的不良反应。B 选项，结晶尿为磺胺类药物的不良反应，符合题意。C 选项，致突变性是污染物或其他环境因素引起生物体细胞遗传信息发生突然改变的作用。D 选项，免疫抑制是氟苯尼考等药物的不良反应。E 选项，软骨变性是喹诺酮类药物的不良反应。题干中磺胺二甲氧嘧啶是磺胺类药物，磺胺类药物主要在肝脏代谢，最常见的方式是对位氨基经乙酰化灭活。乙酰化物溶解度较原药低，易在肾小管析出结晶。肉食及杂食动物由于尿中酸度比草食动物高，较易引起磺胺及乙酰磺胺的沉淀，导致结晶尿的产生，损害肾功能。据此，选 B。

100.【答案】E

【考点】本题考查兽医药理学第二单元化学合成抗菌药/喹诺酮类药物/不良反应。

【解析】A 选项，耳毒性是氨基糖苷类药物的不良反应。B 选项，结晶尿为磺胺类药物的不良反应。C 选项，致突变性是污染物或其他环境因素引起生物体细胞遗传信息发生突然改变的作用。D 选项，免疫抑制是氟苯尼考等药物的不良反应。E 选项，软骨变性是喹诺酮类药物的不良反应。题干中恩诺沙星是喹诺酮类药物，会出现的不良反应为幼龄动物软骨变性，据此，选 E。

全国执业兽医资格考试试卷十四（兽医全科类）

（基础科目）

1.【答案】C

【考点】本题考查兽医法律法规和职业道德第七单元兽药管理法律制度/兽药管理条例/兽药监督管理。

【解析】兽药检验工作由省级及以上人民政府兽医行政管理部门设立的兽药检验机构承担。当事人对兽药检验结果有异议的，可以自收到检验结果之日起7个工作日内申请复检。据此，选C。

2.【答案】A

【考点】本题考查兽医法律法规和职业道德第七单元兽药管理法律制度/兽用处方药和非处方药管理办法/兽医处方药的经营制度。

【解析】兽药经营者应当对兽医处方笺进行查验，单独建立兽用处方药的购销记录，并保持2年以上。据此，选A。

3.【答案】B

【考点】本题考查动物病理学第四单元血液循环障碍/出血/病理变化。

【解析】点状出血，即瘀点，出血量少，直径通常小于3mm，常见于皮肤、黏膜、浆膜以及肝脏、肾脏表面。斑状出血，即瘀斑，出血量较多，直径通常大于10mm。出血性浸润是血液弥漫地分布于组织间隙，使出血的局部呈大片暗红色。据此，选B。

4.【答案】A

【考点】本题考查动物生物化学第三单元酶/酶分子结构/酶的辅助因子。

【解析】核黄素可以衍生出FAD和FMN两种辅酶或辅基。据此，选A。

5.【答案】E

【考点】本题考查动物生理学第八单元尿的生成和排出/尿的生成/肾小管与集合管的重吸收和分泌功能。

【解析】水的重吸收：除了髓袢升支不能透水外，其余各段均可被动重吸收（渗透作用）水。其中，重吸收最大的是近曲小管，占65%~70%，髓袢占10%~15%，远曲小管约占10%，剩余的10%~15%被集合管重新吸收。据此，选E。

6.【答案】A

【考点】本题考查动物病理学第七单元缺氧/概述/缺氧的类型、原因及主要特点。

【解析】氧分压（氧张力）降低引起的组织供氧不足称为低张性缺氧，又称为低张性低氧血症，主要表现为动脉血氧分压（PaO_2）下降，血氧含量减少，组织供氧不足。其特点为PaO_2降低，血氧含量降低，氧容量正常，血氧饱含度降低，动-静脉氧含量差降低，发绀。据此，选A。

7.【答案】D

【考点】本题考查兽医药理学第六单元外周神经系统药物/胆碱受体激动药/毛果芸香碱。

【解析】A选项，氨甲酰胆碱用于家畜的胃肠弛缓、前胃弛缓，也可用于分娩后胎衣不下、子宫蓄脓等。B选项，东莨菪碱用于解除胃肠道平滑肌痉挛、抑制腺体分泌过多和动物兴奋不安等。C选项，新斯的明适用于牛、羊前胃弛缓或马肠道弛缓，子宫收缩无力和胎衣不下等，以及动物重症肌无力、竞争性神经肌肉阻滞药箭毒过量中毒、腹气胀和尿潴留；1%溶液用作缩瞳药。D选项，毛果芸香碱主要用于胃肠弛缓、前胃弛缓、不完全阻塞性肠便秘等病畜，但本品作用比较温和，使用时应先行软化粪便，每隔30~60min皮下注射（小量）20~40mg；1%~3%毛果芸香碱（缩瞳药）与扩瞳药（1%~2%阿托品）交替点眼可治疗虹膜炎，防止粘连，符合题意。E选项，乙酰胆碱一般不用于临床。据此，选D。

8.【答案】E

【考点】本题考查动物解剖学、组织学与胚

胎学第十三单元神经系统/脑/小脑的结构特点。

【解析】小脑近似球形，有多条沟回位于其表，以两条纵沟为界，分为蚓部和小脑半球，分别位于中间和两侧。灰质位于小脑线层，称为皮质；白质位于小脑深部，称为髓质。据此，选E。

9.【答案】A

【考点】本题考查兽医法律法规和职业道德第七单元兽药管理法律制度/特殊兽药的使用/食品动物中禁止使用的药品及其化合物。

【解析】《食品动物中禁止使用的药品及其他化合物清单》公布的食品动物禁用药品包括β-兴奋剂类：克伦特罗、沙丁胺醇和西马特罗及其盐、酯及制剂；性激素类：己烯雌酚及其盐、酯及制剂；林丹（丙体六六六）；毒杀芬（氯化烯）；呋喃丹（克百威）；杀虫脒（克死螨）；氯霉素、孔雀石绿、硝呋烯腙、安眠酮等。本题为选非题。据此，选A。

10.【答案】E

【考点】本题考查动物解剖学、组织学与胚胎学第十二单元淋巴系统/周围淋巴系统/脾的位置、形态与组织结构特点。

【解析】脾脏由被膜和实质构成，具有造血、滤血、灭血和贮血等作用。实质由白髓、边缘区和红髓组成。白髓包括脾小结和动脉周围淋巴鞘。据此，选E。

11.【答案】E

【考点】本题考查动物解剖学、组织学与胚胎学第二单元骨骼/四肢骨/骨盆。

【解析】骨盆是指由两侧髋骨、背侧的荐骨、前4枚尾椎及两侧的荐结节阔韧带共同围成的结构，呈前宽后窄的圆锥形腔。据此，选E。

12.【答案】E

【考点】本题考查兽医法律法规和职业道德第七单元兽药管理法律制度/兽药管理条例/兽药监督管理。

【解析】劣兽药的判定标准：成分含量不符合兽药国家标准或者不标明有效成分的；不标明或者更改有效期或者超过有效期的；不标明或者更改产品批号的；其他不符合兽药国家标准，但不属于假兽药的。本题为选非题。据此，选E。

13.【答案】B

【考点】本题考查动物病理学第九单元应激与疾病/应激时机体的代谢和功能变化/物质代谢改变。

【解析】应激时机体的代谢和功能变化：肾上腺素、糖皮质激素、胰高血糖素等分泌增加，使机体代谢率升高，血糖升高，血浆内游离脂肪酸和酮体增多，蛋白质分解代谢加强，尿氮排出增多，出现负氮平衡等。据此，选B。

14.【答案】D

【考点】本题考查动物病理学第六单元水盐代谢及酸碱平衡紊乱/脱水/类型、原因及特点。

【解析】失钠多于失水，细胞外液容量减少，渗透压降低，称低渗性脱水。由于细胞外液渗透压低于细胞内液，使得细胞外液中的水分向细胞内转移，从而导致细胞内液增多。长期使用利尿药抑制了肾小管对钠离子的重吸收，更易导致低渗性脱水。据此，选D。

15.【答案】C

【考点】本题考查动物解剖学、组织学与胚胎学第十一单元心血管系统/微循环/结构特点。

【解析】微动脉为三种微循环径路的共同起源，起调节微循环"总闸门"的作用。据此，选C。

16.【答案】A

【考点】本题考查动物生理学第四单元血液循环/心肌的生物电现象和生理特性/心肌的基本生理特性。

【解析】正常情况下，窦房结是心脏的起搏点。据此，选A。

17.【答案】B

【考点】本题考查兽医药理学第三单元抗生素与抗真菌药/多肽类/黏菌素。

【解析】黏菌素又名黏杆菌素、多黏菌素E、抗敌素。为窄谱杀菌剂，对革兰氏阴性杆菌的抗菌活性强。敏感菌有大肠杆菌、沙门菌、巴氏菌、布鲁氏菌、弧菌、痢疾杆菌、铜绿假单胞菌等，尤其对铜绿假单胞菌和弧菌具有强大的杀菌作用。杀菌机理是破坏细菌细胞膜，使菌体内物质外漏，也能影响细菌核质和核糖体的功能，导致细菌死亡。据此，选B。

18.【答案】D

【考点】本题考查动物解剖学、组织学与胚胎学第十六单元家禽解剖特点/呼吸系统的特点/气囊。

【解析】气囊是禽类特有的器官。据此，选D。

19.【答案】A

【考点】本题考查兽医法律法规和职业道德第八单元病原微生物安全管理法律制度/病原微生物实验室生物安全管理条例/动物病原微生物实验活动管理。

【解析】在动物病原微生物实验活动管理中，对实验活动中使用新技术、新方法的规定：实验室使用新技术、新方法从事高致病性动物病原微生物相关实验活动的，应当符合防止高致病性动物病原微生物扩散、保证生物安全和操作者人身安全的要求，并经国家病原微生物实验室生物安全专家委员会论证；经论证可行的，方可使用。本题为选非题。据此，选A。

20.【答案】A

【考点】本题考查动物生物化学第六单元脂类代谢/脂类及其生理功能/脂类的分类。

【解析】脂类是脂肪和类脂的总称。脂肪又称甘油三酯，是由甘油的3个羟基与3个脂肪酸缩合而成的，故也称三酰甘油。类脂以磷脂、糖脂、胆固醇和胆固醇酯为主。据此，选A。

21.【答案】E

【考点】本题考查动物解剖学、组织学与胚胎学第五单元被皮/皮肤。

【解析】单层柱状上皮由一层棱柱形细胞组成。细胞核呈椭圆形，位于细胞基底部，以吸收和分泌为主，分布于胃、肠、子宫和输卵管内腔面。据此，选E。

22.【答案】E

【考点】本题考查动物生物化学第七单元含氮小分子的代谢/动物体内氨基酸的来源与去路/氨基酸的来源。

【解析】氨基酸代谢库通常以游离氨基酸总量计算。由于氨基酸不能自由地通过细胞膜，所以它们在体内的分布也是不均匀的。例如，肌肉中氨基酸约占其总代谢库的50%以上，肝脏中

约占10%，肾脏中占4%，血浆中占1%～6%。据此，选E。

23.【答案】C

【考点】本题考查动物病理学第三单元病理性物质沉着/黄疸/类型、原因及发病机理。

【解析】B、D选项，肝前性黄疸（溶血性黄疸）是指血液中大量红细胞被破坏，生成过多的间接胆红素，超过了肝脏的处理能力，此时血液中的间接胆红素含量过多，出现黄疸。A、E选项，肝性黄疸（实质性黄疸、肝细胞性黄疸）由肝病引起。一方面是肝脏处理血液中间接胆红素的能力降低，导致血液中的间接胆红素升高；另一方面由于肝细胞坏死，毛细血管破裂，胆汁排出障碍，导致肝脏中直接胆红素进入血液中，使直接胆红素也升高。C选项，肝后性黄疸（阻塞性黄疸）是由于胆管系统闭塞，胆汁排出障碍，毛细胆管破裂后，直接胆红素进入血液，多见于肝细胞肿胀引起的毛细胆管狭窄或闭塞、寄生虫性胆管阻塞、肝硬化和肿瘤压迫等。据此，选C。

24.【答案】B

【考点】本题考查兽医法律法规和职业道德第一单元动物防疫基本法律制度/重大动物疫情应急条例/应急处理。

【解析】按照重大动物疫情的发生、发展规律和特点，分析其危害程度、可能的发展趋势，及时做出相应级别的预警，依次用红色、橙色、黄色和蓝色表示特别严重、严重、较重和一般4个预警级别。据此，选B。

25.【答案】D

【考点】本题考查兽医药理学等五单元抗寄生虫药/抗蠕虫药物/精制敌百虫。

【解析】敌百虫在国内曾广泛用于临床，它不仅对消化道线虫有效，而且对姜片虫、血吸虫也有一定效果，此外，还用于防治外寄生虫病。据此，选D。

26.【答案】A

【考点】本题考查动物解剖学、组织学与胚胎学第十六单元家禽解剖特点/消化系统的特点/肌胃和腺胃的特点。

【解析】禽胃分为腺胃（内表面有腺胃乳

头）和肌胃（鸡的为砂囊）。据此，选A。

27.【答案】E

【考点】本题考查动物解剖学、组织学与胚胎学第十三单元神经系统/自主神经/交感神经的来源、分支与分布。

【解析】交感神经节前神经元的胞体位于胸腰段脊髓的外侧柱，又称胸腰系统。据此，选E。

28.【答案】A

【考点】本题考查动物生物化学第三单元酶/影响酶促反应的因素/抑制剂的影响。

【解析】竞争性抑制作用是指可与底物竞争性地结合酶的活性位点，使酶与底物结合的效率降低，达到抑制酶活性的作用。可造成该类作用的物质称为竞争性抑制剂，其在结构上一般与酶的天然底物相似，如磺胺类药物。二氢叶酸合成酶以对氨基苯甲酸为原料合成细菌叶酸，与对氨基苯甲酸结构相似的磺胺类药物竞争二氢叶酸合成酶的结合位点，使得细菌叶酸的合成受阻，达到抑菌作用。据此，选A。

29.【答案】B

【考点】本题考查兽医法律法规和职业道德第六单元动物防疫其他规范性文件-人畜共患传染病名录。

【解析】《人畜共患传染病名录》中共24种：牛海绵状脑病、高致病性禽流感、狂犬病、炭疽、布鲁氏菌病、弓形虫病、棘球蚴病、钩端螺旋体病、沙门菌病、牛结核病、日本血吸虫病、日本脑炎（流行性乙型脑炎）、猪链球菌Ⅱ型感染、旋毛虫病、囊尾蚴病、马鼻疽、李氏杆菌病、类鼻疽、片形吸虫病、鹦鹉热、Q热、利什曼原虫病、尼帕病毒性脑炎、华支睾吸虫病。本题为选非题。据此，选B。

30.【答案】D

【考点】本题考查动物生物化学第一单元蛋白质化学及其功能/蛋白质的功能与化学组成/氨基酸。

【解析】苯丙氨酸、酪氨酸等属于芳香族氨基酸。据此，选D。

31.【答案】E

【考点】本题考查兽医药理学第十三单元调节组织代谢药物/矿物质/钙。

【解析】钙可用于产后瘫痪、软骨病、佝偻病、抗过敏、消炎，促进骨骼和牙齿钙化形成，维持神经正兴奋性，促进凝血。常用葡萄糖酸钙注射液、氯化钙注射液、碳酸钙和乳酸钙注射液。据此，选E。

32.【答案】A

【考点】本题考查动物解剖学、组织学与胚胎学第二单元骨骼/头骨/组成。

【解析】头骨主要由扁骨和不规则骨构成，分颅骨和面骨两部分。据此，选A。

33.【答案】C

【考点】本题考查兽医法律法规和职业道德第六单元动物防疫其他规范性文件/一、二、三类动物疫病病种名录/二类动物疫病。

【解析】A、E选项，马媾疫和伪狂犬病属于三类动物疫病。B、D选项，口蹄疫和小反刍兽疫属于一类动物疫病。C选项，狂犬病属于二类动物疫病。据此，选C。

34.【答案】B

【考点】本题考查兽医法律法规和职业道德第六单元动物防疫其他规范性文件/一、二、三类动物疫病病种名录/一类动物疫病。

【解析】一类动物疫病包括口蹄疫、猪水疱病、非洲猪瘟、尼帕病毒性脑炎、非洲马瘟、牛海绵状脑病、牛瘟、牛传染性胸膜肺炎、痒病、小反刍兽疫、高致病性禽流感。据此，选B。

35.【答案】A

【考点】本题考查动物解剖学、组织学与胚胎学第五单元被皮/皮肤/真皮。

【解析】真皮位于表皮的深层，是皮肤最厚且最主要的一层，由致密结缔组织构成。不同动物的真皮厚度各异，其中以牛为最厚、绵羊最薄；同一动物，不同的年龄、性别，真皮厚度也有所不同，如幼龄动物的真皮较老龄动物的薄，母畜的较公畜的薄。在临床上进行的皮内注射即是将药液注入真皮层内。真皮可分为浅层较薄的乳头层和深层较厚的网状层。前者与表皮相接处形成乳头状突起，称之为真皮乳头，其内含丰富的毛细血管及感受器；后者内含丰富的胶原纤维和少数弹性纤维，相互交错，使皮肤坚韧而有弹性。据此，选A。

36.【答案】B

【考点】本题考查动物病理学第四单元血液循环障碍/休克/休克的分期及特点。

【解析】休克早期即微循环缺血期（早期），又称为休克Ⅰ期，是休克发生的早期阶段。此时的特点是微血管收缩，导致微循环缺血，其机制是交感-肾上腺髓质系统兴奋，儿茶酚胺释放，作用于除脑和心脏外的其他器官组织内微血管。因此休克早期引起微循环变化的最主要的体液因子是儿茶酚胺。此期微循环的特点是少灌少流，灌少于流；临床表现烦躁不安、皮肤湿冷（皮肤发冷、出汗）、可视黏膜苍白、心率加快、脉搏细速、尿量少、血压稍升或无变化。本题为选非题。据此，选B。

37.【答案】A

【考点】本题考查动物生物化学第七单元含氮小分子的代谢/氨的代谢/尿酸。

【解析】氨在禽类体内也可以合成谷氨酰胺，以及用于其他一些氨基酸和含氮分子的合成，但不能合成尿素，而是大部分合成尿酸排出体外。据此，选A。

38.【答案】B

【考点】本题考查动物生理学第一单元概述/机体功能的调节/机体功能调节的基本方式。

【解析】反射是神经系统活动的基本方式，以反射弧为特征的调节方式是神经调节。据此，选B。

39.【答案】B

【考点】本题考查动物解剖学、组织学与胚胎学第十四单元内分泌系统/内分泌系统的概念及其组成。

【解析】内分泌系统包括内分泌器官和内分泌组织。据此，选B。

40.【答案】D

【考点】本题考查动物生物化学第七单元含氮小分子的代谢/氨的代谢/氨的来源和去路。

【解析】许多水生动物借助于水直接排氨；绝大多数陆生脊椎动物以排尿素的方式排氨；鸟类和陆生爬行类则以排尿酸的方式排氨。据此，选D。

41.【答案】C

【考点】本题考查兽医药理学第四单元消毒防腐药/概述/皮肤、黏膜消毒防腐药。

【解析】C选项，乙醇（酒精）是目前临床上使用最广泛，也是较好的一种皮肤消毒药，能杀死繁殖型细菌，对结核分枝杆菌、囊膜病毒也有杀灭作用，但对细菌芽孢无效，符合题意。A选项，漂白粉又称为氯石灰，能杀灭细菌芽孢。B选项，过氧乙酸是一种强氧化剂，有很强的杀菌能力，能杀灭细菌、芽孢、真菌、病毒。D选项，氢氧化钠又名烧碱，对病毒和细菌的杀灭作用均较强，高浓度溶液可杀芽孢。据此，选C。

42.【答案】B

【考点】本题考查兽医药理学第八单元解热镇痛抗炎药/解热镇痛药/阿司匹林（乙酰水杨酸）。

【解析】阿司匹林既抑制环氧化酶，又抑制血栓烷合成酶和肾素的生成。解热、镇痛效果较好，抗炎、抗风湿作用强。可抑制抗体产生及抗原抗体结合反应，阻止炎性渗出，对急性风湿症有效，抗风湿的疗效确实。还能抑制血小板凝集，防止血栓的形成。较大剂量时可抑制肾小管对尿酸的重吸收，增加尿酸排泄，故有抗痛风作用。据此，选B。

43.【答案】B

【考点】本题考查动物病理学第十二单元肿瘤/肿瘤的命名与分类/肿瘤的命名原则。

【解析】间叶组织发生的恶性肿瘤称为肉瘤，上皮组织发生的恶性肿瘤称为癌。据此，选B。

44.【答案】A

【考点】本题考查动物病理学第一单元动物疾病概论/病因学概论/疾病发生的外因。

【解析】A选项，是蛇产生的化学物质，属于化学性因素，符合题意。B、C、D、E选项，是活的生物，属于生物性因素。据此，选A。

45.【答案】C

【考点】本题考查动物病理学第十三单元器官系统病理学概论/消化系统病理/肝中毒性营养不良（中毒性肝病）。

【解析】中毒性肝炎即非传染性肝炎，是由病原微生物以外的其他毒性物质引起的肝炎。毒性物质包括化学毒物、植物毒素、霉菌毒素、机体代谢中间产物4类。急性时肝细胞变性坏死呈黄色肝萎缩，之后可出现肝坏死、瘀血、出血，呈红色肝萎缩；慢性时发生肝纤维化、肝硬化。据此，选C。

46.【答案】A

【考点】本题考查动物解剖学、组织学与胚胎学第一单元概述/解剖学常用的方位术语/矢状面、水平面、横断面。

【解析】矢状面是与动物体长轴平行而与地面垂直的切面。其中，通过动物体正中轴将动物体分成左、右两等分的面称正中矢面，其他与正中矢面平行的矢状面称侧矢面。据此，选A。

47.【答案】C

【考点】本题考查动物病理学第十单元炎症/炎症局部的基本病理变化/炎性细胞的种类及其主要功能。

【解析】患亚急性或疹块型猪丹毒时，疹块坏死部与周围正常皮肤连接处发生分解性炎症，会有大量中性粒细胞浸润使该处化脓分解，使坏死组织脱落。C选项，中性粒细胞常出现于急性炎症早期、化脓性炎症时，符合题意。A选项，嗜酸性粒细胞常见于寄生虫感染和过敏反应性炎症、食盐中毒。B选项，嗜碱性粒细胞常出现于速发型变态反应时。D选项，淋巴细胞常见于慢性炎症、急性炎症恢复期、病毒性炎症、迟发型变态反应、肿瘤组织边缘。E选项，浆细胞多出现于慢性炎症。据此，选C。

48.【答案】E

【考点】本题考查兽医法律法规和职业道德第一单元动物防疫基本法律制度/中华人民共和国动物防疫法/动物疫病的预防。

【解析】因实施集中无害化处理需要暂存、运输动物和动物产品并按照规定采取防疫措施的，不适用《中华人民共和国动物防疫法》第二章第二十九条规定。本题为选非题。据此，选E。

49.【答案】B

【考点】本题考查动物生理学第十单元内分泌/松果腺激素与前列腺素/松果腺分泌的激素及其主要功能。

【解析】松果体又名脑上体，位于丘脑和四叠体之间，主要分泌褪黑素，能抑制促性腺激素的释放，防止性早熟。据此，选B。

50.【答案】A

【考点】本题考查兽医法律法规和职业道德第一单元动物防疫基本法律制度/中华人民共和国动物防疫法/动物和动物产品的检疫。

【解析】运输环节的检疫管理：没有检疫证明的，承运人不得承运；进出口时，承运人凭进口报关单证或者海关签发的检疫单证运递；从事动物运输的单位、个人以及车辆，应当向所在地县级人民政府农业农村主管部门备案，妥善保存行程路线和托运人提供的动物名称、检疫证明编号、数量等信息；运载工具在装载前和卸载后应当及时清洗、消毒。据此，选A。

51.【答案】E

【考点】本题考查动物病理学第十一单元败血症/原因及发病机理。

【解析】败血症的病原（传染性和非传染性的）主要是细菌和病毒，其中传染性病原包括巴氏杆菌、炭疽杆菌、丹毒杆菌、各种瘟症（猪瘟、兔瘟、鸡瘟）病毒等，非传染性病原包括葡萄球菌、大肠杆菌、绿脓杆菌、腐败梭菌等。某些原虫（如牛泰勒虫、弓形虫等）也可成为败血症的病原。本题为选非题。据此，选E。

52.【答案】A

【考点】本题考查动物生物化学第四单元糖代谢/糖异生作用/糖异生的生理意义。

【解析】在饥饿、长时间运动等缺糖的情况下，维持血糖的正常含量是糖异生的主要生理意义之一。据此，选A。

53.【答案】D

【考点】本题考查动物生理学第一单元概述/机体功能的调节/机体功能调节的基本方式。

【解析】神经调节是通过神经系统的活动调节机体功能，其基本方式是反射。体液调节是指机体通过内分泌激素、生物活性物质和代谢产物等调节机体功能的方式。内分泌激素经血液循环到达相应的靶组织、靶细胞，调节这些靶组织、靶细胞的功能。生物活性物质和代谢产物则通过旁分泌、自分泌、神经分泌等途径调节机体功能。自身调节是神经调节、体液调节以外的调节方式，指组织器官和细胞依靠自身对环境的适应所做出的功能性改变。据此，选D。

54.【答案】B

【考点】本题考查兽医药理学第三单元抗生素与抗真菌药/大环内酯类、截短侧耳素类及林可胺类/替米考星。

【解析】替米考星为半合成动物专用抗生素。广谱，对胸膜肺炎放线杆菌、巴氏杆菌、支原体抗菌活性强于泰乐菌素。用于家畜肺炎、禽支原体病、家畜乳腺炎。不良反应：禁止静注，可致死动物，引起负性心力效应。题干所述该猪为支原体肺炎混合感染巴氏杆菌，选项中对支原体较敏感的药物主要有替米考星、泰乐菌素，且替米考星对巴氏杆菌、支原体的抗菌活性比泰乐菌素强。据此，选B。

55.【答案】A

【考点】本题考查动物生理学第十一单元生殖和泌乳/雌性生殖/卵巢的内分泌功能。

【解析】卵巢能分泌雌激素、孕激素和少量雄激素，在妊娠期间还会分泌松弛素。卵泡的颗粒细胞能分泌抑制素，抑制卵泡刺激素的分泌。据此，选A。

56.【答案】A

【考点】本题考查兽医药理学第一单元总论/基本概念/剂型与制剂。

【解析】微胶囊是一种剂型，其余均是具体药物名称。据此，选A。

57.【答案】A

【考点】本题考查兽医法律法规和职业道德第二单元动物防疫条件审查法律制度/动物防疫条件审查办法/动物防疫条件。

【解析】动物养殖饲养所应配备与其生产经营规模相适应的污水、污物处理设施，清洗消毒设施设备，以及必要的防鼠、防鸟、防虫设施设备；配备符合国家规定的病死动物和病害动物产品无害化处理设施设备或者冷藏冷冻等暂存设施设备。本题为选非题，只有A选项表述不够准确。据此，选A。

58.【答案】A

【考点】本题考查动物病理学第二单元组织与细胞损伤/变性/淀粉样变性。

【解析】淀粉样物质局灶性分布时（分布在淋巴滤泡）称为西米脾；淀粉样物质弥漫性分布时（分布在红髓部分）称为火腿脾。据此，选A。

59.【答案】B

【考点】本题考查兽医药理学第三单元抗生素与抗真菌药/大环内酯类、截短侧耳素类及林可胺类/大环内酯类的作用机理。

【解析】大环内酯类抗生素的作用机理是与细菌核糖体的50S亚单位可逆性结合，阻断转肽作用和mRNA位移，从而抑制细菌蛋白质的合成。据此，选B。

60.【答案】A

【考点】本题考查动物生理学第十单元内分泌/垂体的内分泌功能/腺垂体激素和神经垂体激素的种类及其生理功能。

【解析】神经垂体激素包括血管升压素（抗利尿素）和催产素。由下丘脑视上核和室旁核神经元产生的血管升压素和催产素，与同时合成的神经垂体激素运载蛋白形成复合物，以轴浆运输的方式运送至神经垂体储存，在适宜刺激下，释放进入血中。据此，选A。

61.【答案】A

【考点】本题考查动物解剖学、组织学与胚胎学第一单元概述/细胞/细胞的构造。

【解析】线粒体基质内含有线粒体DNA、核糖体和rRNA等，由于线粒体拥有相对独立的DNA复制、转录和翻译体系，而被称为半自主细胞器。真核细胞的DNA主要分布在细胞核内的染色体上，在线粒体内含少量DNA。RNA分布在线粒体、核仁和细胞质中，其中细胞质中含量最多。据此，选A。

62.【答案】B

【考点】本题考查兽医药理学第九单元消化系统药物/泻药与止泻药/硫酸钠。

【解析】硫酸钠内服后在肠内可解离出Na^+

和 SO_4^{2-}，提高肠内渗透压，在肠管中保持大量水分，扩大肠管容积，软化粪便，并刺激肠壁增强其蠕动，从而产生泻下作用，可作为大肠便秘，排出肠内毒物、毒素或驱虫药的辅助用药。据此，选B。

63.【答案】B

【考点】本题考查兽医法律法规和职业道德第五单元病死畜禽和病害畜禽产品无害化处理管理法律制度/病死及病害动物无害化处理技术规范/适用范围。

【解析】深埋法适用对象：发生动物疫情或自然灾害等突发事件时病死及病害动物的应急处理，以及边远和交通不便地区零星病死畜禽的处理。不得用于患有炭疽等芽孢杆菌类疫病，以及牛海绵状脑病、痒病的染疫动物及产品、组织的处理。本题为选非题，据此，选B。

64.【答案】E

【考点】本题考查动物生理学第七单元能量代谢和体温/体温/动物维持体温相对恒定的基本调节方式。

【解析】A选项，小脑的功能是协调随意运动、调节肌紧张、调节躯体平衡。B选项，大脑有复杂的高级功能，如控制和记忆等。C选项，延髓调节控制机体的心搏、血压、呼吸、消化等重要功能，延髓中的局部损害常危及生命，故被看作机体的生命中枢。D选项，脊髓是神经系统的重要组成部分，其活动受脑的控制。E选项，在环境温度改变的情况下，恒温动物通过下丘脑的体温调节中枢、温度感受器、效应器等所构成的神经反射机制，调节机体的产热和散热过程，使之达到动态平衡，维持体温恒定。据此，选E。

65.【答案】A

【考点】本题考查动物生理学第六单元采食、消化和吸收/胃的消化功能/胃运动的主要方式。

【解析】通过胃的运动使胃内容物分批进入十二指肠的过程称为胃排空。排空的发生是胃和十二指肠连接处一系列运动协调的结果，主要取决于胃和十二指肠之间的压力差。当蠕动波将食糜推送至胃尾区时，胃窦、幽门和十二指肠起始部均处于舒张状态，食糜进入十二指肠。据此，选A。

66.【答案】A

【考点】本题考查兽医药理学第二单元化学合成抗菌药/硝基咪唑类药物/甲硝唑（灭滴灵）。

【解析】甲硝唑具有抗滴虫和阿米巴原虫的作用，对革兰氏阳性和阴性厌氧菌作用强。据此，选A。

67.【答案】A

【考点】本题考查动物生物化学第一单元蛋白质化学及其功能/蛋白质的结构/蛋白质的一级结构。

【解析】蛋白质一级结构（也称基础结构）指由不同氨基酸的种类、数量及次序构成的不同的多肽链，是蛋白质的基本结构。蛋白质不同，其所具有的一级结构也不同。保持基础结构的最重要的作用力是双键（肽键和二硫键）。据此，选A。

68.【答案】B

【考点】本题考查动物生理学第十一单元生殖和泌乳/雄性生殖/睾丸的内分泌功能。

【解析】睾丸分泌的主要激素为雄激素，由睾丸间质细胞合成，包括睾酮、双氢睾酮和雄烯二酮。据此，选B。

69.【答案】A

【考点】本题考查动物病理学第十三单元器官系统疾病病理学概论/心血管系统病理/心内膜炎的概念及病变特点。

【解析】A选项，疣状心内膜炎是由于感染了毒力较弱的细菌而引起的，在心瓣膜上出现疣状赘生物，符合题意。B选项，溃疡性心内膜炎有黄白色或黄红色息肉状或菜花样赘生物。C选项，实质性心肌炎呈急性经过，炎灶内以心肌纤维的变质性变化占优势，同时有不同程度的渗出和增生性变化。D选项，化脓性心肌炎以心壁内形成大小不等的脓肿为特征。E选项，间质性心肌炎以心肌间质水肿和淋巴细胞浸润占优势，而心肌纤维变质性变化轻微为特征的炎症。据此，选A。

70.【答案】D

【考点】本题考查动物解剖学、组织学与胚胎学第九单元泌尿系统/肾/猪肾的类型和结构特点。

【解析】A选项，有沟多乳头肾表面有沟，相邻肾叶仅中部合并，分叶明显，皮质部和肾乳头仍彼此分开，见于牛。B选项，无有沟单乳头肾。C选项，平滑单乳头肾的皮质部和髓质部完全合并，肾乳头愈合为总乳头，见于马、羊、犬和兔等。D选项，平滑多乳头肾的肾皮质已完全合并，但保留独立肾乳头，肾表面平滑且无分界，见于猪、人，符合题意。E选项，复肾由多个独立的肾叶构成，见于鲸、熊、水獭等。据此，选D。

71.【答案】E

【考点】本题考查兽医药理学第七单元中枢神经系统药物/全身麻醉药/非吸入麻醉药。

【解析】戊巴比妥为中效类巴比妥类药物，主要用于基础麻醉、镇静和抗癫痫。据此，选E。

72.【答案】C

【考点】本题考查动物生物化学第三单元酶/酶的结构与功能的关系/酶的活性中性与必需基团。

【解析】酶活性部位内的一些化学基团，是酶发挥催化作用及与底物直接接触的基团，称为活性部位内的必需基团。就功能而言，活性部位内的必需基团又可分为两种，与底物结合的必需基团称为结合基团，催化底物发生化学反应的基团称为催化基团。结合基团和催化基团并不是各自独立的，而是相互联系的整体。有的必需基团可同时具有这两方面的功能。在酶活性部位以外还有一些基团不直接参与酶的催化作用，但是对维持酶分子的空间构象及酶活性是必需的，称为活性部位以外的必需基团。据此，选C。

73.【答案】B

【考点】本题考查动物生物化学第十一单元器官和组织的生物化学/肌肉收缩的生化机制/肌球蛋白和细丝。

【解析】细丝的主要成分是肌动蛋白，此外，还含有原肌球蛋白和肌钙蛋白复合体。据此，选B。

74.【答案】C

【考点】本题考查动物病理学第十三单元器官系统病理学概论/消化系统病理/胃、肠炎的类型及其病变特点。

【解析】猪瘟的盲肠扣状肿是由慢性肠炎引起的纤维素渗出，因此属于渗出性炎。据此，选C。

75.【答案】B

【考点】本题考查动物病理学第四单元血液循环障碍/栓塞/栓塞的类型及对机体的影响。

【解析】空气性栓塞指空气和其他气体由外界进入血液，形成气泡，随血液运行而阻塞血管的一种栓塞。空气性栓塞多见于静脉破裂后，由于负压关系而导致空气进入，或静脉注射、胸腔穿刺等手术操作不慎而注入空气。少量气体进入血液后会溶解，一般不会产生严重后果；若大量气体进入右心，随心脏搏动，空气和心脏内血液搅拌形成大量泡沫，占据心脏且不易排出，阻碍大循环静脉血回流，可致严重的循环障碍使动物死亡。据此，选B。

76.【答案】C

【考点】本题考查兽医药理学第一单元总论/影响药物作用的因素与合理用药/影响药物作用的因素。

【解析】饲养管理与环境因素中，饲养管理主要指动物的饲料营养因素，并不是指饲养人员，因此C选项符合题意。A、B、D、E选项，所述均为影响药物作用的主要因素。本题为选非题。据此，选C。

77.【答案】D

【考点】本题考查动物生理学第九单元神经系统/神经元的活动/突触的种类、突触传递的基本特征。

【解析】突触的分类：按突触的接触部分分为轴突-树突突触、轴突-胞体突触、轴突-轴突突触；按突触传递物质的性质分为化学性突触、电突触。据此，选D。

78.【答案】C

【考点】本题考查动物病理学第三单元病理性物质沉着/黄疸/类型、原因及发病机理。

【解析】C选项，肝前性黄疸（溶血性黄疸）是指血液中大量红细胞被破坏，生成过多的间接胆红素，超过了肝脏的处理能力。此时血液中的间接胆红素含量过多，出现黄疸。其特征为血液中主要是间接胆红素、范登白试验呈间接反应阳性、尿液中不含胆红素，多见于中毒、血液寄生虫病、溶血性传染病、新生畜溶血等溶血性疾病和腹腔大量出血后腹膜吸收胆红素，符合题意。A、E选项，阻塞性黄疸即肝后性黄疸，血液中主要见直接胆红素升高。主要是由于胆管系统闭塞，胆汁排出障碍，毛细胆管破裂后直接胆红素进入血液所致。B、D选项，肝性黄疸（实质性黄疸、肝细胞性黄疸）：由肝脏疾病引起。一方面是肝脏处理血液中间接胆红素的能力降低，导致血液中的间接胆红素升高；另一方面由于肝细胞坏死，毛细血管破裂，胆汁排出障碍，导致肝脏中直接胆红素进入血液中，使直接胆红素也升高。据此，选C。

79.【答案】E

【考点】本题考查兽医法律法规和职业道德第七单元兽药管理法律制度/兽用处方药和非处方药管理办法/兽医处方笺基本要求。

【解析】执业兽医师利用计算机开具、传递兽医处方时，应当同时打印出纸质处方，其格式与手写处方一致；打印的纸质处方经执业兽医签名或盖章后有效。本题为选非题。据此，选E。

80.【答案】D

【考点】本题考查动物病理学第十四单元动物病理剖检诊断技术/动物病理剖检的方法/猪的病理剖检方法。

【解析】马剖检取右侧卧位，猪剖检取背卧位（仰卧），牛剖检取左侧卧位，羊剖检取背卧位，鸡剖检取背卧位。据此，选D。

81.【答案】B

【考点】本题考查动物生理学第三单元血液/血细胞/红细胞生成所需的主要原料及辅助因子。

【解析】题干中提到"显微镜观察到大多数为巨幼红细胞"，故可以推断出该绵羊可能患巨幼红细胞性贫血，最可能缺乏的是维生素B_{12}和叶酸。据此，选B。

82.【答案】E

【考点】本题考查兽医药理学第一单元总论/药代动力学/药物转运的方式。

【解析】有些高度解离的化合物，如磺胺类和某些季铵盐化合物能从胃肠道吸收，现认为这些高度亲水性的药物，在胃肠道内可与某些内源性化合物结合，如与有机阴离子黏蛋白结合，形成中性离子对复合物，既有亲脂性又具水溶性，可通过被动扩散穿过脂膜层。这种方式称为离子对转运。据此，选E。

83.【答案】D

【考点】本题考查动物生理学第六单元采食、消化和吸收/小肠的消化与吸收/小肠运动的基本方式。

【解析】在小肠中，大部分的B族维生素和维生素C是以载体主动转运方式被吸收的，其中维生素B_{12}必须与胃腺壁细胞分泌的内因子结合进入回肠才能被吸收。据此，选D。

84.【答案】C

【考点】本题考查动物病理学第十单元炎症/炎症局部的基本病理变化/炎性细胞的种类及其主要功能。

【解析】结核病导致的典型结核结节是由上皮样细胞、郎格罕细胞（朗汉斯巨细胞、多核巨细胞）及其外围聚集的淋巴细胞和少量成纤维细胞构成。特异性增生性炎的炎症局部形成主要由巨噬细胞增生构成界线清楚的结节状病灶，称肉芽肿。炎灶中的巨噬细胞在激活的T淋巴细胞产生的IFN-γ作用下演变成为上皮样细胞和多核巨细胞，也称朗汉斯巨细胞。据此，选C。

85.【答案】A

【考点】本题考查动物病理学第十单元炎症/炎症局部的基本病理变化/炎性细胞的种类及其主要功能。

【解析】食盐中毒是在动物饮水不足的情况下，因摄入过量的食盐或含盐饲料所引起的以消化紊乱和神经症状为特征的中毒性疾病，主要的病理学变化为嗜酸性粒细胞性脑膜炎。嗜酸性粒细胞运动能力弱，有吞噬功能，抑制变态反应，对寄生虫有直接杀伤作用。常见于寄生虫感染、过敏反应引起的炎症、食盐中毒等。据此，选A。

86.【答案】B

【考点】本题考查动物病理学第十单元炎症/炎症局部的基本病理变化/炎性细胞的种类及其主要功能。

【解析】肥大细胞存在于周围淋巴组织、皮

肤的结缔组织，特别是在小血管周围、脂肪组织和小肠黏膜下组织等，表面有IgE的Fc受体，其细胞质内的嗜碱性颗粒、脱粒机制及其在超敏反应中的作用与嗜碱性粒细胞十分相似。肥大细胞能分泌多种细胞因子，参与免疫调节。据此，选B。

87.【答案】D

【考点】本题考查动物解剖学、组织学与胚胎学第四单元肌肉/躯干肌/腹股沟管的位置与结构特点。

【解析】腹股沟管位于腹底壁后部、趾前腱两侧，是腹内斜肌（形成管的前内侧壁）和腹外斜肌（形成管的后外侧壁）之间的一斜行裂隙。管的内口通腹腔，称腹环，由腹内斜肌的后缘及腹股沟韧带围成；外口通皮下，称皮下环，是腹外斜肌腱膜上的一个裂孔。据此，选D。

88.【答案】A

【考点】本题考查动物解剖学、组织学与胚胎学第四单元肌肉/四肢肌/前肢肌的组成与结构特点。

【解析】臂头肌（形成颈静脉沟的上缘）与胸头肌之间形成颈静脉沟，沟内有颈静脉。据此，选A。

89.【答案】C

【考点】本题考查动物解剖学、组织学与胚胎学第四单元肌肉/躯干肌/脊柱肌的位置与结构特点。

【解析】背腰最长肌呈三棱形，是全身最长的肌肉，位于胸、腰椎棘突与横突和肋骨椎骨端所形成的夹角内。髂肋肌位于背腰最长肌的腹外侧，可向后牵引肋骨，协助呼吸。髂肋肌与背腰最长肌之间形成髂肋肌沟，沟内有针灸穴位，其中背腰最长肌构成家畜髂肋肌沟上缘。据此，选C。

90.【答案】C

【考点】本题考查动物生理学第五单元呼吸/肺的通气功能/肺通气量。

【解析】肺泡通气量(有效通气量)=(潮气量-无效腔气量)×呼吸频率=(6-1.5)×12L=54L。据此，选C。

91.【答案】D

【考点】本题考查动物生理学第五单元呼吸/肺的通气功能/肺通气量。

【解析】每分钟通气量=潮气量×呼吸频率=6×12L=72L。据此，选D。

92.【答案】A

【考点】本题考查动物生理学第五单元呼吸/肺的通气功能/肺通气量。

【解析】生理无效腔气量=解剖无效腔气量+肺泡无效腔气量=1.5L+0=1.5L。据此，选A。

93.【答案】C

【考点】本题考查动物生物化学第四单元糖代谢/糖原的分解与合成/糖原的分解。

【解析】糖原分解过程的关键酶是磷酸化酶。据此，选C。

94.【答案】A

【考点】本题考查动物生物化学第四单元糖代谢/糖原的分解与合成/糖原的合成。

【解析】糖原合成过程的关键酶是糖原合酶。据此，选A。

95.【答案】B

【考点】本题考查动物解剖学、组织学与胚胎学第十单元生殖系统/雌性生殖器官/牛、羊、马、猪、犬卵巢的位置、形态和组织结构。

【解析】B选项，马卵巢呈豆形，位于第4（左侧）至第5（右侧）腰椎横突腹侧，皮质和髓质颠倒。游离缘有一凹陷称排卵窝，成熟卵泡由此排出，符合题意。A、D选项，牛、羊的卵巢呈稍扁的椭圆形，右侧卵巢较大。C选项，猪的卵巢呈卵圆形，左侧卵巢较右侧的稍大。E选项，犬的卵巢位于第3~4腰椎横突腹侧，呈扁椭圆形，因有卵泡和黄体凸出于表面而呈结节状。据此，选B。

96.【答案】C 97.【答案】C

【考点】本组题考查动物解剖学、组织学与胚胎学第十单元生殖系统/雌性生殖器官/子宫的位置、形态和各种动物（牛、羊、马、猪、犬）子宫的形态结构特点。

【解析】B选项，马的子宫整体呈Y形，子宫角呈弓形，子宫体与角等长，子宫颈阴道部明显。A、D选项，牛、羊的子宫呈绵羊角状，子宫角和子宫体黏膜上有子宫阜，子宫颈管呈螺旋状。C选项，猪的子宫角呈肠袢状，子宫颈黏膜形成两排半球形隆起的子宫颈枕，子宫颈管呈螺旋状，子宫角发达。E选项，犬的子宫整体呈Y形，子宫角细长而直，子宫体和子宫颈很短。据此，96题选C，97题选C。

98.【答案】C 99.【答案】A 100.【答案】E

【考点】本组题考查兽医药理学第四单元消毒防腐药/常用的消毒防腐药的作用与应用。

【解析】A选项，40%甲醛溶液即福尔马林，能杀死芽孢。甲醛主要用于环境的熏蒸消毒。B选项，氢氧化钠又称苛性钠，消毒用氢氧化钠又称烧碱或火碱。一般以2%溶液进行环境消毒，5%溶液用于炭疽芽孢污染的消毒。C选项，醋酸氯己定又名洗必泰，阳离子表面活性剂。属皮肤黏膜消毒药。D选项，氧化钙为常用的环境消毒药。E选项，含氯石灰又名漂白粉，由氯通入消石灰制得，生成次氯酸。可杀灭细菌繁殖体、芽孢、真菌及病毒，也可对肉毒杆菌毒素造成破坏，杀菌快而强，但药效不持久。可用作饮水消毒。据此，98题选C，99题选A，100题选E。

全国执业兽医资格考试试卷十五（兽医全科类）（基础科目）

1.【答案】B

【考点】本题考查动物解剖学、组织学与胚胎学第十单元生殖系统/雌性生殖器官/雌性生殖器官的组成。

【解析】黄体是内分泌腺，主要分泌孕酮及雌激素，有刺激子宫分泌和乳腺发育的作用，保证胚胎附植和胎儿在子宫内的发育。如果动物已妊娠，黄体在整个妊娠期继续维持其大小和分泌功能，这种黄体称为妊娠黄体或真黄体。据此，选B。

2.【答案】A

【考点】本题考查动物生理学第一单元概述/机体功能的调节/机体功能调节的基本方式。

【解析】机体调节方式有神经调节、体液调节和自身调节。机体许多生理功能都是通过神经系统的活动完成的，神经调节迅速而准确，是机体最重要的调节方式。据此，选A。

3.【答案】D

【考点】本题考查兽医药理学第九单元消化系统药物/泻药与止泻药。

【解析】A、B、C、D、E选项，均为止泻药，但猫对鞣酸蛋白较敏感（缺乏分解排出鞣酸的特定酶而导致鞣酸在体内积累），慎用。据此，选D。

4.【答案】E

【考点】本题考查兽医法律法规和职业道德第四单元执业兽医及诊疗机构管理法律制度/兽医处方格式及应用规范/处方保存。

【解析】根据《兽用麻醉药品的供应、使用、管理办法》规定：麻醉药品要有专柜加锁、专用账册、单独处方，专册登记。处方应保存5年。据此，选E。

5.【答案】A

【考点】本题考查兽医药理学第四单元消毒防腐药/常用的消毒防腐药的作用与应用/氧化剂（过氧化氢、高锰酸钾、过硫酸氢钾）。

【解析】A选项，高锰酸钾具有氧化作用，在临床上可用于洗胃解毒。B选项，苯扎溴铵用于创面、皮肤和手术器械的消毒。C、D选项，二氯异氰、戊二醛用于环境消毒。E选项，乙

151

醇用于皮肤消毒和小件医疗器械等消毒。据此，选A。

6.【答案】D

【考点】本题考查动物生物化学第一单元蛋白质化学及其功能/蛋白质的功能与化学组成/蛋白质的基本结构单位。

【解析】蛋白质是由许多氨基酸通过肽键相连形成的高分子含氮化合物。肽键是由一个氨基酸的α-羧基与另一个氨基酸的α-氨基经过脱水缩合反应而形成的共价键。据此，选D。

7.【答案】B

【考点】本题考查兽医药理学第十三单元调节组织代谢药物/维生素/维生素A的药理作用与应用。

【解析】维生素A参与合成视紫红质，维持正常的视觉功能。视紫红质是视网膜杆状细胞中对弱光敏感的感光物质，在维生素A缺乏时，会导致对弱光敏感性降低而出现夜盲症甚至失去视力。主要用于防治维生素A缺乏症，如干眼症、夜盲症、角膜软化症和皮肤粗糙等。据此，选B。

8.【答案】D

【考点】本题考查动物生物化学第三单元酶/影响酶促反应的因素/pH和温度的影响。

【解析】胃蛋白酶的最适pH为1.5~2.5。这个范围基于胃蛋白酶在酸性环境中能够发挥最佳消化蛋白质能力的特点。在胃液中，胃蛋白酶原被盐酸激活，转化为具有活性的胃蛋白酶，从而开始其对蛋白质的消化过程。由于胃内环境通常是酸性的，这为胃蛋白酶提供了理想的工作条件。据此，选D。

9.【答案】A

【考点】本题考查兽医法律法规和职业道德第八单元病原微生物安全管理法律制度/病原微生物实验室生物安全管理条例/动物病原微生物实验活动管理。

【解析】在动物病原微生物实验活动管理中，对实验活动中使用新技术、新方法的规定：实验室使用新技术、新方法从事高致病性动物病原微生物相关实验活动的，应当符合防止高致病性动物病原微生物扩散、保证生物安全和操作者人身安全的要求，并经国家病原微生物实验室生物安全专家委员会论证；经论证可行的，方可使用。本题为选非题。据此，选A。

10.【答案】E

【考点】本题考查兽医法律法规和职业道德第七单元兽药管理法律制度/兽药经营质量管理规范/场所与设施。

【解析】经营兽药的企业，应当具备下列条件：与所经营的兽药相适应的兽药技术人员；与所经营的兽药相适应的营业场所、设备、仓库设施；与所经营的兽药相适应的质量管理机构或者人员；兽药经营质量管理规范规定的其他经营条件。对执业兽医无要求。本题为选非题。据此，选E。

11.【答案】D

【考点】本题考查兽医药理学第三单元抗生素与抗真菌药/β-内酰胺类/头孢菌素类的抗菌作用、应用、不良反应、注意事项。

【解析】头孢维星主要用于犬、猫，皮下或静脉注射，犬、猫每千克体重8mg。单次给药药效可以持续14d，根据感染情况可以重复用药（最多不超过3次）。据此，选D。

12.【答案】C

【考点】本题考查兽医药理学第十三单元调节组织代谢药物/维生素/维生素D。

【解析】维生素D对钙、磷代谢及幼畜骨骼生长有重要影响，主要生理功能是促进钙、磷在小肠内正常吸收。维生素D的代谢活性物质能调节肾小管对钙的重吸收，维持循环血液中钙的水平，并促进骨骼的正常发育。据此，选C。

13.【答案】C

【考点】本题考查兽医药理学第六单元外周神经系统药物/肾上腺素受体激动药/去甲肾上腺素。

【解析】去甲肾上腺素激动的主要是α受体。据此，选C。

14.【答案】C

【考点】本题考查动物解剖学、组织学与胚胎学第十五单元感觉器官/耳。

【解析】柯蒂氏器又称螺旋器、科蒂器，是听觉系统中的一个重要组成部分，它位于内耳的耳蜗内部。柯蒂氏器由毛细胞和支持细胞组成，这些毛细胞是关键的感音结构，能够将声波转换成神经信号，进而传递到大脑进行处理。据此，选C。

15.【答案】A

【考点】本题考查动物解剖学、组织学与胚胎学第七单元消化系统/口腔/牛、羊、马、猪、犬口腔的结构特点。

【解析】口腔底前部舌尖下有一对突出物，称为舌下肉阜，为下颌腺（颌下腺）管的开口处。据此，选A。

16.【答案】D

【考点】本题考查动物生理学第七单元能量代谢和体温/体温/动物散热的主要方式。

【解析】动物机体的散热器官以皮肤为主，是机体散失热量的重要途径，占总散失热量的75%~85%。散热方式有辐射、对流、传导和蒸发，前三者发生于外界环境温度比体表温度低时，蒸发则见于环境温度接近或比皮肤温度高时。辐射散热：机体以红外线的形式将热量传递给外界的散热形式，当环境温度高于皮肤温度，辐射散热失去作用。对流散热：机体通过与周围的流动空气来交换热量的散热方式，当环境温度高于皮肤温度，对流散热失去作用。传导散热：机体的热量直接传递给同它接触的温度较低的物体的散热方式，当接触的物体温度高于皮肤温度，则传导散热失去作用。蒸发散热：蒸发是物质从液体变为气体的吸热过程，环境温度大于皮肤温度时依旧发挥作用，如马属动物大量出汗。在环境温度接近或超过皮肤温度时，汗腺分泌加强，此时，体表蒸发的水分主要来自汗液，蒸发散热成为唯一有效的散热方式。据此，选D。

17.【答案】A

【考点】本题考查动物解剖学、组织学与胚胎学第七单元消化系统/口腔/牛、羊、马、猪、犬口腔的结构特点。

【解析】唇构成口腔最前壁，分上唇和下唇，其游离缘共同围成口裂。马唇可灵活运动，以采食。据此，选A。

18.【答案】E

【考点】本题考查动物解剖学、组织学与胚胎学第十二单元淋巴系统/周围淋巴器官/脾的位置、形态与组织结构特点。

【解析】脾实质由白髓、边缘区和红髓组成。红髓因含大量血细胞，在新鲜的脾切面上呈红色而得名，多位于被膜下、小梁周围及白髓和边缘区外侧。红髓包括富含血细胞的脾索和似栅栏样结构的脾血窦。据此，选E。

19.【答案】E

【考点】本题考查兽医法律法规和职业道德第七单元兽药管理法律制度/兽药经营质量管理规范/陈列与储存。

【解析】兽药陈列与储存，必须符合以下要求：按照品种、类别、用途及温度、湿度等分类、分区或专库存放；与仓库地面、墙等之间保持一定距离；内用兽药与外用兽药分开存放，处方药与非处方药分开，易串味药、危险药品等特殊兽药与其他兽药分库存放；待验兽药、合格兽药、不合格兽药、退货兽药分区存放；同一企业的同一批号的产品集中存放；按照兽药外包装图示标志的要求搬运和存放。本题为选非题。据此，选E。

20.【答案】A

【考点】本题考查动物生物化学第十一单元器官和组织的生物化学/肝脏的代谢/肝脏的生物转化作用。

【解析】肠内腐败产生的有毒胺类（如腐胺、尸胺等）被吸收后进入肝脏，大部分经胺氧化酶催化，先被氧化成醛及氨，醛再被氧化成酸，酸再被氧化成水和二氧化碳；氨则合成尿素，从而使胺类物质丧失生物活性。因此氧化反应是肝脏中解除胺类物质毒性的主要反应。据此，选A。

21.【答案】A

【考点】本题考查动物解剖学、组织学与胚胎学第十七单元胚胎学/胎盘与胎膜/胎盘的类型与功能。

【解析】动物的胎盘属于尿囊绒毛膜胎盘。A选项，上皮绒毛膜胎盘常见于猪、马。B选项，结缔绒毛膜胎盘常见于牛、羊。C选项，内皮绒毛膜胎盘常见于犬、猫。D选项，血绒毛膜胎盘见于人、兔、灵长类。据此，选A。

22.【答案】C

【考点】本题考查动物解剖学、组织学与胚胎学第一单元概述/细胞/细胞的构造：细胞膜、细胞质、细胞核。

【解析】线粒体DNA是线粒体中的遗传物质，是在细胞线粒体内发现的脱氧核糖核酸特殊形态。线粒体是为细胞提供能量（ATP）的细胞器。一个线粒体中一般有多个DNA分子。据此，选C。

23.【答案】B

【考点】本题考查兽医法律法规和职业道德第一单元动物防疫基本法律制度/中华人民共和国动物防疫法/《中华人民共和国动物防疫法》概述。

【解析】根据《中华人民共和国动物防疫法》规定，我国实行预防为主，预防、控制、净化、消灭相结合的防疫方针。据此，选B。

24.【答案】D

【考点】本题考查动物解剖学、组织学与胚胎学第六单元内脏/基本概念/腹膜与腹膜腔。

【解析】连接腹腔、盆腔腔壁与脏器之间或连接相邻脏器之间短而窄的腹膜褶，称为韧带多数为双层，少数为单层膜构成，对脏器有固定作用。据此，选D。

25.【答案】B

【考点】本题考查兽医药理学第八单元解热镇痛抗炎药/解热镇痛药/对乙酰氨基酚（扑热息痛）。

【解析】A选项，安乃近长期应用可引起粒细胞减少，抑制凝血酶原形成，加重出血。B选项，扑热息痛又称对乙酰氨基酚，主要作为中、小动物的解热镇痛药，用于治疗发热、肌肉痛、关节痛和风湿症。猫禁用。C选项，头孢喹肟具有广谱抗菌作用，能抑制耐青霉素葡萄球菌和肠球菌。D选项，阿司匹林对猫毒性大。E选项，安替比林只作为复方制剂（安痛定）的成分。据此，选B。

26.【答案】D

【考点】本题考查动物解剖学、组织学与胚胎学第十三单元神经系统/脑干/脑干的结构特点。

【解析】脑是神经系统中的高级中枢，位于颅腔内，在枕骨大孔与脊髓相连。脑可分大脑、小脑、间脑、中脑、脑桥和延髓6部分。通常将延髓、脑桥、中脑和间脑称为脑干。据此，选D。

27.【答案】D

【考点】本题考查兽医法律法规和职业道德第三单元动物检疫管理法律制度/动物检疫管理办法/产地检疫。

【解析】根据《动物检疫管理办法》规定，跨省引进的乳用、种用到输入地后，应当在隔离场或者饲养场内的隔离舍进行隔离观察，隔离期为30d。如需继续运输，需再次申请检疫。据此，选D。

28.【答案】B

【考点】本题考查兽医药理学第一单元总论/药代动力学/药物转运的方式。

【解析】简单扩散又称被动扩散，属于被动转运。大部分药物均可通过这种方式转运，其特点是顺浓度梯度，不消耗能量。据此，选B。

29.【答案】B

【考点】本题考查动物病理学第二单元组织与细胞损伤/变性/淀粉样变性的概念、原因、病理变化及结局。

【解析】淀粉样变性是指淀粉样物质在某些器官的网状纤维、血管壁或组织间沉着的一种病理过程。多发生于长期伴有组织破坏的慢性消耗性疾病和慢性抗原刺激的病理过程，如慢性化脓性炎症、骨髓瘤、结核、鼻疽等。据此，选B。

30.【答案】D

【考点】本题考查兽医药理学第十五单元解毒药/氰化物解毒剂/硫代硫酸钠。

【解析】D选项，硫代硫酸钠用于氰化物中毒，使用时应先静脉注射亚硝酸钠。A选项，亚甲蓝为亚硝酸盐中毒的特效解毒剂。B选项，乙酰胺为氟化物中毒特效解毒药。C选项，阿托品为M胆碱受体阻断药，解毒主要用于有机磷酸酯类中毒。E选项，二巯丙醇用于解救砷、汞、铋等重金属中毒。据此，选D。

31.【答案】E

【考点】本题考查兽医法律法规和职业道德

第七单元兽药管理法律制度/兽用处方药品种目录/兽用处方药品种目录（第一批）。

【解析】根据《兽用处方药品种目录（第一批）》规定，土霉素片不属于兽用处方药。本题为选非题。据此，选E。

32.【答案】B

【考点】本题考查兽医法律法规和职业道德第六单元动物防疫其他规范性文件/一、二、三类动物疫病病种名录/二类动物疫病。

【解析】根据农业农村部2022年6月23日发布的《一、二、三类动物疫病病种名录》（农业农村部公告第573号）规定，狂犬病属于二类动物疫病。A、C、D、E选项，均属于三类动物疫病。据此，选B。

33.【答案】A

【考点】本题考查动物病理学第五单元细胞、组织的适应与修复/适应/增生的概念。

【解析】增生是指实质细胞数量增多并常伴发组织器官体积增大的病理过程，分为生理性增生和病理性增生。生理性增生：生理条件下，组织器官由于生理机能增强而发生增生，如妊娠后期及泌乳期的乳腺增生。病理性增生：某些致病因子作用导致组织器官增生，主要见于慢性刺激、激素刺激及营养物质缺乏的情况，如动物缺碘导致甲状腺上皮细胞增生、球虫寄生肠道导致黏膜上皮细胞数量增多。题干所述为寄生虫寄生于上皮细胞导致的上皮细胞数量增多。据此，选A。

34.【答案】E

【考点】本题考查动物解剖学、组织学与胚胎学第三单元关节/四肢关节/后肢关节的组成与结构特点。

【解析】韧带见于多数关节，是由致密结缔组织组成的纤维带，分为囊外韧带和囊内韧带（髋关节圆韧带）。据此，选E。

35.【答案】D

【考点】本题考查兽医药理学第六单元外周神经系统药物/胆碱受体阻断药/阿托品。

【解析】阿托品为M胆碱受体阻断药，主要用于有机磷酸酯类中毒解毒。阿托品能解除有机磷中毒症状，有助于体内磷酰化胆碱酯酶的复活，严重中毒时与胆碱酯酶复活剂联合应用，有协同作用。据此，选D。

36.【答案】A

【考点】本题考查动物生理学第五单元呼吸/气体交换与运输/氧和二氧化碳在血液中运输的基本方式。

【解析】血液中的氧主要是和血红蛋白（Hb）结合在一起，以氧合血红蛋白（HbO_2）的形式运输，溶解方式运送占比很少。Hb与O_2结合的特点：①反应快速，可逆，无须酶的催化。当肺泡中的O_2浓度较高时，Hb和O_2结合，从而产生HbO_2。随着组织中O_2浓度较低，HbO_2快速解离，并释放O_2。②Hb与O_2结合的过程是氧合不是氧化，铁仍然是二价。③只有当血红素的Fe^{2+}与珠蛋白链相结合，才有O_2的运输功能。④1分子Hb可与4分子O_2结合。⑤Hb与O_2结合或解离的曲线呈S形。据此，选A。

37.【答案】B

【考点】本题考查动物病理学第三单元病理性物质沉着/黄疸/对机体的影响。

【解析】非酯型胆红素，即间接胆红素、非结合胆红素、游离胆红素。游离胆红素具有脂溶性的特性，对组织中的脂类亲和力比较大，而神经中脂类含量丰富。胆红素多侵犯脑神经核，可引起神经症状，导致迅速死亡。据此，选B。

38.【答案】B

【考点】本题考查动物解剖学、组织学与胚胎学第二单元骨骼/躯干骨/颈椎、胸椎、腰椎、荐椎、尾椎的特点。

【解析】胸椎：牛、羊、犬、猫13枚，猪14或15枚，马18枚。据此，选B。

39.【答案】C

【考点】本题考查动物解剖学、组织学与胚胎学第二单元骨骼/头骨/组成：颅骨、面骨。

【解析】"箭头"所指示的部位是颧骨。据此，选C。

40.【答案】E

【考点】本题考查动物生理学第二单元细胞的基本功能/细胞的兴奋性和生物电现象/极化、去极化、复极化、超极化、阈电位。

【解析】A选项，极化是指细胞在静息状态

下，细胞膜两侧的电位是外正内负的。B选项，去极化是指当细胞受到刺激，静息电位值向膜内负值降低的方向变化。C选项，反极化是指当膜内外电位差消失（等电位）时，膜电位变为外负内正的过程。D选项，复极化是指在去极化之后，又回到静息电位的过程。E选项，超极化是指膜内外电位差不断增大（超过静息电位值）的过程，也就是膜电位向负值增加的方向发生改变。据此，选E。

41.【答案】B

【考点】本题考查兽医法律法规和职业道德第一单元动物防疫基本法律制度/中华人民共和国动物防疫法/法律责任。

【解析】《中华人民共和国动物防疫法》第十一章第一百零六条规定：执业兽医有下列行为之一的，由县级以上地方人民政府农业农村主管部门给予警告，责令暂停六个月以上一年以下动物诊疗活动；情节严重的，吊销执业兽医资格证书：违反有关动物诊疗的操作技术规范，造成或者可能造成动物疫病传播、流行的；使用不符合规定的兽药及兽医器械的；未按照当地人民政府或者农业农村主管部门要求参加动物疫病预防、控制和动物疫情扑灭活动的。据此，选B。

42.【答案】E

【考点】本题考查兽医法律法规和职业道德第四单元执业兽医及诊疗机构管理法律制度/执业兽医和乡村兽医管理办法/执业活动管理。

【解析】执业兽医和乡村兽医在执业活动中应当履行下列义务：遵守法律、法规、规章和有关管理规定；按照技术操作规范从事动物诊疗活动；遵守职业道德，履行兽医职责；爱护动物，宣传动物保健知识和动物福利。本题为选非题。据此，选E。

43.【答案】C

【考点】本题考查动物解剖学、组织学与胚胎学第五单元被皮/蹄/形态结构。

【解析】家畜四肢着地的器官称为蹄，是由皮肤演变而来，位于指（趾）端。蹄的结构与皮肤相似，包括表皮、真皮及少量的皮下组织。其中表皮因角质化而成角质层，构成蹄匣，不含血管和神经；真皮则分布有丰富的血管和神经，呈

鲜红色，感觉灵敏，称肉蹄。据此，选C。

44.【答案】C

【考点】本题考查动物病理学第十四单元动物病理剖检诊断技术/概述/病理组织学材料的摘取和固定（包括固定液的配制）。

【解析】应将盛有病料的容器严格密封，清楚地标记内容物、编号、采集方式及采集时间等；避免病料接触高温及日光，防止腐败和病原微生物的死亡，要附有记录，以供检验单位参考。送检时，送检部位、组织部位送检目地、送检时间是必须有的，病原特性在送检时并不清楚。本题为选非题。据此，选C。

45.【答案】A

【考点】本题考查兽医法律法规和职业道德第七单元兽药管理法律制度/兽用处方药和非处方药管理办法/兽药分类管理制度。

【解析】以下情形无须凭兽医处方笺买卖兽用处方药（可总结为"进出口、中间商、有执业兽医"）进出口兽用处方药的；向动物诊疗机构、科研单位、动物疫病预防控制机构和其他兽药生产企业、经营者销售兽用处方药物的；向聘有依照《执业兽医和乡村兽医管理办法》规定注册的专职执业兽医的动物饲养场（养殖小区）、动物园、实验动物饲育场等销售兽用处方药的。本题为选非题。据此，选A。

46.【答案】B

【考点】本题考查动物解剖学、组织学与胚胎学第七单元消化系统/胃/反刍动物胃（瘤胃、网胃、瓣胃和皱胃）的位置、形态和组织结构，大网膜和小网膜。

【解析】该图所示为牛胃右视图，瘤胃最大，被纵沟分为背囊、腹囊，又被前沟、后沟分出前、后盲囊，即形成前背盲囊、后背盲囊、前腹盲囊、后腹盲囊。图中箭头所示更符合后腹盲囊的解剖学位置。据此，选B。

47.【答案】A

【考点】本题考查兽医药理学第五单元抗寄生虫药/抗螨虫药物/伊维菌素。

【解析】猫蚤为节肢动物，防治节肢动物的药物很好记，"伊敌二溴双甲脒"，因此伊维菌素符合题意。B选项，氯硝柳胺即灭绦灵，适用于

绦虫病。C选项，吡喹酮适用于绦虫、吸虫。D选项，阿苯达唑适用于线虫、吸虫、绦虫。E选项，磺胺嘧啶适用于弓形虫。据此，选A。

48.【答案】A

【考点】本题考查兽医法律法规和职业道德第一单元动物防疫基本法律制度/重大动物疫情应急条例/应急处理。

【解析】A选项，高致病性禽流感属一类动物疫病，对其疫点采取的措施（可总结为"染疫/疑似染疫/同群杀，易感也杀"）：扑杀并销毁染疫动物和易感染动物及其产品；对病死的动物、排泄物、被污染饲料、垫料、污水进行无害化处理；对被污染的物品、用具、动物圈舍、场地进行严格消毒。B、C、E选项，禽传染性法氏囊病、禽传染性支气管炎、马立克病为三类动物疫病，发生时可正常预防、控制。D选项，鸡白痢不在《一、二、三类动物疫病病种名录》中，发生时正常治疗预防、治疗。据此，选A。

49.【答案】C

【考点】本题考查兽医药理学第七单元中枢神经系统药物/全身麻醉药/氯胺酮。

【解析】非吸入麻醉氯胺酮（开他敏）的特点包括分离麻醉药、木僵样麻醉，可应用于不需要肌松的小手术麻醉。据此，选C。

50.【答案】D

【考点】本题考查动物生物化学第六单元脂类代谢/类脂的代谢/胆固醇的合成代谢及转变。

【解析】胆固醇是一种以环戊烷多氢菲为母核的固醇类化合物。它的合成场所在肝脏，合成原料为乙酰CoA。据此，选D。

51.【答案】A

【考点】本题考查动物解剖学、组织学与胚胎学第一单元概述/细胞/细胞的构造：细胞膜、细胞质、细胞核。

【解析】细胞是动物体的最基本结构和功能单位，是机体进行新陈代谢、生长发育和繁殖分化的形态基础，在细胞之间存在细胞间质。据此，选A。

52.【答案】B

【考点】本题考查动物解剖学、组织学与胚胎学第八单元呼吸系统/肺/肺的位置、形态和组织结构。

【解析】肺小叶是肺的基本结构和功能单位。每个肺小叶都是由每个细支气管及其分支、周围的肺泡共同组成。肺泡呈半球状，是肺进行气体交换的场所。尘细胞即吞噬尘埃颗粒后的肺巨噬细胞。据此，选B。

53.【答案】A

【考点】本题考查兽医药理学第五单元抗寄生虫药/抗原虫药物/氯丙啉。

【解析】维生素B_1即硫胺素，与氯丙啉有拮抗作用。其他选项对硫胺素并无特殊作用。据此，选A。

54.【答案】A

【考点】本题考查兽医法律法规和职业道德第六单元动物防疫其他规范性文件/一、二、三类动物疫病病种名录/一类动物疫病。

【解析】一类动物疫病共11种：高致病性禽流感、口蹄疫、小反刍兽疫、猪水疱病、痒病、尼帕病毒性脑炎、牛海绵状脑病、牛传染性胸膜肺炎、非洲猪瘟、非洲马瘟、牛瘟。炭疽、牛结核病、马传染性贫血属于二类动物疫病，伪狂犬病属于三类动物疫病。据此，选A。

55.【答案】A

【考点】本题考查兽医法律法规和职业道德第六单元动物防疫其他规范性文件/人畜共患传染病名录。

【解析】《人畜共患传染病名录》共列举了24种人畜共患传染病：牛海绵状脑病、高致病性禽流感、狂犬病、炭疽、布鲁氏菌病、日本脑炎（流行性乙型脑炎）、沙门菌病、牛结核病、猪链球菌Ⅱ型感染、马鼻疽、李氏杆菌病、尼帕病毒性脑炎、类鼻疽、片形吸虫病、鹦鹉热、Q热、利什曼原虫病、弓形虫病、棘球蚴病（包虫病）、钩端螺旋体病、旋毛虫病、日本血吸虫病、囊尾蚴病、华支睾吸虫病。据此，选A。

56.【答案】E

【考点】本题考查兽医法律法规和职业道德第四单元执业兽医及诊疗机构管理法律制度/执业兽医和乡村兽医管理办法/执业活动管理。

【解析】执业助理兽医师可以从事动物健康检查、采样、配药、给药、针灸等活动，在执业兽医师指导下辅助开展手术、剖检活动，但不得开具处方、填写诊断书、出具动物诊疗有关证明文件。据此，选E。

57.【答案】A

【考点】本题考查动物生理学第十单元内分泌/垂体的内分泌功能/腺垂体激素和神经垂体激素的种类及其生理功能。

【解析】垂体分为腺垂体和神经垂体。生长激素（GH）也叫躯体刺激素，在腺垂体中含量最多。在幼年时期，GH分泌不足会引起身体发育迟缓和矮小，称为侏儒症；而幼年时期GH分泌过多则会引起巨人症。在成人阶段，过量的GH会引起肢端肥大症。据此，选A。

58.【答案】C

【考点】本题考查动物病理学第六单元水盐代谢及酸碱平衡紊乱/水中毒/概念、原因和机制。

【解析】水中毒，又称高容量性低钠血症。特点是细胞外液量增多，血钠浓度降低，血浆渗透压下降。细胞外液低渗，水自细胞外进入细胞内，造成细胞内水肿，可引起颅内压升高，出现中枢神经系统功能紊乱，如动物定向障碍，呕吐，甚至出现反射消失和昏迷。据此，选C。

59.【答案】A

【考点】本题考查动物解剖学、组织学与胚胎学第一单元概述/细胞/细胞的构造：细胞膜、细胞质、细胞核。

【解析】线粒体存在于除成熟的红细胞以外所有的动物细胞里，是双层膜性细胞器。线粒体的主要作用是进行氧化磷酸化，给细胞生命活动供给直接能量，是细胞内的"能量工厂"。据此，选A。

60.【答案】B

【考点】本题考查动物病理学第九单元应激与疾病/应激反应的基本表现/应激时机体的神经内分泌反应。

【解析】应激时交感神经兴奋，早期（警觉期）儿茶酚胺分泌增多（交感-肾上腺髓质反应），抵抗期下丘脑-垂体-肾上腺皮质功能亢进。此外，还存在胰高血糖素、抗利尿激素、生长激素及β-内啡肽的增多。据此，选B。

61.【答案】E

【考点】本题考查兽医药理学第十一单元血液循环系统药物/抗凝血药与促凝血药/酚磺乙胺（止血敏）。

【解析】E选项，酚磺乙胺和维生素K是影响凝血因子的促凝血药。A选项，右旋糖酐铁为抗贫血药。B选项，安络血可促进毛细血管收缩，降低毛细血管通透性，增强断裂毛细血管断端的回缩作用。C选项，肝素为常用的抗凝血药。D选项，阿司匹林为解热镇痛抗炎药，有抗凝血作用。据此，选E。

62.【答案】C

【考点】本题考查动物生理学第四单元血液循环/心血管活动的调节/肾上腺素和去甲肾上腺素对心血管功能的调节。

【解析】肾上腺素能与两种肾上腺素能受体α和β结合。在心脏，肾上腺素和β_1受体结合，使心率加快，传导速度加快和心缩力增强，导致心输出量增加。在皮肤、肾脏、胃肠道和其他内脏的血管平滑肌中，α受体占优势，肾上腺素引起缩血管效应；在骨骼肌和肝脏内的血管则以β受体占优势，肾上腺素引起舒血管效应。据此，选C。

63.【答案】D

【考点】本题考查兽医药理学第一单元总论/影响药物作用的因素与合理用药/影响药物作用的因素（药物方面、动物方面、饲养管理和环境因素）。

【解析】给药方案包括给药剂量、途径、时间间隔和疗程。本题为选非题。据此，选D。

64.【答案】A

【考点】本题考查动物生物化学第五单元生物氧化/呼吸链/呼吸链的组成。

【解析】CoQ又称泛醌，是呼吸链中唯一不属于蛋白质的电子载体。据此，选A。

65.【答案】A

【考点】本题考查兽医药理学第十四单元组胺受体阻断药/H_2受体阻断药/西咪替丁（甲氰咪胍）。

【解析】H_2受体阻断药，在临床上主要用于应激或药物引起的糜烂性胃炎，以及胃、皱胃和十二指肠溃疡等。常见的有西咪替丁、雷尼替丁、法莫替丁等。据此，选A。

66.【答案】B

【考点】本题考查动物病理学第十一单元败血症/病理变化。

【解析】不同病原微生物引起的败血症病理变化特点相似，各种败血症死后剖检具有如下共同特点：尸僵不全、全身出血、免疫器官发生急性炎症变化、内脏器官肿胀变质、神经内分泌系统水肿变性。据此，选B。

67.【答案】A

【考点】本题考查动物病理学第八单元发热/发热的经过/热型。

【解析】弛张热的特点是体温升高后不降至常温，每天温差超过1℃以上。据此，选A。

68.【答案】B

【考点】本题考查动物病理学第六单元水盐代谢及酸碱紊乱/水、钠代谢障碍/概念。

【解析】水参与了机体内物质水解、水化和加水脱氢等重要反应，同时为一切生化反应提供场所；水是良好的溶剂，可使许多物质溶解，利于营养物质、代谢产物运输；水的比热大，能吸收代谢过程中产生的大量热量，参与体温的调节；水具有润滑作用，利于关节、眼球的活动，食物的吞咽；部分水还与体内蛋白质、黏多糖和脂结合（称为结合水），可保证各种肌肉具有独特的机械功能。但水不能直接提供能量。本题为选非题。据此，选B。

69.【答案】C

【考点】本题考查动物病理学第十单元炎症/炎症局部的基本病理变化/炎性细胞的种类及其主要功能。

【解析】猪巴氏杆菌病，又称猪肺疫或锁喉风，由多杀性巴氏杆菌引起。最急性型常呈败血症经过；急性型多数呈胸膜肺炎症状；慢性型持续咳嗽，呼吸困难，关节发生肿胀。多杀性巴氏杆菌为细菌，主要增多的炎性细胞是中性粒细胞。据此，选C。

70.【答案】A

【考点】本题考查动物病理学第二单元化学合成抗菌药/磺胺类药物/磺胺间甲氧嘧啶。

【解析】磺胺间甲氧嘧啶属于磺胺类药物，其药动学特征是肠道易吸收。磺胺间甲氧嘧啶口服后能够较好地被肠道吸收进入血液循环，从而发挥全身性的抗菌作用。外用时吸收通常较少。例如，在治疗一些全身性的细菌感染时，常通过口服磺胺间甲氧嘧啶来达到有效的血药浓度。据此，选A。

71.【答案】C

【考点】本题考查动物生理学第十一单元生殖与泌乳/雌性生殖。

【解析】雌激素的主要生理功能：促进生殖器官的发育和成熟；促进生殖道的分泌活动和平滑肌收缩，利于卵子和精子的运行；促进雌性副性征的出现、维持及性行为；协同促卵泡素（FSH）促进卵泡发育，诱导排卵前促黄体素（LH）峰出现，促进排卵；提高子宫肌对催产素的敏感性，使子宫肌收缩，参与分娩发动；刺激乳腺导管和结缔组织增生，促进乳腺发育；增强代谢；能促进蛋白质合成；加速骨的生长，促进骨髓愈合；促使醛固酮分泌，增强水、钠的潴留。本题为选非题。据此，选C。

72.【答案】A

【考点】本题考查动物生理学第三单元血液/血细胞/血小板的形态、数量及生理功能。

【解析】血小板具有重要的保护机能，主要包括生理性止血、凝血功能、纤维蛋白溶解作用和维持血管壁的完整性等。血小板生理功能的实现，与其具有黏附、聚集、释放、吸附和收缩等生理特性密切相关。本题为选非题。据此，选A。

73.【答案】A

【考点】本题考查兽医法律法规和职业道德第一单元动物防疫基本法律制度/中华人民共和国动物防疫法/动物疫病的控制。

【解析】发生疫病时县级以上人民政府应组织有关部门和单位采取封锁、隔离、扑杀、销毁、消毒、无害化处理、紧急免疫接种等措施。据此，选A。

74.【答案】B

【考点】本题考查兽医法律法规和职业道德第一单元动物防疫基本法律制度/中华人民共和

国动物防疫法/动物诊疗。

【解析】动物诊疗机构包括动物医院、动物诊所以及其他提供动物诊疗服务的机构。设立从事动物诊疗活动的机构，应当向县级以上地方农业农村主管部门申请动物诊疗许可证。据此，选B。

75.【答案】C

【考点】本题考查动物生理学第八单元尿的生成和排出/影响尿生成的因素/抗利尿激素对尿液生成的调节。

【解析】抗利尿激素由下丘脑的视上核和室旁核的神经元所分泌，经下丘脑-垂体束到达神经垂体暂时储存，受刺激后释放入血，又称为血管升压素。调节抗利尿激素释放的主要因素是血浆晶体渗透压的变化。动物大量出汗、呕吐、腹泻时，造成体内水分流失，使血浆晶体渗透压升高，就会刺激渗透压感受器，引起抗利尿激素分泌增多，使远曲小管和集合管对水重吸收增多，尿量下降。当动物大量饮用清水后，机体内水分过多，血浆晶体渗透压降低，抗利尿激素分泌减少，水的重吸收量减少，使体内多余的水分随尿排出。据此，选C。

76.【答案】A

【考点】本题考查兽医药理学第五单元抗寄生虫药/抗蠕虫药物/吡喹酮。

【解析】A选项，吡喹酮主要用于动物血吸虫病，也用于绦虫病和囊尾蚴病，符合题意。B选项，左旋咪唑主要用于畜禽胃肠道线虫病、肺丝虫病和猪肾虫感染病，对犬、猫心丝虫病也有效。其次也用于免疫功能低下动物的辅助治疗和提高疫苗的免疫效果。C选项，伊维菌素对线虫和节肢动物有极佳疗效，对吸虫、绦虫和原虫无效。D选项，阿维菌素用于治疗畜禽的线虫病、螨病及蜱、虱、蝇等寄生性昆虫病。E选项，氯丙啉主要用于防治和治疗禽球虫病。据此，选A。

77.【答案】A

【考点】本题考查动物病理学第十二单元肿瘤/动物常见肿瘤的病变特点/畜禽常见肿瘤的病理特点。

【解析】原发性肝癌可区分为肝细胞癌、胆管细胞癌和混合型肝癌三种类型。肝细胞癌的癌细胞为多边形，细胞质被伊红染成浅红色，可见有胆色素颗粒，细胞核呈圆形或圆形，常见分裂象；癌细胞呈条索状、团块状排列，也有呈腺管状排列的，细胞团块之间有结缔组织分隔。胆管细胞癌的癌细胞多为立方形或柱状，细胞质减少，嗜碱性或透明状，细胞核较小，呈圆形或卵圆形，染色较深；癌细胞多呈腺管状排列，少数呈乳头状及双行细胞索状排列。分化差的胆管细胞癌，癌细胞较大，多呈高柱状，排列不整齐，腺腔大小不规则，常见核分裂象。胆管细胞癌内一般纤维结缔组织较多，并常见数量不等的淋巴细胞浸润。混合型肝癌的特征为癌组织中包含有肝细胞癌和胆管细胞癌两种组织。据此，选A。

78.【答案】B

【考点】本题考查动物解剖学、组织学与胚胎学第八单元呼吸系统/鼻/鼻腔的结构。

【解析】鼻腺是鸟类眼睑两侧开口鼻腔的盐分分泌腺，特别是海鸟此腺最发达。分泌液的主要成分是NaCl，它是随食物进入体内的，并以高于海水的溶液浓度排出。通过分布于鼻腺血流量的调节，在体液盐类浓度或渗透压升高时进行分泌活动。海水养鸭时，鸭的鼻腺可增大数倍。另外，在爬行类中，海产的海鬣蜥具有同样的鼻腺。据此，选B。

79.【答案】E

【考点】本题考查动物解剖学、组织学与胚胎学第十六单元家禽解剖特点/呼吸系统的特点/鸣管、气囊和肺的特点。

【解析】气囊与肺相通，是禽类特有的器官，是支气管出肺后形成的黏膜囊。可储存气体，满足代谢率高的需要，并有减轻体重、调节体温的作用。据此，选E。

80.【答案】E

【考点】本题考查动物解剖学、组织学与胚胎学第十六单元家禽解剖特点/呼吸系统的特点/鸣管、气囊和肺的特点。

【解析】气囊与肺相通，是禽类特有的器官，是支气管出肺后形成的黏膜囊。可储存气体，满足代谢率高的需要，并有减轻体重、调节体温的作用。据此，选E。

81.【答案】E

【考点】本题考查动物生物化学第四单元糖代谢/葡萄糖的分解代谢/氧化途径及其生理意义。

【解析】有氧氧化途径及其生理意义：葡萄糖在 O_2 的参与下，被彻底氧化分解为 CO_2 和 H_2O 并释放出大量 ATP 的过程即为有氧氧化途径，也是糖的有氧分解。葡萄糖分解以此方式为主。机体大部分生物活动由此获能。有氧氧化途径反应历程分为 3 个阶段：第一阶段：和葡萄糖的无氧分解途径大致相同，是在细胞液中进行的。第二阶段：丙酮酸（$C_3H_4O_3$）进入线粒体基质，在由 3 种酶、5 种辅酶（如焦磷酸硫胺素、硫辛酸、CoA、FAD 和 NAD^+）组成的丙酮酸脱氢酶复合物的催化作用下形成乙酰 CoA 和 CO_2。第三阶段：在线粒体内膜上，通过三羧酸循环（简称 TCA 循环，又被称为柠檬酸循环与 Krebs 循环）代谢途径，将第二阶段的产物乙酰 CoA 彻底氧化分解成 CO_2 和 H_2O，同时有 $NADH^+$、H^+、$FADH_2$ 和大量 ATP 生成。据此，选 E。

82.【答案】A

【考点】本题考查动物生物化学第四单元糖代谢/葡萄糖分解代谢/磷酸戊糖途径及其生理意义。

【解析】磷酸戊糖途径是细胞中普遍存在的葡萄糖氧化分解的一种方式，它主要在细胞质基质（胞液）中进行，分为 2 个阶段。第一阶段：形成 CO_2 和 $NADPH+H^+$ 的氧化反应，通过葡萄糖-6-磷酸的 1 次脱羧反应和 2 次脱氢反应，形成五碳糖（5-磷酸核酮糖）。第二阶段：非氧化重组反应，其中磷酸戊糖分子通过异构和差向异构重排，形成碳链长度不一的磷酸单糖，参与糖的无氧分解。据此，选 A。

83.【答案】A

【考点】本题考查动物生物化学第四单元糖代谢/葡萄糖的分解代谢/糖酵解途径及其生理意义。

【解析】糖酵解（糖的无氧氧化）：在动物细胞内，葡萄糖或糖原在无氧条件下分解为乳酸并释放 ATP 的过程。场所为细胞液（也称为胞浆或细胞质基质）。糖酵解净生成 2（葡萄糖）或 3（糖原）mol ATP。据此，选 A。

84.【答案】D

【考点】本题考查动物病理学第十三单元器官系统病理学概论/神经系统病理/脑软化的病因及病变特点。

【解析】引起脑软化的原因包括生物性因素、中毒及化学因素和营养性因素，其中鸡维生素 E 和硒缺乏属于营养性因素。参考口诀："大马小鸡（脑软化）"。据此，选 D。

85.【答案】B

【考点】本题考查动物病理学第十三单元器官系统病理学概论/神经系统病理/脑炎的分类及病变特点。

【解析】脑炎分为化脓性脑炎和非化脓性脑炎，葡萄球菌和链球菌属于化脓菌，引起的脑炎类型是化脓性脑炎。据此，选 B。

86.【答案】B

【考点】本题考查动物病理学第十单元炎症/炎症局部的基本病理变化/炎性细胞的种类及其主要功能。

【解析】嗜碱性粒细胞见于速发型变态反应。嗜酸性粒细胞见于寄生虫感染、过敏反应。中性粒细胞见于急性炎症早期、化脓性炎症。单核细胞见于急性炎症后期、慢性炎症、非化脓性炎症。淋巴细胞见于慢性炎症、病毒性炎症和迟发型变态反应。据此，选 B。

87.【答案】D

【考点】本题考查动物病理学第三单元病理性物质沉着/含铁血黄素沉着/原因、分类和发病机理。

【解析】嗜碱性粒细胞见于速发型变态反应。嗜酸性粒细胞见于寄生虫感染、过敏反应。中性粒细胞见于急性炎症早期、化脓性炎症。单核细胞见于急性炎症后期、慢性炎症、非化脓性炎症。淋巴细胞见于慢性炎症、病毒性炎症、迟发型变态反应。心力衰竭时，肺发生慢性瘀血，肺内巨噬细胞吞噬红细胞后形成含铁血黄素，这种出现于心力衰竭病畜肺或痰液内的含有含铁血黄素的巨噬细胞称为心力衰竭细胞或心衰细胞。据此，选 D。

88.【答案】B

【考点】本题考查动物生理学第五单元呼吸/气体交换与运输/肺泡与血液以及组织与血液间气体交换的原理和主要影响因素。

【解析】外呼吸包括肺通气和肺换气。肺通气是指外界气体与肺内气体的交换过程。肺换气是指肺泡气与肺泡壁毛细血管内血液间的气体交换过程。据此，选B。

89.【答案】C

【考点】本题考查动物生理学第五单元呼吸/气体交换与运输/肺泡与血液以及组织与血液间气体交换的原理和主要影响因素。

【解析】内呼吸又称组织呼吸，是指血液与组织细胞间的气体交换。据此，选C。

90.【答案】D 91.【答案】E

【考点】本组题考查动物病理学第七单元缺氧/概述/缺氧的类型、原因及主要特点。

【解析】A选项，当外呼吸功能障碍时，如呼吸中枢抑制、呼吸肌麻痹、上呼吸道阻塞或狭窄、肺部和胸膜疾病等，可引起低张性缺氧。B选项，血液性缺氧的可能原因为血红蛋白含量减少、一氧化碳中毒、亚硝酸盐中毒等。C选项，瘀血性缺氧是由静脉压升高使血液回流受阻，导致毛细血管内瘀血所致。D选项，缺血性缺氧是由动脉压降低或动脉阻塞使毛细血管内血液灌注量减少所引起。如心输出量减少、心力衰竭引起全身性缺氧。肺血管栓塞会导致局部组织血液不畅，血液灌注量减少。E选项，组织性缺氧又称用氧障碍性缺氧，是由于组织中毒（如氰化物中毒）、组织用氧障碍所引起的一种缺氧。据此，90题选D，91题选E。

92.【答案】B

【考点】本题考查动物解剖学、组织学与胚胎学第四单元肌肉/四肢肌/前肢肌的组成与结构特点。

【解析】斜方肌为三角形薄板状肌，位于肩颈上部浅层，有提举、摆动和固定肩胛骨的作用。图中1为斜方肌，2为肩胛横突肌，3为臂头肌，4为胸头肌，5为背阔肌。据此，选B。

93.【答案】A

【考点】本题考查动物解剖学、组织学与胚胎学第四单元肌肉/四肢肌/前肢肌的组成与结构特点。

【解析】肩胛横突肌起于寰椎翼，止于肩峰部筋膜。图中1为斜方肌，2为肩胛横突肌，3为臂头肌，4为胸头肌，5为背阔肌。据此，选A。

94.【答案】D

【考点】本题考查动物解剖学、组织学与胚胎学第四单元肌肉/四肢肌/前肢肌的组成与结构特点。

【解析】臂头肌为复合肌，位于颈侧部浅层，呈长带状，起于枕嵴、寰椎与第2~4颈椎横突，止于肱骨外侧三角肌结节，构成颈静脉沟的上界。图中1为斜方肌，2为肩胛横突肌，3为臂头肌，4为胸头肌，5为背阔肌。据此，选D。

95.【答案】D

【考点】本题考查动物病理学第十三单元器官系统病理学概论/心血管系统病理/心肌病。

【解析】心肌病是指心肌纤维受损的一类急性或慢性心肌疾病，主要继发于各种原因引起的心肌炎、代谢性疾病和营养不良性疾病等。题干中表明无炎症反应，排除A、B、C、E选项。据此，选D。

96.【答案】A

【考点】本题考查动物病理学第十三单元器官系统病理学概论/心血管系统病理/心肌炎概念及病变特点。

【解析】心肌炎是指各种原因引起心肌的局部性或弥漫性炎症，按发生部位和性质分为实质性心肌炎、间质性心肌炎和化脓性心肌炎。题干中表明有炎症反应，且发生在心肌。据此，选A。

97.【答案】B

【考点】本题考查动物生物化学第一单元蛋白质化学及其功能/蛋白质的理化学性质与分析分离技术。

【解析】生物碱试剂（如苦味酸、单宁酸、三氯乙酸、钨酸等）在pH小于蛋白质等电点时，其酸根负离子能与蛋白质分子上的正离子相结合，成为溶解度很小的蛋白盐而沉淀下来。临床化验时，常用上述生物碱试剂除去血浆中的蛋白质,以减少干扰。据此,选B。

98. 【答案】C

【考点】本题考查动物生物化学第一单元蛋白质化学及其功能/蛋白质的理化学性质与分析分离技术。

【解析】醋酸铅、硫酸铜等重金属盐的正离子可与蛋白质的负离子集团结合成难溶物质,从而沉淀蛋白质。在临床上可利用该特性抢救重金属中毒的动物,抢救时可用牛奶或血清。据此,选C。

99. 【答案】A

【考点】本题考查动物病理学第十三单元器官系统病理学概论/消化系统病理/肝硬化(发病机理及其病变特点)。

【解析】题干所述肝硬化即肝纤维化,是肝实质细胞严重变性、坏死,结缔组织显著增生,肝被膜增厚、体积缩小、变硬的慢性病变。肝硬化时生成的血浆蛋白减少,从而引起血浆胶体渗透压降低,导致组织液生成增多,进而导致水肿发生。据此,选A。

100. 【答案】E

【考点】本题考查动物病理学第四单元血液循环障碍/出血/概念、类型及原因。

【解析】外伤时,伤口出血、组织损伤,伤口处毛细血管壁通透性增加,导致局部组织水肿,有时可见伤口感染、伤口积液。据此,选E。

全国执业兽医资格考试模拟试卷一(兽医全科类)(基础科目)

1. 【答案】E

【考点】本题考查兽医药理学第十一单元血液循环系统药物/抗贫血药/右旋糖酐铁。

【解析】右旋糖酐铁主要用于驹、犊、仔猪、幼犬和毛皮兽的缺铁性贫血。据此,选E。

2. 【答案】C

【考点】本题考查动物病理学第一单元动物疾病概论/概述/动物疾病经过。

【解析】临床经过期即症状明显期,表现出主要症状或典型症状,很有临床诊断价值。据此,选C。

3. 【答案】A

【考点】本题考查动物解剖学、组织学与胚胎学第一单元概述/细胞。

【解析】动物机体结构和功能的基本单位是细胞。据此,选A。

4. 【答案】A

【考点】本题考查动物生物化学第十单元水、无机盐代谢与酸碱平衡/体液/体液渗透压。

【解析】细胞内液中的主要阳离子是K^+。据此,选A。

5. 【答案】C

【考点】本题考查兽医法律法规和职业道德第七单元兽药管理法律制度/特殊兽药的使用/兽用麻醉药品和精神药品使用规定。

【解析】氯胺酮属于一类精神药品,其生产、销售、使用、库存等都必须执行严格的管理制度,防止滥用,保护人体健康。但并未阐明氯胺酮的研究必须执行严格管理。本题为选非题。据此,选C。

6. 【答案】A

【考点】本题考查动物生物化学第十一单元

器官和组织的生物化学/红细胞的代谢/红细胞中的糖代谢。

【解析】红细胞中葡萄糖主要的代谢途径是糖酵解。据此，选A。

7.【答案】D

【考点】本题考查动物病理学第二单元组织与细胞损伤/变性/玻璃样变性。

【解析】纤维结缔组织玻璃样变性镜检可见均质无结构红染的梁状、带状或片状，失去纤维的结构。据此，选D。

8.【答案】D

【考点】本题考查兽医法律法规和职业道德第七单元兽药管理法律制度/特殊兽药的使用/禁止在饲料和动物饮水中使用的药物品种目录。

【解析】A、B、C、E选项，均为禁止在饲料和动物饮用水中使用的药物品种，D选项，盐酸沙拉沙星不属于严禁在动物饮水中使用的药物，它是继恩诺沙星之后的又一新的动物专用药，主要用于治疗猪链球菌、大肠杆菌病及家禽的大肠杆菌、沙门菌等细菌感染。本题为选非题。据此，选D。

9.【答案】C

【考点】本题考查兽医法律法规和职业道德第八单元病原微生物安全管理法律制度/病原微生物实验室生物安全条例/动物病原微生物实验室设立和管理。

【解析】为新建、改建或扩建一级、二级动物病原微生物实验室备案的主体是"该区的市级人民政府兽医主管部门"。据此，选C。

10.【答案】D

【考点】本题考查兽医药理学第一单元总论/药代动力学/药物的排泄。

【解析】磺胺类药物与碳酸氢钠同服可以防止结晶尿的形成。据此，选D。

11.【答案】B

【考点】本题考查动物解剖学、组织学与胚胎学第九单元泌尿系统/肾/牛、羊、马、猪、犬肾的类型和结构特点。

【解析】如图所示，该肾表面有沟，分叶明显，肾叶仍保留有单独的肾乳头，无肾盂，可辨别为有沟多乳头肾。有沟多乳头肾见于牛。据此，选B。

12.【答案】A

【考点】本题考查动物解剖学、组织学与胚胎学第十单元生殖系统/雄性生殖器官/睾丸。

【解析】支持细胞具有支持营养生精细胞，分泌雄激素，参与血-睾屏障的形成等功能。据此，选A。

13.【答案】B

【考点】本题考查兽医药理学第九单元消化系统药物/泻药与止泻药/硫酸钠。

【解析】硫酸钠内服后在肠内可解离出Na^+和SO_4^{2-}，提高肠内渗透压，在肠管中保持大量水分，扩大肠管容积，软化粪便，并刺激肠壁增强其蠕动，而产生泻下作用。用于大肠便秘，排出肠内毒物、毒素或驱虫药的辅助用药。据此，选B。

14.【答案】A

【考点】本题考查动物病理学第七单元缺氧/概述/缺氧的类型、原因及主要特点。

【解析】一氧化碳中毒属血液性缺氧。本题为选非题。据此，选A。

15.【答案】D

【考点】本题考查动物解剖学、组织学与胚胎学第五单元被皮系统/皮肤/表皮、真皮和皮下组织的结构特点。

【解析】在临床上进行的皮内注射就是把药液注入真皮层内。据此，选D。

16.【答案】B

【考点】本题考查动物病理学第四单元血液循环障碍/充血/概念和类型。

【解析】动脉性充血：眼观组织器官体积轻度肿大，色泽鲜红，温度升高；镜下小动脉和毛细血管扩张，管腔内充满大量红细胞。据此，选B。

17.【答案】A

【考点】本题考查动物病理学第八单元发热/发热的经过/发热的分期及其特点。

【解析】动物呈现兴奋不安、食欲减退、脉搏加快、皮温降低、畏寒战栗、被毛竖立完全符合体温上升期的临床表现。据此，选A。

18.【答案】E

【考点】本题考查动物生理学第九单元神经系统/神经元活动/突触传递的基本特征。

【解析】神经突触的传递特征为：兴奋节律的改变，易疲劳，单向传递，通过化学物质传递，突触延搁。据此，选E。

19.【答案】B

【考点】本题考查动物解剖学、组织学与胚胎学第四单元肌肉/四肢肌/前肢肌的组成与结构特点。

【解析】具有提举肩胛骨的作用的肌肉是菱形肌。据此，选B。

20.【答案】B

【考点】本题考查动物解剖学、组织学与胚胎学第十四单元内分泌系统/内分泌器官的位置与结构特点。

【解析】甲状腺一般位于喉的后方，前2~3个气管环的两侧面和腹侧面，表面覆盖胸骨甲状肌和胸骨舌骨肌。据此，选B。

21.【答案】A

【考点】本题考查兽医药理学第十三单元调节组织代谢药物/矿物质/亚硒酸钠。

【解析】亚硒酸钠在临床上作为硒补充药，用于防治幼畜白肌病和雏鸡渗出性素质等。据此，选A。

22.【答案】E

【考点】本题考查动物病理学第五单元细胞、组织的适应与修复/适应。

【解析】适应主要表现为增生、萎缩、肥大、化生等。据此，选E。

23.【答案】C

【考点】本题考查兽医法律法规和职业道德第八单元病原微生物安全管理法律制度/病原微生物实验室生物安全管理条例/动物病原微生物分类。

【解析】口蹄疫病毒、牛海绵状脑病病原、高致病性禽流感病毒属于一类病原微生物；猪瘟病毒属于二类病原微生物；致病性大肠埃希菌属于三类病原微生物。据此，选C。

24.【答案】D

【考点】本题考查动物病理学第九单元应激与疾病/应激反应的基本表现/应激时机体的神经内分泌反应。

【解析】应激时交感神经兴奋，抗利尿激素分泌增多，而非降低。本题为选非题。据此，选D。

25.【答案】A

【考点】本题考查动物生物化学第八单元物质代谢的相互联系和调节/物质代谢的相互联系/核苷酸在物质代谢中的作用。

【解析】ATP是能量通用货币和转移磷酸基团的主要分子。据此，选A。

26.【答案】C

【考点】本题考查兽医法律法规和职业道德第六单元动物防疫其他规范性文件/一、二、三类动物疫病病种名录/一类动物疫病。

【解析】C选项，痒病属于农业农村部发布的《一、二、三类动物疫病病种名录》规定的一类动物疫病。据此，选C。

27.【答案】B

【考点】本题考查动物病理学第十二单元肿瘤/概述/肿瘤的一般形态与结构。

【解析】肿瘤的间质或实质内常有淋巴细胞浸润，这不一定是慢性炎症反应，而是机体对肿瘤呈现的细胞免疫反应。据此，选B。

28.【答案】C

【考点】本题考查动物生物化学第三单元酶/酶分子结构/酶的化学组成。

【解析】结合酶（全酶）=酶蛋白+辅助因子。据此，选C。

29.【答案】B

【考点】本题考查兽医药理学第八单元解热镇痛抗炎药/解热镇痛药/氟尼新葡甲胺。

【解析】氟尼辛葡甲胺（氟尼新葡甲胺）有镇痛、解热、抗炎、抗风湿作用。本题为选非题。据此，选B。

30.【答案】B

【考点】本题考查兽医法律法规和职业道德第一单元动物防疫基本法律制度/重大动物疫情应急条例/监测、报告和公布。

【解析】动物疫情由县级以上人民政府农业农村主管部门认定；其中重大动物疫情由省、自治区、直辖市人民政府农业农村主管部门认定，必要时报国务院农业农村主管部门认定。据此，选B。

31.【答案】D

【考点】本题考查兽医药理学第二单元化学合成抗菌药/硝基咪唑类药物/甲硝唑（灭滴灵）。

【解析】在兽医临床常用的硝基咪唑类药物有甲硝唑、地美硝唑。由于该类药物有致癌作用，许多国家禁止用于食品动物，我国规定其不能用作食品动物的促生长剂。据此，选D。

32.【答案】A

【考点】本题考查动物病理学第四单元血液循环障碍/充血/概念和类型。

【解析】由于小动脉扩张而流入组织或器官血量增多的现象，称为动脉性充血，也称主动性充血（简称充血）。据此，选A。

33.【答案】A

【考点】本题考查兽医法律法规和职业道德第六单元动物防疫其他规范性文件/人畜共患传染病名录。

【解析】《人畜共患传染病名录》中共24种：牛海绵状脑病、高致病性禽流感、狂犬病、炭疽、布鲁氏菌病、弓形虫病、棘球蚴病、钩端螺旋体病、沙门菌病、牛结核病、日本血吸虫病、日本脑炎（流行性乙型脑炎）、猪链球菌Ⅱ型感染、旋毛虫病、囊尾蚴病、马鼻疽、李氏杆菌病、类鼻疽、片形吸虫病、鹦鹉热、Q热、利什曼原虫病、尼帕病毒性脑炎、华支睾吸虫病。本题为选非题。据此，选A。

34.【答案】C

【考点】本题考查动物病理学第十三单元器官系统病理学概论/呼吸系统病理/小叶性肺炎（支气管肺炎）发病机制和病变特点。

【解析】支气管肺炎又称小叶性肺炎，每个病灶局限于一个肺小叶范围。本题为选非题。据此，选C。

35.【答案】A

【考点】本题考查兽医法律法规和职业道德第七单元兽药管理法律制度/特殊兽药的使用/食品动物中禁止使用的药品及其化合物。

【解析】氯霉素及其盐、酯（包括琥珀氯霉素）禁用于所有食品动物。据此，选A。

36.【答案】C

【考点】本题考查动物生理学第四单元血液循环/心肌的生物电现象和生理特性。

【解析】据上所述，P细胞与浦肯野细胞是心脏主要的自律细胞。据此，选C。

37.【答案】D

【考点】本题考查兽医法律法规和职业道德第一单元动物防疫基本法律制度/中华人民共和国动物防疫法/动物疫情的报告、通报和公布。

【解析】D选项，与上级人民政府卫生健康、野生动物保护等主管部门及时相互通报，不符合国家动物疫情通报制度。本题为选非题。据此，选D。

38.【答案】B

【考点】本题考查动物解剖学、组织学与胚胎学第十五单元感觉器官/眼/眼球壁的结构。

【解析】血管膜具有输送营养和吸收眼内分散光的作用。据此，选B。

39.【答案】E

【考点】本题考查动物病理学第十三单元器官系统病理学概论/消化系统病理/胃、肠炎的类型及其病变特点。

【解析】题干所述符合增生性肠炎的剖检特征，该类肠炎见于结核、副结核、组织胞浆菌病、马肥厚性肠炎。本题为选非题。据此，选E。

40.【答案】C

【考点】本题考查兽医法律法规和职业道德第七单元兽药管理法律制度/兽药管理条例/《兽药管理条例》概述。

【解析】A、B、D、E选项，均属于《兽药管理条例》的立法目的，C选项未提及。本题为选非题。据此，选C。

41.【答案】D

【考点】本题考查兽医法律法规和职业道德第四单元执业兽医及诊疗机构管理制度/执业兽医和乡村兽医管理办法/执业活动管理。

【解析】动物卫生监督机构的官方兽医实施检疫，出具动物检疫证明、加施检疫标志，并对检疫结论负责。D选项，属于官方兽医的职责。

本题为选非题。据此，选 D。

42. 【答案】B

【考点】本题考查动物解剖学、组织学与胚胎学第十三单元神经系统/脑神经/十二对脑神经的主要分支和支配的器官。

【解析】视神经支配的器官是视网膜。本题为选非题。据此，选 B。

43. 【答案】C

【考点】本题考查动物病理学第十四单元动物病理剖检诊断技术/概述/动物死后的尸体变化。

【解析】尸僵一般在死后 3~6h 发生，10~20h 最明显，24~48h 开始缓解。本题为选非题。据此，选 C。

44. 【答案】A

【考点】本题考查动物生理学第二单元细胞的基本功能/细胞的兴奋性和生物电现象/极化、去极化、复极化、超极化、阈电位。

【解析】细胞在静息状态下，细胞膜两侧的电位是外正内负的，称为极化。据此，选 A。

45. 【答案】B

【考点】本题考查兽医药理学第七单元中枢神经系统药物/中枢兴奋药/咖啡因。

【解析】咖啡因较大剂量可兴奋延髓呼吸中枢和血管运动中枢，大剂量咖啡因可兴奋包括脊髓在内的整个中枢神经系统，中毒量可引起强直或阵挛性惊厥，甚至死亡。本题为选非题。据此，选 B。

46. 【答案】E

【考点】本题考查动物生理学第五单元呼吸/肺的通气功能。

【解析】肺活量是用力吸气后再用力呼气，所能呼出的气体量。即补吸气量、潮气量与补呼气量之和为肺活量。肺活量反映了一次通气时的最大能力，在一定程度上可作为肺通气功能的指标。据此，选 E。

47. 【答案】B

【考点】本题考查兽医药理学第二单元化学合成抗菌药/抗菌增效剂/二甲氧苄啶。

【解析】二甲氧苄啶与抗球虫的磺胺喹噁啉合用对球虫的抑制作用比甲氧苄啶强，常用于防治禽球虫病。据此，选 B。

48. 【答案】E

【考点】本题考查兽医法律法规和职业道德第一单元动物防疫基本法律制度/中华人民共和国动物防疫法/兽医管理。

【解析】官方兽医由所在地县级以上人民政府农业农村主管部门任命。据此，选 E。

49. 【答案】D

【考点】本题考查动物解剖学、组织学与胚胎学第十六单元家禽解剖特点/消化系统的特点/嗉囊的特点。

【解析】嗉囊为食道的膨大部，位于食道的下 1/3，胸前口皮下。鸡的偏于右侧。据此，选 D。

50. 【答案】A

【考点】本题考查动物解剖学、组织学与胚胎学第三单元关节/四肢关节/后肢关节的组成和结构特点。

【解析】犬仅有 1 条膝直韧带。据此，选 A。

51. 【答案】B

【考点】本题考查兽医药理学第十四单元组胺受体阻断药/H_1 受体阻断药/马来酸氯苯那敏（扑尔敏）。

【解析】H_1 受体阻断药能选择性对抗组胺兴奋 H_1 受体所致的血管扩张及平滑肌痉挛等作用，主要有苯海拉明、异丙嗪和马来酸氯苯那敏等。据此，选 B。

52. 【答案】B

【考点】本题考查兽医药理学第六单元外周神经系统药物/肾上腺素受体激动药/肾上腺素。

【解析】肾上腺素用于动物心脏骤停的急救，如麻醉过度、一氧化碳中毒和溺水等；治疗急性、严重的过敏反应，如过敏性休克等；也常与局部麻醉药如普鲁卡因等配伍，以延长其麻醉持续时间。据此，选 B。

53. 【答案】A

【考点】本题考查动物病理学第三单元病理性物质沉着/钙化/概念。

【解析】病理性钙化沉积的钙盐主要是磷酸钙，其次为碳酸钙。据此，选 A。

54.【答案】E

【考点】本题考查兽医药理学第四单元消毒防腐药/常用的消毒防腐药的作用与应用/甲醛。

【解析】甲醛溶液主要用于厩舍、仓库、孵化室、皮毛、衣物、器具等的熏蒸消毒和标本、尸体防腐，消毒温度应在20℃以上。低浓度内服可用于胃肠道制酵。据此，选E。

55.【答案】B

【考点】本题考查兽医药理学第三单元抗生素与抗真菌药/抗真菌药。

【解析】灰黄霉素是内服的抑制真菌药，对各种皮肤真菌（小孢子菌、表皮癣菌和毛发癣菌）有强大的抑菌作用，对其他真菌无效。要注意的是本品无直接杀菌作用，只能保护新生细胞不受侵害，因此，必须连续用药至受感染的角质层完全由健康组织替代为止。据此，选B。

56.【答案】E

【考点】本题考查兽医药理学第十五单元解毒药/高铁血红蛋白还原剂/亚甲蓝（美蓝）。

【解析】亚甲蓝（美蓝）为高铁血红蛋白还原剂，用于解救动物亚硝酸盐中毒（小剂量，1~2mg/kg）和氰化物中毒（大剂量，10~20mg/kg）。据此，选E。

57.【答案】B

【考点】本题考查兽医法律法规和职业道德第七单元兽药管理法律制度/兽药管理条例/兽药监督管理。

【解析】兽药经营企业在发现与兽药使用有关的严重不良反应时，应立即向所在地人民政府兽医行政管理部门报告。据此，选B。

58.【答案】A

【考点】本题考查动物解剖学、组织学与胚胎学第十二单元淋巴系统/周围淋巴器官/主要浅在淋巴结的位置、形态与组织。

【解析】猪淋巴结的结构与其他动物恰好相反，即仔猪皮质、髓质分布于中央、外周。据此，选A。

59.【答案】A

【考点】本题考查动物生理学第八单元尿的生成和排出/尿的生成/肾小球的滤过功能。

【解析】肾小球的滤过作用主要取决于两个因素：一是滤过膜的通透性；二是有效滤过压。据此，选A。

60.【答案】C

【考点】本题考查动物生理学第三单元血液/血细胞/血沉。

【解析】血沉增快主要是血浆球蛋白和纤维蛋白原的变化，或有异常蛋白进入血液，导致红细胞沉降率增快。因此，血沉速度主要决定于红细胞所在的血浆环境，把红细胞放入血沉正常动物的血浆中，血沉速度正常。在临床上常用血沉作为红细胞间聚集性的指标，通常以红细胞在第1小时末下沉的距离表示红细胞的沉降速度，称为红细胞的沉降率（简称血沉）。据此，选C。

61.【答案】E

【考点】本题考查动物解剖学、组织学与胚胎学第十一单元心血管系统/心/心传导系统的组成。

【解析】心传导系统由特殊的心肌纤维所构成，包括窦房结、房室结、房室束和浦肯野纤维。据此，选E。

62.【答案】E

【考点】本题考查动物解剖学、组织学与胚胎学第二单元骨骼/四肢骨/后肢骨的组成和牛、马、猪、犬后肢骨的特点。

【解析】髂骨翼的外侧角粗大，称为髋结节。本题为选非题。据此，选E。

63.【答案】A

【考点】本题考查动物生物化学第五单元生物氧化/生物氧化的概念。

【解析】在真核细胞中，细胞生物氧化发生的部位在线粒体内膜上。据此，选A。

64.【答案】E

【考点】本题考查兽医法律法规和职业道德第一单元动物防疫基本法律制度/重大动物疫情应急条例/应急处理。

【解析】发生重大动物疫情的疫区对染疫动物的同群动物应采取扑杀。本题为选非题。据此，选E。

65.【答案】E

【考点】本题考查动物解剖学、组织学与胚胎学第十六单元家禽解剖特点/泌尿系统的特点/

组成和特点（肾、输尿管）。

【解析】禽类泌尿系统由肾脏和输尿管组成，没有膀胱。本题为选非题。据此，选E。

66.【答案】B

【考点】本题考查动物病理学第六单元水盐代谢及酸碱平衡紊乱/水肿/水肿的基本发生机理及其病理变化。

【解析】右心功能不全（右心衰竭）时，引起全身性水肿，主要表现为四肢、胸腹部皮下水肿，严重时出现胸腔积液、腹腔积液。据此，选B。

67.【答案】D

【考点】本题考查动物病理学第十一单元败血症/原因及发病机理。

【解析】血液中有病原微生物存在的败血症有菌血症、病毒血症、虫血症。据此，选D。

68.【答案】E

【考点】本题考查动物生理学第一单元概述/机体功能与环境/体液与内环境。

【解析】细胞外液主要包括组织液、血浆、淋巴和脑脊液。据此，选E。

69.【答案】C

【考点】本题考查动物生物化学第七单元含氮小分子的代谢/氨基酸的一般分解代谢/脱氨基作用。

【解析】脱氨基作用是氨基酸分解的主要途径，主要场所是肝脏、肾脏。据此，选C。

70.【答案】D

【考点】本题考查动物生物化学第六单元脂类代谢/脂类及其生理功能/脂类的生理功能。

【解析】亚油酸在动物体内不能合成，须从饲料中获取。据此，选D。

71.【答案】E

【考点】本题考查动物解剖学、组织学与胚胎学第十七单元胚胎学/胎盘与胎膜/胎盘的类型与功能。

【解析】与母体组织建立起物质交换的结构是胎盘。据此，选E。

72.【答案】E

【考点】本题考查动物生理学第十一单元生殖和泌乳/雄性生殖/睾丸的内分泌功能。

【解析】雄激素对下丘脑促性腺激素释放激素和腺垂体促卵泡素、促黄体素进行负反馈调节。据此，选E。

73.【答案】D

【考点】本题考查动物解剖学、组织学与胚胎学第三单元关节/四肢关节/前肢关节的组成与结构特点。

【解析】肩关节无侧副韧带。据此，选D。

74.【答案】E

【考点】本题考查兽医法律法规和职业道德第二单元动物防疫条件审查法律制度/动物防疫条件审查办法/审查发证。

【解析】县级人民政府农业农村主管部门应当自收到申请材料之日起5个工作日内，一次性告知申请人需补正的内容。据此，选E。

75.【答案】C

【考点】本题考查动物生物化学第二单元生物膜与物质的过膜运输/生物膜的化学组成/膜糖。

【解析】生物膜的主要成分是蛋白质、脂质、少量糖和金属离子，以及一定量的水。膜脂含磷脂（甘油磷脂）及少量糖脂（鞘糖脂）与胆固醇。膜脂中所含的游离胆固醇仅限于真核细胞的质膜。膜蛋白是生物膜主要功能的体现者。膜糖的膜表面有以共价键同膜脂或膜蛋白相连的寡糖链，分别称为糖脂、糖蛋白。糖与氨基酸之间通过N-糖苷键或O-糖苷键相互结合。膜上的寡糖链都是暴露在质膜外表面上，与细胞的相互识别和通信等重要的生理活动相关联。据此，选C。

76.【答案】B

【考点】本题考查动物生物化学第四单元糖代谢/糖的生理功能/血糖。

【解析】肾上腺素促进糖原分解，使血糖显著升高；糖皮质激素促进糖原异生，减少对葡萄糖的利用，升血糖作用显著；胰岛素促进全身组织对葡萄糖的摄取、利用，促进肝糖原、肌糖原合成，抑制糖原分解和糖异生，降血糖作用显著；盐皮质激素对肾有保钠、保水和排钾作用；甲状腺素促进小肠黏膜对糖的吸收和肝糖原分解，抑制糖原合成，升高血糖。由此可知，调节血糖浓度的主要激素有胰岛素、肾上腺素、糖皮质激素等，除胰岛素可降低血糖外，其他激素均可使血糖浓度升高。据此，选B。

77.【答案】A

【考点】本题考查兽医药理学第五单元抗寄生虫药/抗蠕虫药物/左旋咪唑（左咪唑）。

【解析】马和骆驼对左旋咪唑敏感，马应慎用，骆驼禁用。在动物极度衰弱或有明显的肝、肾损伤时，牛因免疫、去角、去势等发生应激时，应慎用或推迟使用。泌乳期动物禁用。本品中毒时可用阿托品解毒和其他对症治疗。据此，选A。

78.【答案】E

【考点】本题考查动物生物化学第九单元核酸的功能与研究技术/核酸化学/核酸的主要理化性质。

【解析】DNA紫外最大吸收峰在260nm处，蛋白质在280nm处。本题为选非题。据此，选E。

79.【答案】A

【考点】本题考查动物病理学第二单元组织与细胞损伤/变性/细胞肿胀的概念、原因和发病机理、病理变化及结局。

【解析】空泡变性即水泡变性、气球样变，发生于皮肤、黏膜上皮，如痘疹、口蹄疫时皮肤和黏膜上的水泡。据此，选A。

80.【答案】B

【考点】本题考查兽医法律法规和职业道德第四单元执业兽医及诊疗机构管理制度/执业兽医和乡村兽医管理办法/执业活动管理。

【解析】乡村兽医应当在备案机关所在县域的乡村从事动物诊疗活动，不得在城区从业。本题为选非题。据此，选B。

81.【答案】B

【考点】本题考查兽医药理学第十二单元泌尿生殖系统药物/利尿药与脱水药/甘露醇。

【解析】甘露醇为高渗性脱水剂。静脉注射高渗甘露醇后可提高血浆渗透压，使组织（包括眼、脑、脑脊液）细胞间液水分向血浆转移，产生组织脱水作用，从而可降低颅内压和眼内压。临床用于预防急性肾功能衰竭，降低眼内压和颅内压，以及脑水肿、脑炎的辅助治疗，还可加速某些毒素的排泄，辅助其他利尿药以迅速减轻水肿或腹水。据此，选B。

82.【答案】C

【考点】本题考查动物解剖学、组织学与胚胎学第八单元呼吸系统/鼻/鼻腔的结构。

【解析】马鼻泪管开口于鼻前庭。据此，选C。

83.【答案】B

【考点】本题考查兽医法律法规和职业道德第三单元动物检疫管理法律制度/动物检疫管理办法/《动物检疫管理办法》总则。

【解析】动物卫生监督机构的官方兽医实施检疫，出具动物检疫证明、加施检疫标志，并对检疫结论负责。据此，选B。

84.【答案】E

【考点】本题考查动物生理学第七单元能量代谢和体温/体温/动物维持体温相对恒定的基本调节方式。

【解析】下丘脑是体温调节的基本中枢。据此，选E。

85.【答案】B

【考点】本题考查兽医法律法规和职业道德第六单元动物防疫其他规范性文件/国家突发重大动物疫情应急预案/相关名词术语定义。

【解析】我国尚未发现的动物疫病是指疯牛病、非洲马瘟等在其他国家和地区已经发现，在我国尚未发生过的动物疫病。口蹄疫、非洲猪瘟等在我国仍时有发生。据此，选B。

86.【答案】A

【考点】本题考查兽医法律法规和职业道德第四单元执业兽医及诊疗机构管理制度/执业兽医和乡村兽医管理办法/执业兽医资格考试。

【解析】临床医学毕业生不可以参加执业兽医资格考试。本题为选非题。据此，选A。

87.【答案】A

【考点】本题考查动物病理学第三单元病理性物质沉着/钙化/类型、原因及病理变化。

【解析】营养不良性钙化无全身性钙、磷代谢障碍，故血钙不升高，钙盐仅在局部组织析出和沉积。钙化的机制可能与局部碱性磷酸酶升高有关。据此，选A。

88.【答案】B

【考点】本题考查兽医法律法规和职业道德第四单元执业兽医及诊疗机构管理制度/执业兽医和乡村兽医管理办法/《执业兽医和乡村兽医管理办法》总则。

【解析】《执业兽医和乡村兽医管理办法》所称执业兽医，包括执业兽医师和执业助理兽医师。据此，选B。

89.【答案】A

【考点】本题考查动物解剖学、组织学与胚胎学第十单元生殖系统/雌性生殖器官/牛、羊、马、猪、犬卵巢的位置，形态和组织结构。

【解析】卵巢实质分为外周的皮质和内部的髓质，但马卵巢的皮质与髓质的位置颠倒。据此，选A。

90.【答案】C

【考点】本题考查动物病理学第十三单元器官系统病理学概论/心血管系统病理/心肌炎概念及病变特点。

【解析】题干所述符合虎斑心的特点，实质是心肌纤维的变质性病变。据此，选C。

91.【答案】A

【考点】本题考查动物解剖学、组织学与胚胎学第七单元消化系统/口腔/组成。

【解析】舌下肉阜为下颌腺管的开口处。据此，选A。

92.【答案】B

【考点】本题考查动物解剖学、组织学与胚胎学第七单元消化系统/口腔/组成。

【解析】舌下肉阜为下颌腺管的开口处。据此，选B。

93.【答案】A

【考点】本题考查动物生理学第六单元采食、消化和吸收/口腔消化/唾液的组成和功能。

【解析】唾液的蛋白性分泌物有两种，一种为浆液性分泌物，富含唾液淀粉酶；另一种是黏液性分泌物，富含黏液，具有润滑和保护作用。据此，选A。

94.【答案】E

【考点】本题考查动物生理学第六单元采食、消化和吸收/口腔消化/唾液的组成和功能。

【解析】唾液具有清洁和保护作用。唾液分泌，可经常冲洗口腔中饲料残渣和异物，其中的溶菌酶具有杀菌的作用。据此，选E。

95.【答案】A

【考点】本题考查动物病理学第十单元炎症/炎症局部的基本病理变化/炎症细胞的种类及其主要功能。

【解析】题干所述"多见于急性炎症早期，且有'急性炎细胞'之称"，符合中性粒细胞的特征。据此，选A。

96.【答案】C

【考点】本题考查动物病理学第十单元炎症/炎症局部的基本病理变化/炎症细胞的种类及其主要功能。

【解析】题干所述"常出现在慢性炎症、非化脓性炎症，且可演变为类上皮细胞、多核巨细胞"，符合单核巨噬细胞的特征。据此，选C。

97.【答案】B

【考点】本题考查动物生物化学第一单元蛋白质化学及其功能/蛋白质的理化学性质与分析分离技术/蛋白质的理化性质。

【解析】生物碱试剂（如苦味酸、单宁酸、三氯乙酸、钨酸等）在pH小于蛋白质等电点时，其酸根负离子能与蛋白质分子上的正离子相结合，成为溶解度很小的蛋白盐而沉淀下来。临床化验时，常用上述生物碱试剂除去血浆中的蛋白质，以减少干扰。据此，选B。

98.【答案】C

【考点】本题考查动物生物化学第一单元蛋白质化学及其功能/蛋白质的理化学性质与分析分离技术/蛋白质的理化性质。

【解析】醋酸铅、硫酸铜等重金属盐的正离子可与蛋白质的负离子集团结合成难溶物质，从而沉淀蛋白质，在临床上可利用该特性抢救重金属中毒的动物，抢救可用牛奶或血清。据此，选C。

99.【答案】B

【考点】本题考查动物生理学第十单元内分泌/垂体的内分泌功能/腺垂体激素和神经垂体激素的种类及其生理功能。

【解析】在成年期，过量的生长激素会引起肢端肥大症。据此，选B。

100.【答案】A

【考点】本题考查动物生理学第十单元内分泌/甲状腺激素/甲状腺激素的主要生理功能。

【解析】甲状腺激素能促进机体生长、发育和成熟，尤其是对脑和骨骼的发育尤为重要。若幼年时期缺乏甲状腺激素，往往出现以智力迟钝、身材矮小为特征的克汀病，即呆小症，它和生长激素缺乏是有区别的，生长激素缺乏的患者智力是正常的。据此，选A。

全国执业兽医资格考试模拟试卷二（兽医全科类）
（基础科目）

1.【答案】B

【考点】本题考查动物生物化学第十单元水、无机盐代谢与酸碱平衡/钙、磷代谢/钙、磷的分布与生理功能。

【解析】钙的生理功能：构成骨与牙的主要成分，起支持和保护作用；作为细胞内的第二信使，介导激素的调节；参与血液凝固；增强心肌的收缩，与K^+相拮抗；降低神经肌肉兴奋性。据此，选B。

2.【答案】D

【考点】本题考查动物生理学第六单元采食、消化和吸收/胃的消化功能/胃液的主要成分和作用。

【解析】胃蛋白酶是胃液中主要的消化酶，刚分泌出来时以无活性的酶原形式存在，经盐酸激活后成为有活性的蛋白酶。据此，选D。

3.【答案】E

【考点】本题考查兽医法律法规和职业道德第四单元执业兽医及诊疗机构管理制度/执业兽医和乡村兽医管理办法/执业活动管理。

【解析】执业助理兽医师可以在执业兽医师指导下辅助开展手术，因此E选项描述错误，其余选项均符合相关规定。本题为选非题。据此，选E。

4.【答案】E

【考点】本题考查动物病理学第五单元细胞、组织的适应与修复/适应/萎缩的概念、分类及结局。

【解析】全身性萎缩的顺序：脂肪组织的萎缩发生最早且最明显，其次是肌肉，再次是肝脏、肾脏、脾脏、淋巴结、胃、肠等，脑、心脏、内分泌器官的萎缩则较少或不发生萎缩。据此，选E。

5.【答案】C

【考点】本题考查动物生物化学第七单元含氮小分子的代谢/氨的代谢/尿素的合成——尿素循环的意义。

【解析】尿素合成是一个消耗能量的过程，每生成1mol尿素，需水解3mol ATP中的4个高能磷酸键。本题为选非题。据此，选C。

6.【答案】C

【考点】本题考查兽医法律法规和职业道德第一单元动物防疫基本法律制度/中华人民共和国动物防疫法/《中华人民共和国动物防疫法》概述。

【解析】国务院农业农村主管部门主管全国动物防疫工作，制定和发布全国通行的方针、政策、计划、流程、消息，如一、二、三类动物疫病，人畜共患传染病名录等；重大疫情认定；

重大疫情公布；无规定动物疫区公布。据此，选C。

7.【答案】C

【考点】本题考查动物生理学第二单元细胞的基本功能/骨骼肌的收缩功能/骨骼肌的兴奋-收缩偶联。

【解析】参与兴奋-收缩偶联的因子是Ca^{2+}。据此，选C。

8.【答案】A

【考点】本题考查兽医药理学第四单元消毒防腐药/常用的消毒防腐药的作用与应用/苯酚。

【解析】苯酚又名石炭酸，兽医临床常用的制剂为复合酚，1%~2%溶液有杀灭细菌和真菌的作用。据此，选A。

9.【答案】E

【考点】本题考查动物病理学第一单元动物疾病概论/概述/动物疾病的概念及特点。

【解析】任何疾病都是完整统一的机体反应，呈现一定的功能、代谢和形态结构的变化，并非独立反应。本题为选非题。据此，选E。

10.【答案】D

【考点】本题考查动物生理学第六单元采食、消化和吸收/小肠的消化与吸收/胰液和胆汁的性质、主要成分和作用。

【解析】胆盐是胆汁酸与甘氨酸或牛磺酸结合形成的钠盐或钾盐的统称，是胆汁中参与脂肪消化和吸收的主要成分。据此，选D。

11.【答案】E

【考点】本题考查动物解剖学、组织学与胚胎学第十四单元内分泌系统/内分泌器官的位置与结构特点。

【解析】内分泌腺的结构特点：腺体的表面被覆一层被膜，腺细胞在腺小叶内排列成索、团、滤泡或腺泡，没有排泄管，腺内富有血管，腺小叶内形成毛细血管网或血窦，激素进入毛细血管或血窦内，加入血液循环。本题为选非题。据此，选E。

12.【答案】D

【考点】本题考查动物生理学第三单元血液/血细胞/红细胞生成所需的主要原料及辅助因子。

【解析】促进红细胞发育和成熟的物质有维生素B_{12}、叶酸和铜离子。据此，选D。

13.【答案】A

【考点】本题考查动物生物化学第二单元生物膜与物质的过膜运输/生物膜的特点/膜脂的流动性与相变。

【解析】脂肪酸烃链越短，越不饱和，相变温度越低，越容易相变；胆固醇越多，膜流动性越低，相变温度越高，越不容易相变。据此，选A。

14.【答案】A

【考点】本题考查兽医法律法规和职业道德第八单元病原微生物安全管理法律制度/病原微生物实验室生物安全管理条例/动物病原微生物实验活动管理。

【解析】在同一个实验室的同一个独立安全区域内，只能同时从事一种高致病性病原微生物的相关实验活动，因此A选项描述错误，其他选项描述均符合《病原微生物实验室生物安全管理条例》相关规定。本题为选非题。据此，选A。

15.【答案】A

【考点】本题考查兽医药理学第一单元总论/药效动力学/药物的作用与不良反应。

【解析】药物副作用是指用治疗量时，药物出现与治疗无关的不适反应。有些药物选择性低、药理效应广泛，利用其中一个作用为治疗目的时，其他作用便成了副作用。据此，选A。

16.【答案】E

【考点】本题考查兽医法律法规和职业道德第四单元执业兽医及诊疗机构管理制度/执业兽医和乡村兽医管理办法/执业活动管理。

【解析】A、B、C、D选项，均为执业兽医在执业活动中应当履行的义务。E选项，对染疫动物进行扑杀不是应当履行的义务。本题为选非题。据此，选E。

17.【答案】E

【考点】本题考查动物病理学第十四单元动物病理剖检诊断技术/动物病理剖检的方法/反刍动物（牛、羊）的病理剖检方法。

【解析】牛的躯体重而大，故对牛尸检时，应取左侧卧位。羊躯体小，故以背卧位（仰卧位）更便于采取脏器。据此，选 E。

18.【答案】C

【考点】本题考查动物病理学第八单元发热/发热的经过/发热对机体的影响。

【解析】高温持续期：产热与散热在新的高水平上保持相对平衡，表现为呼吸、脉搏加快，可视黏膜充血、潮红，皮温升高，尿量减少，有时开始排汗（犬、猫、禽不出汗）。据此，选 C。

19.【答案】A

【考点】本题考查动物病理学第十二单元肿瘤/概述/良性肿瘤与恶性肿瘤的区别。

【解析】肿瘤生长方式包括膨胀性生长、浸润性生长、外生性生长、内生性生长。良性肿瘤多呈膨胀性生长、外生性生长；恶性肿瘤则是浸润性生长或膨胀性生长。据此，选 A。

20.【答案】A

【考点】本题考查动物解剖学、组织学与胚胎学第四单元肌肉/四肢肌/后肢肌的组成与结构特点。

【解析】牛、羊没有臀浅肌。据此，选 A。

21.【答案】C

【考点】本题考查动物解剖学、组织学与胚胎学第十三单元神经系统/脑神经/十二对脑神经的主要分支和支配的器官。

【解析】分布于眼球肌，由延髓控制的脑神经是外展神经。据此，选 C。

22.【答案】E

【考点】本题考查动物解剖学、组织学与胚胎学第十六单元家禽解剖特点/公禽生殖器官的特点。

【解析】公鸡无阴茎。据此，选 E。

23.【答案】C

【考点】本题考查动物生理学第十一单元生殖与泌乳/雌性生殖/卵巢的内分泌功能。

【解析】雌激素的主要生理功能：促进生殖器官的发育和成熟；促进生殖道的分泌活动和平滑肌收缩，利于卵子和精子的运行；促进雌性副性征的出现、维持及性行为；协同促卵泡素促进卵泡发育，诱导排卵前促黄体素峰出现，促进排卵；提高子宫肌对催产素的敏感性，使子宫肌收缩，参与分娩发动；刺激乳腺导管结缔组织增生，促进乳腺发育；增强代谢；能促进蛋白质合成；加速骨的生长，促进骨髓愈合；促使醛固酮分泌，增强水、钠的潴留。本题为选非题。据此，选 C。

24.【答案】B

【考点】本题考查动物解剖学、组织学与胚胎学第二单元骨骼/四肢骨/骨盆。

【解析】骨盆是指由两侧髋骨、背侧的荐骨、前4枚尾椎及两侧的荐结节阔韧带共同围成的结构。据此，选 B。

25.【答案】C

【考点】本题考查动物生理学第一单元概述/机体功能的调节/机体功能调节的基本方式。

【解析】神经调节的基本方式是反射。据此，选 C。

26.【答案】B

【考点】本题考查动物生物化学第三单元酶/影响酶促反应的因素/抑制剂的影响。

【解析】竞争性抑制可与底物竞争性地结合酶的活性位点，使酶与底物结合的效率降低，达到抑制酶活性作用。据此，选 B。

27.【答案】B

【考点】本题考查兽医药理学第十四单元组胺受体阻断药/H_1受体阻断药/异丙嗪。

【解析】异丙嗪为 H_1 受体阻断药。本品抗组胺作用较苯海拉明强而持久，作用时间超过24h。因其为氯丙嗪的衍生物，故也有较强的中枢抑制、止吐和降温作用，但其中枢抑制作用比氯丙嗪弱。用于各种过敏性疾病，如荨麻疹、过敏性皮炎、血清病等。据此，选 B。

28.【答案】E

【考点】本题考查兽医法律法规和职业道德第七单元兽药管理法律制度/兽药管理条例/《兽药管理条例》概述。

【解析】县级以上人民政府兽医行政管理部门行使兽药监督管理权。据此，选 E。

29.【答案】E

【考点】本题考查兽医法律法规和职业道德第四单元执业兽医及诊疗机构管理制度/执业兽医和乡村兽医管理办法/执业备案。

【解析】县级以上人民政府农业农村主管该

行政区域内的执业兽医和乡村兽医管理工作，包括执业兽医、乡村兽医备案。据此，选 E。

30.【答案】B

【考点】本题考查兽医法律法规和职业道德第一单元动物防疫基本法律制度/中华人民共和国动物防疫法/《中华人民共和国动物防疫法》概述。

【解析】动物疫病预防控制机构承担动物疫病的监测、检测、诊断、流行病学调查、疫情报告以及其他预防、控制等技术工作；承担动物疫病净化、消灭的技术工作。据此，选 B。

31.【答案】A

【考点】本题考查兽医法律法规和职业道德第八单元病原微生物安全管理法律制度/病原微生物实验室生物安全管理条例/动物病原微生物分类。

【解析】B、C、D、E 选项，均属于二类动物病原微生物（病毒）。A 选项，小反刍兽疫病毒属于一类动物病原微生物（病毒）。据此，选 A。

32.【答案】A

【考点】本题考查动物生物化学第五单元生物氧化/生物氧化的概念。

【解析】原核细胞的生物氧化发生在细胞膜上。据此，选 A。

33.【答案】A

【考点】本题考查动物生物化学第六单元脂类代谢/脂肪的分解代谢/脂肪的动员。

【解析】催化脂肪水解的酶是激素敏感脂肪酶。据此，选 A。

34.【答案】C

【考点】本题考查兽医药理学第三单元抗生素与抗真菌药/β-内酰胺类/青霉素类。

【解析】苄星青霉素为长效青霉素，吸收和排泄缓慢，血中浓度较低，只适用于青霉素高度敏感细菌所致的轻度或慢性感染，如牛的肾盂肾炎、子宫蓄脓、复杂骨折等。据此，选 C。

35.【答案】D

【考点】本题考查动物生理学第七单元能量代谢和体温/体温/动物散热的主要方式。

【解析】在气温接近或超过体温时，汗腺分泌加强。此时，体表蒸发的水分主要来自汗液，蒸发散热成为唯一有效的散热方式，因为这种情况下，辐射、传导和对流方式的热交换已基本停止。据此，选 D。

36.【答案】C

【考点】本题考查兽医法律法规和职业道德第二单元动物防疫条件审查法律制度/动物防疫条件审查办法/监督管理。

【解析】动物产品无害化处理场所应在每年 3 月底前将上一年度的动物防疫条件情况和防疫制度报告于县级人民政府农业农村主管部门。据此，选 C。

37.【答案】C

【考点】本题考查动物解剖学、组织学与胚胎学第十二单元淋巴系统/周围淋巴器官/主要浅在淋巴结的位置、形态与组织结构特点。

【解析】髂下淋巴结又称股前淋巴结，位于阔筋膜张肌前缘的膝褶中。据此，选 C。

38.【答案】A

【考点】本题考查兽医药理学第二单元化学合成抗菌药/喹诺酮类药物/作用机理。

【解析】喹诺酮类的抗菌作用机理是抑制细菌脱氧核糖核酸（DNA）回旋酶，干扰 DNA 复制，从而产生杀菌作用。据此，选 A。

39.【答案】A

【考点】本题考查动物解剖学、组织学与胚胎学第十六单元家禽解剖特点/消化系统的特点/腺胃和肌胃的特点。

【解析】肌胃俗称胗，呈似圆形或椭圆形的双凸状，向前与腺胃相接。由于肌胃内存在吞食的砂粒，故又称砂囊。家禽的食物多是谷粒，可通过发达的肌层、胃内的砂粒及以及粗糙且坚韧的类角质膜（鸡内金、胗皮），对食料起机械性研磨作用。据此，选 A。

40.【答案】E

【考点】本题考查兽医法律法规和职业道德第一单元动物防疫基本法律制度/中华人民共和国动物防疫法/动物疫病的预防。

【解析】A、B、C、D 选项，均属于我国农业农村部确定实施强制免疫的动物疫病。E 选项，高致病性猪繁殖与呼吸综合征不属于。本题为选非题。据此，选 E。

41.【答案】A

【考点】本题考查动物病理学第九单元应激与疾病/应激反应的基本表现/应激的分期。

【解析】警觉期的特点是以交感-肾上腺髓质系统兴奋为主，伴肾上腺皮质激素增多。据此，选 A。

42.【答案】A

【考点】本题考查兽医药理学第十五单元解毒药/氟中毒解毒剂/乙酰胺（解氟灵）。

【解析】乙酰胺（解氟灵）可用于解救氟乙酰胺等有机氟中毒。据此，选 A。

43.【答案】D

【考点】本题考查动物病理学第十三单元器官系统病理学概论/消化系统病理/肝硬化（发病机理及其病变特点）。

【解析】肝硬化的后期组织学病变特点是假小叶生成和纤维化。据此，选 D。

44.【答案】A

【考点】本题考查动物病理学第十三单元器官系统病理学概论/泌尿系统病理/肾炎的分类及病变特点。

【解析】肾小球肾炎是一组以肾小球损害为主的变态反应性疾病。据此，选 A。

45.【答案】E

【考点】本题考查动物病理学第十单元炎症/炎症的类型/渗出性炎。

【解析】绒毛心是当心外膜上发生纤维素性炎时，随心脏的搏动、摩擦，覆于心外膜的纤维蛋白形成绒毛状物，并在心脏表面附着。据此，选 E。

46.【答案】A

【考点】本题考查动物解剖学、组织学与胚胎学第十单元生殖系统/雌性生殖器官/各种动物（牛、羊、马、猪、犬）子宫的形态结构特点。

【解析】猪无子宫颈阴道部。据此，选 A。

47.【答案】A

【考点】本题考查动物生物化学第九单元核酸的功能与研究技术/核酸化学/核酸的主要理化性质。

【解析】DNA 不溶于有机溶剂，故可用有机溶剂（如乙醇）来分离 DNA。据此，选 A。

48.【答案】C

【考点】本题考查动物解剖学、组织学与胚胎学第九单元泌尿系统/肾/牛、羊、马、猪、犬肾的类型和结构特点。

【解析】如图所示，该肾表面平滑无分界，肾叶的皮质和髓质完全合并，肾乳头愈合为一个总乳头，可辨别为平滑单乳头肾。平滑单乳头肾见于马、羊、犬、兔等大多数动物。据此，选 C。

49.【答案】A

【考点】本题考查兽医药理学第十三单元调节组织代谢药物/矿物质/钙、磷制剂。

【解析】钙主要用于产后瘫痪、佝偻病、软骨病等需补充钙质的疾病，还能在各种过敏性疾病中用作消炎或抗过敏药。据此，选 A。

50.【答案】C

【考点】本题考查兽医药理学第六单元外周神经系统药物/胆碱受体阻断药/阿托品。

【解析】阿托品具有在 M 胆碱受体部位拮抗胆碱酯酶抑制剂的作用，可以增加气管、支气管系黏液腺与唾液腺的分泌，支气管平滑肌挛缩，以及自主神经节受刺激后的亢进，因此 C 选项符合题意。A 选项，α 受体可被酚妥拉明阻断。B 选项，β 受体可被普萘洛尔阻断。D 选项，N_1 受体可被六烃季铵阻断。E 选项，N_2 受体可被筒箭毒阻断。据此，选 C。

51.【答案】D

【考点】本题考查兽医法律法规和职业道德第七单元兽药管理法律制度/兽药管理条例/兽药监督管理。

【解析】A、B、C、E 选项，均为劣兽药，只有 D 选项符合按照假兽药处理的情形。据此，选 D。

52.【答案】D

【考点】本题考查兽医法律法规和职业道德第三单元动物检疫管理法律制度/动物检疫管理办法/产地检疫。

【解析】跨省、自治区、直辖市引进的乳用、种用动物到达输入地后，应当在隔离场或者饲养场内的隔离舍进行隔离观察，隔离期为30d。据此，选D。

53.【答案】A

【考点】本题考查兽医法律法规和职业道德第五单元病死畜禽和病害畜禽产品无害化处理管理法律制度/病死及病害动物无害化处理技术规范/病死及病害动物和相关动物产品的处理。

【解析】深埋法不得用于患有炭疽等芽孢杆菌类疫病，以及牛海绵状脑病、痒病的染疫动物及产品、组织的处理。据此，选A。

54.【答案】E

【考点】本题考查兽医法律法规和职业道德第六单元动物防疫其他规范性文件/一、二、三类动物疫病病种名录/一类动物疫病。

【解析】E选项，口蹄疫属于农业农村部发布的《一、二、三类动物疫病病种名录》规定的一类动物疫病，其余选项均属于二类动物疫病。据此，选E。

55.【答案】D

【考点】本题考查动物病理学第十单元炎症/炎症的类型/渗出性炎。

【解析】卡他性炎是指发生于黏膜的急性渗出性炎症，以在黏膜表面有大量渗出物流出为特征，常伴有黏膜腺分泌亢进。据此，选D。

56.【答案】A

【考点】本题考查动物解剖学、组织学与胚胎学第十五单元感觉器官/眼/眼球壁的结构。

【解析】白内障指的是各种原因如老化、遗传、局部营养障碍、免疫与代谢异常、外伤、中毒、辐射等，都能引起晶状体代谢紊乱，导致晶状体蛋白质变性而发生混浊。据此，选A。

57.【答案】C

【考点】本题考查兽医法律法规和职业道德第四单元执业兽医及诊疗机构管理制度/执业兽医和乡村兽医管理办法/《执业兽医和乡村兽医管理办法》总则。

【解析】负责执业兽医、乡村兽医监督管理工作的是县级以上农业农村主管部门。据此，选C。

58.【答案】B

【考点】本题考查动物病理学第七单元缺氧/概述/缺氧的类型、原因及主要特点。

【解析】动物贫血是血红蛋白含量减少导致的血液性缺氧，它的特点血氧分压正常，氧容量降低、氧含量降低、血氧饱和度正常、动静脉氧差变小，严重贫血时皮肤苍白。据此，选B。

59.【答案】E

【考点】本题考查兽医法律法规和职业道德第七单元兽药管理法律制度/兽药经营质量管理规范/采购与入库。

【解析】A、B、C、D选项，均属于不得入库的情形。E选项，属于可以入库的情形。据此，选E。

60.【答案】E

【考点】本题考查动物病理学第十一单元败血症/原因及发病机理。

【解析】脓毒败血症的主要特点是血液中出现大量的化脓菌及其毒素。据此，选E。

61.【答案】A

【考点】本题考查兽医药理学第十单元呼吸系统药物/平喘药氨茶碱。

【解析】氨茶碱对支气管平滑肌有较强的松弛作用，能解除支气管平滑肌痉挛，缓解支气管黏膜的充血水肿，发挥平喘功效。另外，本品还有较弱的强心和继发利尿作用。据此，选A。

62.【答案】A

【考点】本题考查动物解剖学、组织学与胚胎学第十一单元心血管系统/体循环/大静脉。

【解析】马无颈内静脉。据此，选A。

63.【答案】B

【考点】本题考查兽医药理学第三单元抗生素与抗真菌药/四环素类及酰胺醇类/四环素类的抗菌作用。

【解析】四环素类药物的抗菌作用机理主要是抑制细菌蛋白质的合成。据此，选B。

64.【答案】A

【考点】本题考查动物生理学第六单元采食、消化和吸收/胃的消化功能/胃液的主要成分和作用。

【解析】维生素B_{12}在小肠中消化吸收。本题为选非题。据此，选A。

65.【答案】B

【考点】本题考查动物病理学第六单元水盐代谢及酸碱平衡紊乱/脱水/类型、原因及特点。

【解析】高渗性脱水时，细胞外液容量减少和渗透压升高，可通过渗透压感受器、口渴中枢引起抗利尿激素分泌增加，使水的重吸收增多，尿量减少，血钠浓度升高；动物有渴感，饮水增加。据此，选B。

66.【答案】D

【考点】本题考查动物生理学第五单元呼吸/呼吸运动的调节/神经反射性调节。

【解析】呼吸调整中枢位于脑桥上部。据此，选D。

67.【答案】D

【考点】本题考查兽医法律法规和职业道德第一单元动物防疫基本法律制度/中华人民共和国动物防疫法/动物疫病的控制。

【解析】应该扑杀并销毁疫和疑似染疫动物及其同群动物（非所有动物）。本题为选非题。据此，选D。

68.【答案】B

【考点】本题考查动物解剖学、组织学与胚胎学第十七单元胚胎学/胎盘与胎膜/胎盘的类型与功能。

【解析】牛和羊的胎盘类型属于结缔绒毛膜胎盘（绒毛叶胎盘）。据此，选B。

69.【答案】C

【考点】本题考查兽医法律法规和职业道德第六单元动物防疫其他规范性文件/国家突发重大动物疫情应急预案/相关名词术语定义。

【解析】A、B选项，属于我国尚未发生的动物疫病。D、E选项，在我国仍时有发生。据此，选C。

70.【答案】D

【考点】本题考查动物解剖学、组织学与胚胎学第一单元概述/细胞/细胞的构造。

【解析】细胞核是储存遗传信息的重要场所。据此，选D。

71.【答案】E

【考点】本题考查兽医药理学第十二单元泌尿生殖系统药物/利尿药与脱水药/呋塞米（速尿）。

【解析】使用呋塞米的注意事项：无尿病畜禁用；电解质紊乱或肝损害的病畜慎用；长期大量用药可出现低血钾、低血氯及脱水，应补钾或与保钾性利尿药配伍或交替使用，并定时监测水和电解质平衡状态；应避免与氨基糖苷类抗生素合用。据此，选E。

72.【答案】B

【考点】本题考查动物病理学第二单元组织与细胞损伤/细胞死亡/细胞坏死的类型及其特点。

【解析】湿性坏疽常发生于与外界相通的脏器，如肠、子宫、肺等。据此，选B。

73.【答案】B

【考点】本题考查动物生物化学第十一单元器官和组织的生物化学/肝脏的代谢/肝脏的生物转化作用。

【解析】大肠细菌对饲料残渣的作用可产生苯甲酸，苯甲酸可与甘氨酸结合生成马尿酸，然后经肾脏随尿排出。据此，选B。

74.【答案】E

【考点】本题考查动物病理学第四单元血液循环障碍/血栓形成/血栓形成的条件。

【解析】心血管内膜损伤是血栓形成最重要和最常见的原因。据此，选E。

75.【答案】E

【考点】本题考查动物病理学第四单元血液循环障碍/血栓形成/血栓形成的概念和血栓的类型。

【解析】根据血栓的形成过程和形态特点，可将血栓分为白色血栓、混合血栓、红色血栓及透明血栓。本题为选非题。据此，选E。

76.【答案】E

【考点】本题考查动物解剖学、组织学与胚胎学第八单元呼吸系统/肺/肺的位置、形态和组织结构。

【解析】存在于肺组织内的巨噬细胞为尘细胞。据此，选E。

77.【答案】C

【考点】本题考查兽医药理学第六单元外周神经系统药物/胆碱受体激动药/毛果芸香碱。

【解析】毛果芸香碱的药理作用：选择性激

动 M 受体，尤其对腺体和胃肠道平滑肌作用强烈，对眼部作用明显，缩瞳。据此，选 C。

78．【答案】A

【考点】本题考查动物解剖学、组织学与胚胎学第十单元生殖系统/雄性生殖器官/牛、羊、马、猪、犬睾丸、附睾的位置、形态与组织结构特点。

【解析】牛、羊睾丸的长轴呈上下垂直位，椭圆形，睾丸头向上，附睾位于睾丸后缘；牛的睾丸实质呈黄色，羊的呈白色。据此，选 A。

79．【答案】D

【考点】本题考查动物生物化学第八单元物质代谢的相互联系和调节/物质代谢的相互联系/核苷酸在物质代谢中的作用。

【解析】CTP 参与磷脂合成。据此，选 D。

80．【答案】A

【考点】本题考查动物解剖学、组织学与胚胎学第五单元被皮/乳房/牛、羊、马、猪、犬乳房的结构特点。

【解析】乳镜则是牛乳房和阴门裂之间的皮肤纵褶，呈线状毛流，可作为鉴定产乳能力的依据。据此，选 A。

81．【答案】A

【考点】本题考查动物病理学第二单元组织与细胞损伤/变性/玻璃样变性的概念、原因和发病机理、病理变化。

【解析】猪瘟脾脏的贫血性梗死，即为脾小体中央玻璃样变性所致。据此，选 A。

82．【答案】D

【考点】本题考查兽医药理学第八单元解热镇痛抗炎药/对乙酰氨基酚（扑热息痛）。

【解析】对乙酰氨基酚主要作为中、小动物的解热镇痛药，用于发热、肌肉痛、关节痛的治疗。猫禁用，因给药后可引起严重的毒性反应。据此，选 D。

83．【答案】C

【考点】本题考查动物生物化学第四单元糖代谢/葡萄糖的分解代谢/糖酵解途径及其生理意义。

【解析】1mol 葡萄糖酵解时消耗 2molATP，生成 4molATP，故净生成 2molATP。当糖酵解从糖原开始，消耗的 ATP 少 1mol，净生成 3molATP。据此，选 C。

84．【答案】A

【考点】本题考查兽医法律法规和职业道德第七单元兽药管理法律制度/兽用处方药品种目录/兽用处方药品种目录（第一批）。

【解析】盐酸苯海拉明注射液属于用于抗过敏的兽用处方药。据此，选 A。

85．【答案】D

【考点】本题考查动物生理学第八单元尿的生成和排出/影响尿生成的因素/抗利尿激素对尿液生成的调节。

【解析】大量饮水后，血浆晶体渗透压降低，抗利尿激素分泌减少，尿量增加。据此，选 D。

86．【答案】D

【考点】本题考查兽医药理学第五单元抗寄生虫药/抗蠕虫药物/三氯苯达唑。

【解析】三氯苯达唑对各种日龄的肝片吸虫均有明显杀灭效果，对牛、羊大片形吸虫、前后盘吸虫也有良效。据此，选 D。

87．【答案】B

【考点】本题考查兽医法律法规和职业道德第七单元兽药管理法律制度/兽药管理条例/兽药经营。

【解析】兽药经营许可证的有效期为 5 年。本题为选非题。据此，选 B。

88．【答案】A

【考点】本题考查动物生理学第四单元血液循环/心肌的生物电现象和生理特性/心音。

【解析】第一心音发生于心缩期的开始，又称心缩音。心缩音音调低、持续时间较长，产生的原因主要包括心室肌的收缩、房室瓣的关闭及射血开始引起的主动脉管壁的振动。据此，选 A。

89．【答案】A

【考点】本题考查兽医药理学第七单元中枢神经系统药物/全身麻醉药/硫喷妥钠。

【解析】硫喷妥钠主要用于各种动物的诱导麻醉和基础麻醉。本品麻醉时镇静效果差，肌松不完全。取得浅麻醉时，再改用较安全的麻醉药来维持。本品也单独用于小手术的全身麻醉。在临床上也用于中枢兴奋药中毒对抗解救及脑炎或破伤风引起的惊厥。据此，选A。

90.【答案】A

【考点】本题考查动物病理学第十三单元器官系统病理学概论/呼吸系统病理/大叶性肺炎（纤维蛋白性肺炎发病机制和病变特点）。

【解析】题干中"高热稽留"等提示为大叶性肺炎，"半浮半沉"提示充血水肿期。据此，选A。

91.【答案】A

【考点】本题考查动物解剖学、组织学与胚胎学第三单元关节/四肢关节/前肢关节的组成与结构特点。

【解析】腕关节属于单轴复关节。据此，选A。

92.【答案】C

【考点】本题考查动物解剖学、组织学与胚胎学第三单元关节/四肢关节/前肢关节的组成与结特点。

【解析】指关节属于单轴关节。据此，选C。

93.【答案】A

【考点】本题考查动物生物化学第一单元蛋白质化学及其功能/蛋白质的功能与化学组成/氨基酸。

【解析】必需氨基酸是指在动物体内不能合成，或合成太慢，远不能满足动物需要，因而必须由饲料供给的一类氨基酸，主要有赖氨酸、甲硫氨酸、色氨酸、苯丙氨酸、亮氨酸、异亮氨酸、缬氨酸和苏氨酸等。赖氨酸属于必需氨基酸。据此，选A。

94.【答案】E

【考点】本组题考查动物生物化学第一单元蛋白质化学及其功能/蛋白质的功能与化学组成/氨基酸。

【解析】赖氨酸、甲硫氨酸、色氨酸、苯丙氨酸、亮氨酸、异亮氨酸、缬氨酸和苏氨酸为必需氨基酸。天冬酰胺、谷氨酰胺、赖氨酸和精氨酸的R侧链基团带氨基。所以，精氨酸属于非必需氨基酸，且R侧链基团带氨基。据此，选E。

95.【答案】C 96.【答案】D

【考点】本组题考查动物生理学第十单元内分泌/垂体的内分泌功能/腺垂体激素和神经垂体激素的种类及其生理功能。

【解析】A选项，褪黑素的合成分泌与松果体有关，具有促进睡眠、调节时差、抗衰老、调节免疫、抗肿瘤等功能。B选项，促卵泡素为腺垂体分泌的可以刺激精子生成和卵子成熟的一种激素，与促黄体素统称促性腺激素，具有促进卵泡发育成熟作用，并与促黄体素一起促进雌激素分泌。C选项，促黄体素为腺垂体分泌，能刺激黄体分泌孕酮。D选项，催产素由神经垂体分泌，促进乳汁排出和刺激子宫收缩。E选项，促肾上腺皮质激素由腺垂体分泌，促进肾上腺分泌皮质激素。据此，95题选C，96题选D。

97.【答案】E

【考点】本题考查动物解剖学、组织学与胚胎学第七单元消化系统/胃/反刍动物胃的位置、形态和组织结构。

【解析】皱胃黏膜内分布有消化腺，能分泌胃液，具有化学性消化作用。据此，选E。

98.【答案】C

【考点】本题考查动物解剖学、组织学与胚胎学第七单元消化系统/胃。

【解析】牛网胃的容积约占4个胃总容积的5%，是4个胃中最小的。据此，选C。

99.【答案】D

【考点】本题考查兽医病理学第三单元病理性物质沉着/黄疸/类型、原因及发病机理。

【解析】肝前性黄疸（溶血性黄疸）多见于中毒、血液寄生虫病、溶血性传染病、新生畜溶血等溶血性疾病和腹腔大量出血后腹膜吸收胆红素。据此，选D。

100.【答案】C

【考点】本题考查兽医病理学第三单元病理性物质沉着/黄疸/类型、原因及发病机理。

【解析】肝后性黄疸（阻塞性黄疸），由于胆管系统闭塞，胆汁排出障碍，毛细胆管破裂后，直接胆红素进入血液。多见于肝细胞肿胀引起的毛细胆管狭窄或闭塞、寄生虫性胆管阻塞、肝硬化和肿瘤压迫等。据此，选C。

全国执业兽医资格考试试卷一（兽医全科类）

（基础科目）

A1 型题

> **答题说明**
> 每一道考题下面有 A、B、C、D、E 五个备选答案。请从中选择一个最佳答案。

1. 关节中分泌滑液的部位是（　　）。
   A. 韧带　　　　　B. 黏液囊　　　　C. 滑膜层　　　　D. 纤维层　　　　E. 关节软骨
2. 禽类排出氨的主要形式是（　　）。
   A. 尿素　　　　　B. 嘌呤　　　　　C. 尿酸盐　　　　D. 游离氨　　　　E. 谷氨酰胺
3. 不常发生白色梗死的器官是（　　）。
   A. 肝脏　　　　　B. 心脏　　　　　C. 肾脏　　　　　D. 大脑　　　　　E. 脾脏
4. 毛果芸香碱的药理作用是（　　）。
   A. 镇静　　　　　　　　　　B. 镇痛　　　　　　　　　　C. 缩小瞳孔
   D. 抑制腺体分泌　　　　　　E. 抑制胃肠平滑肌收缩
5. 动物采食后血糖浓度（　　）。
   A. 维持恒定　　　　　　　　B. 逐渐下降　　　　　　　　C. 先下降后上升
   D. 先下降后恢复正常　　　　E. 先上升后恢复正常
6. 家畜受精时，精子必须首先穿过（　　）。
   A. 卵泡　　　　　B. 卵泡腔　　　　C. 透明带　　　　D. 放射冠　　　　E. 卵细胞膜
7. 血红蛋白包含的金属元素是（　　）。
   A. 铜　　　　　　B. 锰　　　　　　C. 锌　　　　　　D. 钴　　　　　　E. 铁
8. 胰岛中分泌胰岛素的细胞是（　　）。
   A. A 细胞　　　　B. B 细胞　　　　C. D 细胞　　　　D. F 细胞　　　　E. PP 细胞
9. 《动物诊疗机构管理办法》所称的动物诊疗活动不包括（　　）。
   A. 动物人工授精　　　　　　B. 动物绝育手术　　　　　　C. 动物疾病的预防
   D. 动物疾病的诊断　　　　　E. 动物疾病的治疗
10. 动物诊疗活动中的防疫要求不包括（　　）。
    A. 做好消毒　　　　　　　　B. 做好隔离　　　　　　　　C. 做好卫生安全防护

D. 做好动物福利工作　　　E. 做好诊疗废弃物处置

11. 具有结缔绒毛膜胎盘（绒毛叶胎盘）的是（　　）。
    A. 马　　B. 牛　　C. 犬　　D. 猪　　E. 兔

12. 青霉素类抗生素的抗菌作用机理是抑制细菌（　　）。
    A. 叶酸的合成　　B. 蛋白质的合成　　C. 细胞壁的合成
    D. 细胞膜的合成　　E. DNA 回旋酶的合成

13. 牛腭扁桃体位于（　　）。
    A. 喉咽部　　B. 口咽部侧壁　　C. 舌根部背侧
    D. 软腭口腔面　　E. 鼻咽部后背侧壁

14. 真核细胞生物氧化的主要场所是（　　）。
    A. 线粒体　　B. 溶酶体　　C. 核糖体
    D. 过氧化物酶体　　E. 高尔基复合体

15. 鳞状细胞癌组织中的癌细胞来源于（　　）。
    A. 上皮组织　　B. 神经组织　　C. 脂肪组织　　D. 纤维组织　　E. 肌肉组织

16. 动物进行新陈代谢、生长发育和繁殖分化的形态学基础是（　　）。
    A. 细胞　　B. 组织　　C. 器官　　D. 系统　　E. 细胞器

17. 具有子宫阜的家畜是（　　）。
    A. 马　　B. 牛　　C. 猪　　D. 犬　　E. 兔

18. 在临床上，给羊静脉输液常用的血管是（　　）。
    A. 前腔静脉　　B. 后腔静脉　　C. 颈外静脉　　D. 颈内静脉　　E. 臂头静脉

19. 禁止在饲料中使用的药物为（　　）。
    A. 那西肽　　B. 杆菌肽锌　　C. 二硝托胺　　D. 莱克多巴胺　　E. 马杜霉素铵

20. 属于劣兽药的是（　　）。
    A. 以非兽药冒充兽药的　　　　　　B. 以他种兽药冒充此种兽药的
    C. 所含成分名称与兽药国家标准不符合的　　D. 所含成分种类与兽药国家标准不符合的
    E. 所含成分含量与兽药国家标准不符合的

21. 动物第一心音形成的原因之一是（　　）。
    A. 房室瓣关闭　　B. 半月瓣关闭　　C. 心室的舒张　　D. 心房的收缩　　E. 心室的充盈

22. 兽用生物制品说明书必须注明的内容不包括（　　）。
    A. 经销商企业信息　　B. 生产企业信息　　C. 兽用标识
    D. 兽药名称　　E. 批准文号

23. 动物一氧化碳中毒时，血液呈（　　）。
    A. 黑色　　B. 咖啡色　　C. 紫红色　　D. 暗红色　　E. 樱桃红色

24. 恒温动物体温调节的基本中枢位于（　　）。

A. 小脑　　　　B. 大脑　　　　C. 脊髓　　　　D. 延髓　　　　E. 下丘脑
25. 组成胸廓的骨骼包括（　　）。
   A. 胸椎、肋和胸骨　　　　B. 胸椎、肋和肱骨　　　　C. 胸椎、肋和腰椎
   D. 胸椎、肋和肩胛骨　　　E. 胸骨、肋和肩胛骨
26. 盛装动物病原微生物菌种冻干样本主容器的胶塞玻璃瓶必须采用的封口方法为（　　）。
   A. 火焰封口　　B. 纱布封口　　C. 塑料封口　　D. 金属封口　　E. 石蜡封口
27. 动物疾病发展过程中，从疾病出现最初症状到主要症状开始暴露的时期称为（　　）。
   A. 潜伏期　　　B. 前驱期　　　C. 临床经过期　　D. 转归期　　　E. 濒危期
28. 不属于眼折光系统的结构是（　　）。
   A. 角膜　　　　B. 虹膜　　　　C. 房水　　　　D. 晶状体　　　E. 玻璃体
29. 动物发生转移性钙化时可能出现（　　）。
   A. 血磷不变　　B. 血钙不变　　C. 血钙升高　　D. 血钙降低　　E. 血磷降低
30. 引起炎症局部疼痛的炎症介质是（　　）。
   A. P 物质　　　B. 组胺　　　　C. 缓激肽　　　D. 一氧化氮　　E. 溶酶体酶
31. 动物不能自身合成、必须从饲料中摄取的氨基酸是（　　）。
   A. 赖氨酸　　　B. 甘氨酸　　　C. 脯氨酸　　　D. 丙氨酸　　　E. 谷氨酸
32. 《重大动物疫情应急条例》规定的重大动物疫情应急工作应当坚持的方针不包括（　　）。
   A. 群防群控　　　　　　　B. 强制免疫　　　　　　　C. 果断处置
   D. 加强领导、密切配合　　E. 依靠科学、依法防治
33. 动物专用的解热镇痛抗炎药是（　　）。
   A. 安乃近　　　B. 萘普生　　　C. 阿司匹林　　D. 氨基比林　　E. 氟尼辛葡甲胺
34. 能被阿托品阻断的受体是（　　）。
   A. α 受体　　　B. β 受体　　　C. M 受体　　　D. N_1 受体　　E. N_2 受体
35. "槟榔肝"的发生是由于（　　）。
   A. 肝瘀血伴随肝细胞坏死　　　　　B. 肝瘀血伴随胆色素沉着
   C. 肝瘀血伴随淀粉样物质沉着　　　D. 慢性肝瘀血伴随肝细胞脂肪变性
   E. 慢性肝瘀血伴随肝细胞颗粒变性
36. 解磷定用于解救动物严重有机磷中毒时，必须联合应用的药物是（　　）。
   A. 亚甲蓝　　　B. 阿托品　　　C. 亚硝酸钠　　D. 氨甲酰胆碱　E. 毛果芸香碱
37. 褪黑素对生长发育期哺乳动物生殖活动的影响是（　　）。
   A. 延缓性成熟　　　　　　B. 促进性腺的发育　　　　C. 延长精子的寿命
   D. 促进副性腺的发育　　　E. 促进垂体分泌促性腺激素
38. 胶原蛋白中含量最丰富的氨基酸是（　　）。

A. 丙氨酸　　B. 亮氨酸　　C. 脯氨酸　　D. 色氨酸　　E. 半胱氨酸

39. 兽药内包装标签应注明的事项不包括（　　）。
A. 有效期　　B. 兽药名称　　C. 生产批号　　D. 含量/规格　　E. 销售企业信息

40. 具有增加肠内容积、软化粪便、加速粪便排泄作用的药物是（　　）。
A. 稀盐酸　　B. 硫酸钠　　C. 鱼石脂　　D. 铋制剂　　E. 鞣酸蛋白

41. 收集胃、肠、脾脏、胰脏血液回流的静脉血管是（　　）。
A. 肝门静脉　　　　　　B. 肾门静脉　　　　　　C. 肺门静脉
D. 肠系膜前静脉　　　　E. 肠系膜后静脉

42. 卡他性炎发生的部位在（　　）。
A. 黏膜　　B. 浆膜　　C. 肌膜　　D. 筋膜　　E. 滑膜

43. 被称为机体胆固醇"清扫机"的血浆脂蛋白是（　　）。
A. 乳糜微粒（CM）　　　　B. 低密度脂蛋白（LDL）　　　C. 中等密度脂蛋白（MDL）
D. 高密度脂蛋白（HDL）　　E. 极低密度脂蛋白（VLDL）

44. 组成腹股沟管的肌肉是（　　）。
A. 腹直肌与腹横肌　　　　B. 腹内斜肌与腹直肌　　　　C. 腹外斜肌与腹直肌
D. 腹横肌与腹内斜肌　　　E. 腹内斜肌与腹外斜肌

45. 《兽药经营质量管理规范》规定的兽药质量管理档案不包括（　　）。
A. 人员档案　　　　　　B. 设备设施档案　　　　　　C. 进货及销售凭证
D. 动物诊疗病历档案　　E. 供应商质量评估档案

46. 动物疫情的认定主体是（　　）。
A. 人民政府　　　　　　B. 兽医主管部门　　　　　　C. 动物诊疗机构
D. 动物卫生监督机构　　E. 动物疫病预防控制机构

47. 硬膜外麻醉时，将麻醉剂注入硬膜外腔的常用部位是（　　）。
A. 寰枢间隙　　B. 颈胸间隙　　C. 胸腰间隙　　D. 腰荐间隙　　E. 荐尾间隙

48. 目前我国农业农村部确定实施强制免疫的动物疫病不包括（　　）。
A. 猪瘟　　　　　　　　B. 口蹄疫　　　　　　　　　C. 奶牛结核病
D. 高致病性禽流感　　　E. 高致病性猪繁殖与呼吸综合征

49. 《中华人民共和国动物防疫法》调整的动物疫病不包括（　　）。
A. 禽霍乱　　B. 白肌病　　C. 鸡白痢　　D. 禽结核病　　E. 鸡新城疫

50. 不符合动物医院法定条件的是（　　）。
A. 有手术台　　　　　　　　　　B. 具有污水处理设备
C. 距离畜禽饲养场 300m　　　　 D. 出入口设在居民住宅楼道内
E. 有完善的疫情报告管理制度

51. 酶的比活力越高表示酶的（　　）。

A. 纯度越低　　B. 纯度越高　　C. 活力越小　　D. K_m 值越大　　E. 性质越稳定

52. 下丘脑-神经垂体系统分泌的激素是（　　）。
    A. 生长激素和催乳素　　　　　　　　B. 抗利尿激素和催产素
    C. 促性腺激素和促黑激素　　　　　　D. 肾上腺素和去甲肾上腺素
    E. 促甲状腺激素和促肾上腺皮质激素

53. 葡萄糖和脂肪酸分解进入三羧酸循环的共同中间代谢产物是（　　）。
    A. 丙酸　　　　　　　　B. 乙酰 CoA　　　　　　C. 琥珀酰 CoA
    D. α-磷酸甘油　　　　　E. 磷酸二羟丙酮

54. 《病死及病害动物无害化处理技术规范》规定，采用湿化法处理时，高温高压容器的中心最低温度是（　　）℃。
    A. 135　　　B. 180　　　C. 160　　　D. 600　　　E. 800

55. 左心功能不全常引起（　　）。
    A. 肾水肿　　B. 肺水肿　　C. 脑水肿　　D. 肝水肿　　E. 脾水肿

56. 急性肾小球肾炎时，动物出现少尿或无尿的主要原因是（　　）。
    A. 囊内压降低　　　　　B. 肾小球滤过率降低　　　C. 毛细血管血压下降
    D. 血浆胶体渗透压升高　E. 血浆晶体渗透压升高

57. 具有细胞毒性的血红素代谢产物是（　　）。
    A. 胆素　　B. 胆绿素　　C. 胆素原　　D. 游离胆红素　　E. 结合胆红素

58. 《执业兽医与乡村兽医管理办法》调整的对象是（　　）。
    A. 执业兽医　　　　B. 兽医技术员　　　　C. 初级职称兽医
    D. 中级职称兽医　　E. 高级职称兽医

59. 咖啡因的药理作用不包括（　　）。
    A. 扩张血管　　　　B. 抑制呼吸　　　　C. 松弛平滑肌
    D. 增强心肌收缩力　E. 兴奋中枢神经系统

60. 构成生物膜的骨架是（　　）。
    A. 蛋白质　　　　　B. 胆固醇　　　　　C. 糖聚合物
    D. 脂质双分子层　　E. 脂蛋白复合物

61. 构成肉芽组织的主要成分除毛细血管外，还有（　　）。
    A. 肌细胞　　B. 上皮细胞　　C. 纤维细胞　　D. 成纤维细胞　　E. 多核巨细胞

62. 直接刺激黄体分泌孕酮的激素是（　　）。
    A. 褪黑素　　　　　B. 促卵泡素　　　　C. 促黄体素
    D. 促甲状腺激素　　E. 促肾上腺皮质激素

63. 根据《兽药管理条例》，属于劣兽药的情形是（　　）。
    A. 以非兽药冒充兽药的　　B. 兽药所含成分的种类与兽药国家标准不符合的
    C. 被污染的　　　　　　　D. 变质的

E. 成分含量不符合兽药国家标准的

64. 用于治疗动物充血性心力衰竭的药物是（　　）。
   A. 樟脑　　　B. 咖啡因　　　C. 氨茶碱　　　D. 肾上腺素　　　E. 洋地黄毒苷

65. 动物发生急性传染病时导致死亡的主要原因是（　　）。
   A. 菌血症　　B. 毒血症　　　C. 败血症　　　D. 虫血症　　　　E. 病毒血症

66. 与其他家畜相比，犬阴茎的特殊结构是（　　）。
   A. 阴茎骨　　B. 阴茎头　　　C. 阴茎体　　　D. 阴茎根　　　　E. 乙状弯曲

67. 给马蹄钉铁的标志位置是（　　）。
   A. 蹄壁　　　B. 蹄球　　　　C. 蹄叉　　　　D. 蹄白线　　　　E. 蹄真皮

68. 寄生虫性炎症病灶内特征性的炎性细胞是（　　）。
   A. 单核细胞　　　　　B. 淋巴细胞　　　　　C. 中性粒细胞
   D. 嗜酸性粒细胞　　　E. 嗜碱性粒细胞

69. 兽用生物制品不包括（　　）。
   A. 抗生素　　B. 灭活疫苗　　C. 弱毒疫苗　　D. 高免血清　　　E. 高免卵黄

70. 固有鼻腔呼吸区黏膜上皮类型是（　　）。
   A. 变移上皮　　　　　B. 单层扁平上皮　　　C. 单层柱状上皮
   D. 复层扁平上皮　　　E. 假复层纤毛柱状上皮

71. 支气管肺炎的始发病灶位于（　　）。
   A. 肺大叶　　　　　　B. 肺泡壁　　　　　　C. 肺小叶间质
   D. 肺支气管周围　　　E. 细支气管或肺小叶

72. 我国根据病原微生物的传染性、感染后对个体或群体的危害程度，将病原微生物分为（　　）。
   A. 两类　　　B. 三类　　　　C. 四类　　　　D. 五类　　　　　E. 六类

73. 不属于一类疫病的是（　　）。
   A. 炭疽　　　B. 猪水疱病　　C. 非洲马瘟　　D. 口蹄疫　　　　E. 小反刍兽疫

74. 肾外表面坚韧的结缔组织膜构成（　　）。
   A. 滑膜　　　B. 浆膜　　　　C. 上皮　　　　D. 纤维囊　　　　E. 脂肪囊

75. 我国将突发重大动物疫情划分为（　　）。
   A. 二级　　　B. 三级　　　　C. 四级　　　　D. 五级　　　　　E. 六级

76. 呼吸过程中的有效通气量是（　　）。
   A. 肺活量　　B. 潮气量　　　C. 补吸气量　　D. 补呼气量　　　E. 肺泡通气量

77. 适用于熏蒸消毒的药是（　　）。
   A. 复合酚　　　　　　B. 过氧化氢　　　　　C. 苯扎溴铵
   D. 三氯异氰脲酸　　　E. 甲醛溶液（福尔马林）

A3/A4 型题

> **答题说明**
>
> 以下提供若干案例，每个案例下设若干道考题。请根据案例所提供的信息，在每一道考题下面的 A、B、C、D、E 五个备选答案中选择一个最佳答案。

(78~80 题共用题干)

某肉鸡场病死鸡，剖检见营养状况良好，肝脏肿大，颜色浅黄、油亮，切面结构模糊，有油腻感，质脆如泥。

78. 该鸡肝脏的病变为（　　）。
　　A. 脂肪变性　　B. 颗粒变性　　C. 淀粉样变　　D. 脂肪浸润　　E. 玻璃滴样变

79. 将此肝脏做成石蜡切片，HE 染色后，镜下可见肝细胞内有（　　）。
　　A. 红染团块　　B. 红染条索　　C. 红染小颗粒　　D. 均质红染圆滴　　E. 大小不一的空泡

80. 若将肝脏做成冰冻切片，证明本病变应采用（　　）。
　　A. PAS 染色　　B. 苏丹Ⅲ染色　　C. 刚果红染色　　D. 普鲁蓝染色　　E. 甲苯胺蓝染色

B1 型题

> **答题说明**
>
> 以下提供若干组考题，每组考题共用在考题前列出的 A、B、C、D、E 五个备选答案。请为每一道考题从备选答案中选择一个最佳答案。某个备选答案可能被选择一次、多次或不被选择。

(81~83 题共用备选答案)
　　A. 维生素 A　　B. 维生素 B_1　　C. 维生素 C　　D. 维生素 D　　E. 维生素 E

81. 对动物钙、磷代谢及幼畜骨骼生长有重要影响的维生素是（　　）。
82. 维持动物视觉，特别是在维持暗适应能力方面起着极其重要作用的维生素是（　　）。
83. 临床上可作为一般解毒剂的维生素是（　　）。

(84~86 题共用备选答案)
　　A. 胆盐　　B. 内因子　　C. 胃蛋白酶　　D. 胰蛋白酶　　E. 胰脂肪酶

84. 消化液中由主细胞分泌，能被盐酸激活并发挥作用的成分是（　　）。
85. 消化液中能与维生素 B_{12} 结合成复合体，并促进维生素 B_{12} 吸收入血的成分是（　　）。
86. 消化液中能降低脂肪表面张力，增加脂肪与酶的接触面积，并促进脂肪分解产物吸收的成分是（　　）。

(87~88 题共用备选答案)
　　A. 主细胞　　B. 壁细胞　　C. 柱状细胞　　D. 银亲和细胞　　E. 颈黏液细胞

87. 胃腺细胞中，细胞大而圆，细胞质呈嗜酸性染色，分泌盐酸的细胞是（　　）。
88. 胃腺细胞中，细胞呈柱状，细胞质为嗜碱性染色，分泌胃蛋白酶原的细胞是（　　）。

（89~90题共用备选答案）
　　A. 峡部　　　　B. 膨大部　　　C. 漏斗部　　　D. 子宫部　　　E. 阴道部

89. 鸡输卵管中分泌物形成蛋壳的部位名称是（　　）。
90. 鸡输卵管中分泌物形成浓稠的白蛋白的部位名称是（　　）。

（91~92题共用备选答案）
　　A. 耳毒性　　　B. 结晶尿　　　C. 致突变　　　D. 免疫抑制　　E. 软骨变性

91. 犬，2月龄，为预防外科手术后的细菌感染，兽医在犬日粮中添加磺胺二甲嘧啶（500mg/kg 日粮）10d，根据药物的使用剂量、时间，最有可能发生的不良反应是（　　）。
92. 犬，2月龄，患细菌性腹泻，兽医在犬日粮中添加恩诺沙星（200mg/kg 日粮）10d，根据药物的使用剂量、时间，最有可能发生的不良反应是（　　）。

（93~94题共用备选答案）
　　A. 局部蔓延　　B. 血道扩散　　C. 完全愈合　　D. 不完全愈合　E. 淋巴道扩散

93. 动物机体抵抗力较强，且经适当治疗，多数急性炎症局部的结构和功能均可恢复正常，此情形炎症结局最可能是（　　）。
94. 动物机体抵抗力低下，或病原微生物侵入机体的数量多、毒力强时，炎症局部的病原微生物可通过自然通道或组织间隙向周围扩散，此情形炎症结局最可能是（　　）。

（95~96题共用备选答案）
　　A. 配伍禁忌　　B. 协同作用　　C. 相加作用　　D. 拮抗作用　　E. 无关作用

95. 犬，8月龄，患大肠杆菌病，兽医采用肌内注射复方磺胺嘧啶钠注射液，剂量为每千克体重20mg磺胺嘧啶钠和4mg甲氧苄啶的用药方案，该联合用药最有可能发生的相互作用是（　　）。
96. 猪，3月龄，患链球菌病并继发肺炎支原体感染，兽医采用肌内注射青霉素钠治疗（每千克体重3万IU），并同时肌内注射盐酸土霉素（每千克体重15mg）的治疗方案，该联合用药最有可能发生的相互作用是（　　）。

（97~98题共用备选答案）
　　A. 单核细胞　　B. 淋巴细胞　　C. 中性粒细胞　　D. 嗜酸性粒细胞　E. 嗜碱性粒细胞

97. 鸡感染了新城疫病毒，临床见有观星姿势，组织病理学观察见有非化脓性脑炎，脑血管周围有大量炎性细胞浸润，该疾病炎症病灶中渗出的主要炎性细胞类型是（　　）。
98. 犊牛感染了化脓性棒状杆菌，剖检见肾脏有明显的化脓灶，组织病理学观察见病灶局部有大量的炎性细胞浸润，该疾病炎症病灶中渗出的主要炎性细胞类型是（　　）。

（99~100题共用备选答案）
　　A. DNA修饰　　B. DNA复性　　C. DNA变性　　D. DNA重组　　E. DNA损伤

99. 紫外线照射可能诱发皮肤癌，所涉及的DNA结构的改变是（　　）。
100. 加热使DNA的紫外吸收值增加，所涉及的DNA结构的改变是（　　）。

全国执业兽医资格考试试卷二（兽医全科类）

（基础科目）

A1 型题

> **答题说明**
>
> 每一道考题下面有 A、B、C、D、E 五个备选答案。请从中选择一个最佳答案。

1. 滑车神经的纤维成分性质属于（　　）。
   A. 感觉神经　　B. 运动神经　　C. 混合神经　　D. 交感神经　　E. 副交感神经

2. 神经调节的基本方式是（　　）。
   A. 反射　　B. 肌紧张　　C. 皮层活动　　D. 突触传递　　E. 感觉的传导

3. 属于生物性致病因素的是（　　）。
   A. 病毒　　B. 蛇毒　　C. 紫外线　　D. 芥子气　　E. 电磁辐射

4. 肝硬化时，肝脏变硬的主要原因是（　　）。
   A. 大量假小叶形成　　B. 肝脏出血、水肿　　C. 大量炎性细胞浸润
   D. 肝细胞大量坏死消亡　　E. 间质结缔组织大量增生

5. 不符合《重大动物疫情应急条例》规定的控制、扑灭重大动物疫病应急措施的是（　　）。
   A. 扑杀染疫的动物　　B. 销毁疫区内疑似染疫的动物产品
   C. 将疫点易感动物转移至安全地带　　D. 对疫点内被污染的动物圈舍进行消毒
   E. 对受威胁区的易感动物实施紧急免疫接种

6. 膀胱的黏膜上皮是（　　）。
   A. 变移扁平上皮　　B. 复层柱状上皮　　C. 单层柱状上皮
   D. 单层立方上皮　　E. 假复层纤毛柱状上皮

7. 《中华人民共和国动物防疫法》规定，批准设立临时性动物卫生监督检查站的主体是（　　）。
   A. 省级人民政府　　B. 省级动物卫生监督机构
   C. 省级人民政府公安部门　　D. 省级人民政府兽医主管部门
   E. 省级动物疫病预防控制机构

8. 决定尿液浓缩和稀释的重要因素是（　　）。
   A. 肾小球血流量　　B. 肾小球过滤率

C. 肾小囊液渗透压   D. 肾小球滤过分数
E. 远曲小管和集合管对水的通透性

9. 心率加快时（   ）。
A. 心动周期持续时间不变   B. 心动周期持续时间延长
C. 舒张期不变、收缩期缩短   D. 收缩期不变、舒张期缩短
E. 收缩期和舒张期均缩短，但后者缩短较前者明显

10. 在气温接近或超过体温时，马属动物最有效的散热方式是（   ）。
A. 传导   B. 对流   C. 辐射   D. 蒸发   E. 热喘

11. 对炭疽芽孢无效的消毒药是（   ）。
A. 含氯石灰   B. 过氧乙酸   C. 苯扎溴铵   D. 溴氯海因   E. 氢氧化钠

12. 不属于白细胞特性的是（   ）。
A. 趋化性   B. 变形运动   C. 吞噬作用   D. 渗透特性   E. 血细胞渗出

13. 与炎性渗出有关的因素是（   ）。
A. 血管壁通透性升高   B. 血管壁通透性下降
C. 血浆胶体渗透压升高   D. 组织内晶体渗透压下降
E. 组织内晶体渗透压增加

14. 位于阔筋膜张肌前缘膝褶中的淋巴结是（   ）。
A. 腘淋巴结   B. 髂下淋巴结   C. 髂内侧淋巴结
D. 腹股沟浅淋巴结   E. 腹股沟深淋巴结

15. 对替米考星不敏感的病原微生物是（   ）。
A. 支原体   B. 巴氏杆菌   C. 大肠杆菌
D. 金黄色葡萄球菌   E. 胸膜肺炎放线杆菌

16. 药物的首过效应主要发生在（   ）。
A. 内服给药后   B. 皮下注射给药后   C. 静脉注射给药后
D. 肌内注射给药后   E. 呼吸道吸入给药后

17. 《动物检疫管理办法》规定，屠宰动物的，提前申报检疫的时限是（   ）。
A. 3 h   B. 6 h   C. 12 h   D. 24 h   E. 48 h

18. 反刍动物体内葡萄糖的重要来源是（   ）。
A. 淀粉的消化吸收   B. 纤维素的消化吸收   C. 消化道微生物产生
D. 在体内由丙酸转化   E. 在体内由脂肪转化

19. 不属于第三类病原微生物的特性是（   ）。
A. 传播风险有限
B. 能够引起人类或者动物疾病
C. 能够引起人类或者动物严重疾病
D. 一般情况下，对人、动物或环境不构成严重危害

E. 实验室感染后很少引起严重疾病，并且具备有效治疗和预防措施

20. 可为氨基酸的再合成提供"碳骨架"的是（　　）。
    A. 尿素　　　B. 尿酸　　　C. α-酮酸　　　D. 二氧化碳　　　E. 一碳基团

21. 与肾转移性钙化发生有关的因素是（　　）。
    A. 甲状腺功能亢进　　　B. 甲状腺功能减退　　　C. 甲状旁腺功能亢进
    D. 甲状旁腺功能减退　　　E. 维生素D减少

22. 不属于适应性反应的是（　　）。
    A. 萎缩　　　B. 坏死　　　C. 增生　　　D. 化生　　　E. 肥大

23. 可以近似反映酶与底物结合能力的参数是（　　）。
    A. 初速度　　　B. 比活力　　　C. 转换数　　　D. 最大速度　　　E. 米氏常数

24. 来源于间叶组织的恶性肿瘤称为（　　）。
    A. 肉瘤　　　B. 肝癌　　　C. 腺癌　　　D. 畸形瘤　　　E. 恶性混合瘤

25. 与细胞水肿发生无关的是（　　）。
    A. 细胞内线粒体受损　　　B. 脂肪酸的氧化
    C. 细胞膜的钠-钾泵功能障碍　　　D. 三羧酸循环障碍
    E. ATP生成减少而致细胞能量供应不足

26. 药物的首过效应主要发生在（　　）。
    A. 子宫给药　　　B. 呼吸道给药　　　C. 静脉注射　　　D. 内服给药　　　E. 腹腔给药

27. 松果腺分泌的主要激素是（　　）。
    A. 松弛素　　　B. 褪黑素　　　C. 降钙素　　　D. 抑制素　　　E. 促黑激素

28. 肉蹄是指（　　）。
    A. 悬蹄　　　B. 蹄表皮　　　C. 蹄真皮　　　D. 蹄白线　　　E. 蹄皮下组织

29. 不属于劣兽药的是（　　）。
    A. 被污染的　　　B. 更改有效期的
    C. 不标明有效期的　　　D. 不标明有效成分的
    E. 兽药所含成分含量不符合兽药国家标准的

30. 属于肾上腺素能受体的是（　　）。
    A. M受体和N受体　　　B. M受体和β受体　　　C. M受体和α受体
    D. N受体和β受体　　　E. α受体和β受体

31. 不属于消化腺的是（　　）。
    A. 肝脏　　　B. 胰脏　　　C. 肠腺　　　D. 舌下腺　　　E. 舌扁桃体

32. 《中华人民共和国动物防疫法》规定，确定全国强制免疫的动物疫病病种和区域的主体是（　　）。
    A. 国务院兽医主管部门　　　B. 国务院卫生主管部门　　　C. 国务院商务主管部门

D. 国务院质检主管部门　　E. 中国动物疫病预防控制中心

33. 促进小肠黏膜收敛而止泻的药物是（　　）。
    A. 干酵母　　B. 鞣酸蛋白　　C. 硫酸钠　　D. 二甲硅油　　E. 口服硫酸镁

34. 具有解热、镇痛和抗炎作用的药物是（　　）。
    A. 安乃近　　B. 氯丙嗪　　C. 度冷丁　　D. 水合氯醛　　E. 地塞米松

35. 属于糖皮质激素的是（　　）。
    A. 胰岛素　　B. 醛固酮　　C. 皮质醇　　D. 肾上腺素　　E. 胰高血糖素

36. 肺瘀血的常见原因是（　　）。
    A. 右心衰竭　　　　　　B. 左心衰竭　　　　　　C. 肝功能衰竭
    D. 肾功能衰竭　　　　　E. 脾功能衰竭

37. 髋关节具有副韧带的家畜是（　　）。
    A. 猪　　B. 马　　C. 犬　　D. 羊　　E. 牛

38. 肾脏重吸收原尿中葡萄糖的主要部位是（　　）。
    A. 集合管　　　　　　B. 近球小管　　　　　　C. 远球小管
    D. 髓袢升支细段　　　E. 髓袢降支细段

39. 酰胺醇类抗生素的抗菌作用机理是抑制细菌（　　）。
    A. 叶酸的合成　　　　B. 核酸的合成　　　　C. 蛋白质的合成
    D. 细胞壁的合成　　　E. DNA 回旋酶的合成

40. 细胞产生兴奋后，可以接受阈下刺激而引起第二次兴奋的阶段是（　　）。
    A. 超常期　　　　　B. 低常期　　　　　C. 绝对不应期
    D. 相对不应期　　　E. 有效不应期

41. 携带脂酰 CoA 通过线粒体内膜的载体是（　　）。
    A. 载脂蛋白　　B. 脂蛋白　　C. 清蛋白　　D. ACP　　E. 肉毒碱

42. 前腔静脉和后腔静脉的血液汇入（　　）。
    A. 左心房　　B. 右心房　　C. 左心室　　D. 右心室　　E. 冠状窦

43. 治疗仔猪缺铁性贫血的药物是（　　）。
    A. 叶酸　　B. 维生素 K　　C. 维生素 B_{12}　　D. 酚磺乙胺　　E. 右旋糖酐铁

44. 犬胃黏膜的特征之一是（　　）。
    A. 胃黏膜只有有腺部
    B. 胃黏膜只有无腺部
    C. 胃黏膜分有腺部和无腺部，有腺部大而无腺部小
    D. 胃黏膜分有腺部和无腺部，有腺部小而无腺部大
    E. 胃黏膜分有腺部和无腺部，有腺部和无腺部的大小相当

45. 休克早期微循环的特征是（　　）。

A. 灌少于流　　B. 灌多于流　　C. 多灌少流　　D. 多灌多流　　E. 不灌不流

46. 急性肾功能不全时，钾、钠代谢的特点是（　　）。
    A. 高钾低钠血症　　　　B. 高钾高钠血症　　　　C. 低钾低钠血症
    D. 低钾高钠血症　　　　E. 血液钾、钠正常

47. 胎儿与母体进行物质交换的特殊结构是（　　）。
    A. 卵巢　　B. 胎盘　　C. 子宫颈　　D. 输卵管　　E. 子宫角

48. 牛腹腔侧壁肌由内向外依次为（　　）。
    A. 膈肌、腹横肌、腹外斜肌　　　　B. 腹直肌、腹横肌、腹外斜肌
    C. 腹直肌、腹内斜肌、腹横肌　　　　D. 腹外斜肌、腹内斜肌、腹横肌
    E. 腹横肌、腹内斜肌、腹外斜肌

49. 要将蛋白质和其所含有的盐分开可选用（　　）。
    A. 透析技术　　　　B. 离心技术　　　　C. 盐析技术
    D. 电泳技术　　　　E. 分子杂交技术

50. 负责核准兽用安钠咖注射液定点经销单位的机关是（　　）。
    A. 省级畜牧兽医管理部门　　　　B. 县级畜牧兽医管理部门
    C. 省级动物卫生监督机构　　　　D. 县级动物卫生监督机构
    E. 地市级畜牧兽医管理部门

51. 药物的不良反应不包括（　　）。
    A. 副作用　　B. 毒性作用　　C. 拮抗作用　　D. 过敏反应　　E. 特异质反应

52. 属于《动物诊疗机构管理办法》调整的动物诊疗活动是（　　）。
    A. 经营性的动物绝育手术　　　　B. 经营性的动物人工授精
    C. 非经营性的动物疾病预防　　　　D. 非经营性的动物疾病诊断
    E. 非经营性的动物疾病治疗

53. 网胃位于（　　）。
    A. 脐部　　　　B. 腰部　　　　C. 左季肋部
    D. 右季肋部　　　　E. 季肋部的正中矢状面上

54. 灵长类体内嘌呤代谢的最终产物是（　　）。
    A. 尿素　　B. 乳清酸　　C. 尿囊素　　D. 尿酸　　E. β-氨基酸

55. 亚甲蓝适用于解救动物的（　　）。
    A. 铜中毒　　B. 氰化物中毒　　C. 有机氟中毒　　D. 有机磷中毒　　E. 亚硝酸盐中毒

56. 正中矢状面将畜体分为（　　）。
    A. 上下相等的两半　　　　B. 左右相等的两半　　　　C. 前后相等的两半
    D. 水平相等的两半　　　　E. 周长相等的两半

57. 西咪替丁能阻断（　　）。
    A. M受体　　B. H_1受体　　C. H_2受体　　D. N_2受体　　E. N_1受体

58. 葡萄糖酸钙不宜用于治疗（　　）。
    A. 抗过敏　　　B. 低血钾症　　　C. 产后瘫痪　　　D. 骨软症　　　E. 佝偻病

59. 《中华人民共和国动物防疫法》规定，制定并组织实施动物疫病防治规划的主体是（　　）。
    A. 乡级人民政府　　　　　　　　　B. 县级以上人民政府
    C. 动物卫生监督机构　　　　　　　D. 动物疫病预防控制机构
    E. 县级以上人民政府兽医主管部门

60. 长链脂肪酸合成过程中脂酰基的载体主要是（　　）。
    A. CoA　　　　　　　　　　B. ACP　　　　　　　　　　C. 肉碱
    D. 硫辛酸　　　　　　　　 E. 脂肪酸结合蛋白

61. 中耳的功能是（　　）。
    A. 收集声波　　　　　　　　B. 传导声波　　　　　　　　C. 压缩声波
    D. 听觉感受器的所在地　　　E. 位置感受器的所在地

62. 牛的肋骨数目是（　　）。
    A. 18 对　　　B. 15 对　　　C. 14 对　　　D. 13 对　　　E. 12 对

63. 关于坏死的结局，错误的描述是（　　）。
    A. 反应性炎症　　　　　　　B. 化生　　　　　　　　C. 腐离脱落
    D. 溶解吸收　　　　　　　　E. 机化、组织包裹与钙化

64. 红色梗死常发生于（　　）。
    A. 心脏　　　B. 大脑　　　C. 肾脏　　　D. 肝脏　　　E. 肺

65. 可以销售非国家强制免疫用生物制品的单位为（　　）。
    A. 养殖场　　　　　　　　　　B. 兽药检验机构
    C. 兽医行政管理部门　　　　　D. 动物卫生监督机构
    E. 兽用生物制品生产企业

66. 家禽的泌尿系统特殊，因为（　　）。
    A. 肾脏发达　　B. 肾脏退化　　C. 两肾合并　　D. 膀胱发达　　E. 缺乏膀胱

67. 发生于黏膜的渗出性炎称（　　）。
    A. 假膜性炎　　B. 浆液性炎　　C. 化脓性炎　　D. 卡他性炎　　E. 固膜性炎

68. 生物体内被称为"通用能量货币"的物质是（　　）。
    A. ADP　　　B. ATP　　　C. GTP　　　D. CTP　　　E. UTP

69. 位于左、右肾前内侧的内分泌腺是（　　）。
    A. 垂体　　　B. 松果体　　　C. 肾上腺　　　D. 甲状腺　　　E. 甲状旁腺

70. 氨基酸脱去氨基后产生（　　）。
    A. 尿素和水　　　　　　　　B. 氨和 α-酮酸
    C. 胺和 α-酮酸　　　　　　 D. 胺和二氧化碳

E. 二氧化碳、胺和水

71. 执业助理兽医师不得从事的执业活动是（   ）。
    A. 对动物疾病开具处方
    B. 对诊疗器械进行消毒
    C. 在执业兽医师的指导下协助开展动物疾病的预防
    D. 在执业兽医师的指导下协助开展动物疾病的诊断
    E. 在执业兽医师的指导下协助开展动物疾病的治疗

72. 发放动物诊疗许可证的机关是（   ）。
    A. 省级动物卫生监督机构   B. 县级动物卫生监督机构
    C. 县级人民政府   D. 县级人民政府兽医主管部门
    E. 地市级动物卫生监督机构

73. 生物膜的功能越复杂，其组成中含量越多的是（   ）。
    A. 磷脂   B. 糖脂   C. 寡糖   D. 胆固醇   E. 蛋白质

74. 《重大动物疫情应急条例》规定，重大动物疫情的认定权限为（   ）。
    A. 国家参考实验室   B. 动物疫病研究机构
    C. 省级动物卫生监督机构   D. 省级动物疫病预防控制机构
    E. 省级人民政府兽医主管部门

75. 属于一类动物疫病的是（   ）。
    A. 炭疽   B. 牛白血病   C. 牛结核病
    D. 牛海绵状脑病   E. 牛出血性败血症

76. 兽用硫酸新霉素可溶性粉用于治疗鸡病，停药期为（   ）。
    A. 3d   B. 5d   C. 7d   D. 14d   E. 28d

77. 兽用生物制品说明书必须注明的内容不包括（   ）。
    A. 兽用标识   B. 兽药名称   C. 接种对象   D. 药理作用   E. 批准文号

78. 《兽药经营质量管理规范》规定，兽药经营企业经营的特殊兽药不包括（   ）。
    A. 麻醉药品   B. 精神药品   C. 毒性药品   D. 放射性药品   E. 助消化药品

A2 型题

答 题 说 明

每一道考题是以一个小案例出现的，其下面都有 A、B、C、D、E 五个备选答案。请从中选择一个最佳答案。

---

79. 5月龄公猪，因怀疑患巴氏杆菌性肺炎，用头孢噻呋肌内注射治疗3d，疗效欠佳，经实验室诊断为支原体肺炎混合感染巴氏杆菌，进一步治疗应加用的药物是（   ）。

A. 庆大霉素 B. 乙酰甲喹 C. 氟苯尼考
D. 泰乐菌素 E. 磺胺对甲氧嘧啶

80. 一群4周龄左右的后备蛋鸡,因怀疑患大肠杆菌病,用新霉素混饮治疗3d,疗效欠佳,经实验室诊断为鸡慢性呼吸道病混合感染大肠杆菌,进一步治疗应加用的药物是（　　）。

A. 红霉素 B. 甲砜霉素 C. 阿莫西林 D. 氟苯尼考 E. 磺胺喹噁啉

A3/A4 型题

> **答题说明**
>
> 以下提供若干案例,每个案例下设若干道考题。请根据案例所提供的信息,在每一道考题下面的A、B、C、D、E五个备选答案中选择一个最佳答案。

（81~83题共用题干）

一群雏鸡发病,表现为贫血,运动障碍,姿势异常,腹下浮肿呈紫色,有的雏鸡突然死亡,对饲料分析发现其中维生素E含量过低。

81. 病理剖检,病鸡脑部病变主要发生的部位是（　　）。

A. 大脑 B. 小脑 C. 延脑 D. 中脑 E. 间脑

82. 病鸡脑组织病理组织学检查,其病灶的主要病变为（　　）。

A. 神经元变性 B. 化脓性脑炎 C. 凝固性坏死
D. 液化性坏死 E. 非化脓性脑炎

83. 引发病鸡脑组织损伤的主要机制是致病因子降低了雏鸡的（　　）。

A. 免疫功能 B. 抗应激能力
C. 抗氧化能力 D. 脑组织的再生能力
E. 单核巨噬细胞的吞噬功能

B1 型题

> **答题说明**
>
> 以下提供若干组考题,每组考题共用在考题前列出的A、B、C、D、E五个备选答案。请为每一道考题从备选答案中选择一个最佳答案。某个备选答案可能被选择一次、多次或不被选择。

（84~85题共用备选答案）

A. 钠 B. 钾 C. 钙 D. 磷 E. 碳

84. 对维持细胞内液的渗透压、酸碱平衡以及神经肌肉兴奋性都有重要作用的元素是（　　）。

85. 大部分存在于骨骼中，并且又是核酸的组成成分，还积极参与细胞中物质代谢的元素是（   ）。

(86~87题共用备选答案)
   A. 衣原体感染　　　　B. 支原体感染　　　　C. 结核杆菌感染
   D. 犬组织胞浆菌病　　E. 猪密螺旋体性痢疾

86. 链霉素适用于治疗（   ）。
87. 乙酰甲喹适用于治疗（   ）。

(88~89题共用备选答案)
   A. 卵丘　　B. 基膜　　C. 透明带　　D. 放射冠　　E. 卵泡膜

88. 位于初级卵母细胞和颗粒细胞之间的一层嗜酸性、折光强的膜状结构称（   ）。
89. 紧靠卵母细胞的一层颗粒细胞加高呈柱状、呈放射状排列，称（   ）。

(90~91题共用备选答案)
   A. 大白肾　　B. 大红肾　　C. 皱缩肾　　D. 白斑肾　　E. 蚤咬肾

90. 膜性肾小球肾炎初期的眼观病变是（   ）。
91. 间质性肾炎后期的眼观病变呈（   ）。

(92~94题共用备选答案)
   A. 气胸　　B. 呼气末　　C. 吸气末　　D. 平静呼吸　　E. 用力呼吸

92. 胸膜腔内负压最大发生在（   ）。
93. 胸膜腔内负压最小发生在（   ）。
94. 引起胸膜腔负压消失的情况是（   ）。

(95~96题共用备选答案)
   A. 异氟醚　　B. 氯胺酮　　C. 噻拉唑　　D. 硫喷妥钠　　E. 琥珀胆碱

95. 能作为骨骼肌松弛药使用的药物是（   ）。
96. 能通过吸入进行诱导麻醉的药物是（   ）。

(97~98题共用备选答案)
   A. 肺泡隔　　　　　　B. 尘细胞　　　　　　C. Ⅰ型肺泡细胞
   D. Ⅱ型肺泡细胞　　　E. Ⅲ型肺泡细胞

97. 能分泌肺泡表面活性物质的细胞是（   ）。
98. 位于相邻的肺泡之间，具有吞噬功能的细胞是（   ）。

(99~100题共用备选答案)
   A. 单核细胞　　　　　B. 淋巴细胞　　　　　C. 中性粒细胞
   D. 嗜酸性粒细胞　　　E. 嗜碱性粒细胞

99. 化脓灶内的炎性细胞是（   ）。
100. 寄生虫病灶内常见的炎性细胞是（   ）。

全国执业兽医资格考试试卷三（兽医全科类）

（基础科目）

A1 型题

> **答题说明**
> 每一道考题下面有 A、B、C、D、E 五个备选答案。请从中选择一个最佳答案。

1. 反刍动物的胃中，起化学消化作用的胃是（　　）。
   A. 前胃　　　　B. 瘤胃　　　　C. 皱胃　　　　D. 瓣胃　　　　E. 网胃

2. 青霉素类抗生素的抗菌作用机理是抑制细菌（　　）。
   A. 叶酸的合成　　　　B. 蛋白质的合成　　　　C. 细胞壁的合成
   D. 细胞膜的功能　　　E. DNA 回旋酶的合成

3. 应激时机体物质代谢改变的特点是（　　）。
   A. 血糖升高　　　　B. 代谢率下降　　　　C. 血中脂肪酸含量降低
   D. 血中酮体含量降低　　E. 血中游离氨基酸含量降低

4. 马来酸氯苯那敏抗过敏作用的机理是（　　）。
   A. 激动 H_1 受体　　　　B. 阻断 H_1 受体　　　　C. 激动 H_2 受体
   D. 阻断 H_2 受体　　　　E. 激动 N_1 受体

5. 不符合兽药经营企业规定条件的是（　　）。
   A. 有与所经营的兽药相适应的设备
   B. 有与所经营的兽药相适应的仓库设施
   C. 有与所经营的兽药相适应的营业场所
   D. 有与所经营的兽药相适应的质量管理机构和人员
   E. 有与所经营的兽药相适应且经过资格认定的兽药技术人员

6. 内服硫酸钠可用于治疗犬（　　）。
   A. 胃炎　　　　B. 肠炎　　　　C. 胃溃疡　　　　D. 胃肠臌气　　　　E. 大肠便秘

7. 分布于视网膜的感觉神经是（　　）。
   A. 眼神经　　　　B. 视神经　　　　C. 外展神经　　　　D. 动眼神经　　　　E. 滑车神经

8. 《中华人民共和国动物防疫法》规定的动物疫情报告法律制度的内容不包括（　　）。
   A. 报告时机　　　　　　　　B. 报告的义务主体
   C. 接受报告的主体　　　　　D. 报告时采取的控制措施

E. 兽医主管部门与同级卫生主管部门之间的相互通报

9. 接受执业兽医上年度执业活动情况报告的主体是（　　）。
   A. 省级人民政府兽医主管部门　　　　B. 省动物疫病预防控制机构
   C. 省动物卫生监督机构　　　　　　　D. 县级人民政府兽医主管部门
   E. 县动物卫生监督机构

10. 根据《中华人民共和国动物防疫法》，关于病死动物无害化处理的表述不正确的是（　　）。
    A. 屠宰加工厂可委托动物和动物产品无害化处理
    B. 从事动物运输单位和个人，应当配合做好病死动物无害化处理，不得在途中擅自处理有关动物
    C. 在城市发现死亡畜禽由所在地县级农业农村主管部门组织收集、处理并溯源
    D. 在江河水域发现死亡畜禽由所在地县级人民政府收集处理溯源
    E. 动物屠宰加工者可自行按照规定处理

11. 哺乳动物合成尿素的主要器官是（　　）。
    A. 肝脏　　　B. 脑　　　C. 脾脏　　　D. 肾脏　　　E. 胰脏

12. 眼球壁的 3 层结构是指纤维膜、血管膜和（　　）。
    A. 蛛网膜　　B. 视网膜　　C. 硬膜　　D. 软膜　　E. 白膜

13. 《动物检疫管理办法》规定，出售种用动物申报检疫的时限是离开产地前（　　）。
    A. 3 d　　B. 5 d　　C. 7 d　　D. 10 d　　E. 15 d

14. 影响动物脂肪动员的关键酶是（　　）。
    A. 激素敏感脂肪酶　　　B. 脂蛋白脂肪酶　　　C. 磷酸甘油激酶
    D. 转脂酰基酶　　　　　E. 磷脂酶

15. 败血症是（　　）。
    A. 病畜血液内存在原虫　　　　B. 病畜血液内存在病原菌
    C. 病畜血液内存在病毒　　　　D. 病畜血液内存在毒素
    E. 病原体侵入血液增殖，产生毒素引起的全身严重病变

16. 心瓣膜上形成血栓，常见的类型是（　　）。
    A. 白色血栓　　B. 混合血栓　　C. 红色血栓　　D. 透明血栓　　E. 败血型血栓

17. 犬肾为（　　）。
    A. 复肾　　　　　　　B. 平滑多乳头肾　　　　C. 平滑单乳头肾
    D. 有沟单乳头肾　　　E. 有沟多乳头肾

18. 单胃动物胃蛋白酶的最适 pH 范围是（　　）。
    A. 1.6~2.4　　B. 3.6~5.4　　C. 6.6~7.4　　D. 7.6~8.4　　E. 8.6~9.4

19. 子宫有绵羊角结构的是（　　）。
    A. 牛　　　B. 马　　　C. 猪　　　D. 驴　　　E. 犬

20. 具有结缔绒毛膜胎盘（绒毛叶胎盘）的动物是（　　）。

A. 马　　　　　B. 牛　　　　　C. 犬　　　　　D. 猪　　　　　E. 兔

21. 属于人畜共患病的是（　　）。
    A. 猪水疱病　　　　B. 钩端螺旋体病　　　　C. 非洲猪瘟
    D. 口蹄疫　　　　　E. 小反刍兽疫

22. 构成肉芽组织的主要成分是毛细血管内皮细胞和（　　）。
    A. 肌细胞　　B. 多核巨细胞　　C. 成纤维细胞　　D. 上皮细胞　　E. 纤维细胞

23. 根据《中华人民共和国动物防疫法》，运载动物的车辆进行清洗、消毒的情形是（　　）。
    A. 运输途中　　B. 起运前　　C. 卸载前　　D. 装载前　　E. 进入屠宰场前

24. 动物小肠黏膜吸收葡萄糖和氨基酸时伴有同向转运的离子是（　　）。
    A. 钠离子　　B. 钾离子　　C. 钙离子　　D. 氯离子　　E. 镁离子

25. 黄疸时引起全身皮肤黏膜发生黄染的是（　　）。
    A. 胆红素　　B. 脂褐素　　C. 黑色素　　D. 卟啉色素　　E. 含铁血黄素

26. 根据《兽药经营质量管理规范》规定，待验、合格、不合格以及退货兽药应当区分存放且有明显识别标识，其中待检和退货兽药的识别标识字体颜色为（　　）。
    A. 绿色　　B. 黄色　　C. 红色　　D. 蓝色　　E. 黑色

27. 《重大动物疫情应急条例》规定，有权采集重大动物疫病病料的是（　　）。
    A. 动物诊疗机构
    B. 动物防疫监督机构
    C. 动物疫苗生产企业
    D. 动物疫病研究机构
    E. 发生重大动物疫情的饲养场

28. 真核细胞生物氧化的主要场所是（　　）。
    A. 核糖体　　　　B. 线粒体　　　　C. 溶酶体
    D. 高尔基复合体　　E. 过氧化物酶体

29. 高致病性病原微生物是指（　　）。
    A. 第一类和第二类病原微生物
    B. 第一类和第三类病原微生物
    C. 第二类和第三类病原微生物
    D. 第二类和第四类病原微生物
    E. 第三类和第四类病原微生物

30. 平静呼吸时，与呼气运动无关的是（　　）。
    A. 膈肌舒张　　　　B. 肺内容量减小　　　　C. 肋间外肌舒张
    D. 腹壁肌肉收缩　　E. 肺内压高于大气压

31. 具有自发性排卵功能的动物是（　　）。
    A. 猫　　B. 兔　　C. 骆驼　　D. 水貂　　E. 牛

32. 申请动物诊疗许可证的条件不包括（　　）。
    A. 有完善的管理制度
    B. 有与动物诊疗活动相适应的资金

C. 有与动物诊疗活动相适应的执业兽医
D. 有与动物诊疗活动相适应的兽医器械和设备
E. 有与动物诊疗活动相适应并符合动物防疫条件的场所

33. 治疗犬脑部细菌感染应该首选（　　）。
    A. 新霉素内服　　　　B. 庆大霉素内服　　　　C. 磺胺氯丙嗪内服
    D. 磺胺嘧啶内服　　　E. 磺胺二甲嘧啶内服

34. 呼吸系统中，真正执行气体交换功能的器官是（　　）。
    A. 鼻　　　B. 咽　　　C. 喉　　　D. 肺　　　E. 气管

35. 能够缓解高铁血红蛋白症的维生素是（　　）。
    A. 维生素D　　B. 维生素K　　C. 维生素B_2　　D. 维生素C　　E. 维生素A

36. 牛胸椎的椎弓和椎体围成（　　）。
    A. 椎管　　　B. 椎孔　　　C. 椎间孔　　　D. 横突孔　　　E. 椎骨切迹

37. 炎性渗出物中的纤维素是指（　　）。
    A. 纤维组织　　B. 纤维蛋白　　C. 纤维细胞　　D. 纤维蛋白原　　E. 纤维蛋白酶

38. 不属于兽用处方药的是（　　）。
    A. 硝氯酚伊维菌素片　　　　B. 阿维菌素注射液　　　　C. 林丹
    D. 阿苯达唑硝氯酚片　　　　E. 碘硝酚注射液

39. 大多数家畜淋巴结的实质分为外周的皮质和中央的髓质，但皮质和髓质位置颠倒的是（　　）。
    A. 猪　　　B. 马　　　C. 牛　　　D. 羊　　　E. 犬

40. 根据《中华人民共和国动物防疫法》，给予执业兽医暂停六个月以上一年以下动物诊疗活动行政处罚的违法行为不包括（　　）。
    A. 不履行动物疫情报告义务的
    B. 使用不符合国家规定的兽药的
    C. 使用不符合国家规定的兽医器械的
    D. 不按要求参加动物疫病预防、控制和扑灭活动的
    E. 违反有关动物诊疗的操作技术规范，可能造成动物疫病传播的

41. 丙酸在反刍动物体内主要用于（　　）。
    A. 合成丙氨酸　　B. 异生葡萄糖　　C. 运输蛋白质　　D. 转化胆固醇　　E. 合成卵磷脂

42. 动物亚硝酸盐中毒时，末梢血液呈（　　）。
    A. 浅红色　　B. 酱油色　　C. 鲜红色　　D. 樱桃红色　　E. 玫瑰红色

43. 瘤胃生态环境中少见的微生物是（　　）。
    A. 厌氧细菌　　B. 需氧细菌　　C. 贫毛虫　　D. 全毛虫　　E. 真菌

44. 对创伤、手术等引起的剧烈疼痛有良好镇痛效果的药物是（　　）。
    A. 地西泮　　B. 氯丙嗪　　C. 安乃近　　D. 度冷丁　　E. 扑热息痛

45. 与组织液生成无关的因素是（　　）。
    A. 毛细血管血压　　　　B. 血浆胶体渗透压　　　　C. 组织液胶体渗透压
    D. 组织液静水压　　　　E. 血浆晶体渗透压

46. 结核性肉芽肿病灶内的上皮样细胞来源于（　　）。
    A. 淋巴细胞　　B. 浆细胞　　C. 巨噬细胞　　D. 中性粒细胞　　E. 嗜酸性粒细胞

47. 左心室血液流入（　　）。
    A. 主动脉　　B. 肺动脉　　C. 肺静脉　　D. 前腔静脉　　E. 后腔静脉

48. 发现与兽药使用有关的严重不良反应的法定报告义务主体不包括（　　）。
    A. 兽药生产企业　　　　B. 兽药经营企业　　　　C. 兽药使用单位
    D. 兽药使用个人　　　　E. 开具处方的兽医人员

49. 草食家畜腹壁肌外面被覆的深筋膜含有大量的弹性纤维，称为（　　）。
    A. 腹白膜　　B. 腹黄膜　　C. 腹横筋膜　　D. 腹膜壁层　　E. 腹膜脏层

50. 属于含氮激素的是（　　）。
    A. 甲状腺素、胰岛素、前列腺素　　　　B. 甲状旁腺激素、胰岛素、雌激素
    C. 降钙素、肾上腺素、雄激素　　　　　D. 生长激素、去甲肾上腺素、孕激素
    E. 生长激素、胰岛素、肾上腺素

51. 马钉蹄铁的位置是（　　）。
    A. 蹄白线　　B. 缘　　C. 叉　　D. 上皮组织　　E. 软骨

52. 良性肿瘤常见的生长方式是（　　）。
    A. 浸润性生长／外生性生长　　　　B. 弥漫性生长／内生性生长
    C. 膨胀性生长／弥漫性生长　　　　D. 外生性生长／膨胀性生长
    E. 内生性生长／弥漫性生长

53. 马卵巢呈豆形，位于（　　）。
    A. 第2~3腰椎横突腹侧　　　　B. 第4~5腰椎横突腹侧
    C. 第6~7腰椎横突腹侧　　　　D. 骨盆腔内
    E. 腹腔内，耻骨前缘前下方

54. 动物严重呕吐或者腹泻时，尿量减少的主要机制是（　　）。
    A. 抗利尿激素分泌增加　　B. 血浆晶体渗透压降低　　C. 血浆胶体渗透压降低
    D. 入球小动脉舒张　　　　E. 囊内压升高

55. 肌肉组织中细丝的主要成分是（　　）。
    A. 肌球蛋白　　B. 肌动蛋白　　C. 原肌球蛋白　　D. 肌钙蛋白　　E. 肌红蛋白

56. 一般情况下，作用选择性低的药物，在治疗量时对畜禽的（　　）。
    A. 毒性较小　　　　　　B. 副作用较多　　　　　C. 副作用较少
    D. 不良反应较少　　　　E. 过敏反应较剧烈

57. 脂肪变性是指（　　）。

A. 组织中出现脂肪细胞　　　　　　　　　B. 脂肪细胞内脂肪滴增多
C. 脂肪组织中脂肪细胞增多　　　　　　　D. 组织内脂肪滴增多或脂肪细胞增多
E. 正常不见脂肪滴的细胞内出现脂肪滴，或细胞质内脂肪滴增多

58. 孕育胎儿的肌质器官是（　　）。
　　A. 卵巢　　　　　　　B. 输卵管　　　　　　C. 子宫
　　D. 阴道　　　　　　　E. 阴道前庭和阴门

59. 粗面内质网和滑面内质网在电镜下的主要区别是根据其表面是否附有（　　）。
　　A. 中心体　　B. 核糖体　　C. 溶酶体　　D. 微体　　E. 高尔基复合体

60. 神经-骨骼肌接头后膜（终板膜）的胆碱能受体是（　　）。
　　A. α受体　　B. β受体　　C. M受体　　D. N_1受体　　E. N_2受体

61. 可以在动物体内转变成葡萄糖和糖原的物质是（　　）。
　　A. 乳酸　　B. 乙酸　　C. 亮氨酸　　D. 乙酰乙酸　　E. 赖氨酸

62. 胆汁的组分中参与消化的主要成分是（　　）。
　　A. 内因子　　B. 卵磷脂　　C. 胆固醇　　D. 胆盐　　E. 胆色素

63. 只有前列腺而无精囊腺和尿道球腺的家畜是（　　）。
　　A. 牛　　B. 犬　　C. 羊　　D. 马　　E. 猪

64. 用于治疗动物充血性心力衰竭的药物是（　　）。
　　A. 樟脑　　B. 咖啡因　　C. 氨茶碱　　D. 肾上腺素　　E. 洋地黄毒苷

65. 目前国务院兽医主管部门确定实施强制免疫的动物疫病病种不包括（　　）。
　　A. 口蹄疫　　　　　　　B. 猪瘟　　　　　　　C. 奶牛结核病
　　D. 高致病性猪繁殖与呼吸综合征　　　　　　　E. 高致病性禽流感

66. 牛副结核病时的肠炎属于（　　）。
　　A. 出血性肠炎　　　　　B. 坏死性肠炎　　　　C. 增生性肠炎
　　D. 慢性卡他性肠炎　　　E. 纤维素性坏死性肠炎

67. 动物样品分析中，常用于沉淀蛋白质的试剂是（　　）。
　　A. 稀盐酸　　B. 尿素　　C. 巯基乙醇　　D. 三氯乙酸　　E. 胆酸盐

68. 猫禁用的解热镇痛抗炎药物是（　　）。
　　A. 安乃近　　　　　　　B. 萘普生　　　　　　C. 安替比林
　　D. 对乙酰氨基酚　　　　E. 氟尼辛葡甲胺

69. 发生瘀血的组织局部（　　）。
　　A. 温度升高，颜色鲜红　　B. 温度升高，颜色暗红　　C. 温度降低，颜色鲜红
　　D. 温度降低，颜色暗红　　E. 温度不变，颜色暗红

70. 不属于《中华人民共和国动物防疫法》规定管理的动物疫病是（　　）。
　　A. 马立克病　　　　　　B. 禽白血病　　　　　　C. 笼养蛋鸡疲劳综合征

D. 产蛋下降综合征　　　　E. 低致病性禽流感

71. 属于盐皮质激素的是（　　）。
    A. 降钙素　　B. 抗利尿激素　　C. 醛固酮　　D. 皮质醇　　E. 肾上腺素

72. 可用于饮水消毒的药物是（　　）。
    A. 复合酚　　B. 戊二醛　　C. 含氯石灰　　D. 聚维酮碘　　E. 溴氯海因

73. 兽药产品内包装标签必须注明的事项不包括（　　）。
    A. 兽药名称　　B. 生产批号　　C. 有效期　　D. 主要成分　　E. 生产日期

74. 根据《动物诊疗机构管理办法》，不符合动物医院法定条件的是（　　）。
    A. 有X光机　　　　　　B. 有手术台　　　　　　C. 有污水处理设备
    D. 距离畜禽养殖场150m　　E. 有3名取得执业兽医师资格证书的人员

75. 垂体分泌的促性腺激素包括（　　）。
    A. 促黑色激素与雄激素　　B. 促黑色激素与孕酮　　C. 促卵泡素与促黄体素
    D. 促卵泡素与催乳素　　　E. 促黄体素与催产素

76. 呼吸性碱中毒的特点是（　　）。
    A. 血浆 $NaHCO_3$ 原发性增加　　　　B. 血浆 $NaHCO_3$ 原发性减少
    C. 血浆 H_2CO_3 含量原发性增加　　D. 血浆 H_2CO_3 含量继发性增加
    E. 血浆 H_2CO_3 含量原发性减少

77. 心脏自身的营养动脉是（　　）。
    A. 冠状动脉　　B. 升主动脉　　C. 胸廓内动脉　　D. 胸主动脉　　E. 降主动脉

78. 牛股膝关节前方具有（　　）。
    A. 3条膝直韧带　　B. 2条膝直韧带　　C. 1条膝直韧带
    D. 十字韧带　　　　E. 圆韧带

A2 型题

答题说明

　　每一道考题是以一个小案例出现的，其下面都有 A、B、C、D、E 五个备选答案。请从中选择一个最佳答案。

79. 奶牛，出现瘤胃弛缓，用氨甲酰胆碱 200mg 皮下注射，10min 后出现不安，唾液分泌过多，诊断为氨甲酰胆碱中毒，有效的解毒药是（　　）。
    A. 阿托品　　B. 亚甲蓝　　C. 解磷定　　D. 新斯的明　　E. 毛果芸香碱

80. 鸡，35 日龄，初步诊断为大肠杆菌病，用庆大霉素治疗 3d，疗效欠佳，经实验室确诊为大肠杆菌并发支原体感染，应加用的治疗药物是（　　）。
    A. 杆菌肽　　B. 土霉素　　C. 头孢噻呋　　D. 莫能菌素　　E. 磺胺嘧啶

A3/A4 型题

> **答题说明**
>
> 以下提供若干案例，每个案例下设若干道考题。请根据案例所提供的信息，在每一道考题下面的 A、B、C、D、E 五个备选答案中选择一个最佳答案。

（81~83 题共用题干）

某牛场成年牛突然发病，症见高热，呼吸困难，听诊有明显的啰音，叩诊有大面积浊音区，X 线检查可见肺部呈现大面积的渗出性阴影。死后剖检可见肺肿大，暗红色，质地坚实如肝脏，病变肺组织切块可沉入水底。

81. 该牛肺的病变为（　　）。
    A. 过敏性肺炎　　B. 小叶性肺炎　　C. 大叶性肺炎　　D. 真菌性肺炎　　E. 间质性肺炎

82. 该肺炎的变化处于（　　）。
    A. 充血期　　　　　　　　B. 红色肝变期　　　　　　　　C. 灰色肝变期
    D. 水肿期　　　　　　　　E. 消散期

83. 如果病情进一步发展，该肺的病变会呈现（　　）。
    A. 充血明显，肺泡内充满大量网状物　　　B. 充血消失，肺泡内见少量网状物
    C. 充血消失，肺泡内充满大量网状物　　　D. 水肿明显，肺泡内见少量均质红染物
    E. 出血明显，肺泡内充满大量网状物

B1 型题

> **答题说明**
>
> 以下提供若干组考题，每组考题共用在考题前列出的 A、B、C、D、E 五个备选答案。请为每一道考题从备选答案中选择一个最佳答案。某个备选答案可能被选择一次、多次或不被选择。

（84~85 题共用备选答案）

　　A. 淋巴细胞　　　　　　　B. 中性粒细胞　　　　　　　C. 嗜酸性粒细胞
　　D. 嗜碱性粒细胞　　　　　E. 单核细胞

84. 鸡感染了新城疫病毒，临床见有观星姿势，组织病理学观察见有非化脓性脑炎，脑血管周围有大量炎性细胞浸润。本病灶中渗出的主要炎性细胞种类为（　　）。

85. 犊牛感染了化脓性棒状杆菌。剖检见肾脏有明显的化脓灶，组织病理学观察见病灶局部有大量的炎性细胞浸润。本病灶中渗出的主要炎性细胞种类为（　　）。

（86~88 题共用备选答案）

　　A. 铁和蛋白质　　　　　　　　　　　　B. 锌和蛋白质

C. 维生素 B_{12}、丁酸和铜离子　　　　D. 维生素 B_{12}、叶酸和铜离子

E. 促红细胞生成素

86. 红细胞生成所需的原料主要是（　　）。
87. 促成红细胞发育和成熟的物质主要是（　　）。
88. 调节红细胞数量自稳态的物质主要是（　　）。

(89~90 题共用备选答案)

A. 马　　　　B. 牛　　　　C. 猪　　　　D. 犬　　　　E. 兔

89. 升结肠形成圆锥状肠袢的是（　　）。
90. 升结肠形成圆盘状肠袢的是（　　）。

(91~92 题共用备选答案)

A. 地克珠利　　B. 莫能菌素　　C. 托曲珠利　　D. 尼卡巴嗪　　E. 氯羟吡啶

91. 通过干扰球虫细胞内钠、钾离子的正常浸透而产生杀虫作用的抗球虫药是（　　）。
92. 既能用于预防鸡球虫病，又能作为肉牛促生长剂使用的抗球虫药是（　　）。

(93~94 题共用备选答案)

A. Na^+　　　B. K^+　　　C. Ca^{2+}　　　D. Mg^{2+}　　　E. Fe^{2+}

93. 分布于细胞外液的主要离子是（　　）。
94. 分布于细胞内液的主要离子是（　　）。

(95~96 题共用备选答案)

A. 副作用　　B. 毒性作用　　C. 过敏反应　　D. 二重感染　　E. 后遗效应

95. 犬麻醉前使用阿托品时，可出现抑制腺体分泌、减轻心脏抑制、抑制胃肠平滑肌的作用，其中抑制胃肠平滑肌的作用属于（　　）。
96. 猪长期使用乙酰甲喹后，可引起肝脏、肾脏损害，此作用属于（　　）。

(97~98 题共用备选答案)

A. 鸣管　　B. 气囊　　C. 鸣膜　　D. 鸣骨　　E. 鸣泡

97. 鸡气管分叉处形成的特殊结构是（　　）。
98. 鸭的发声器官是（　　）。

(99~100 题共用备选答案)

A. 尸冷　　B. 尸体自溶　　C. 尸僵　　D. 尸斑　　E. 尸体腐败

99. 动物死亡后，尸体组织在自身酶（如溶酶体酶）的作用下被消化，其中以胃、肠、胰脏出现的变化最为明显。该动物尸体变化类型属于（　　）。
100. 动物死亡后，可见尸体倒卧侧的皮肤出现青紫色瘀血区，后期由于发生溶血，该动物尸体变化类型属于（　　）。

全国执业兽医资格考试试卷四（兽医全科类）

（基础科目）

A1 型题

> **答题说明**
>
> 每一道考题下面有 A、B、C、D、E 五个备选答案。请从中选择一个最佳答案。

1. 牛皱胃的黏膜上皮为（　　）。
    A. 单层扁平上皮　　　　B. 单层柱状上皮　　　　C. 单层立方上皮
    D. 复层扁平上皮　　　　E. 假复层纤毛上皮

2. 膝关节特殊结构有（　　）。
    A. 关节囊　　B. 关节腔　　C. 关节软骨　　D. 半月板　　E. 关节面

3. 取得动物防疫条件合格证的饲养场，必须重新申请办理动物防疫条件合格证的是（　　）。
    A. 变更地址　　　　　　B. 变更布局　　　　　　C. 变更单位名称
    D. 变更单位负责人　　　E. 变更设备和制度

4. 应避免与呋塞米合用的抗生素是（　　）。
    A. 庆大霉素　　B. 红霉素　　C. 阿莫西林　　D. 泰妙菌素　　E. 土霉素

5. 吸收是指药物进入（　　）。
    A. 胃肠道的过程　　　　B. 靶器官的过程　　　　C. 血液循环的过程
    D. 细胞内液的过程　　　E. 细胞外液的过程

6. 构成哺乳动物肩关节的骨骼是（　　）。
    A. 肱骨和前臂骨　　　　B. 前臂骨和腕骨　　　　C. 腕骨和掌骨
    D. 掌骨和指骨　　　　　E. 肩胛骨和肱骨

7. 构成中枢温度感受器的是（　　）。
    A. 神经节　　　　　　　B. 神经元　　　　　　　C. 神经胶质细胞
    D. 神经突触　　　　　　E. 环层小体

8. 牛为多室胃动物，成年牛容积最大的胃是（　　）。
    A. 腺胃　　B. 瓣胃　　C. 网胃　　D. 瘤胃　　E. 皱胃

9. 维生素 D 在体内的最高活性形式是（　　）。

A. 维生素 D_2 B. 维生素 D_3 C. 25-羟维生素 D_3
D. 1-羟维生素 D_3 E. 1,25-二羟维生素 D_3

10. 发布疫区封锁令的主体是（　　）。
    A. 县级以上地方人民政府 B. 县级兽医主管部门
    C. 乡镇卫生主管部门 D. 县级动物疫病预防控制机构
    E. 乡镇动物卫生监督机构

11. 不符合动物诊疗活动行为规范的是（　　）。
    A. 在诊疗场所显著位置悬挂动物诊疗许可证
    B. 在诊疗场所显著位置公示从业人员基本情况
    C. 使用空白纸张做处方笺
    D. 按规定使用兽药
    E. 按规定处理动物病理组织

12. 不属于畜禽专用的抗生素是（　　）。
    A. 泰拉霉素　B. 多西环素　C. 泰乐菌素　D. 替米考星　E. 沃尼妙林

13. 左心功能不全常引起（　　）。
    A. 肾水肿　B. 肝水肿　C. 脑水肿　D. 皮肤水肿　E. 肺水肿

14. 褪黑素对生长发育期哺乳动物生殖系统的影响是（　　）。
    A. 促进性腺的发育 B. 促进副性腺的发育 C. 促进垂体分泌促性腺素
    D. 延长精子的寿命 E. 延缓性成熟

15. 眼球壁三层结构的中层结构是（　　）。
    A. 纤维膜　B. 血管膜　C. 视网膜　D. 角膜　E. 虹膜

16. 解热镇痛抗炎药的抗炎作用机理是抑制（　　）。
    A. 环氧化酶 B. 磷酸二酯酶 C. 葡萄糖苷酸转移酶
    D. 胆碱酯酶 E. 二氢叶酸还原酶

17. 白细胞伸出伪足做变形运动并得以通过血管壁的现象属于（　　）。
    A. 血细胞渗出　B. 趋化性　C. 吞噬作用　D. 可塑变形性　E. 渗透脆性

18. 内环境稳态是指（　　）。
    A. 细胞内液的成分和理化性质保持相对稳定
    B. 细胞内液的成分和理化性质稳定不变
    C. 细胞外液的成分和理化性质保持相对稳定
    D. 细胞外液的成分和理化性质稳定不变
    E. 体液的成分和理化性质保持相对稳定

19. 属于生物膜组成成分的物质是（　　）。
    A. 丙酮酸　B. 乳糖　C. 磷脂　D. 乙酸　E. 甘油

20. 动物诊疗过程中的防疫要求不包括（　　）。

A. 做好卫生安全防护　　　　B. 做好消毒　　　　　　　C. 做好隔离
   D. 做好诊疗废弃物的处置　　E. 做好动物福利

21. 营养物质在小肠吸收的主要机制包括（　　）。
   A. 简单扩散、易化扩散、主动转运　　　B. 滤过、易化扩散、易化扩散
   C. 滤过、简单扩散、易化扩散　　　　　D. 自噬、简单扩散、主动转运
   E. 自噬、易化扩散、主动转运

22. 因连续用药而产生的耐药性是指（　　）。
   A. 病原体对药物的敏感性降低　　　　B. 患病畜禽对药物的敏感性降低
   C. 病原体对药物产生了依赖性　　　　D. 病原体对药物的敏感性提高
   E. 患病畜禽对药物的敏感性提高

23. 分布到内脏器官、平滑肌、心肌和腺体的神经称为内脏神经，其中的传出神经是（　　）。
   A. 中枢神经　　B. 脊神经　　C. 感觉神经　　D. 脑神经　　E. 自主神经

24. 牛上唇中部与两鼻孔之间形成的特殊结构为（　　）。
   A. 唇裂　　　B. 鼻镜　　　C. 吻突　　　D. 鼻唇镜　　　E. 人中

25. 生物氧化中产生 CO_2 的主要方式是（　　）。
   A. 缩合反应　　B. 偶联反应　　C. 脱氧反应　　D. 脱羧反应　　E. 羧化反应

26. 结合酶的基本结构是（　　）。
   A. 由多个亚基聚合而成　　　B. 由多个辅助因子组成　　　C. 由酶蛋白和辅助因子组成
   D. 由酶蛋白组成　　　　　　E. 由不同的酶结合而成

27. 能增强心肌收缩力，并使心率减慢的药物是（　　）。
   A. 肾上腺素　　　　　B. 去甲肾上腺素　　　　　C. 咖啡因
   D. 氨茶碱　　　　　　E. 洋地黄毒苷

28. 具有内皮绒毛膜胎盘（环状胎盘）的动物是（　　）。
   A. 马　　　B. 牛　　　C. 羊　　　D. 猪　　　E. 犬

29. 兽用原料药标签必须注明的事项不包括（　　）。
   A. 兽药名称　　B. 标准文号　　C. 功能与主治　　D. 有效期　　E. 生产日期

30. 对羊胃肠道线虫、肝片吸虫和绦虫均有效的药物是（　　）。
   A. 阿维菌素　　B. 阿苯达唑　　C. 氯硝柳胺　　D. 吡喹酮　　E. 三氯苯达唑

31. 阿托品不适用于（　　）。
   A. 麻醉前给药　　　　　　　　B. 有机磷农药中毒的解救
   C. 治疗虹膜炎　　　　　　　　D. 治疗瘤胃弛缓
   E. 治疗马疝痛

32. 参与联合脱氨基作用的酶是（　　）。
   A. L-谷氨酸脱氢酶　　　B. L-氨基酸氧化酶　　　C. 谷氨酰胺酶
   D. 氨甲酰基转移酶　　　E. 氨甲酰磷酸合成酶

33. 固有鼻腔呼吸区黏膜上皮类型是（ ）。
   A. 复层扁平上皮   B. 单层扁平上皮   C. 单层柱状上皮
   D. 假复层纤毛柱状上皮   E. 变移上皮

34. 磷酸戊糖途径较为活跃的器官是（ ）。
   A. 快速跳动的心脏   B. 剧烈运动的肌肉   C. 哺乳期的乳腺
   D. 机体的表皮   E. 饥饿时的肝脏

35. 具有肾大盏和肾小盏，但无肾盂的家畜是（ ）。
   A. 羊   B. 牛   C. 猪   D. 马   E. 犬

36. 动物在怀孕期间一般不发情，其主要原因是血液中含有高浓度的（ ）。
   A. 促卵泡素   B. 促黄体素   C. 雌激素   D. 孕酮   E. 松弛素

37. 家畜的髋骨包括（ ）。
   A. 髂骨、股骨、坐骨   B. 髂骨、坐骨、膝盖骨   C. 髂骨、膝盖骨、耻骨
   D. 膝盖骨、耻骨、坐骨   E. 髂骨、坐骨、耻骨

38. 萎缩是指已发育成熟的组织、器官（ ）。
   A. 体积不变、功能增强   B. 体积不变、功能减退   C. 体积缩小、功能增强
   D. 体积缩小、功能不变   E. 体积缩小、功能减退

39. 颁发动物防疫条件合格证的主体是（ ）。
   A. 工商行政管理部门   B. 环境保护主管部门   C. 兽医主管部门
   D. 动物卫生监督机构   E. 动物疫病预防控制机构

40. 细胞肿胀的常见原因不包括（ ）。
   A. 细菌感染   B. 全身性营养不良   C. 中毒
   D. 缺血   E. 缺氧

41. 疾病发展过程中，从最初症状出现到典型症状开始暴露的时期称为（ ）。
   A. 潜伏期   B. 前驱期   C. 症状明显期   D. 转归期   E. 隐蔽期

42. 负责兽用安钠咖监督管理工作的主体是（ ）。
   A. 省级人民政府卫生行政管理部门   B. 省级人民政府畜牧兽医行政管理部门
   C. 省动物卫生监督机构   D. 省动物疫病预防控制机构
   E. 省兽药检验机构

43. 喉软骨中成对的是（ ）。
   A. 会厌软骨   B. 甲状软骨   C. 环状软骨   D. 杓状软骨   E. 盘状软骨

44. 不属于糖皮质激素类药物的是（ ）。
   A. 地塞米松   B. 可的松   C. 泼尼松   D. 氟轻松   E. 保泰松

45. 患化脓性炎症动物的热型通常为（ ）。
   A. 稽留热   B. 弛张热   C. 间歇热   D. 回归热   E. 波状热

46. 铁钉等尖锐物被牛误吞入胃内易引起（ ）。

A. 瘤胃炎　　　B. 瓣胃炎　　　C. 肠炎　　　D. 皱胃炎　　　E. 网胃炎

47. 具备条件的养殖场采购自用的国家强制免疫用生物制品必须进行备案，实施备案的是养殖场所在地的（　　）。
   A. 省动物疫病预防控制机构　　　　B. 县级人民政府兽医行政管理部门
   C. 县动物疫病预防控制机构　　　　D. 县动物卫生监督机构
   E. 乡镇畜牧兽医站

48. 动物采食后血糖浓度（　　）。
   A. 维持恒定　　　B. 逐渐下降　　　C. 先下降后上升
   D. 先下降后恢复正常　　　E. 先上升后恢复正常

49. 新生动物的核黄疸是由于胆红素进入脑组织内（　　）。
   A. 与葡萄糖结合　　　B. 与蛋白质类物质结合　　　C. 与脂肪类物质结合
   D. 与核酸结合　　　E. 与盐类结合

50. 给公牛导尿带来困难的结构是（　　）。
   A. 尿道峡前方的半月形黏膜壁　　　B. 精阜
   C. 尿道突　　　D. 尿道内口
   E. 尿道脊

51. 不属于《兽药管理条例》立法目的的是（　　）。
   A. 加强兽药管理　　　B. 保证兽药质量　　　C. 保护动物福利
   D. 防治动物疾病　　　E. 促进养殖业的发展

52. 在初级卵泡的卵母细胞与颗粒细胞之间出现一层嗜酸性、折光性强的膜状结构是（　　）。
   A. 生殖上皮　　　B. 放射冠　　　C. 透明带
   D. 膜性黄体细胞　　　E. 粒性黄体细胞

53. 从事颅腔、胸腔、腹腔手术的动物诊疗机构，其执业兽医师的法定最低数量是（　　）。
   A. 1名　　　B. 2名　　　C. 3名　　　D. 5名　　　E. 7名

54. 需要制定停药期的兽药是（　　）。
   A. 叶酸片　　　B. 呋塞米片　　　C. 磺胺嘧啶片
   D. 碳酸氢钠片　　　E. 对乙酰氨基酚片

55. 复层扁平上皮发生的恶性肿瘤称（　　）。
   A. 纤维肉瘤　　　B. 纤维瘤　　　C. 乳头状瘤　　　D. 鳞状细胞癌　　　E. 癌肉瘤

56. 睾丸中有神经、血管进入的一端是（　　）。
   A. 头端　　　B. 尾端　　　C. 附睾缘　　　D. 游离缘　　　E. 睾丸固有韧带

57. 为新建、改建或扩建一级、二级动物病原微生物实验室备案的主体是（　　）。
   A. 国务院兽医主管部门　　　B. 省级人民政府兽医主管部门

C. 该区的市级人民政府兽医主管部门 D. 县级人民政府兽医主管部门
E. 镇级人民政府兽医主管部门

58. 我国尚未发现的动物疫病是（ ）。
    A. 马传染性贫血 B. 马鼻疽 C. 马腺疫 D. 非洲马瘟 E. 马媾疫

59. 组成牛跟总腱的肌肉是（ ）。
    A. 腓肠肌、趾浅屈肌、臀股二头肌   B. 腓肠肌、趾深屈肌、臀股二头肌
    C. 腓肠肌、趾浅屈肌、股四头肌   D. 腓肠肌、趾深屈肌、股四头肌
    E. 腓肠肌、趾浅屈肌、趾深屈肌

60. 足细胞是常见的过滤装置，常见于（ ）。
    A. 肾脏 B. 小肠 C. 脾脏 D. 胃 E. 肝脏

61. 重大动物疫情的公布主体为（ ）。
    A. 国务院兽医主管部门   B. 省级人民政府   C. 省级人民政府兽医主管部门
    D. 省动物卫生监督机构   E. 省动物疫病预防控制机构

62. 可以转变为肾上腺素的氨基酸是（ ）。
    A. 谷氨酸 B. 亮氨酸 C. 甘氨酸 D. 苯丙氨酸 E. 赖氨酸

63. 被称为绒毛心炎症是心外膜的（ ）。
    A. 化脓性炎 B. 出血性炎 C. 浆液性炎 D. 卡他性炎 E. 纤维素性炎

64. 所有氨基酸在动物体内最终都能转变为（ ）。
    A. 必需脂肪酸 B. 磷脂 C. 脂肪 D. 核苷酸 E. 葡萄糖

65. 箭毒可与之结合而起阻断作用的受体是（ ）。
    A. α 受体 B. β 受体 C. M 受体 D. N_1 受体 E. N_2 受体

66. 属于劣兽药的是（ ）。
    A. 以非兽药冒充兽药的   B. 以彼种兽药冒充此种兽药的
    C. 所含成分名称与兽药国家标准不符合的   D. 所含成分种类与兽药国家标准不符合的
    E. 所含成分含量与兽药国家标准不符合的

67. 动物应激儿茶酚胺分泌增多时，可抑制分泌的激素是（ ）。
    A. 抗利尿激素 B. 胰岛素 C. 生长激素 D. 胰高血糖素 E. 糖皮质激素

68. 葡萄糖在近曲小管的吸收机制为（ ）。
    A. 简单扩散 B. 内吞 C. 渗透
    D. 滤过   E. 继发性主动转运

69. 白斑肾见于（ ）。
    A. 急性肾小球肾炎（大红肾）   B. 膜性肾小球肾炎（大白肾）
    C. 亚急性肾小球肾炎   D. 化脓性肾炎
    E. 间质性肾炎

70. 羊子宫的特殊结构是（ ）。

A. 子宫颈枕   B. 子宫阜   C. 子宫角   D. 子宫体   E. 子宫颈

71. 根据《执业兽医管理办法》，可以参加执业兽医资格考试的人员不包括（   ）。
    A. 具有兽医专业大学专科以上学历的
    B. 具有畜牧兽医专业大学专科以上学历的
    C. 具有中兽医（民族兽医）专业大学专科以上学历的
    D. 具有水产养殖专业大学专科及以上学历的
    E. 具有临床医学专业大学专科以上学历的

72. 引起小叶性肺炎的常见原因是（   ）。
    A. 细菌   B. 病毒   C. 毒物   D. 缺氧   E. 营养缺乏

73. 具有四级结构的蛋白质通常有（   ）。
    A. 一个 α 亚基   B. 一个 β 亚基   C. 两种以上的亚基
    D. 辅酶   E. 二硫键

74. 心室肌细胞产生动作电位时，其膜内电位由 -90mV 变为 0mV 的过程称为（   ）。
    A. 极化   B. 反极化   C. 去极化   D. 复极化   E. 超极化

75. 根据《兽药经营质量管理规范》，禁止出库销售的兽药不包括（   ）。
    A. 标识模糊不清   B. 外包装出现破损   C. 外包装封条严重损坏
    D. 外包装标识销售企业信息   E. 超出有效期限

76. 心交感神经节后神经末梢释放的递质是（   ）。
    A. 乙酰胆碱   B. 去甲肾上腺素   C. γ-氨基丁酸
    D. 多巴胺   E. 肾上腺素

77. 白色血栓的主要成分是（   ）。
    A. 血小板和白蛋白   B. 血小板和纤维蛋白   C. 血小板和红细胞
    D. 血小板和白细胞   E. 纤维蛋白和白细胞

78. 执业兽医师的执业权限不包括（   ）。
    A. 从事动物疫病的诊断、治疗   B. 在动物诊疗活动中开具处方
    C. 在动物诊疗活动中填写诊断书   D. 在动物诊疗活动中出具检疫证明
    E. 出具与动物诊疗活动有关的证明文件

A2 型题

答题说明

每一道考题是以一个小案例出现的，其下面都有 A、B、C、D、E 五个备选答案。请从中选择一个最佳答案。

79. 5月龄公猪，因怀疑患猪肺疫，用头孢噻呋肌内注射治疗 3d，疗效欠佳，经实验室诊断

为支原体肺炎混合感染巴氏杆菌。进一步治疗应加用的药物是（　　）。
  A. 磺胺对甲氧嘧啶　　　　B. 乙酰甲喹　　　　C. 阿莫西林
  D. 泰妙菌素　　　　　　　E. 喹乙醇

80. 某25日龄蛋用鸡群，因患维生素B缺乏症，已在饲料中添加维生素B进行治疗，此时预防球虫病，不适宜添加的药物是（　　）。
  A. 磺胺喹噁啉　　B. 地克珠利　　C. 盐酸氨丙啉　　D. 氯羟吡啶　　E. 莫能菌素

A3/A4 型题

答 题 说 明

以下提供若干案例，每个案例下设若干道考题。请根据案例所提供的信息，在每一道考题下面的 A、B、C、D、E 五个备选答案中选择一个最佳答案。

（81~83题共用题干）

某鸡场发生大量雏鸡死亡，剖检病死雏鸡见小脑肿胀，质地变软，软脑膜充血，镜下出现大小不一的坏死灶。

81. 发生的疾病最可能是（　　）。
  A. 维生素A缺乏症　　　　B. 维生素B_{12}缺乏症　　　　C. 维生素C缺乏症
  D. 维生素D缺乏症　　　　E. 硒和维生素E缺乏症

82. 病鸡脑组织病变的机制是（　　）。
  A. 贫血性梗死　　B. 干酪样坏死　　C. 蜡样坏死　　D. 液化性坏死　　E. 干性坏死

83. 引起雏鸡脑病变的机制是（　　）。
  A. 氧化磷酸化过程障碍　　　B. 抗氧化功能障碍　　　C. 突触传递障碍
  D. 神经递质生成障碍　　　　E. 离子通道障碍

B1 型题

答 题 说 明

以下提供若干组考题，每组考题共用在考题前列出的 A、B、C、D、E 五个备选答案。请为每一道考题从备选答案中选择一个最佳答案。某个备选答案可能被选择一次、多次或不被选择。

（84~86题共用备选答案）
  A. 淀粉酶　　B. 舌脂酶　　C. 蛋白酶　　D. 核酸酶　　E. 溶菌酶

84. 唾液的浆液性分泌产物中富含的消化酶是（　　）。
85. 具有清洁作用的酶是（　　）。

86. 以乳为食的犊牛等幼畜唾液中特有的消化酶是（　　）。

（87~88题共用备选答案）

  A. 胺的氧化反应   B. 甘氨酸结合反应   C. 酰基化反应
  D. 谷胱甘肽还原反应 E. 葡萄糖醛酸结合

87. 磺胺类药物在肝脏中的解毒机制是（　　）。
88. 苯甲酸在肝脏中转化为马尿酸的解毒机制是（　　）。

（89~90题共用备选答案）

  A. 氨茶碱 B. 尼可刹米 C. 地塞米松 D. 氟尼辛葡甲胺 E. 氟轻松

89. 犬，2岁，发生不明原因高热，选用的对症治疗药物是（　　）。
90. 奶牛，3岁，产后1周食欲减退，便秘，迅速消瘦，产奶量下降，乳中酮体含量显著升高。应选用的治疗药物是（　　）。

（91~92题共用备选答案）

  A. 化脓性心肌炎   B. 间质性心肌炎   C. 实质性心肌炎
  D. 中毒性心肌炎   E. 免疫反应性心肌炎

91. 仔猪发生口蹄疫时，心脏常常呈现虎斑心外观，镜下见心肌细胞脂肪变性，肌纤维断裂崩解，间质中见淋巴细胞、巨噬细胞等浸润。本病变为（　　）。
92. 牛患创伤性网胃心包炎时，引起心肌发炎，眼观心脏表面有大小不一的化脓汁，心肌上坏死、液化和大量中性粒细胞碎片，病灶周围血管扩张、充血、大量反应带。本病变为（　　）。

（93~94题共用备选答案）

  A. 鼻 B. 咽 C. 喉 D. 气囊 E. 鸣管

93. 位于气管分叉处，由数个气管环和支气管环及一块鸣骨组成的禽类发声器官是（　　）。
94. 有前后两群共9个，作为储气装置而参与肺呼吸作用的禽类特有器官是（　　）。

（95~96题共用备选答案）

  A. 脊硬膜 B. 脊蛛网膜 C. 脊软膜 D. 硬膜外腔 E. 蛛网膜下腔

95. 脊髓麻醉是将麻醉剂注入（　　）。
96. 脊膜中最薄而紧贴在脊髓表面的是（　　）。

（97~98题共用备选答案）

  A. 尿酸盐 B. 含铁血黄素 C. 黑色素 D. 胆红素 E. 脂褐素

97. 鸡传染性支气管炎肾脏中出现的石灰样物是（　　）。
98. 溶血性疾病时，肺HE染色切片中巨噬细胞内出现的棕色颗粒是（　　）。

（99~100题共用备选答案）

  A. 缩宫素 B. 丙酸睾酮 C. 垂体后叶素 D. 呋塞米 E. 雌二醇

99. 后备母猪，10月龄，未见发情，应选用的催情药物是（　　）。
100. 成年公犬，因雄性激素缺乏出现隐睾症，应选用的治疗药物是（　　）。

全国执业兽医资格考试试卷五(兽医全科类)

(基础科目)

A1 型题

> **答题说明**
>
> 每一道考题下面有 A、B、C、D、E 五个备选答案。请从中选择一个最佳答案。

1. 执业兽医在重大动物疫情应急工作中,应履行的义务不包括( )。
   A. 参加应急预备队　　　　　　　　B. 接受指派实施紧急免疫
   C. 治疗患病动物　　　　　　　　　D. 报告动物疫情
   E. 接受指派实施消毒

2. 细胞外液中的主要阳离子是( )。
   A. K^+　　　B. Na^+　　　C. Ca^{2+}　　　D. Mg^{2+}　　　E. Fe^{3+}

3. 动物卫生监督机构执行监督检查任务,不得实施的行为是( )。
   A. 对动物产品按规定抽检　　　　　B. 对染疫动物进行隔离
   C. 收取监督检查费　　　　　　　　D. 查验畜禽标识
   E. 查验检疫证明

4. 动物细胞获得 ATP 的主要方式是( )。
   A. 氧化脱氨　　B. 氧化磷酸化　　C. 氧化脱羧　　D. 底物磷酸化　　E. 无氧氧化

5. 恶性肿瘤的特征之一是( )。
   A. 异型性强　　　　　　B. 生长缓慢　　　　　　C. 异型性弱
   D. 膨胀性生长　　　　　E. 核分裂象少见或无

6. 由左心室发出的血管是( )。
   A. 肺动脉　　B. 肺静脉　　C. 主动脉　　D. 前腔静脉　　E. 后腔静脉

7. 肝脏中解除胺类物质毒性的主要反应是( )。
   A. 结合反应　　B. 氧化反应　　C. 异构反应　　D. 水解反应　　E. 裂解反应

8. 恒温动物体温调节的基本中枢位于( )。
   A. 脊髓　　B. 延髓　　C. 下丘脑　　D. 小脑　　E. 大脑

9. 因代谢障碍引起家禽痛风的物质是( )。
   A. 甘油三酯　　B. 含铁血黄素　　C. 嘌呤　　D. 胆固醇　　E. 糖原

10. 细胞发生程序性死亡时可见到的特征性结构是（   ）。
    A. 核固缩   B. 核碎片   C. 核小体   D. 残余小体   E. 凋亡小体

11. 紫外线消毒是因为它能引起蛋白质（   ）。
    A. 变构   B. 变性   C. 断裂   D. 水解   E. 聚合

12. 血液由左心室输出，经主动脉及分支分布到全身组织，由毛细血管和静脉回到右心房，此循环称为（   ）。
    A. 体循环   B. 小循环   C. 门脉循环   D. 微循环   E. 肺循环

13. 马子宫的形态特点是（   ）。
    A. 子宫角弯曲呈绵羊角状，子宫体短
    B. 子宫整体呈Y形，子宫角呈弓形，子宫角与子宫体等长
    C. 子宫角长而弯曲似小肠，子宫体短
    D. 子宫整体呈Y形，子宫角细长而直，子宫体短
    E. 子宫角弯曲呈绵羊角状，子宫角与子宫体等长

14. 禁止在饲料中使用的药物不包括（   ）。
    A. 雌二醇   B. 氯丙嗪   C. 硝西泮   D. 苯巴比妥   E. 那西肽

15. 具有子宫颈枕的家畜是（   ）。
    A. 马   B. 牛   C. 羊   D. 猪   E. 犬

16. 具有尿道下憩室的家畜是（   ）。
    A. 母马   B. 母犬   C. 母牛   D. 母兔   E. 母驴

17. 输精管开口于雄性尿道骨盆部的起始部背侧的圆形隆起称为（   ）。
    A. 膀胱三角   B. 精阜   C. 尿道球   D. 前列腺   E. 尿道突起

18. 生命有机体中遗传信息的载体是（   ）。
    A. 蛋白质   B. 氨基酸   C. 核酸   D. 核苷酸   E. 多糖

19. 槟榔肝是指慢性肝瘀血伴发肝细胞（   ）。
    A. 玻璃样变   B. 脂肪变性   C. 颗粒变性   D. 水泡变性   E. 淀粉样变

20. 对在动物疫病扑灭过程中销毁的动物产品，应当给予补偿，补偿的主体是（   ）。
    A. 县级以上食品与药品监督管理部门   B. 县级以上动物卫生监督机构
    C. 县级以上动物疫病预防控制机构   D. 县级以上人民政府兽医主管部门
    E. 县级以上人民政府

21. 组成骨盆的骨骼是（   ）。
    A. 髋骨、荐骨和前3（4）枚尾椎   B. 髂骨、腰椎和荐骨
    C. 髋骨、股骨和前3（4）枚尾椎   D. 髂骨、坐骨和耻骨
    E. 髂骨、耻骨和荐骨

22. 接受执业兽医上年度执业活动情况报告的主体是（   ）。
    A. 省级人民政府兽医主管部门   B. 省动物疫病预防控制机构

C. 省动物卫生监督机构　　　　　　D. 县级人民政府兽医主管部门
E. 县动物卫生监督机构

23. 动物诊疗机构的病历档案保存期限不得少于（　　）。
    A. 3个月　　B. 6个月　　C. 1年　　D. 2年　　E. 3年

24. 脊髓膜的最内层称为（　　）。
    A. 脊外膜　　B. 脊内膜　　C. 脊蛛网膜　　D. 脊硬膜　　E. 脊软膜

25. 家禽消化、生殖和泌尿的共同通道是（　　）。
    A. 输尿管　　　　　　B. 输卵管　　　　　　C. 泄殖腔
    D. 法氏囊（腔上囊）　　E. 膀胱

26. 地西泮（安定）不具有的药理作用是（　　）。
    A. 镇静　　　　　　B. 催眠　　　　　　C. 收缩肌肉
    D. 抗惊厥　　　　　E. 抗癫痫

27. 常与磺胺喹噁啉组成方制剂，用于防治禽球虫病的是（　　）。
    A. 阿莫西林　　　　B. 二甲氧苄啶　　　　C. 恩诺沙星
    D. 乙酰甲喹　　　　E. 甲硝唑

28. 猪应激性溃疡主要发生部位在（　　）。
    A. 口腔黏膜　　B. 食道黏膜　　C. 胃黏膜　　D. 小肠黏膜　　E. 大肠黏膜

29. 临床上常将肾上腺素用作强心剂，其作用途径是（　　）。
    A. 肾上腺素与α受体结合　　　　B. 肾上腺素与β受体结合
    C. 肾上腺素与M受体结合　　　　D. 肾上腺素与R受体结合
    E. 肾上腺素与N_2受体结合

30. 《中华人民共和国动物防疫法》规定，制定并组织实施动物疫病防治规划的是（　　）。
    A. 县级以上人民政府　　　　　　B. 乡级人民政府
    C. 县级以上人民政府兽医主管部门　　D. 动物卫生监督机构
    E. 动物疫病预防控制机构

31. 呼吸系统中，真正执行气体交换功能的器官是（　　）。
    A. 鼻　　B. 咽　　C. 喉　　D. 肺　　E. 气管

32. 生物膜功能的主要体现者是（　　）。
    A. 蛋白质　　B. 脂类　　C. 糖类　　D. 水　　E. 无机盐类

33. 肌肉与肝脏之间氨的转运必须借助（　　）。
    A. 嘌呤核苷酸循环　　　　　　B. 乳酸循环
    C. 柠檬酸-丙酮酸循环　　　　　D. 丙氨酸-葡萄糖循环
    E. 柠檬酸循环

34. 参与甲状腺激素合成的元素是（　　）。
    A. 铁　　B. 铜　　C. 锰　　D. 锌　　E. 碘

35. 甘露醇的最佳适应证是（　　）。
   A. 肺水肿　　B. 脑水肿　　C. 肝性水肿　　D. 乳房水肿　　E. 肾性水肿

36. 乳腺腺泡细胞合成的物质包括（　　）。
   A. 乳糖、酪蛋白和维生素　　　　　　B. 葡萄糖、酪蛋白和维生素
   C. 乳糖、酪蛋白和无机盐　　　　　　D. 葡萄糖、酪蛋白和无机盐
   E. 乳糖、酪蛋白和乳脂

37. 呼吸性酸中毒的特征是（　　）。
   A. 血浆 H_2CO_3 浓度原发性减少　　B. 血浆 H_2CO_3 浓度原发性升高
   C. 血浆 HCO_3^- 浓度原发性升高　　D. 血浆 HCO_3^- 浓度原发性减少
   E. 血浆 HCO_3^- 浓度不变

38. 亚硝酸钠适用于解救动物的（　　）。
   A. 氰化物中毒　　B. 重金属中毒　　C. 有机氟中毒
   D. 有机磷中毒　　E. 磷化锌中毒

39. 尿酸作为代谢终产物的动物是（　　）。
   A. 鸡　　B. 猪　　C. 牛　　D. 羊　　E. 犬

40. 动物自身不能合成，必须从饲料中摄取的脂肪酸是（　　）。
   A. 油酸　　B. 软脂酸　　C. 硬脂酸　　D. 亚油酸　　E. 丙酸

41. 动物诊疗机构变更名称，应当报原审批单位，具备下列哪项才能使用动物医院的名称（　　）。
   A. 具有1名执业兽医师　　　　　　B. 具有消毒器械
   C. 具有管理制度　　　　　　　　　D. 具有财务人员
   E. 具有从事动物颅腔、胸腔和腹腔手术能力

42. 哺乳动物眼球壁的三层结构中有感光功能的是（　　）。
   A. 虹膜　　B. 巩膜　　C. 纤维膜　　D. 脉络膜　　E. 视网膜

43. 母牛乳房临床检查触诊的淋巴结是（　　）。
   A. 腹股沟浅淋巴结　　B. 髂下淋巴结　　C. 腹股沟深淋巴结
   D. 腘淋巴结　　E. 髂内淋巴结

44. 脱羧产物可作为磷脂合成原料的氨基酸是（　　）。
   A. 半胱氨酸　　B. 谷氨酸　　C. 组氨酸　　D. 色氨酸　　E. 丝氨酸

45. 去甲肾上腺素的药理作用主要是（　　）。
   A. 激动 α 受体　　B. 阻断 α 受体　　C. 激动 β 受体
   D. 阻断 β 受体　　E. 激动 M 受体

46. 正常情况下，心脏的起搏点是（　　）。
   A. 房室结　　B. 窦房结　　C. 房室束
   D. 左、右束支　　E. 浦肯野纤维

47. 血清指的是（　　）。
    A. 去除纤维蛋白原后的血浆组分　　B. 含纤维蛋白原的血浆组分
    C. 去除清蛋白后的血浆组分　　　　D. 去除球蛋白后的血浆组分
    E. 去除胶体物质后的血浆组分

48. 在休克发展的微循环瘀血期，微循环的特点是（　　）。
    A. 灌少于流　　B. 灌大于流　　C. 灌等于流　　D. 不灌不流　　E. 灌流不变

49. 羊股四头肌有4个肌头，除了股内侧肌、股外侧肌和股中间肌外，还有（　　）。
    A. 半腱肌　　B. 股方肌　　C. 股直肌　　D. 半膜肌　　E. 股二头肌

50. 安乃近的主要不良反应是（　　）。
    A. 组织缺氧　　B. 贫血　　C. 胃肠溃疡　　D. 黄疸　　E. 粒细胞减少

51. 根据《兽药经营质量管理规范》，应当申请换发兽药经营许可证的是（　　）。
    A. 变更经营地点　　B. 增加仓库面积　　C. 增加仓库数量
    D. 变更仓库位置　　E. 变更经营场所面积

52. 支原体肺炎时，肺间质中浸润的炎性细胞主要是（　　）。
    A. 中性粒细胞　　B. 嗜酸性粒细胞　　C. 嗜碱性粒细胞
    D. 淋巴细胞　　　E. 巨噬细胞

53. 犬的胰脏呈（　　）。
    A. 不正三角形　　B. 不正四边形　　C. 不规则三角形
    D. V形　　　　　E. U形

54. 糖原分解的关键酶是（　　）。
    A. 磷酸酶　　　　B. 糖基转移酶　　C. 磷酸化酶
    D. 葡萄糖苷酶　　E. 己糖激酶

55. 鸡病理剖检时，通常令尸体处于（　　）。
    A. 右侧卧位　　B. 俯卧位　　C. 左侧卧位　　D. 仰卧位　　E. 悬挂位

56. 发热的体温上升期，表现为（　　）。
    A. 体表血管扩张　　B. 排汗显著增多　　C. 尿量增加
    D. 脉搏加快　　　　E. 皮温升高

57. 促进抗利尿激素分泌的主要因素是（　　）。
    A. 血浆胶体渗透压升高或血容量增加
    B. 血浆晶体渗透压降低或血容量增加
    C. 血浆胶体渗透压降低或血容量降低
    D. 血浆晶体渗透压升高或血容量降低
    E. 肾小球滤过率增大

58. 创伤性肉芽组织的表层结构的组成主要是（　　）。
    A. 渗出液和炎性细胞　　B. 成纤维细胞和毛细血管

C. 纤维细胞和胶原纤维 　　　　　　　D. 成熟的结缔组织
  E. 疏松结缔组织

59. 违反兽用处方药管理规定的是（　　）。
  A. 西林瓶上未标注兽用处方药标识
  B. 未凭兽医处方笺，向聘有注册的专职执业兽医的动物饲养场销售兽用处方药
  C. 未凭兽医处方笺向动物诊疗机构销售兽用处方药
  D. 未经执业兽医再次开具处方笺，动物饲养场将剩余的兽用处方药用于动物
  E. 在经营场所设专柜摆放兽用处方药

60. 结核结节的病变属于（　　）。
  A. 化脓性炎　　　　　　B. 出血性炎　　　　　　C. 特异性增生性炎
  D. 非特异性增生性炎　　E. 急性增生性炎

61. 控制细胞遗传的主要场所是（　　）。
  A. 溶酶体　　　　　　　B. 细胞质　　　　　　　C. 细胞核
  D. 内质网　　　　　　　E. 高尔基复合体

62. 控制犬肌肉骨骼病所致的疼痛和炎症，且仅用于犬的解热镇痛药是（　　）。
  A. 替泊沙林　　　　　　B. 氨基比林　　　　　　C. 头孢噻呋
  D. 氟尼辛葡甲胺　　　　E. 阿司匹林

63. 猪内服硫酸钠可产生（　　）。
  A. 消沫　　　B. 制酵　　　C. 泄下　　　D. 催吐　　　E. 抗惊厥

64. 亚硒酸钠可用于防治仔猪的（　　）。
  A. 白肌病　　B. 贫血　　　C. 佝偻病　　D. 骨软症　　E. 干眼症

65. 在对肉品检验时，常规检查的猪腹腔的淋巴结是（　　）。
  A. 肝淋巴结　　　　　　B. 脾淋巴结　　　　　　C. 胰十二指肠淋巴结
  D. 肠系膜前淋巴结　　　E. 肠系膜后淋巴结

66. 由腺垂体分泌的激素是（　　）。
  A. 抗利尿激素与催乳素　　　　　　　　　B. 抗利尿激素与催产素
  C. 生长激素与催乳素　　　　　　　　　　D. 生长激素与催产素
  E. 催乳素与催产素

67. 根据《国家突发重大动物疫病应急预案》规定，将突发重大动物疫情的预警级别分为（　　）。
  A. Ⅰ级　　　B. Ⅱ级　　　C. Ⅲ级　　　D. Ⅳ级　　　E. Ⅴ级

68. 寄生虫感染时常出现的炎性细胞是（　　）。
  A. 中性粒细胞　　　　　B. 淋巴细胞　　　　　　C. 单核细胞
  D. 嗜酸性粒细胞　　　　E. 嗜碱性粒细胞

69. 属于《一、二、三类动物疫病病种名录》规定的一类动物疫病是（　　）。

A. 牛结核病 B. 牛白血病 C. 布鲁氏菌病
D. 牛恶性卡他热 E. 牛海绵状脑病

70. 动物组织中的酶，其最适温度大多在（　　）。
A. 20~24℃　　B. 25~34℃　　C. 35~40℃　　D. 41~45℃　　E. 60℃以上

71. 实验室高致病性病原微生物实验活动的实验档案保存期不得少于（　　）。
A. 5年　　B. 10年　　C. 15年　　D. 20年　　E. 30年

72. 泰乐菌素抗菌的作用机理是抑制细菌（　　）。
A. 叶酸的合成 B. 蛋白质的合成 C. 细胞壁的合成
D. 细胞膜的合成 E. DNA回旋酶的合成

73. 连接胎儿的主动脉与肺动脉的是（　　）。
A. 卵圆孔　　B. 脐带　　C. 动脉导管　　D. 静脉导管　　E. 前腔静脉

74. 常用于犬术前或注射药物前皮肤消毒的碘酊浓度是（　　）。
A. 1%　　B. 2%　　C. 3%　　D. 4%　　E. 5%

75. 脑干包括间脑、脑桥、延髓和（　　）。
A. 大脑　　B. 下丘脑　　C. 中脑　　D. 小脑　　E. 脊髓

76. 《中华人民共和国动物防疫法》规定，参加展览、演出和比赛的动物，应当附有（　　）。
A. 养殖档案　　B. 免疫证明　　C. 检疫标志　　D. 检疫证明　　E. 畜禽标识

77. 劣兽药不包括（　　）。
A. 不标明有效成分的 B. 不标明产品批号的
C. 变质的 D. 不标明有效期的
E. 兽药所含成分含量不符合国家标准

78. 当合子（受精卵）分裂细胞数为16~32个时，称为（　　）。
A. 囊胚　　B. 胚泡　　C. 桑葚胚　　D. 原肠胚　　E. 原肠腔

A3/A4型题

答题说明

以下提供若干案例，每个案例下设若干道考题。请根据案例所提供的信息，在每一道考题下面的A、B、C、D、E五个备选答案中选择一个最佳答案。

（79~81题共用题干）

某鸡场，雏鸡发病，头颈震颤，共济失调，镜下见脑神经变性坏死，有噬膜神经元和血管套形成，胶质细胞增多。

79. 雏鸡脑部病变是（　　）。

A. 脑软化 B. 化脓脑炎 C. 化脓脑膜炎
D. 化脓脑膜脑炎 E. 非化脓脑炎

80. 脑部增生的胶质细胞主要是（　　）。
    A. 星形胶质细胞 B. 室管膜细胞 C. 少突胶质细胞
    D. 小胶质细胞 E. 雪旺式细胞

81. 脑部形成血管套细胞的是（　　）。
    A. 中性细胞 B. 淋巴细胞 C. 酸性细胞 D. 碱性细胞 E. 巨噬细胞

B1 型题

答 题 说 明

以下提供若干组考题，每组考题共用在考题前列出的 A、B、C、D、E 五个备选答案。请为每一道考题从备选答案中选择一个最佳答案。某个备选答案可能被选择一次、多次或不被选择。

（82~83 题共用备选答案）
A. 胆红素 B. 胆素原 C. 胆绿素
D. 间接胆红素 E. 直接胆红素

82. 为减少细胞毒性，与血浆清蛋白结合后运输的形式是（　　）。
83. 在肝脏中与葡萄糖醛酸结合从而解毒的形式是（　　）。

（84~85 题共用备选答案）
A. 峡部 B. 膨大部 C. 漏斗部
D. 子宫部 E. 阴道部

84. 产蛋期呈乳白色，黏膜内有丰富的腺体，分泌物形成蛋白的输卵管部位是（　　）。
85. 黏膜内具有壳腺，分泌物形成蛋壳的输卵管部位是（　　）。

（86~87 题共用备选答案）
A. 药时曲线下面积 B. 消除半衰期 C. 分布半衰期
D. 表观分布容积 E. 生物利用度

86. 与兽药在动物体内的生物等效性密切相关的药代动力学参数是（　　）。
87. 弃奶期与兽药在奶牛乳汁中的药代动力学参数密切相关的是（　　）。

（88~89 题共用备选答案）
A. 精子 B. 支持细胞 C. 初级精母细胞
D. 次级精母细胞 E. 间质细胞

88. 家畜雄性生殖细胞中分泌形状形似蝌蚪的为（　　）。
89. 分泌雄激素的细胞是（　　）。

（90~92题共用备选答案）
A. 内因子　　　　　　　B. 碳酸氢盐　　　　　　C. 胰脂肪酶
D. 胆盐　　　　　　　　E. 胃蛋白酶原

90. 与维生素 B_{12} 结合从而促进其吸收的是（　　）。
91. 由主细胞分泌并能被盐酸激活而发挥作用的是（　　）。
92. 与脂肪的分解产物脂肪酸、甘油酯结合成复合物，从而促进其吸收的是（　　）。

（93~94题共用备选答案）
A. 高胆红素血症　　　　B. 血钙浓度升高　　　　C. 尿酸盐沉着
D. 磷酸铵镁沉着　　　　E. 含铁血黄素沉着

93. 机体发生转移性钙化是由于（　　）。
94. 胆管阻塞可引起（　　）。

（95~96题共用备选答案）
A. 马　　　　B. 牛　　　　C. 兔　　　　D. 猪　　　　E. 犬

95. 升结肠分初袢、旋袢和终袢，其旋袢呈圆盘状的动物是（　　）。
96. 升结肠在肠系膜中盘曲成结肠圆锥，锥底朝向背侧，锥尖朝向左腹侧的动物是（　　）。

（97~98题共用备选答案）
A. 黄色　　　　　　　　B. 鲜红色　　　　　　　C. 樱桃红色
D. 酱油色　　　　　　　E. 苍白色

97. 亚硝酸盐中毒性缺氧，可视黏膜颜色的变化是（　　）。
98. 氰化物中毒性缺氧，可视黏膜颜色的变化是（　　）。

（99~100题共用备选答案）
A. 绒促性素　　　　　　B. 垂体后叶素　　　　　C. 雌二醇
D. 苯丙酸诺龙　　　　　E. 促黄体素释放激素

99. 用于催产、产后子宫出血和胎衣不下等的是（　　）。
100. 兽医临床用于慢性消耗性疾病的恢复期，也可用于某些贫血性疾病的辅助性治疗的是（　　）。

全国执业兽医资格考试试卷六（兽医全科类）

（基础科目）

A1 型题

> **答题说明**
>
> 每一道考题下面有 A、B、C、D、E 五个备选答案。请从中选择一个最佳答案。

1. 高渗性脱水的特点是（　　）。
   A. 细胞外液容量减少，渗透压降低
   B. 细胞外液容量增加，渗透压降低
   C. 细胞外液容量减少，渗透压升高
   D. 细胞外液容量增加，渗透压升高
   E. 细胞外液容量减少，细胞内溶液量增加

2. 可以在醌式结构和酚式结构之间互变的递氢体是（　　）。
   A. NAD　　　　B. FMN　　　　C. FAD　　　　D. CoA　　　　E. CoQ

3. 副性腺只有前列腺的雄性家畜是（　　）。
   A. 马　　　　B. 牛　　　　C. 羊　　　　D. 猪　　　　E. 犬

4. 不属于化学性致病因素的是（　　）。
   A. 强酸、强碱　　B. 蛇毒　　　C. 芥子气　　　D. 紫外线　　E. 有机磷农药

5. 不属于假兽药的是（　　）。
   A. 以非兽药冒充兽药的
   B. 不标明有效期的
   C. 以他种兽药冒充此种兽药的
   D. 兽药所含成分的种类与兽药国家标准不符合的
   E. 兽药所含成分的名称与兽药国家标准不符合的

6. 血红蛋白分子中包含的金属离子是（　　）。
   A. 镁离子　　　B. 铁离子　　　C. 锌离子　　　D. 锰离子　　　E. 铜离子

7. 脊硬膜和椎管之间的腔隙是（　　）。
   A. 硬膜外腔　　B. 脊髓中央管　　C. 硬膜下腔　　D. 蛛网膜下腔　　E. 蛛网膜内腔

8. 血液中转运内源性甘油三酯的脂蛋白是（　　）。
   A. 乳糜微粒　　　　B. 极低密度脂蛋白　　　　C. 低密度脂蛋白
   D. 高密度脂蛋白　　E. 游离脂肪酸结合蛋白

9. 动物饲养场聘用已经注册的执业兽医师不得从事的执业活动是（   ）。
　　A. 对本场动物疾病的预防　　　　　　　B. 对本场动物疾病的诊断
　　C. 对本场动物疾病的治疗　　　　　　　D. 对本场动物疾病开具处方
　　E. 对本场外动物疾病进行诊断

10. 连接眼睑和眼球的薄膜是（   ）。
　　A. 浆膜　　　B. 结膜　　　C. 视网膜　　　D. 巩膜　　　E. 角膜

11. 猫前肢采血的静脉是（   ）。
　　A. 腋静脉　　　B. 头静脉　　　C. 臂静脉　　　D. 隐静脉　　　E. 正中静脉

12. 用于治疗犬干眼症的药物是（   ）。
　　A. 维生素A　　　B. 维生素D　　　C. 维生素K　　　D. 维生素C　　　E. 维生素E

13. 动物诊疗机构的病历档案保存期限不得少于（   ）。
　　A. 1年　　　B. 2年　　　C. 3年　　　D. 5年　　　E. 10年

14. 动物发生转移性钙化时（   ）。
　　A. 血磷不变　　　B. 血钙不变　　　C. 血钙升高　　　D. 血钙降低　　　E. 血磷降低

15. 家畜心脏的正常形态是（   ）。
　　A. 圆形　　　B. 扁圆形　　　C. 椭圆形　　　D. 圆柱形　　　E. 倒圆锥形

16. 用盐析法可将血浆蛋白分为（   ）。
　　A. 白蛋白、球蛋白和纤维蛋白　　　　　　B. 白蛋白、球蛋白和纤维蛋白原
　　C. 白蛋白、血红蛋白和纤维蛋白原　　　　D. 白蛋白、血红蛋白和纤维蛋白
　　E. 血红蛋白、球蛋白和纤维蛋白原

17. 含支链的必需氨基酸是（   ）。
　　A. 蛋氨酸　　　B. 亮氨酸　　　C. 苏氨酸　　　D. 赖氨酸　　　E. 色氨酸

18. 具有较强解热作用的药物是（   ）。
　　A. 替泊沙林　　　B. 安乃近　　　C. 保泰松　　　D. 氢化可的松　　　E. 地塞米松

19. 东莨菪碱的作用机理是（   ）。
　　A. 阻断M受体　　　　　B. 兴奋M受体　　　　　C. 阻断N受体
　　D. 兴奋N受体　　　　　E. 阻断α受体

20. 有权认定除重大动物疫情外的动物疫情的主体是（   ）。
　　A. 县级人民政府　　　　　　　　　　B. 县级人民政府卫生主管部门
　　C. 县级人民政府兽医主管部门　　　　D. 县动物卫生监督机构
　　E. 县动物疫病预防控制机构

21. 属于人畜共患病的是（   ）。
　　A. 猪瘟　　　B. 牛瘟　　　C. 布鲁氏菌病　　　D. 肺腺瘤病　　　E. 白斑综合征

22. 药物在畜禽组织中的浓度高于血浆浓度时显示（   ）。

A. 药时曲线下面积大　　　　B. 表观分布容积大　　　　C. 峰浓度高
D. 生物利用度大　　　　　　E. 消除半衰期长

23. 动物细胞的遗传信息主要储存于（　　）。
    A. 内质网　　　　　　　　B. 高尔基复合体　　　　　C. 溶酶体
    D. 细胞核　　　　　　　　E. 过氧化物酶体

24. 位于眼球壁中层，具有调节视力作用的结构是（　　）。
    A. 虹膜　　　　B. 睫状体　　　　C. 角膜　　　　D. 脉络膜　　　　E. 巩膜

25. 吸气时胸膜腔内的压力变化是（　　）。
    A. 负压消失　　　　　　　B. 负压减小　　　　　　　C. 负压增大
    D. 压力等于大气压　　　　E. 压力大于大气压

26. 组成髂肋肌沟的肌肉是（　　）。
    A. 头半棘肌与髂肋肌　　　B. 头寰最长肌与髂肋肌　　C. 髂肋肌与夹肌
    D. 背腰最长肌与髂肋肌　　E. 髂肋肌与颈多裂肌

27. 《动物检疫管理办法》规定，出售供屠宰的动物，提前申报检疫的时限是（　　）。
    A. 1d　　　　B. 2d　　　　C. 3d　　　　D. 5d　　　　E. 15d

28. 寒冷环境下，参与维持动物机体体温稳定的是（　　）。
    A. 冷敏感神经元发放冲动频率减少　　　　B. 深部血管舒张
    C. 体表血管舒张　　　　　　　　　　　　D. 甲状腺激素分泌减少
    E. 骨骼肌战栗产热

29. 原发性肾小球肾炎的发病机制是（　　）。
    A. 内源性毒物质损伤　　　B. 外源性毒物质损伤　　　C. 应激反应
    D. 缺血损伤　　　　　　　E. 变态反应

30. 三羧酸循环中可以通过转氨形成氨基酸的酮酸是（　　）。
    A. 延胡索酸　　B. 柠檬酸　　C. 苹果酸　　D. 异柠檬酸　　E. 草酰乙酸

31. 无规定动物疫病区的公布机关是（　　）。
    A. 国务院兽医主管部门　　　　　　　　　B. 省级兽医主管部门
    C. 市级兽医主管部门　　　　　　　　　　D. 县级兽医主管部门
    E. 国务院兽医主管部门和卫生主管部门

32. 心脏的传导系统包括窦房结、房室结、房室束和（　　）。
    A. 神经纤维　　B. 神经原纤维　　C. 肌原纤维　　D. 胶原纤维　　E. 浦肯野纤维

33. 动物发生全身性萎缩时，最早萎缩的组织或器官是（　　）。
    A. 心脏　　　　B. 肝脏　　　　C. 肾脏　　　　D. 脂肪　　　　E. 垂体

34. 休克早期机体微循环变化的特征是（　　）。
    A. 缺血　　　　B. 瘀血　　　　C. 凝血　　　　D. 出血　　　　E. 充血

35. 对犬进行诱导麻醉时，首选的药物是（　　）。
    A. 硫喷妥钠　　B. 戊巴比妥钠　　C. 氯胺酮　　D. 异氟烷　　E. 水合氯醛

36. 子宫角弯曲呈绵羊角状，子宫体较短的动物是（　　）。
    A. 马　　B. 猪　　C. 牛　　D. 犬　　E. 猫

37. 临床上可作为一般解毒剂的维生素是（　　）。
    A. 维生素 A　　B. 维生素 B_1　　C. 维生素 D　　D. 维生素 C　　E. 维生素 E

38. 疏松结缔组织内的弥漫性化脓性炎称为（　　）。
    A. 纤维素性炎　　B. 蜂窝织炎　　C. 浆液性炎　　D. 出血性炎　　E. 变质性炎

39. 兽医临床上氨茶碱主要用于（　　）。
    A. 平喘　　B. 抗过敏　　C. 止泻　　D. 镇痛　　E. 抗炎

40. 下丘脑的大细胞神经元分泌的激素是（　　）。
    A. 生长抑素
    B. 催产素
    C. 促性腺激素释放激素
    D. 促黑激素释放抑制因子
    E. 催乳素

41. 颈动脉体和主动脉体化学感受器可感受的刺激是（　　）。
    A. 白蛋白含量变化
    B. H^+ 浓度变化
    C. Na^+ 浓度变化
    D. Ca^{2+} 浓度变化
    E. K^+ 浓度变化

42. 上呼吸道狭窄可引起（　　）。
    A. 血液性缺氧
    B. 低张性缺氧
    C. 缺血性缺氧
    D. 瘀血性缺氧
    E. 组织性缺氧

43. 成熟卵泡破裂，释放出其中的卵细胞、卵泡液和一部分卵泡细胞的过程称为（　　）。
    A. 受精　　B. 卵裂　　C. 囊胚形成　　D. 排卵　　E. 桑葚胚形成

44. 属于食品动物禁用的药物是（　　）。
    A. 硫酸链霉素
    B. 硫酸卡那霉素
    C. 土霉素
    D. 氯霉素
    E. 恩拉霉素

45. 在应激原作用下，细胞表达明显增加的蛋白是（　　）。
    A. 角蛋白　　B. 热休克蛋白　　C. 纤维蛋白　　D. 白蛋白　　E. 胶原蛋白

46. 家畜的肺分为左肺和右肺，而右肺（　　）。
    A. 较小　　B. 较大　　C. 较圆　　D. 较钝　　E. 较尖

47. 与牛相比，马的鼻前庭特殊结构是（　　）。
    A. 鼻盲囊（鼻憩室）
    B. 鼻泪管开口
    C. 上鼻道
    D. 中鼻道
    E. 下鼻道

48. 胞嘧啶核苷三磷酸 CTP 除了用于核酸合成外，还参与（　　）。
    A. 磷脂合成　　B. 糖原合成　　C. 蛋白质合成　　D. 脂肪合成　　E. 胆固醇合成

49. 重大动物疫情的报告义务人不包括（　　）。
   A. 动物饲养者　　　　　　　　　B. 疫情所在地的村民委员会
   C. 从事动物运输的人员　　　　　D. 从事动物疫情监测的人员
   E. 从事动物疫病研究的人员

50. 前列腺素 E 的生理功能之一是（　　）。
   A. 抑制精子的成熟　　B. 抑制卵子的成熟　　C. 松弛血管平滑肌
   D. 松弛胃肠平滑肌　　E. 促进胃酸分泌

51. 根据《国家突发重大动物疫情应急预案》，在特别重大突发动物疫情的应急响应中，不属于兽医行政管理部门的职责是（　　）。
   A. 划定疫点、疫区、受威胁区
   B. 发布封锁令，对疫区实施封锁
   C. 根据需要组织开展紧急免疫和预防用药
   D. 对新发现的动物疫病，及时开展有关技术标准和规范的培训工作
   E. 组织专家对突发重大动物疫情的处理情况进行综合评估

52. 能进行动物胸腔手术的动物诊疗机构，取得执业兽医资格证书的从业人员至少有（　　）。
   A. 2 名　　B. 3 名　　C. 4 名　　D. 5 名　　E. 6 名

53. 《中华人民共和国动物防疫法》规定不属于动物产品的是（　　）。
   A. 脂　　B. 胚胎　　C. 血液　　D. 皮革　　E. 脏器

54. 牛肩关节的特点是（　　）。
   A. 有十字韧带　　　　B. 有悬韧带　　　　C. 有侧（副）韧带
   D. 无侧（副）韧带　　E. 无关节囊

55. 属于胆碱能受体的是（　　）。
   A. M 受体和 N 受体　　B. M 受体和 β 受体　　C. α 受体和 β 受体
   D. M 受体和 α 受体　　E. N 受体和 α 受体

56. 从静脉注入空气所形成的空气性栓子主要栓塞的器官是（　　）。
   A. 大脑　　B. 肺　　C. 肾脏　　D. 肝脏　　E. 脾脏

57. 用于犬手术皮肤消毒的乙醇最佳浓度是（　　）。
   A. 98%　　B. 85%　　C. 75%　　D. 65%　　E. 55%

58. 髋臼的骨骼是（　　）。
   A. 髂骨、坐骨、耻骨　　B. 荐骨、坐骨、耻骨　　C. 髂骨、坐骨、股骨
   D. 髂骨、耻骨、股骨　　E. 髂骨、股骨、胫骨

59. 《中华人民共和国动物防疫法》规定，实施现场检疫的人员是（　　）。
   A. 官方兽医　　　B. 执业兽医师　　　C. 执业助理兽医师
   D. 乡村兽医　　　E. 村级防疫员

60. 强心类药物不具有的药理作用是（　　）。
    A. 正性肌力　　　　B. 负性心率　　　　C. 收缩血管
    D. 继发性利尿　　　E. 心肌耗氧减少

61. 进行牛的尸体剖检时通常采用（　　）。
    A. 左侧卧位　　B. 背卧位　　C. 右侧卧位　　D. 腹卧位　　E. 吊挂式

62. 执业兽医向注册机关报告其上年度兽医执业活动情况的时限是每年的（　　）。
    A. 1月底　　B. 2月底　　C. 3月底　　D. 4月底　　E. 5月底

63. 鳞状细胞癌的癌细胞来源于（　　）。
    A. 上皮组织　　B. 神经组织　　C. 脂肪组织　　D. 纤维组织　　E. 肌肉组织

64. 动物氨基酸代谢中产生游离氨的反应是（　　）。
    A. 脱羧　　B. 异构　　C. 缩合　　D. 转氨　　E. 脱氨

65. 猪，由两侧叶和腺峡愈合成一个整体而呈贝壳形的内分泌腺是（　　）。
    A. 甲状腺　　B. 甲状旁腺　　C. 松果体　　D. 垂体　　E. 肾上腺

66. 皮下注射是将药物注入（　　）。
    A. 表皮内　　　　　　B. 真皮乳头层内　　　C. 真皮网状层
    D. 表皮与真皮之间　　E. 浅筋膜

67. 形成蛋白尿时，蛋白质首先通过的肾结构是（　　）。
    A. 近端小管　　　B. 肾小管细段　　C. 远端小管
    D. 肾结合小管　　E. 滤过膜

68. 具有内皮绒毛膜胎盘（环状胎盘）的动物是（　　）。
    A. 马　　B. 牛　　C. 羊　　D. 猪　　E. 犬

69. 细胞分泌的激素进入细胞间液，通过扩散作用于相邻靶细胞而发生作用的传递方式叫作（　　）。
    A. 内分泌　　B. 外分泌　　C. 旁分泌　　D. 自分泌　　E. 神经内分泌

70. 兽药经营企业应当建立质量管理档案，该档案的法定内容不包括（　　）。
    A. 动物诊疗病历档案　　B. 人员档案　　C. 设备设施档案
    D. 供应商质量评估档案　E. 进货及销售凭证

71. 结缔组织基质中的主要成分是（　　）。
    A. 糖胺聚糖　　B. 壳多糖　　C. 葡萄糖　　D. 乳糖　　E. 糖原

72. 离子利用ATP逆浓度梯度过膜转运的方式是（　　）。
    A. 被动转运　　B. 促进扩散　　C. 内吞作用　　D. 主动转运　　E. 胞吐作用

73. 属于自发性排卵的动物是（　　）。
    A. 猫　　B. 兔　　C. 骆驼　　D. 猪　　E. 水貂

74. 牛后肢肌肉不包括（　　）。

A. 臀浅肌　　　　B. 臀股四头肌　　C. 臀股二头肌　　D. 臀深肌　　　　E. 臀中肌

75. 位于咽部侧壁，腭舌弓和腭咽弓之间的是（　　）。
    A. 腭帆扁桃体　　　　　B. 咽扁桃体　　　　　　C. 腭扁桃体
    D. 舌扁桃体　　　　　　E. 下颌淋巴结

A2 型题

> **答 题 说 明**
>
> 　　每一道考题是以一个小案例出现的，其下面都有 A、B、C、D、E 五个备选答案。请从中选择一个最佳答案。

76. 病鸡行动迟缓，剖检见心包膜、肝和肾被膜及输尿管浆膜上有大量石灰样物质沉积。该沉积物是（　　）。
    A. 磷酸盐　　　B. 碳酸盐　　　C. 尿酸盐　　　D. 草酸盐　　　E. 硫酸盐

77. 牛因创伤失血，导致尿量减少，经测定动脉血压降至正常值的 70%。其尿量减少的机制是（　　）。
    A. 肾小球毛细血管血压下降　　　　　B. 囊内压下降
    C. 血浆胶体渗透压下降　　　　　　　D. 血浆晶体渗透压下降
    E. 滤过膜通透性下降

78. 5 日龄仔猪，出现血痢，疑为厌氧菌感染。防治本病应选择的药物是（　　）。
    A. 酮康唑　　　　B. 左旋咪唑　　　　　　C. 磺胺对甲氧嘧啶
    D. 甲硝唑　　　　E. 喹烯酮

A3/A4 型题

> **答 题 说 明**
>
> 　　以下提供若干案例，每个案例下设若干道考题。请根据案例所提供的信息，在每一道考题下面的 A、B、C、D、E 五个备选答案中选择一个最佳答案。

（79~81 题共用题干）

　　病死猪，剖检时可视黏膜发绀，下颌淋巴结明显肿胀，外观呈灰白色，质地柔软；肺、肝脏及肾脏表面也见有大小不一的灰白色柔软隆起，切开病灶，见有灰黄色混浊凝乳状液体流出。

79. 组织病理学观察，上述病灶组织中的主要炎性细胞为（　　）。
    A. 淋巴细胞　　　　B. 浆细胞　　　　　C. 中性粒细胞
    D. 嗜酸性粒细胞　　E. 嗜碱性粒细胞

80. 确诊本病的诊断方法是（　　）。
    A. 细菌分离培养　　B. 病毒分离培养　　C. 寄生虫观察
    D. 饲料毒物分析　　E. 肿瘤组织学鉴定

81. 上述病灶局部的炎症反应为（　　）。
    A. 变质性炎　B. 渗出性炎　C. 增生性炎　D. 化脓性炎　E. 出血性炎

B1 型题

> **答题说明**
>
> 　　以下提供若干组考题，每组考题共用在考题前列出的 A、B、C、D、E 五个备选答案。请为每一道考题从备选答案中选择一个最佳答案。某个备选答案可能被选择一次、多次或不被选择。

（82~84 题共用备选答案）
　　A. 马　　　　B. 牛　　　　C. 猪　　　　D. 犬　　　　E. 兔

82. 盲肠呈逗点状的动物是（　　）。
83. 盲肠呈螺旋状弯曲的动物是（　　）。
84. 回肠与盲肠交界处有圆小囊的动物是（　　）。

（85~86 题共用备选答案）
　　A. 气球样变　B. 水泡变性　C. 颗粒变性　D. 脂肪变性　E. 透明变性

85. 病死犬，死前出现蛋白尿，肾脏组织病理学观察可见肾小管上皮细胞内有大小不一、均质红染的滴状物。此次病变为（　　）。
86. 病死犬，肾脏组织病理学观察可见肾小管上皮细胞内有大小不一的空泡，油红染色呈橘红色。此次病变为（　　）。

（87~88 题共用备选答案）
　　A. 马拉硫磷　B. 非泼罗尼　C. 环丙氨嗪　D. 常山酮　E. 三氮脒

87. 防治鸡群球虫感染的药物是（　　）。
88. 治疗放牧黄牛牛皮蝇蛆感染的药物是（　　）。

（89~90 题共用备选答案）
　　A. 物质和气体交换　　　　B. 淋巴液回流　　　　C. 参与体温调节
　　D. 感受刺激　　　　　　　E. 控制微循环血流量

89. 毛细血管前括约肌的主要功能是（　　）。
90. 真毛细血管的主要生理功能是（　　）。

（91~92 题共用备选答案）
　　A. 糖酵解途径　　　　　　　　　　B. 2,3-二磷酸甘油酸支路

C. 柠檬酸循环 　　　　　　　　D. 糖醛酸循环

E. 磷酸戊糖途径

91. 为哺乳动物红细胞生理活动提供所需能量的主要途径是（　　）。

92. 与调节血红蛋白和氧的亲和力有密切联系的途径是（　　）。

（93~94题共用备选答案）

A. 睾丸　　　B. 卵巢　　　C. 肾脏　　　D. 输精管　　　E. 膀胱

93. 与家畜相比，家禽缺失的泌尿器官是（　　）。

94. 鸡仅左侧正常发育的生殖器官是（　　）。

（95~96题共用备选答案）

A. 蓄脓　　　B. 脓性卡他　　　C. 脓肿　　　D. 蜂窝织炎　　　E. 坏疽

95. 发生在组织内的局限性化脓性炎是（　　）。

96. 发生在黏膜表面的化脓性炎是（　　）。

（97~98题共用备选答案）

A. 泰万菌素　　　B. 苯唑西林　　　C. 伊维菌素　　　D. 氨苄青霉素　　　E. 灰黄霉素

97. 治疗耐青霉素的金黄色葡萄球菌引起的奶牛乳腺炎时，用于乳房注入的药物应是（　　）。

98. 可用于治疗犊牛、马属动物皮肤真菌病的药物是（　　）。

（99~100题共用备选答案）

A. 虎斑心　　　B. 绒毛心　　　C. 盔甲心　　　D. 桑葚心　　　E. 菜花心

99. 哺乳仔猪，表现呆滞，体温升高，口腔黏膜有小水疱。剖检见心脏稍扩张，散在分布灰黄色和条纹状病灶，沿心冠部横切有灰黄色条纹围绕心腔并呈环层状排列。本病的心脏病变为（　　）。

100. 2月龄猪群，生长迅速，部分猪发病，听诊心率加快，心律不齐，有的突然死亡，血硒含量在0.04μg/mL左右。本病的心脏病变为（　　）。

全国执业兽医资格考试试卷七（兽医全科类）

（基础科目）

A1 型题

> **答题说明**
>
> 每一道考题下面有 A、B、C、D、E 五个备选答案。请从中选择一个最佳答案。

1. 治疗蹄叉腐烂病时，局部用药起防腐、溶解角质、止痒、刺激肉芽生长的药物是（　　）。
   A. 酮康唑软膏　　B. 氨苯磺胺粉　　C. 碘酊　　D. 碘甘油　　E. 松馏油

2. 细胞兴奋后，其兴奋性变化的顺序依次为（　　）。
   A. 绝对不应期、相对不应期、超常期、低常期
   B. 相对不应期、绝对不应期、超常期、低常期
   C. 绝对不应期、相对不应期、低常期、超常期
   D. 相对不应期、绝对不应期、低常期、超常期
   E. 绝对不应期、低常期、相对不应期、超常期

3. 不具有体液调节功能的物质是（　　）。
   A. 二氧化碳　　B. 氢离子　　C. 血管升压素　　D. 双香豆素　　E. 胃泌素

4. 不属于兽用原料药标签必须注明的内容是（　　）。
   A. 兽药名称　　B. 兽用标识　　C. 生产批号　　D. 有效期　　E. 生产企业信息

5. 某兽药企业擅自销售被查封的兽药，对该违法行为应当给予的行政处罚是（　　）。
   A. 吊销兽药经营许可证　　　　　　B. 没收被查封的兽药
   C. 没收销售被查封兽药的违法所得　　D. 停止所有销售活动
   E. 警告并处以一定数额的罚款

6. 动物支气管感染初期，对症治疗应选择具有祛痰作用的药物是（　　）。
   A. 麻黄碱　　B. 可待因　　C. 氨茶碱　　D. 氯化铵　　E. 异丙肾上腺素

7. 下列不符合屠宰检疫规定的表述是（　　）。
   A. 屠宰企业应当提供与屠宰规模相适应的官方兽医驻场检疫室
   B. 屠宰未附有动物检疫合格证明的动物
   C. 拒绝未佩戴农业农村部规定畜禽标识的动物入场
   D. 屠宰场出场的动物产品附有动物检疫合格证明
   E. 对检疫不合格的动物产品，在官方兽医的监督下按规定处理

8. 坏死组织由新生肉芽组织吸收、取代的过程称为（　　）。
   A. 疤痕　　　B. 机化　　　C. 包囊形成　　　D. 钙化　　　E. 吸收

9. 牛腓肠肌腱、趾浅屈肌腱、臀股二头肌腱和半腱肌腱合成一粗而坚硬的腱索称（　　）。
   A. 跟（总）腱　　B. 中心腱　　C. 悬韧带　　D. 侧韧带　　E. 耻前腱

10. 瘤胃发酵产生的气体大部分（　　）。
    A. 经呼吸道排出　　　　B. 被微生物利用　　　　C. 经嗳气排出
    D. 经直肠排出　　　　　E. 被胃肠道吸收

11. 冷水鱼类的细胞膜富含不饱和脂肪酸，因此具有（　　）。
    A. 更优良的通透性　　　B. 更多样的运动形态　　　C. 更低的相变温度
    D. 更好的膜结合性能　　E. 更稳定的双层结构

12. 三羧酸循环中，发生底物水平磷酸化的反应为（　　）。
    A. 草酰乙酸与乙酰 CoA 的缩合　　　B. 琥珀酰 CoA 转变成琥珀酸
    C. 琥珀酸脱氢　　　　　　　　　　D. 延胡索酸加水
    E. 苹果酸脱氢

13. 位于房间隔右心房侧心内膜下，呈结节状，属于心传导系统的结构是（　　）。
    A. 窦房结　　B. 房室结　　C. 静脉间结节　　D. 房室束　　E. 浦肯野纤维

14. 提供肺泡与血液间气体扩散的方向主要取决于（　　）。
    A. 气体的分压差　　　　　B. 气体的分子量
    C. 呼吸运动　　　　　　　D. 气体与血红蛋白亲和力
    E. 呼吸膜通透性

15. 牛髂下腹神经来自（　　）。
    A. 最后胸神经　　B. 第 1 腰神经　　C. 第 2 腰神经　　D. 第 3 腰神经　　E. 第 4 腰神经

16. 眼球折光系统不包括（　　）。
    A. 角膜　　　B. 房水　　　C. 晶状体　　　D. 视网膜　　　E. 玻璃体

17. 可以用于预防鸡球虫病的饲料药物添加剂是（　　）。
    A. 喹乙醇预混剂　　　B. 甲基盐霉素预混剂　　　C. 杆菌肽锌预混剂
    D. 复方硝基酚钠预混剂　　E. 土霉素钙

18. 牛肾的类型为（　　）。
    A. 复肾　　　　　　　B. 有沟多乳头肾　　　　C. 平滑多乳头肾
    D. 平滑单乳头肾　　　E. 有沟单乳头肾

19. 用于抗过敏的兽用处方药（　　）。
    A. 盐酸异丙嗪注射液　　B. 盐酸异丙嗪片　　　　C. 盐酸氯丙嗪片
    D. 盐酸氯丙嗪注射液　　E. 盐酸林可霉素注射液

20. 用于治疗动物慢性心功能不全的慢作用强心苷类药物是（　　）。
    A. 洋地黄毒苷　　B. 咖啡因　　C. 地高辛　　D. 氯化铵　　E. 毒毛花苷 K

21. 肺是气体（　　）。
    A. 进入的器官　　B. 排出的器官　　C. 存储的器官　　D. 冷却的器官　　E. 交换的器官

22. 马胸骨的形态特点是（　　）。
    A. 胸骨体上下压扁，有胸骨嵴
    B. 胸骨体上下压扁，无胸骨嵴
    C. 胸骨体前部左右压扁，后部上下压扁，有胸骨嵴
    D. 胸骨体前部上下压扁，后部左右压扁
    E. 胸骨体左右压扁，无胸骨嵴

23. 按照《中华人民共和国动物防疫法》的规定，下列表述不正确的是（　　）。
    A. 官方兽医不得从事与动物防疫有关的经营性活动
    B. 官方兽医进行监督检查时不得收取任何费用
    C. 官方兽医有权查阅养殖档案
    D. 动物饲养场为防止带来疫病隐患，有权拒绝官方兽医进入饲养圈舍检查
    E. 禁止伪造检疫证明

24. 对染疫动物及其同群动物的处理，不正确的表述是（　　）。
    A. 一类动物疫病染疫动物必须扑杀
    B. 一类动物疫病染疫动物的同群动物必须扑杀
    C. 二类动物疫病呈一般流行性时，根据需要扑杀染疫动物
    D. 二类动物疫病呈暴发流行性时，染疫动物必须扑杀
    E. 二类动物疫病呈暴发流行性时，染疫动物的同群动物不扑杀

25. 雄性幼龄家畜去势后，其副性腺（　　）。
    A. 发育良好　　B. 发育不良　　C. 功能亢进　　D. 退化消失　　E. 更加发达

26. 下列引起血液性缺氧的病因是（　　）。
    A. 呼吸道狭窄　　B. 心力衰竭　　C. 氰化物中毒　　D. 肺动脉栓塞　　E. 亚硝酸盐中毒

27. 转移性钙化病灶常见于（　　）。
    A. 心脏　　B. 肝脏　　C. 大脑　　D. 脾脏　　E. 肺

28. 反映药物进入全身循环的速度和程度的药动学参数是（　　）。
    A. 药时曲线下面积　　B. 表观分布容积　　C. 生物利用度
    D. 峰浓度　　E. 达峰时间

29. 动物血浆低密度脂蛋白中富含（　　）。
    A. 蛋白质　　B. 胆固醇酯　　C. 不饱和脂肪酸
    D. 卵磷脂　　E. 甘油三酯

30. 某集团公司下属种猪养殖公司发生高致病性猪繁殖与呼吸综合征，该公司不符合《中华人民共和国动物防疫法》动物疫情报告规定的行为是（　　）。
    A. 向当地动物疫病预防控制机构报告
    B. 向当地兽医主管部门报告

C. 只向该集团公司报告
D. 向当地动物卫生监督机构报告
E. 向当地兽医主管部门派驻该养殖公司所在地乡镇的兽医机构报告

31. 影响肾小球滤过膜通透性的因素不包括（　　）。
    A. 肾小球毛细血管内皮细胞肿胀   B. 肾小球毛细血管内皮下的基膜增厚
    C. 肾小球毛细血管管腔狭窄   D. 囊内皮孔隙加大
    E. 肾小球旁细胞分泌增加

32. 解毒药中，不属于兽用处方药的是（　　）。
    A. 氯磷定注射液   B. 二巯丙磺钠注射液   C. 二巯丙醇注射液
    D. 亚甲蓝注射液   E. 亚硝酸钠注射液

33. 动物机体的遗传信息主要储存于（　　）。
    A. 细胞膜   B. 细胞质   C. 溶酶体   D. 细胞核   E. 中心体

34. 抑制排乳反射的外周因素是（　　）。
    A. 神经垂体释放催产素   B. 下丘脑-垂体束兴奋
    C. 乳导管平滑肌细胞紧张性降低   D. 交感神经末梢释放去甲肾上腺素减少
    E. 肾上腺髓质释放肾上腺素

35. 必须重新申请办理动物防疫条件合格证的情形是（　　）。
    A. 变更单位名称   B. 变更场址   C. 变更负责人
    D. 变更聘用的执业兽医   E. 加高场区周围围墙

36. 依据《一、二、三类动物疫病病种名录》，下列属于三类动物疫病的是（　　）。
    A. 尼帕病毒性脑炎   B. 牛结节性皮肤病   C. 鸭瘟
    D. 猪囊尾蚴病   E. 棘球蚴病

37. 按照《中华人民共和国动物检疫法》有关"保障措施"的规定，下列表述不正确的是（　　）。
    A. 县级人民政府对强制免疫应激死亡的动物给予补偿
    B. 县级人民政府储备动物疫病应急处置所需物资
    C. 县级人民政府对在动物疫病控制过程中强制扑杀的动物给予补偿
    D. 县级人民政府无须将动物防疫纳入本级国民经济和社会发展年度计划
    E. 县级人民政府将强制免疫所用疫苗的采购资金纳入财政预算

38. 乙酰胺解毒机理是阻止氟乙酰胺转化成（　　）。
    A. 乙酸   B. 乙酰胺   C. 氟乙酸   D. 氟乙酸钠   E. 氟离子

39. 治疗牛的后躯麻痹时，应选用的中枢兴奋药是（　　）。
    A. 咖啡因   B. 戊四氮   C. 士的宁   D. 尼可刹米   E. 安钠咖

40. 可以用作DNA合成原料的核苷酸是（　　）。
    A. dTTP   B. dCDP   C. dUTP   D. dGDP   E. dITP

41. 牛结核病引起的发热类型是（　　）。
    A. 稽留热　　　B. 弛张热　　　C. 回归热　　　D. 不规则热　　　E. 波状热

42. 关于败血症对机体的影响，表述错误的是（　　）。
    A. 心功能无异常　　　B. 凝血功能异常　　　C. 休克
    D. 全身组织出血　　　E. 尸僵不全

43. 报考执业兽医考试的学历要求是（　　）。
    A. 兽医专业中专以上　　　B. 兽医专业大学专科以上　　　C. 兽医专业大学本科以上
    D. 兽医硕士研究生以上　　　E. 兽医博士研究生以上

44. 影响水在细胞内、外扩散的主要因素是（　　）。
    A. 缓冲力　　　B. 扩散力　　　C. 静水压　　　D. 晶体渗透压　　　E. 胶体渗透压

45. 血液弥漫性分布于组织间隙，使出血组织呈现大片暗红色的病变称为（　　）。
    A. 出血性素质　　　B. 溢血　　　C. 点状出血　　　D. 出血性浸润　　　E. 斑状出血

46. 受精的生物学意义不包括（　　）。
    A. 标志着新生命的开始　　　B. 染色体的数目复原　　　C. 传递双亲的遗传基因
    D. 决定性别　　　E. 染色体的数目减半

47. 动物长时间剧烈运动后，补充血糖的主要途径是（　　）。
    A. 葡萄糖异生　　　B. 肝糖原分解　　　C. 肌糖原分解　　　D. 脂肪酸氧化　　　E. 糖酵解

48. 依据《重大动物疫情应急条例》，下列对疫区内易感动物采取的措施不正确的是（　　）。
    A. 监测　　　B. 禁止调出　　　C. 立即扑杀
    D. 实行圈养或者在指定地点放养　　　E. 实施紧急免疫接种

49. 在普鲁士蓝染色的组织切片中，含铁血黄素颗粒呈（　　）。
    A. 黄色　　　B. 红色　　　C. 蓝色　　　D. 绿色　　　E. 紫色

50. 内分泌腺的结构特点之一是没有（　　）。
    A. 动脉　　　B. 淋巴管　　　C. 神经　　　D. 导管　　　E. 静脉

51. 机体发生应激反应时，体内（　　）。
    A. C-反应蛋白减少　　　B. 血清淀粉样蛋白减少　　　C. 结合珠蛋白减少
    D. 运铁蛋白增加　　　E. 热休克蛋白增加

52. 根据《兽药经营质量管理规范》，兽药经营企业的经营场所和仓库应当具有的设施、设备不包括（　　）。
    A. 与经营兽药相适应的货架　　　B. 具有布局合理的动物诊疗室
    C. 通风设施、设备　　　D. 防污染设施、设备
    E. 照明设施、设备

53. 阿托品的药理作用不包括（　　）。
    A. 松弛平滑肌　　　B. 抑制腺体分泌　　　C. 中枢兴奋
    D. 扩张外周血管　　　E. 抑制胆碱酯酶活性

54. 《人畜共患传染病名录》中不包括（　　）。
    A. 炭疽　　　　　　　　B. 狂犬病　　　　　　　　C. 猪乙型脑炎
    D. 猪弓形虫病　　　　　E. 高致病性猪繁殖与呼吸综合征

55. 在休克发展的微循环凝血期，其微循环的特点是（　　）。
    A. 灌而少流　　B. 灌而不流　　C. 灌大于流　　D. 灌少于流　　E. 不灌不流

56. 地塞米松的药理作用不包括（　　）。
    A. 抗毒素　　B. 抗菌　　C. 抗过敏　　D. 抗休克　　E. 抗炎

57. 禁止在畜禽饲料中使用的是（　　）。
    A. 盐酸克伦特罗　　　　B. 土霉素钙　　　　　　C. 牛至油预混剂
    D. 吉他霉素预混剂　　　E. 盐霉素钠预混剂

58. 奶牛乳房每个乳头的乳头管数是（　　）。
    A. 5条　　B. 4条　　C. 3条　　D. 2条　　E. 1条

59. 用于防治动物骨软症的药物是（　　）。
    A. 维生素A　　B. 维生素D　　C. 维生素K　　D. 维生素C　　E. 维生素E

60. 肉芽组织是指新生幼稚的（　　）。
    A. 上皮组织　　　　　　B. 网状组织　　　　　　C. 纤维结缔组织
    D. 肌组织　　　　　　　E. 软骨组织

61. 位于口咽部侧壁的扁桃体称为（　　）。
    A. 舌扁桃体　　B. 腭扁桃体　　C. 腭帆扁桃体　　D. 咽扁桃体　　E. 盲肠扁桃体

62. 构成血浆晶体渗透压的主要离子是（　　）。
    A. Na^+和Cl^-　　B. K^+和Cl^-　　C. Na^+和HCO_3^-　　D. K^+和$H_3PO_4^-$　　E. Ca^{2+}和$H_3PO_4^-$

63. 脓液中的脓球是指变性坏死的（　　）。
    A. 浆细胞　　　　　　　B. 淋巴细胞　　　　　　C. 嗜酸性粒细胞
    D. 单核细胞　　　　　　E. 中性粒细胞

64. 黏菌素的抗菌谱主要是（　　）。
    A. 革兰氏阳性菌和阴性菌　　B. 革兰氏阳性菌　　　　C. 革兰氏阴性菌
    D. 支原体　　　　　　　　　E. 衣原体

65. 鸡的盲肠扁桃体位于（　　）。
    A. 回盲韧带　　B. 盲肠体　　C. 盲肠尖　　D. 盲肠基部　　E. 盲肠体和尖

66. 在下列疾病中，鸡痛风常见于（　　）。
    A. 鸡肾型传染性支气管炎　　B. 鸡新城疫　　　　　　C. 鸡流感
    D. 雏鸡脑软化　　　　　　　E. 鸡传染性脑脊髓炎

67. 构成牛肘关节的骨骼是（　　）。
    A. 肱骨和前臂骨　　　　　　B. 肱骨和肩胛骨　　　　C. 前臂骨、腕骨和掌骨
    D. 掌骨、近指节骨和近籽骨　E. 前臂骨和腕骨

68. 蛋白质紫外吸收最大波长是（　　）。
   A. 220nm　　B. 230nm　　C. 240nm　　D. 260nm　　E. 280nm

A2 型题

> **答 题 说 明**
>
> 每一道考题是以一个小案例出现的，其下面都有 A、B、C、D、E 五个备选答案。请从中选择一个最佳答案。

69. 猪，采食烂青菜后，站立不稳，呼吸困难，脉搏细弱，全身发绀，其可能的发病机制是（　　）。
   A. 血红蛋白 Fe^{3+} 还原为 Fe^{2+}　　B. 血红蛋白 Fe^{2+} 氧化为 Fe^{3+}
   C. 血液 pH 降低使氧解离曲线左移　　D. 血液 PCO_2 升高使氧离曲线左移
   E. CO_2 与血红蛋白结合率降低

70. 解剖病死羊，将其肿胀增厚的皮肤制成组织切片，HE 染色后镜检。见皮下组织大量均质红染物，该均质的主要成分为（　　）。
   A. 糖　　B. 脂质　　C. 蛋白质　　D. 核酸　　E. 核苷酸

71. 病羊临床表现为共济失调，向一侧转圈运动，视力减退，触诊发现头部皮肤隆起，头骨变薄变软，经颅腔穿刺检查确诊为羊脑多头蚴病。手术穿刺的部位是（　　）。
   A. 枕骨　　B. 额骨　　C. 顶骨　　D. 颞骨　　E. 蝶骨

72. 犬，5 岁，突发肌肉震颤，很快转为四肢无力，肌腱反射消失，且心律不齐，呼吸困难，血钾明显升高。引起本病的原因是（　　）。
   A. 胰岛素分泌过多　　B. 醛固酮分泌不足　　C. 生长激素分泌不足
   D. 甲状腺激素分泌不足　　E. 前列腺素分泌过多

73. 一病死猪，剖检见肺表面有大小不一的灰白色隆起。切开病灶见灰黄色混浊的凝乳状物流出。本病灶属于（　　）。
   A. 变质性炎　　B. 浆液性炎　　C. 出血性炎　　D. 化脓性炎　　E. 增生性炎

74. 育肥猪出现消瘦，异嗜。有的成为僵猪。剖检见小肠内有大量浅黄色、圆柱状，体长为 15~30cm 的虫体，有的虫体尾端弯曲呈钩状。治疗本病应用的药物是（　　）。
   A. 氯羟吡啶　　B. 三氮脒　　C. 吡喹酮　　D. 伊维菌素　　E. 戊氰菊酯

75. 一群雏鸡，生产停滞，腿无力，常以飞节着地呈蹲状休息，骨骼变软膨胀，喙与爪变软易弯曲。该鸡群日粮可能缺乏的维生素是（　　）。
   A. 维生素 A　　B. 维生素 B　　C. 维生素 C　　D. 维生素 D　　E. 维生素 E

76. 某猪场，猪出现发热，精神沉郁，食欲废绝，黏膜发绀，呼吸困难，四肢下端水肿。剖检见心肌有坏死灶。如果进行血清生化检查，则病猪血清酶最可能发生变化的是（　　）。

A. 乳酸脱氢酶　　　　　B. 碱性磷酸酶　　　　　C. 丙氨酸氨基转移酶
D. 淀粉酶　　　　　　　E. γ-谷氨酰基转移酶

77. 猫，10岁，近来多饮、多尿、多食且体重减轻，尿有明显的烂苹果气味，其血液生化检查显示血糖和酮体升高，此时机体最活跃的代谢途径是（　　）。
A. 葡萄糖有氧氧化　　　B. 脂肪酸氧化分解　　　C. 糖原合成
D. 核酸复制　　　　　　E. 蛋白质水解

78. 母犬发情后屡配不孕，临床检查发现病犬腹围略增大，阴门红肿，阴道黏膜潮红，从阴门不时流出脓性分泌物，呈奶酪样，恶臭难闻。本病的原发病变部位最有可能的是在（　　）。
A. 卵巢　　B. 输卵管　　C. 子宫　　D. 阴道　　E. 阴门

79. 育肥猪，出现咳嗽、打喷嚏、腹式呼吸等症状，病猪消瘦，X线检查可见肺部云絮状阴影。剖检病死猪可见肺心叶、尖叶上胰样病灶。治疗本病应选用的药物是（　　）。
A. 青霉素　　B. 甲硝唑　　C. 头孢喹肟　　D. 泰拉霉素　　E. 黏菌素

A3/A4 型题

答题说明

以下提供若干案例，每个案例下设若干道考题。请根据案例所提供的信息，在每一道考题下面的 A、B、C、D、E 五个备选答案中选择一个最佳答案。

（80~82 题共用题干）

剖检病死猪，见心脏三尖瓣上附着浅黄色、干燥、坚实、表面粗糙的灰白色菜花状赘生物。

80. 引起本病变的主要病原是（　　）。
A. 毒力较弱的病毒　　　B. 毒力较强的病毒　　　C. 毒力较弱的细菌
D. 毒力较强的细菌　　　E. 寄生虫

81. 组织切片检查，渗出的主要炎性细胞是（　　）。
A. 淋巴细胞　　B. 中性粒细胞　　C. 嗜酸性细胞　　D. 嗜碱性细胞　　E. 上皮细胞

82. 该赘生物脱落形成栓子，最可能栓塞的器官是（　　）。
A. 肝脏　　B. 脾脏　　C. 肺　　D. 脑　　E. 肾脏

B1 型题

答题说明

以下提供若干组考题，每组考题共用在考题前列出的 A、B、C、D、E 五个备选答案。请为每一道考题从备选答案中选择一个最佳答案。某个备选答案可能被选择一次、多次或不被选择。

（83~85题共用备选答案）
    A. 浆液性淋巴结炎   B. 出血性淋巴结炎   C. 化脓性淋巴结炎
    D. 坏死性淋巴结炎   E. 增生性淋巴结炎

83. 牛放线菌病下颌淋巴结的病变是（   ）。
84. 急性猪瘟病猪淋巴结的主要病变是（   ）。
85. 副结核病病牛淋巴结的主要病变是（   ）。

（86~88题共用备选答案）
    A. 磺胺二甲嘧啶   B. 磺胺喹噁啉   C. 地美硝唑
    D. 青霉素   E. 头孢噻呋

86. 常与甲氧苄啶合用治疗猪链球菌病的药物是（   ）。
87. 常与二甲氧苄啶合用治疗兔球虫病的药物是（   ）。
88. 用于治疗禽组织滴虫病的药物是（   ）。

（89~91题共用备选答案）
    A. 外周阻力大小   B. 循环血量多少   C. 动脉管壁弹性大小
    D. 心肌传导速度快慢   E. 每搏输出量多少

89. 舒张压主要反映（   ）。
90. 脉搏压主要反映（   ）。
91. 收缩压主要反映（   ）。

（92~94题共用备选答案）
    A. 十二指肠   B. 空肠   C. 回肠   D. 盲肠   E. 结肠

92. 羊肠的黏膜下层有腺体的肠段是（   ）。
93. 牛小肠中最长、弯曲最多的一段是（   ）。
94. 马大肠有一段形态特殊、盘曲成双层马蹄铁形的是（   ）。

（95~97题共用备选答案）
    A. 脂肪酸   B. 氨   C. 酮体
    D. α-酮戊二酸   E. γ-氨基丁酸

95. 代谢物中，对大脑有毒性的，甚至可以引起功能障碍的是（   ）。
96. 代谢过程中，可被大脑直接利用的能源分子是（   ）。
97. 在大脑代谢产物中可以作为神经递质的是（   ）。

（98~100题共用备选答案）
    A. 皮质酮   B. 胰岛素   C. 醛固酮   D. 甲状腺素   E. 甲状旁腺素

98. 促进机体产热的主要激素是（   ）。
99. 促进机体"保钙排磷"的主要激素是（   ）。
100. 促进机体"保钠排钾"的主要激素是（   ）。

全国执业兽医资格考试试卷八(兽医全科类)

(基础科目)

A1 型题

> **答题说明**
>
> 每一道考题下面有 A、B、C、D、E 五个备选答案。请从中选择一个最佳答案。

1. 一氧化氮参与炎症过程时,主要作用是(   )。
   A. 激活肥大细胞　　　　　B. 促进微生物增殖　　　　C. 激活血小板黏着和聚集
   D. 扩张血管　　　　　　　E. 保护组织细胞免于损伤

2. 寰枕关节的类型属于(   )。
   A. 单轴单关节　　　　　　B. 单轴复关节　　　　　　C. 双轴关节
   D. 多轴单关节　　　　　　E. 多轴复关节

3. 骨盐主要是指沉积于骨中的(   )。
   A. 氯化钙　　B. 草酸钙　　C. 碳酸氢盐　　D. 柠檬酸钙　　E. 羟磷灰石

4. 外周温度感受器是分布于皮肤、黏膜和内脏的(   )。
   A. 腺细胞　　　　　　　　B. 环层小体　　　　　　　C. 血管内皮细胞
   D. 游离神经末梢　　　　　E. 神经元细胞体

5. 不属于蛋白质二级结构的形式是(   )。
   A. β-折叠　　B. 无规卷曲　　C. β-转角　　D. α-螺旋　　E. 二面角

6. 矛形歧腔吸虫病的治疗药物是(   )。
   A. 阿苯达唑　　B. 氨丙啉　　C. 伊维菌素　　D. 盐霉素　　E. 三氮脒

7. 《中华人民共和国动物防疫法》规定,对染疫动物及其排泄物、染疫动物产品,应当按照(   )。
   A. 县级人民政府的规定处理
   B. 县级以上人民政府环境保护部门的规定处理
   C. 省级人民政府兽医主管部门处理
   D. 省级人民政府卫生主管部门的规定处理
   E. 国务院兽医主管部门的规定处理

8. 肾上腺素的药理作用不包括(   )。

A. 增加胃肠蠕动 B. 扩张冠状动脉 C. 扩张支气管
D. 增强心肌收缩力 E. 扩张骨骼肌血管

9. 首过效应发生于药物（　　）。
   A. 肌内注射后 B. 内服后 C. 乳房灌注后
   D. 静脉注射后 E. 皮下注射后

10. 心脏发生脂肪浸润时，脂肪细胞出现于（　　）。
    A. 心内膜内 B. 心肌原纤维内 C. 心肌细胞内
    D. 心肌细胞之间 E. 心脏血管内

11. 下列不属于《中华人民共和国动物防疫法》所称动物疫病的是（　　）。
    A. 禽霍乱 B. 白肌病 C. 禽结核病 D. 新城疫 E. 鸡白痢

12. 不属于高致病性病原微生物的是（　　）。
    A. 牛瘟病毒 B. 牛海绵状脑病病原 C. 牛恶性卡他热病毒
    D. 布鲁氏菌 E. 炭疽芽孢杆菌

13. 肾组织结构中有肾大盏（集收管）而无肾盂的家畜是（　　）。
    A. 牛 B. 马 C. 羊 D. 猪 E. 犬

14. 皮肤的结构包括（　　）。
    A. 表皮、真皮和基底层 B. 表皮、真皮和网状层
    C. 表皮、网状层和皮下组织 D. 表皮、真皮和皮下组织
    E. 真皮、网状层和皮下组织

15. 关于航空运输动物病原微生物菌（毒）种或者样本及动物病料的表述，正确的是（　　）。
    A. 必须作为货物进行运输 B. 必须作为托运行李运输
    C. 可以作为托运行李运输 D. 可以随身携带运输
    E. 可以作为邮件运输

16. 来自门静脉的栓子主要栓塞在（　　）。
    A. 心脏 B. 肝脏 C. 脾脏 D. 肺 E. 肾脏

17. 合成糖原所需的"活性葡萄糖"是（　　）。
    A. 葡萄糖-6-磷酸 B. 葡萄糖-1-磷酸 C. UMP-葡萄糖
    D. UDP-葡萄糖 E. 葡萄糖酸

18. 下列最易发生转移的肿瘤是（　　）。
    A. 乳头状瘤 B. 腺瘤 C. 平滑肌瘤 D. 纤维肉瘤 E. 血管瘤

19. 与臂头肌共同组成家畜颈静脉沟的肌肉是（　　）。
    A. 肩胛横突肌 B. 肩胛舌骨肌 C. 胸骨甲状肌 D. 胸骨舌骨肌 E. 胸头肌

20. 对奶牛乳头浸泡消毒时，聚维酮碘合适的浓度是（　　）。
    A. 0.10% B. 1% C. 2% D. 3% E. 5%

21. 二氧化碳在血浆中运输的主要化学结合形式是（　　）。
    A. 碳酸氢铵　　B. 碳酸氢钠　　C. 碳酸氢钾　　D. 磷酸氢钾　　E. 磷酸氢钠

22. 神经-肌肉接头突触前膜囊泡中的神经递质是（　　）。
    A. 肾上腺素　　　　B. 去甲肾上腺素　　　　C. 乙酰胆碱
    D. 5-羟色胺　　　　E. 多巴胺

23. 对大脑有毒性，浓度升高时可引起所谓"肝昏迷"的是（　　）。
    A. α-酮戊二酸　　　B. 酮体　　　　　C. 丙酮酸
    D. 氨　　　　　　　E. 谷氨酰胺

24. 属于人畜共患传染病的是（　　）。
    A. 布鲁氏菌病　　B. 新城疫　　C. 禽霍乱　　D. 绵羊疥癣　　E. 小鹅瘟

25. 下列不宜与呋塞米合用的药物是（　　）。
    A. 庆大霉素　　B. 青霉素　　C. 地塞米松　　D. 氯化钙　　E. 碳酸钙

26. 感染引起发热的机制是（　　）。
    A. 非寒战产热增加　　　　　　　B. 寒战产热增加
    C. 下丘脑体温调节中枢体温调定点上移　　D. 外周热感受器发放冲动增加
    E. 中枢热敏神经元发放冲动频率增加

27. 对运输依法应当检疫而未经检疫的动物、动物产品，动物卫生监督机构采取的措施不正确的是（　　）。
    A. 对动物实施补检
    B. 对不具备补检条件的动物产品予以没收销毁
    C. 对具备补检条件的动物产品补检
    D. 责令货主将该批动物、动物产品运回输出地
    E. 对货主及承运人依法给予行政处罚

28. 临床上经常用来给牛、羊采血、输液的大静脉是（　　）。
    A. 臂头静脉　　B. 颈内静脉　　C. 颈外静脉　　D. 前腔静脉　　E. 后腔静脉

29. 分泌胰岛素的细胞是（　　）。
    A. pp细胞　　B. A细胞　　C. B细胞　　D. D细胞　　E. α细胞

30. 局部皮肤动脉性充血的外观表现是（　　）。
    A. 色泽暗红，温度升高　　B. 色泽暗红，温度降低　　C. 色泽鲜红，温度降低
    D. 色泽鲜红，温度升高　　E. 色泽鲜红，温度不变

31. 细胞质中具有合成蛋白质功能的细胞器是（　　）。
    A. 中心体　　　　　B. 核糖体　　　　　C. 高尔基复合体
    D. 溶酶体　　　　　E. 过氧化物酶体

32. 渗出性炎症时，炎灶局部最先渗出的蛋白成分是（　　）。
    A. 血红蛋白　　B. 白蛋白　　C. α-球蛋白　　D. β-球蛋白　　E. γ-球蛋白

33. 家禽胚胎的卵裂方式属于（　　）。
   A. 盘状卵裂　　B. 完全卵裂　　C. 水平卵裂　　D. 垂直卵裂　　E. 杯状卵裂

34. 兽药经营企业销售兽药时，必须向购买者说明的事项不包括（　　）。
   A. 功能主治　　　　　　B. 用法　　　　　　　　C. 用量
   D. 生产企业信息　　　　E. 注意事项

35. 盲肠发达、外形似逗号，盲肠尖位于剑状软骨部的家畜是（　　）。
   A. 马　　　　B. 牛　　　　C. 羊　　　　D. 猪　　　　E. 犬

36. 家畜喉软骨中，最大的是（　　）。
   A. 甲状软骨　　B. 会厌软骨　　C. 环状软骨　　D. 勺状软骨　　E. 剑状软骨

37. 常用的抗血液凝固方法是（　　）。
   A. 血液置于37℃　　　　B. 出血处接触粗糙面　　C. 补充维生素K
   D. 血液中加入肝素　　　E. 血液中加入钙离子

38. 下列对经销兽用安钠咖的表述不正确的是（　　）。
   A. 严禁省级总经销单位跨省供应
   B. 不得搭售其他兽药
   C. 经销单位可以转售
   D. 经销单位需严格凭经销、使用卡向本辖区内医疗单位供应
   E. 严禁供人使用

39. 临床上将肾上腺素用于强心，其结合的受体是（　　）。
   A. α受体　　B. β受体　　C. M受体　　D. N受体　　E. N_1受体

40. 兽药经营企业变更主管质量的负责人，应当同原发放兽药经营许可证的机关备案。备案的期限为变更后（　　）。
   A. 30个工作日　　　　B. 45个工作日　　　　C. 60个工作日
   D. 80个工作日　　　　E. 90个工作日

41. 牛、羊睾丸的长轴呈（　　）。
   A. 上下垂直位　　　　B. 前后水平位　　　　C. 前下后上斜位
   D. 前上后下斜位　　　E. 横向水平位

42. 具有结合CO_2功能的辅酶或辅基是（　　）。
   A. 四氢叶酸　　B. NAD^+　　C. 生物素　　D. 钴胺素　　E. FAD

43. HE染色切片中，痛风结节呈（　　）。
   A. 灰白色　　B. 蓝色　　C. 黄色　　D. 棕色　　E. 粉红色

44. 呼吸中枢PBKF核群位于（　　）。
   A. 延髓　　B. 下丘脑　　C. 脊髓　　D. 脑桥　　E. 小脑

45. 淋巴结内的T细胞主要位于（　　）。
   A. 淋巴小结　　B. 副皮质区　　C. 皮质淋巴窦　　D. 髓索　　E. 髓质淋巴窦

46. 呈现弛张热型的疾病是（ ）。
    A. 猪瘟   B. 炭疽   C. 猪丹毒   D. 小叶性肺炎   E. 大叶性肺炎

47. 心室肌复极化时程较长的主要原因是存在（ ）。
    A. 复极初期   B. 去极化期   C. 平台期   D. 复极末期   E. 静息期

48. 关于牛髋骨的描述，错误的是（ ）。
    A. 由髂骨、坐骨和耻骨组成
    B. 耻骨和坐骨共同组成闭孔
    C. 坐骨后外侧角粗大称坐骨结节
    D. 髂骨内侧角称荐结节
    E. 髂骨翼外侧角称髋骨结节

49. 动物饲养场的执业兽医不符合规定的是（ ）。
    A. 实施动物疫病强制免疫
    B. 增加消毒频次
    C. 按规定报告动物疫情
    D. 邀请动物诊所的执业兽医来场会诊
    E. 治疗口蹄疫病畜

50. 枯否细胞主要存在于（ ）。
    A. 肝脏   B. 胰腺   C. 肠道   D. 胰岛   E. 肾脏

51. 不符合动物诊疗规定的行为是（ ）。
    A. 取得动物诊疗许可证后从事动物诊疗活动
    B. 变更从业地点而未申请换发动物诊疗许可证
    C. 按规定处理诊疗废弃物
    D. 只有一名执业兽医师的动物诊所拒绝给动物做腹腔手术
    E. 制定了完善的兽药处方管理制度

52. 聚醚类抗球虫药不包括（ ）。
    A. 莫能菌素   B. 马度米星   C. 地克珠利   D. 甲基盐霉素   E. 海南霉素

53. 内服无抗惊厥作用、静脉注射有抗惊厥作用的药物是（ ）。
    A. 地西泮   B. 苯巴比妥   C. 硫酸镁   D. 氯丙嗪   E. 水合氯醛

54. 细胞周期的 S 期是（ ）。
    A. DNA 合成后期   B. 有丝分裂中期   C. 有丝分裂后期
    D. DNA 合成中期   E. DNA 合成期

55. 不属于兽用处方药的是（ ）。
    A. 注射用三氮脒   B. 注射用嘧啶胺   C. 地克珠利预混剂
    D. 盐酸吖啶黄注射液   E. 地美硝唑预混剂

56. 呼吸性酸中毒的主要特点是血浆（ ）。
    A. HCO_3^- 浓度原发性升高
    B. HCO_3^- 浓度原发性降低
    C. H_2CO_3 浓度原发性升高
    D. H_2CO_3 浓度原发性降低
    E. H_2CO_3 与 HCO_3^- 浓度均降低

57. 球虫寄生肠道导致肠黏膜上皮细胞数量增多的病变是（ ）。

A. 化生　　　B. 再生　　　C. 增生　　　D. 真性肥大　　　E. 假性肥大

58. 肺结核时，结核杆菌引起肺部损伤的结局不包括（　　）。
    A. 机化包围　　B. 不完全修复　　C. 完全修复　　D. 钙化　　E. 空洞形成

59. 严禁在动物饮水中使用的药物不包括（　　）。
    A. 盐酸多巴胺　　　　B. 氯丙嗪　　　　C. 硫酸镁
    D. 雌二醇　　　　　　E. 碘化酪蛋白

60. 属于一类动物疫病的是（　　）。
    A. 魏氏梭菌病　　　　B. 山羊关节炎脑炎　　　　C. 梅迪-维斯纳病
    D. 肺腺瘤病　　　　　E. 痒病

61. 能使血红蛋白的二价铁（Fe^{2+}）氧化成三价铁（Fe^{3+}）的药物是（　　）。
    A. 乙酰胺　　　　　　B. 硫代硫酸钠　　　　C. 亚硝酸钠
    D. 二巯丙醇　　　　　E. 氯磷定

62. 有权批准动物机构安装、使用具有放射性诊疗设备的部门是（　　）。
    A. 兽医主管部门　　　B. 商务主管部门　　　C. 卫生主管部门
    D. 环境保护部门　　　E. 质量技术监督部门

63. 酮酸在经由氨基化转变成相应氨基酸的过程中提供了（　　）。
    A. 烃基　　　B. 能量　　　C. 碳架　　　D. 氨基　　　E. 氢原子

64. 可治疗成年动物软骨病的药物是（　　）。
    A. 氯化钙　　B. 硫酸铜　　C. 氯化镁　　D. 亚硒酸钠　　E. 碘化钾

65. 睾丸内能够合成睾酮的细胞是（　　）。
    A. 精原细胞　　B. 精母细胞　　C. 精细胞　　D. 支持细胞　　E. 间质细胞

66. 动物采血时，血样抗凝应选用的药物是（　　）。
    A. 酚磺乙胺　　　　　B. 维生素K　　　　　C. 枸橼酸钠
    D. 安络血　　　　　　E. 叶酸

67. 鸡消化道的特点之一是（　　）。
    A. 1条盲肠　　B. 2条盲肠　　C. 3条盲肠　　D. 盲肠消失　　E. 盲肠退化

68. 下列解毒药不属于兽用处方药的是（　　）。
    A. 乙酰胺注射液　　　B. 硫代硫酸钠注射液　　　C. 碘解磷定注射液
    D. 亚甲蓝注射液　　　E. 二巯丙磺钠注射液

69. 通过"逆向转运"，将胆固醇运回肝脏进行代谢的是（　　）。
    A. 乳糜微粒　　　　　B. 高密度脂蛋白　　　　C. 极低密度脂蛋白
    D. 低密度脂蛋白　　　E. 脂肪酸清蛋白复合物

70. 结膜囊指的是（　　）。
    A. 上、下眼睑之间的裂隙　　　　B. 上眼睑与角膜之间的裂隙

C. 下眼睑与角膜之间的裂隙　　　　　　D. 睑结膜与球结膜之间的裂隙
E. 睑结膜与眶筋膜之间的裂隙

71. 牛有4个胃，顺序依次为（　　）。
    A. 瘤胃、瓣胃、皱胃、网胃　　　　　　B. 网胃、瓣胃、皱胃、瘤胃
    C. 瓣胃、瘤胃、网胃、皱胃　　　　　　D. 皱胃、瓣胃、瘤胃、网胃
    E. 瘤胃、网胃、瓣胃、皱胃

72. CO中毒性缺氧时，动物的黏膜呈现（　　）。
    A. 苍白色　　B. 暗红色　　C. 樱桃红色　　D. 咖啡色　　E. 青紫色

73. 具有增加肠内容积、软化粪便、加速粪便排泄的药物是（　　）。
    A. 稀盐酸　　B. 鞣酸蛋白　　C. 鱼石脂　　D. 铋制剂　　E. 硫酸钠

A2型题

答题说明

每一道考题是以一个小案例出现的，其下面都有A、B、C、D、E五个备选答案。请从中选择一个最佳答案。

74. 一奶牛临床见四肢水肿，经化验发现血浆蛋白浓度降低，初诊为营养不良。引起该奶牛水肿的机制是（　　）。
    A. 血浆α球蛋白含量下降　　　　　　B. 血浆白蛋白含量下降
    C. 血浆γ球蛋白含量下降　　　　　　D. 血浆晶体渗透压下降
    E. 血浆晶体渗透压上升

75. 一病死仔猪，剖检见下颌淋巴结和腹股沟淋巴结明显肿胀，呈灰白色，质地柔软，肺、肝脏和肾脏等表面均见有大小不一的灰白色隆起，切开病灶见灰黄色混浊的凝乳状物流出。确诊本病需进一步检查的项目是（　　）。
    A. 细菌分离鉴定　　　　B. 病毒分离鉴定　　　　C. 寄生虫观察鉴定
    D. 饲料毒物分析　　　　E. 肿瘤鉴定

76. 12岁雄性京巴犬，临床见右前肢腋下有一核桃大的肿物，质地坚硬。组织病理学分析见肿瘤细胞为梭形，核大而深染，瘤细胞排列成漩涡状，见大量异型性分裂象，胶原纤维少。此肿瘤诊断为（　　）。
    A. 鳞状上皮细胞癌　　　B. 皮脂腺瘤　　　　　　C. 纤维肉瘤
    D. 脂肪肉瘤　　　　　　E. 骨骼肌肉瘤

77. 猫，误食汞污染的鱼，出现咳嗽、呼出气体恶臭、呼吸困难等中毒症状，还原性药物救治后，病猫体内催化活性得以迅速恢复的酶属于（　　）。
    A. 巯基酶　　B. 异构酶　　C. 激酶　　D. 水解酶　　E. 裂解酶

78. 2岁犬，初步诊断为风湿性关节炎，用扑热息痛治疗无明显疗效，应改用的治疗药物是（   ）。

    A. 氟轻松   B. 保泰松   C. 氨茶碱   D. 肾上腺素   E. 去肾上腺素

79. 4岁犬，下颌下垂，颊部、下颌齿槽和下颌感觉减退，咬肌萎缩，不能咀嚼饲料。初步诊断为脑神经麻痹。该神经是（   ）。

    A. 迷走神经   B. 舌咽神经   C. 面神经   D. 三叉神经   E. 舌下神经

80. 一仔猪去势后不久出现体温升高，伤口红肿，切开伤口见病变组织呈蜂窝样和污秽的棕黑色，手按有捻发音。此伤口局部的病变为（   ）。

    A. 干性坏疽   B. 湿性坏疽   C. 凝固性坏死

    D. 液化性坏死   E. 气性坏疽

81. 犬，肥胖，突发呕吐，腹痛，间有腹泻等症状。血液检查白细胞总数增加，血液淀粉酶活性显著升高。在临床检验时，酶活性分析使用的显色剂是（   ）。

    A. 淀粉   B. 溴酚蓝   C. 糊精   D. 碘   E. 亚甲蓝

82. 某育肥猪群，部分猪出现消瘦、咳嗽、打喷嚏、腹式呼吸等症状。X线检查，见肺部有云絮状阴影。剖检病死猪见肺心叶、尖叶上胰样病灶。治疗本病应选用的药物是（   ）。

    A. 头孢噻呋   B. 马波沙星   C. 磺胺-6-甲氧嘧啶

    D. 甲氧苄啶   E. 甲硝唑

B1 型题

答 题 说 明

    以下提供若干组考题，每组考题共用在考题前列出的 A、B、C、D、E 五个备选答案。请为每一道考题从备选答案中选择一个最佳答案。某个备选答案可能被选择一次、多次或不被选择。

（83~85题共用备选答案）

    A. 子宫阜   B. 子宫颈枕   C. 伪子宫体

    D. 子宫颈阴道部   E. 子宫角间（背侧和腹侧）韧带

83. 牛子宫不具有（   ）。

84. 猪子宫具有（   ）。

85. 牛直肠检查时，常用于确定子宫位置的结构是（   ）。

（86~88题共用备选答案）

    A. 甲状腺激素   B. 促甲状腺激素   C. 促甲状腺激素释放激素

    D. 生长激素   E. 生长激素释放激素

86. 幼犬，生长迟缓、反应迟钝且呆滞，与本病症有关的下丘脑激素是（   ）。

87. 幼犬，生长迟缓、反应迟钝且呆滞，与本病症有关的腺垂体激素是（　　）。
88. 幼犬，生长迟缓、反应灵敏，本病犬分泌不足的腺垂体激素是（　　）。

（89~91题共用备选答案）

　　A. 肌酸激酶　　B. 肌动蛋白　　C. 肌钙蛋白　　D. 肌球蛋白　　E. 磷酸化酶

89. 肌肉中具有 ATP 酶活性的是（　　）。
90. 与肌肉能量储备有关的是（　　）。
91. 当肌细胞内 Ca^{2+} 浓度升高时，分子构象改变的首先是（　　）。

（92~94题共用备选答案）

　　A. 浆液性淋巴结炎　　　　B. 出血性淋巴结炎　　　　C. 坏死性淋巴结炎
　　D. 化脓性淋巴结炎　　　　E. 增生性淋巴结炎

92. 剖检猪瘟病死猪，见淋巴结肿大，周边呈暗红色或黑红色，切面隆突，湿润，呈"大理石"样外观。本病变为（　　）。
93. 剖检副结核病死牛，见淋巴结肿大，呈灰白色髓样外观，质地稍硬实。本病变为（　　）。
94. 马腺疫病马下颌淋巴结肿胀，有波动，局部皮肤变薄，后自行破溃，流出大量黄白色黏稠液体。本病变为（　　）。

（95~97题共用备选答案）

　　A. 淋巴细胞　　　　B. 中性粒细胞　　　　C. 嗜酸性粒细胞
　　D. 单核细胞　　　　E. 多核巨细胞

95. 鸡患新城疫时，脑组织中形成血管套的炎性细胞是（　　）。
96. 李氏杆菌引起的脑膜脑炎中深处的主要炎性细胞是（　　）。
97. 猪食盐中毒时，脑组织中形成血管套的炎性细胞是（　　）。

（98~100题共用备选答案）

　　A. 林可霉素　　B. 头孢噻呋　　C. 庆大霉素　　D. 甲砜霉素　　E. 金霉素

98. 能引起牛特征性脱毛和瘙痒等不良反应的药物是（　　）。
99. 与大观霉素合用能产生协同作用的药物是（　　）。
100. 长期注射可引起听力下降的药物是（　　）。

全国执业兽医资格考试试卷九(兽医全科类)

(基础科目)

A1 型题

答题说明

每一道考题下面有 A、B、C、D、E 五个备选答案。请从中选择一个最佳答案。

---

1. 位置感受器位于( )。
   A. 骨迷路　　　B. 鼓室　　　C. 膜迷路　　　D. 咽鼓管　　　E. 鼓膜
2. 《中华人民共和国动物防疫法》规定,国家对动物疫病实行( )。
   A. 扑灭为主的方针　　　B. 治疗为主的方针　　　C. 净化为主的方针
   D. 预防为主的方针　　　E. 区域化管理的方针
3. 属于二类动物疫病的是( )。
   A. 马流行性感冒　　　B. 马腺疫　　　C. 马媾疫
   D. 马传染性贫血　　　E. 马鼻腔肺炎
4. 肌肉中特有的能量储存物质是( )。
   A. 腺苷三磷酸　　　B. 磷酸烯醇式丙酮酸　　　C. 肌酸
   D. 磷酸肌酸　　　E. 肌酐
5. 执业兽医应受行政处罚的行为不包括( )。
   A. 不使用病历　　　B. 受邀在其他动物诊疗机构会诊
   C. 使用不规范的处方笺　　　D. 未在病历册上签名
   E. 未经亲自诊断开具处方药
6. 马鼻泪管开口于( )。
   A. 鼻盲囊　　　B. 上鼻道　　　C. 鼻前庭　　　D. 下鼻道　　　E. 中鼻道
7. 应激时,动物发生的特征性病变是( )。
   A. 坏死性肝炎　　　B. 胆囊炎　　　C. 心肌炎　　　D. 胃溃疡　　　E. 脑炎
8. 细胞内固有的"消化功能"的细胞器是( )。
   A. 线粒体　　　B. 核蛋白体　　　C. 溶酶体　　　D. 过氧化物酶　　　E. 中心体
9. 肾小球滤过率是指( )。
   A. 两侧肾脏生成的原尿量　　　B. 一侧肾脏生成的原尿量　　　C. 流经两侧肾脏的血量
   D. 流经一侧肾脏的血量　　　E. 一个肾单位生成的原尿量

10. 细胞外液主要指（　　）。
    A. 血清、组织液、淋巴液及脑脊液　　　B. 血液、组织液、小肠液及脑脊液
    C. 血浆、组织液、淋巴液及小肠液　　　D. 血清、组织液、小肠液和脑脊液
    E. 血浆、组织液、淋巴液和脑脊液

11. 右心室口上的瓣膜称为（　　）。
    A. 二尖瓣　　　B. 三尖瓣　　　C. 半月瓣　　　D. 主动脉瓣　　　E. 肺干瓣

12. 再生能力较弱的细胞是（　　）。
    A. 肠黏膜上皮细胞　　　B. 肾小管上皮细胞　　　C. 肝细胞
    D. 成纤维细胞　　　E. 心肌细胞

13. 氨基酸转氨酶的辅酶是（　　）。
    A. 生物素　　　B. 磷酸吡哆醛　　　C. 四氢叶酸　　　D. CoA　　　E. 甲钴胺素

14. 癌原发于（　　）。
    A. 神经组织　　　B. 脂肪组织　　　C. 肌肉组织　　　D. 上皮组织　　　E. 结缔组织

15. 我国主管动物防疫工作的主体是（　　）。
    A. 县级以上人民政府　　　B. 县级以上人民政府卫生健康主管部门
    C. 县级以上人民政府兽医主管部门　　　D. 动物卫生监督机构
    E. 动物疫病预防控制机构

16. 10%的福尔马林组织固定液中的甲醛含量是（　　）。
    A. 36%　　　B. 10%　　　C. 7%　　　D. 4%　　　E. 1%

17. 可治疗某些不孕症的激素是（　　）。
    A. 绒毛膜促性腺激素　　　B. 降钙素　　　C. 褪黑素
    D. 松弛素　　　E. 抑制素

18. 为了延长局部麻醉药的作用时间，宜配伍使用的药物是（　　）。
    A. 肾上腺素　　　B. 普萘洛尔　　　C. 酚妥拉明　　　D. 氨甲酰胆碱　　　E. 阿托品

19. 组成蛋白质的氨基酸中，属于碱性氨基酸的是（　　）。
    A. 半胱氨酸　　　B. 异亮氨酸　　　C. 谷氨酸　　　D. 精氨酸　　　E. 蛋氨酸

20. 内分泌系统中分泌激素种类最多的器官是（　　）。
    A. 甲状腺　　　B. 甲状旁腺　　　C. 肾上腺　　　D. 松果体　　　E. 垂体

21. 细胞膜上用来捕捉和辨认胞外化学信号的成分是（　　）。
    A. 卵磷脂　　　B. 寡糖链　　　C. 胆固醇　　　D. 脑磷脂　　　E. 鞘磷脂

22. 二巯丙醇适用于解救动物的（　　）。
    A. 锑中毒　　　B. 氟中毒　　　C. 硒中毒　　　D. 砷中毒　　　E. 铋中毒

23. 化脓性心肌炎时渗出的炎性细胞主要是（　　）。
    A. 嗜酸性粒细胞　　　B. 中性粒细胞　　　C. 淋巴细胞
    D. 浆细胞　　　E. 单核细胞

24. 《兽药经营质量管理规范》规定，待验、合格、不合格以及退货兽药应当区分存放且有明显识别标识，其中不合格退货兽药的识别标识字体颜色为（　　）。
　　A. 红色　　　　B. 绿色　　　　C. 蓝色　　　　D. 黄色　　　　E. 黑色

25. 黄疸时，造成皮肤和黏膜黄染的色素是（　　）。
　　A. 含铁血黄素　B. 黑色素　　　C. 胆红素　　　D. 血红素　　　E. 脂褐素

26. 氨茶碱平喘的作用机理是（　　）。
　　A. 抑制磷酸二酯酶　　　　B. 激活磷酸二酯酶　　　　C. 抑制腺苷酸环化酶
　　D. 激活腺苷酸环化酶　　　E. 激活磷酸激酶

27. 与亚硝酸盐联合应用解救动物氰化物中毒的药物是（　　）。
　　A. 解磷定　　　B. 乙酰胺　　　C. 亚甲蓝　　　D. 硫代硫酸钠　E. 二巯丙醇

28. 主要由肠环形肌产生的节律性收缩和舒张形成的小肠运动形式是（　　）。
　　A. 紧张性收缩　B. 蠕动冲　　　C. 逆蠕动　　　D. 分节运动　　E. 钟摆运动

29. 公犬去势时切断的精索包含有（　　）。
　　A. 输尿管　　　B. 输精管　　　C. 提睾肌　　　D. 肉膜　　　　E. 总鞘膜

30. 奶牛乳房阻止病原体侵入的药理屏障，最重要的结构是（　　）。
　　A. 腺泡　　　　　　　　　B. 分泌小管　　　　　　　C. 输入管
　　D. 输乳窦（乳泡）　　　　E. 乳头管

31. 不属于中兽药说明书必须注明的内容是（　　）。
　　A. 兽用标识　B. 主要成分　　C. 药理作用　　D. 不良反应　　E. 注意事项

32. 脊髓灰质横切面呈（　　）。
　　A. 立方形　　　B. 扁平形　　　C. 蝴蝶形　　　D. 三角形　　　E. 卵圆形

33. 右心室收缩使血液射入（　　）。
　　A. 主动脉　　　B. 肺动脉　　　C. 肺静脉　　　D. 前腔静脉　　E. 后腔静脉

34. 《中华人民共和国动物防疫法》规定，对检疫不合格的动物、动物产品进行处理的义务主体是（　　）。
　　A. 货主　　　　　　　　　B. 动物卫生监督机构　　　C. 动物疫病预防控制机构
　　D. 兽医主管部门　　　　　E. 商务主管部门

35. 胰液里不包含（　　）。
　　A. 胰脂肪酶　B. 胰蛋白酶　　C. 碳酸氢盐　　D. 胆酸盐　　　E. 胰淀粉酶

36. 能引起低钾血症的药物是（　　）。
　　A. 高渗葡萄糖　B. 甘露醇　　　C. 氢氯噻嗪　　D. 氨茶碱　　　E. 螺内酯

37. 与母畜膀胱背侧紧邻的器官是（　　）。
　　A. 卵巢和输卵管　　　　　B. 卵巢和子宫　　　　　　C. 子宫和阴道
　　D. 阴道和阴道前庭　　　　E. 子宫和阴道前庭

38. 某牛场拟出售供屠宰的育肥牛，其中申报检疫的期限是动物离开牛场前提前（　　）。

A. 1d　　　　B. 3d　　　　C. 5d　　　　D. 7d　　　　E. 15d

39. 兽药经营企业发现与兽药使用有关的严重不良反应，应当报告给（　　）。
    A. 食品药品监督管理机构　　B. 兽医行政管理部门　　C. 动物卫生监督机构
    D. 动物疫病预防控制机构　　E. 兽药检验机构

40. DNA变性时对紫外光吸收的变性特征为（　　）。
    A. 增色效应　　B. 减色效应　　C. 变构效应　　D. 协同效应　　E. 诱导效应

41. "心力衰竭细胞"出现在（　　）。
    A. 心脏　　B. 肝脏　　C. 脾脏　　D. 肺　　E. 肾脏

42. 能与血浆中钙离子形成难解离的复合物而产生抗凝血作用的药物是（　　）。
    A. 肝素　　B. 维生素K　　C. 枸橼酸钠　　D. 阿司匹林　　E. 安络血

43. 患病动物的主要症状虽然消除，但受损的组织结构尚未恢复，而是通过代偿维持其相应的功能活动的一种病理状态，属于（　　）。
    A. 完全康复　　B. 完全痊愈　　C. 不完全康复　　D. 机化　　E. 再发

44. 属于化学性致病因素的是（　　）。
    A. 高温　　B. 紫外线　　C. 大气压　　D. 芥子气　　E. 电离辐射

45. 禁止在动物饮用水中使用的药物是（　　）。
    A. 维生素B_1片　　B. 维生素C片　　C. 盐酸可乐定　　D. 氯化钠　　E. 碳酸氢钠

46. 底物脱下氢经由琥珀酸循环呼吸氧化，可以产生ATP的摩尔数是（　　）。
    A. 3.5　　B. 1.5　　C. 2.5　　D. 1　　E. 3

47. 牛脾呈长而扁的椭圆形，位于（　　）。
    A. 瘤胃背囊左前部　　B. 瘤胃背囊右前部　　C. 网胃前方
    D. 瓣胃右侧　　E. 瘤胃后方

48. 激活胃蛋白酶原的因素是（　　）。
    A. 碳酸氢盐　　B. 内因子　　C. 磷酸氢盐　　D. 盐酸　　E. 钠离子

49. 禁止在饲料和动物饮用水中使用的药物品种不包括（　　）。
    A. 盐酸克伦特罗　　B. 苯巴比妥　　C. 莱克多巴胺
    D. 盐酸氨丙啉　　E. 炔诺酮

50. 根据《兽药管理条例》，不属于假兽药的是（　　）。
    A. 以非兽药冒充兽药的　　B. 以他种兽药冒充此种兽药的
    C. 不标明有效成分的　　D. 兽药所含成分的名称与兽药国家标准不符合的
    E. 兽药所含成分的种类与兽药国家标准不符合的

51. 对缺氧反应最敏感的器官是（　　）。
    A. 心脏　　B. 肝脏　　C. 脾脏　　D. 肾脏　　E. 大脑

52. 给药方案不包括（　　）。
    A. 剂量　　B. 给药途径　　C. 给药时间间隔
    D. 适用动物　　E. 疗程

53. 在肝脏中，胆固醇可以转变为（　　）。
   A. 性激素　　　B. 视黄醇　　　C. 肾上腺素　　　D. 胆汁酸盐　　　E. 卵磷脂

54. 肌红蛋白最高结构是（　　）。
   A. 三级结构　　B. 高级结构　　C. 一级结构　　D. 二级结构　　E. 超二级结构

55. 对雌激素表述不正确的是（　　）。
   A. 主要由成熟卵泡和颗粒细胞合成　　　　B. 主要以游离形式存在于血浆
   C. 促进输卵管上皮细胞增生　　　　　　　D. 可加速骨的生长
   E. 刺激乳腺导管和结缔组织增生

56. 根据《中华人民共和国动物防疫法》，动物疫病预防控制机构的服务不包括（　　）。
   A. 动物疫病的诊断　　　B. 动物疫病的监测　　　C. 动物防疫监督管理执法
   D. 动物疫病的检测　　　E. 动物疫病流行病学调查

57. 正常情况下，迷走神经兴奋时心血管活动的变化是（　　）。
   A. 心率加快　　　B. 心肌收缩力增强　　　C. 心输出量增加
   D. 外周血管口径缩小　　　E. 房室传导减慢

58. 猪的尸体剖检，摘出空肠和回肠时应先（　　）。
   A. 在贲门部做双重结扎　　　B. 在十二指肠起始部做双重结扎
   C. 在空肠的末端　　　　　　D. 在空肠起始部和回肠末端分别做双重结扎
   E. 在盲肠起始部做双重结扎

59. 禁用于猫的解热镇痛药是（　　）。
   A. 扑热息痛　　B. 萘普生　　C. 安乃近　　D. 氨基比林　　E. 保泰松

60. 重大动物疫情发生后，对疫点采取的措施不符合规定的是（　　）。
   A. 扑杀并销毁染疫动物　　　　　　B. 对易感染动物实施紧急免疫接种
   C. 对病死的动物进行无害化处理　　D. 对被污染的饲料进行无害化处理
   E. 对被污染的用具进行严格消毒

61. 兽用处方药不包括（　　）。
   A. 替米考星预混剂　　　B. 土霉素注射液　　　C. 盐酸林可霉素预混剂
   D. 地美硝唑预混剂　　　E. 阿美拉霉素预混剂

62. 对家畜手术后的剧痛，镇痛作用最强的药物是（　　）。
   A. 水杨酸钠　　B. 安痛定　　C. 氨基比林
   D. 扑热息痛　　E. 哌替啶（度冷丁）

63. 犬膝（直）韧带有（　　）。
   A. 1条　　B. 2条　　C. 3条　　D. 4条　　E. 5条

64. 细胞坏死是（　　）。
   A. 能形成凋亡小体的病理过程　　B. 有基因决定的细胞自我死亡
   C. 不可逆的过程　　D. 可逆的过程　　E. 细胞器萎缩的过程

65. 根据《中华人民共和国动物防疫法》禁止运输的动物产品不包括（　　）。
   A. 封锁疫区内与所发生动物疫病无关的　　B. 依法应当检疫而未经检疫的
   C. 检疫不合格的　　D. 疑似染疫的　　E. 染疫的

66. 体液的渗透压决定于其溶质的有效粒子的（　　）。
    A. 大小　　　B. 价数　　　C. 数目　　　D. 质量　　　E. 扩散系数

67. 畜禽舍熏蒸消毒时，需与高锰酸钾合用的药物是（　　）。
    A. 聚维酮碘　　　B. 二氯异氰脲酸钠　　　C. 环氧乙烷
    D. 过氧乙酸　　　E. 福尔马林

68. 细胞动作电位的主要离子变化是（　　）。
    A. 钠离子内流　B. 钠离子外流　C. 钾离子内流　D. 钾离子外流　E. 钙离子内流

69. 平静呼气末肺内留存的气体量称为（　　）。
    A. 肺活量　　　B. 潮气量　　　C. 补吸气量　　　D. 补呼吸量　　　E. 功能余气量

A2 型题

答题说明

每一道考题是以一个小案例出现的，其下面都有 A、B、C、D、E 五个备选答案。请从中选择一个最佳答案。

---

70. 鸡，行动迟缓，腿关节肿大。死后剖检见肾、肝被膜和心包上有大量石灰样物质沉积。本病最可能的诊断是（　　）
    A. 病毒性关节炎　　　B. 痛风　　　C. 维生素 E 缺乏
    D. 维生素 B 缺乏　　　E. 大肠杆菌病

71. 牛，采食大量蕨类植物中毒症状的原因是蕨类中含有丰富的硫胺素酶，过量摄入蕨类植物可导致机体中显著减少的辅酶是（　　）。
    A. FH_4　　　B. NAD　　　C. FAD　　　D. FMN　　　E. TPP

72. 鸡，6周龄，咳嗽，流浆液鼻液，眼睑肿胀，频频摇头甩头。剖检气囊混浊变厚，有干酪样渗出物，渗出物接种马丁琼脂固体培养基，长出"煎荷包蛋"状菌落。治疗本病应选用的药物是（　　）。
    A. 泰万菌素　　　B. 青霉素　　　C. 阿莫西林　　　D. 乙酰甲喹　　　E. 磺胺喹噁啉

73. 肥胖母犬，生化检查血中总脂显著升高。其血清呈牛奶样，冰箱放置过夜后，顶部由乳糜微粒形成一层奶油样层，其中的主要成分是（　　）。
    A. 蛋白质　　　B. 胆固醇　　　C. 甘油三酯　　　D. 磷脂　　　E. 游脂肪酸

74. 鸡，5周龄，下痢，冠呈暗黑色。剖检见盲肠肿胀，有干酪样渗出；肝肿大，表面有中央凹陷边缘隆起的坏死灶；盲肠内容物检查发现直径约10μm、有一根鞭毛的虫体。该鸡群应选用的治疗药物是（　　）。
    A. 乙酰甲喹　　　B. 地美硝唑　　　C. 替米考星　　　D. 多西环素　　　E. 磺胺喹噁啉

75. 猫，10岁，近来多饮、多尿、多食，体重减轻，尿有明显的烂苹果气味，其血液生化检查显示血糖和酮体显著升高。此时，其机体中最可能缺少的代谢中间产物是（　　）。
    A. 乙酰 CoA　　　B. 脂肪酸　　　C. 草酰乙酸　　　D. 甘油　　　E. 乙酰乙酸

76. 4岁经产母牛，长时间不发情，血浆孕酮水平异常。临床诊断需进一步对卵巢进行直肠检查。直肠检查该母牛卵巢的位置在（　　）。
   A. 第2~3腰椎横突腹侧　　B. 第4~5腰椎横突腹侧　　C. 髋结节前缘
   D. 耻骨前缘前下方　　　　E. 耻骨前缘后下方

77. 雏鸡，排白色稀粪。剖检见心肌和肝脏有散在的黄白色针尖大小坏死点。镜下见有大量网状细胞浸润。其炎症类型是（　　）。
   A. 出血性炎　　B. 化脓性炎　　C. 增生性炎　　D. 浆液性炎　　E. 纤维素性炎

78. 仔猪，60日龄，腹泻，便血，皮肤见湿疹样病变，粪检见虫卵。肌内注射盐酸左旋咪唑后本病得到控制，虫体中被该药物抑制的酶所催化生成的产物是（　　）。
   A. 柠檬酸　　B. 苹果酸　　C. 丙酮酸　　D. 延胡索酸　　E. 草酰乙酸

79. 犬，臀部皮肤上有一小隆起，触诊有热感，用针刺破后流出黄白色、凝乳状黏稠液体，挤压排尽后，应选用的局部用药是（　　）。
   A. 灰黄霉素　　B. 克霉唑　　C. 两性霉素B　　D. 杆菌肽　　E. 酮康唑

A3/A4 型题

答题说明

以下提供若干案例，每个案例下设若干道考题。请根据案例所提供的信息，在每一道考题下面的A、B、C、D、E五个备选答案中选择一个最佳答案。

（80~82题共用题干）

病猪，可视黏膜发绀。死后剖检见下颌淋巴结及腹股沟淋巴结明显肿胀，灰白色，质地柔软。肺、肝脏及肾脏表面有大小不一的灰白色柔软隆起，切开见有灰黄色混浊的凝乳状液体流出。

80. 上述病灶局部的炎症反应为（　　）。
   A. 变质性炎　　B. 渗出性炎　　C. 增生性炎　　D. 化脓性炎　　E. 出血性炎

81. 确诊本病应做的检查是（　　）。
   A. 细菌分离培养　　　B. 病毒分离培养　　　C. 寄生虫观察
   D. 饲料毒物分析　　　E. 肿瘤组织学鉴定

82. 病灶组织中的主要炎性细胞是（　　）。
   A. 淋巴细胞　　　　B. 浆细胞　　　　C. 中性粒细胞
   D. 嗜酸性粒细胞　　E. 嗜碱性粒细胞

B1 型题

答题说明

以下提供若干组考题，每组考题共用在考题前列出的A、B、C、D、E五个备选答案。请为每一道考题从备选答案中选择一个最佳答案。某个备选答案可能被选择一次、多次或不被选择。

（83~85题共用备选答案）
   A. 斜方肌   B. 背阔肌   C. 臂三头肌   D. 肩胛横突肌   E. 臂头肌

83. 犬，起于肩胛冈上部，腰背筋膜及最后两肋骨，止于大圆肌肉粗隆的肌肉是（   ）。
84. 犬，起于寰椎翼，止于肩胛冈下部的肌肉是（   ）。
85. 犬，起于锁骨，止于颈部中线、乳突和肱骨的肌肉是（   ）。

（86~88题共用备选答案）
   A. 心脏肥大   B. 心肌缺血   C. 实质性心肌炎
   D. 化脓性心肌炎   E. 间质性心肌炎

86. 猪链球菌可引起（   ）。
87. 猪肉孢子虫可引起（   ）。
88. 犬细小病毒可引起（   ）。

（89~91题共用备选答案）
   A. 抑制素   B. 雄激素   C. 促黄体素   D. 雌二醇   E. 松弛素

89. 维持精子生成与成熟的激素是（   ）。
90. 芳香化酶可将睾酮转变为（   ）。
91. 睾丸支持细胞分泌的多肽激素为（   ）。

（92~94题共用备选答案）
   A. 左侧腹壁   B. 右侧第5~7肋   C. 左侧前下方第6~8肋
   D. 右侧第7~11肋   E. 右侧第8~12肋

92. 成年牛瘤胃的体表投影位于（   ）。
93. 成年牛皱胃的体表投影位于（   ）。
94. 成年牛网胃的体表投影位于（   ）。

（95~97题共用备选答案）
   A. 中性粒细胞   B. 淋巴细胞   C. 嗜酸性细胞   D. 嗜碱性细胞   E. 单核细胞

95. 食盐中毒病猪，脑组织病灶渗出的主要炎性细胞是（   ）。
96. 乙型脑炎病猪，脑组织病灶渗出的主要炎性细胞是（   ）。
97. 链球菌病猪，脑组织病灶渗出的主要炎性细胞是（   ）。

（98~100题共用备选答案）
   A. 阿苯达唑   B. 左旋咪唑   C. 阿维菌素   D. 氯硝柳胺   E. 硝氯酚

98. 仔猪，被毛粗乱，消瘦，生长缓慢，免疫能力低下，最适合的治疗药物是（   ）。
99. 水牛，2岁，患有血矛线虫病，并伴有肝片吸虫感染，有效的治疗药物是（   ）。
100. 奶牛，3岁，经检查确诊为肺线虫病，并发现皮肤上疥螨，有效治疗药物是（   ）。

全国执业兽医资格考试试卷十（兽医全科类）

（基础科目）

A1 型题

> **答题说明**
>
> 每一道考题下面有 A、B、C、D、E 五个备选答案。请从中选择一个最佳答案。

1. 抑制细菌细胞壁合成而发挥杀菌作用的抗菌药物是（   ）。
   A. 磺胺脒　　　B. 金霉素　　　C. 青霉素　　　D. 两性霉素B　　　E. 恩诺沙星

2. 下列与动物静止能量代谢率无关的是（   ）。
   A. 肌肉发达程度　B. 个体大小　　C. 年龄　　　　D. 性别　　　　E. 生理状态

3. 根据《中华人民共和国动物防疫法》，从事动物诊疗活动的机构必须具备的法定条件不包括（   ）。
   A. 有与动物诊疗活动相适应并符合动物防疫条件的场所
   B. 有与动物诊疗活动相适应的执业兽医
   C. 有与动物诊疗活动相适应的兽医器械和设备
   D. 有与动物诊疗活动相适应的管理人员
   E. 有完善的管理制度

4. 属于奇蹄动物的是（   ）。
   A. 马　　　　　B. 牛　　　　　C. 羊　　　　　D. 猪　　　　　E. 驼

5. 根据《中华人民共和国动物防疫法》，动物卫生监督机构执行监督检查任务时，无权采取的措施是（   ）。
   A. 对动物、动物产品按照规定采样、留验和抽检
   B. 对染疫的动物进行隔离、查封、扣押和处理
   C. 对依法应当检疫而未经检疫的动物实施补检
   D. 查验检疫证明、检疫标志和畜禽标识
   E. 对阻碍监督检查的个人实施拘留等行政处罚措施

6. 能够阻滞神经末梢释放乙酰胆碱的是（   ）。
   A. 黑寡妇蜘蛛毒　　　　　B. 肉毒梭菌毒素　　　　　C. 美洲箭毒
   D. α-银环蛇毒　　　　　E. 有机磷毒药

7. 遗传学的中心法则里，目前尚未发现（   ）。
   A. DNA 复制　　　　　　B. 基因转录　　　　　　　C. 反转录

D. RNA 复制　　　　　　　　E. 蛋白质指导 RNA 合成

8. 失水多于失钠可引起（　　）。
   A. 等渗性脱水　　B. 低渗性脱水　　C. 高渗性脱水　　D. 水中毒　　E. 水肿

9. 家畜后肢关节活动性最小的关节是（　　）。
   A. 荐髂关节　　B. 髋关节　　C. 膝关节　　D. 跗关节　　E. 趾关节

10. 卡他性炎发生在（　　）。
    A. 黏膜　　B. 腱膜　　C. 肌膜　　D. 筋膜　　E. 滑膜

11. 甲状腺的侧叶和腺峡合并为一整体，呈球形的动物是（　　）。
    A. 马　　B. 牛　　C. 山羊　　D. 猪　　E. 犬

12. 支配眼球运动的神经是（　　）。
    A. 视神经　　B. 滑车神经　　C. 三叉神经　　D. 面神经　　E. 副神经

13. 鸡法氏囊是产生（　　）。
    A. T 淋巴细胞的初级淋巴器官　　　　　　B. T 淋巴细胞的次级淋巴器官
    C. B 淋巴细胞的初级淋巴器官　　　　　　D. B 淋巴细胞的次级淋巴器官
    E. NK 淋巴细胞的次级淋巴器官

14. 尿素合成的循环是（　　）。
    A. 三羧酸循环　　　　　　B. 鸟氨酸循环　　　　　　C. 柠檬酸-丙酮酸循环
    D. 乳酸循环　　　　　　　E. 丙氨酸-葡萄糖循环

15. 属于一类动物疫病的是（　　）。
    A. 弓形虫病　　　　　　B. 羊肠毒血症　　　　　　C. 梅迪-维斯纳病
    D. 小反刍兽疫　　　　　E. 布鲁氏菌病

16. 促进胃液分泌的激素是（　　）。
    A. 降钙素　　　　　　　B. 甲状旁腺激素　　　　　C. 胃泌素
    D. 胆囊收缩素　　　　　E. 雌激素

17. 为了纠正氢氯噻嗪常见的不良反应，应补充（　　）。
    A. 钙　　B. 磷　　C. 钾　　D. 铁　　E. 钠

18. 细胞质内属于膜性结构的细胞器是（　　）。
    A. 中心粒　　B. 核糖体　　C. 微丝　　D. 中间丝　　E. 线粒体

19. 少量出血可能危及生命的器官是（　　）。
    A. 肠　　B. 肾脏　　C. 肺　　D. 胃　　E. 脑

20. 原核生物和真核生物少数蛋白质中发现的第 21 种氨基酸是（　　）。
    A. 甘氨酸　　　　　　B. 亮氨酸　　　　　　C. 硒代半胱氨酸
    D. 异亮氨酸　　　　　E. 脯氨酸

21. 影响药物作用的主要因素不包括（　　）。
    A. 种属差异　　B. 给药方案　　C. 饲养人员　　D. 病理因素　　E. 环境因素

22. 血浆晶体渗透压大小主要取决于（　　）。

A. 血小板数量 B. 无机盐浓度 C. 血浆蛋白浓度
D. 白细胞数量 E. 血细胞数量

23. 孵化48h时鸡胚卵黄囊覆盖卵黄的面积占（　　）。
A. 1/7　　B. 1/3　　C. 1/4　　D. 1/5　　E. 1/6

24. 用于氰化物中毒的特效解毒药是（　　）。
A. 维生素C　B. 阿托品　C. 士的宁　D. 新斯的明　E. 亚硝酸钠

25. 根据《中华人民共和国动物防疫法》，必须取得动物防疫条件合格证的场所不包括（　　）。
A. 动物饲养场
B. 动物屠宰加工场所
C. 动物隔离场所
D. 经营动物、动物产品的集贸市场
E. 动物和动物产品无害化处理场所

26. 《兽药管理条例》规定，下列情形应当按照假兽药处理的是（　　）。
A. 成分含量不符合兽药国家标准的
B. 不标明有效成分的
C. 超过有效期的
D. 所标明的适应证超过规定范围的
E. 更改产品批号的

27. 根据《动物诊疗机构管理办法》，不符合动物诊疗机构设立条件的是（　　）。
A. 有完善的卫生消毒管理制度
B. 出入口与同一建筑的其他用户共用通道
C. 有消毒设备
D. 有完善的疫情报告制度
E. 有3名以上取得执业兽医师资格证书的人员

28. 牛麻醉前给予东莨菪碱的主要目的是（　　）。
A. 增加支气管分泌
B. 减少支气管分泌
C. 加强支气管收缩
D. 增强胃肠蠕动
E. 扩散瞳孔

29. 公猪精囊腺开口于（　　）。
A. 睾丸　B. 尿道口　C. 尿道球腺　D. 前列腺　E. 精阜

30. 松弛支气管平滑肌，具有平喘作用的药物是（　　）。
A. 呋塞米　B. 酚磺乙胺　C. 氨茶碱　D. 硫酸镁　E. 阿托品

31. 根据《中华人民共和国动物防疫法》，下列关于动物疫病控制和扑灭的表述不正确的是（　　）。
A. 二、三类动物疫病呈暴发流行时，按照一类动物疫病处理
B. 发生人畜共患传染病时，兽医主管部门应当组织对疫区易感染的人群进行监测
C. 疫点、疫区和受威胁区的撤销和疫区封锁的解除，由原决定机关决定并宣布
D. 发生三类动物疫病时，当地县级、乡级人民政府应当按照国务院兽医主管部门的规定组织防治和净化
E. 为控制和扑灭动物疫病，动物卫生监督机构应当派人在当地依法设立的现有检查站执行监督检查任务

32. 7岁犬的胸腺特征是（　　）。
A. 胸部和颈部的胸腺均发达
B. 颈部胸腺发达，胸部胸腺退化
C. 胸部胸腺发达
D. 颈部胸部胸腺均退化
E. 颈部胸腺发达

33. 黄疸是由于血液含有过多的（　　）。

A. 胆红素　　　B. 胆绿素　　　C. 血红素　　　D. 胆色素　　　E. 胆固醇

34. 根据《重大动物疫情应急条例》，下列对疫点采取的措施表述不正确的是（　　）。
    A. 扑杀并销毁染疫动物
    B. 对易感动物紧急免疫接种
    C. 对病死动物、动物排泄物等进行无害化处理
    D. 对被污染的物品用具等进行严格消毒
    E. 销毁染疫的动物产品

35. 肩胛骨的冈上肌附着部称为（　　）。
    A. 盂上结节　　B. 冈结节　　C. 关节盂　　D. 冈上窝　　E. 冈下窝

36. 下列属于疾病发生一般机制的是（　　）。
    A. 损伤与抗损伤的斗争　　B. 因果转化　　C. 局部与整体
    D. 神经体液机制　　E. 病程

37. 肉芽组织是一种幼稚结缔组织，其中富含（　　）。
    A. 炎性细胞和胶原纤维　　　　B. 新生毛细血管和成纤维细胞
    C. 网状纤维和胶原纤维　　　　D. 胶原纤维和纤维细胞
    E. 成纤维细胞和纤维细胞

38. 《中华人民共和国动物防疫法》将动物疫病分（　　）。
    A. 一类　　B. 二类　　C. 三类　　D. 四类　　E. 五类

39. 可引起组织性缺氧的原因是（　　）。
    A. 呼吸功能不全　　B. 贫血　　C. 一氧化碳中毒
    D. 氰化物中毒　　E. 缺血

40. 《重大动物疫情应急条例》规定，有权公布重大动物疫情的主体是（　　）。
    A. 国务院兽医主管部门
    B. 省、自治区、直辖市人民政府
    C. 省、自治区、直辖市人民政府兽医主管部门
    D. 县级人民政府兽医主管部门
    E. 县动物疫病预防控制机构

41. 在动物肺门淋巴结中常见的外源性色素沉着是（　　）。
    A. 脂色素　　B. 含铁血黄素　　C. 卟啉色素　　D. 炭末　　E. 黑色素

42. 根据《兽医处方格式及应用规范》，下列表述不正确的是（　　）。
    A. 执业兽医师应当遵循安全、有效和经济的原则开具兽医处方
    B. 兽医处方经执业兽医师签名或者签章后有效
    C. 动物主人必须在就诊的动物诊疗机构购买兽药
    D. 利用计算机开具处方的，应同时打印出纸质处方，并签名或盖章
    E. 兽医处方的有效期最长不得超过3d

43. 原核生物蛋白质生物合成时，肽链延伸需要的能量分子是（　　）。
    A. ATP　　B. GTP　　C. UTP　　D. CTP　　E. TTP

44. 细胞外液的基本特点是（　　）。

A. 组成成分相对不恒定 B. 组成数量相对不恒定
C. 理化特性相对不恒定 D. 组成成分和理化特质相对恒定
E. 组成成分和数量相对恒定

45. 属于 H_1 受体阻断药的是（　　）。
A. 阿托品 B. 普萘洛尔 C. 新斯的明 D. 苯海拉明 E. 肾上腺素

46. 马小腿后脚部背外侧肌群中不包括（　　）。
A. 趾长伸肌 B. 趾外侧伸肌 C. 腓骨长肌 D. 腓骨第三肌 E. 胫骨前肌

47. 根据《兽医处方格式及应用规范》，下列关于兽医处方笺内容的表述不正确的是（　　）。
A. 前记部分包括兽医处方笺的开具日期
B. 前记部分包括兽医处方笺的档案号
C. 前记部分包括执业兽医师的注册号
D. 正文部分包括初步诊断情况
E. Rp 包括兽药名称、用量等内容

48. 《病死及病害动物无害化处理技术规范》规定，采用湿化法处理时，送入高温高压容器的病死及病害动物的总质量不得超过容器总承受力的（　　）。
A. 50% B. 67% C. 75% D. 80% E. 83%

49. 在结核肉芽肿性炎灶内的特异性细胞成分是（　　）。
A. 肥大细胞 B. 多核巨细胞 C. 淋巴细胞 D. 中性粒细胞 E. 嗜酸性粒细胞

50. 犬细小病毒导致的心肌出血病变称为（　　）。
A. 心肌炎 B. 心内膜炎 C. 心包炎 D. 绒毛心 E. 虎斑心

51. 细胞内水分增多，胞体增大，细胞质内出现微细颗粒或大小不等的水泡称为（　　）。
A. 脂肪变性 B. 黏液样变性 C. 淀粉样变性 D. 透明变性 E. 细胞肿胀

52. 根据《中华人民共和国动物防疫法》，下列关于动物和动物产品检疫的表述不正确的是（　　）。
A. 经铁路运输动物和动物产品的，托运人托运时应当提供检疫证明
B. 屠宰、经营、运输的动物，应当附有检疫证明
C. 经营的动物产品，应当附有检疫证明、检疫标志
D. 经检疫不合格的动物、动物产品，货主应当在动物卫生监督机构监督下处理，处理费用由国家承担
E. 动物卫生监督机构接到检疫申报后，应当及时指派官方兽医对动物、动物产品实施现场检疫

53. 属于有沟多乳头肾的动物是（　　）。
A. 猪 B. 马 C. 羊 D. 牛 E. 犬

54. 卵巢上有排卵窝的家畜是（　　）。
A. 牛 B. 马 C. 羊 D. 猪 E. 犬

55. 具有解热作用的药物是（　　）。
A. 地西泮 B. 麻黄碱 C. 安乃近 D. 氟前列醇 E. 氨茶碱

56. 根据《动物诊疗机构管理办法》，下列不符合动物诊疗机构诊疗活动规定的行为是（   ）。
    A. 在显著位置公示从业人员基本情况
    B. 按当地人民政府兽医主管部门的要求派执业兽医参加动物疫病扑灭活动
    C. 按规定处理医疗废弃物
    D. 对患有非洲猪瘟的动物进行治疗
    E. 宠物用品经营区域与诊疗区域分别独立设置

57. 无股前淋巴结的动物是（   ）。
    A. 猪   B. 马   C. 羊   D. 牛   E. 犬

58. 细胞膜上的寡糖链（   ）。
    A. 均暴露在细胞膜的外表面   B. 结合在细胞膜的内表面
    C. 都结合在膜蛋白上   D. 都结合在膜脂上
    E. 分布在细胞膜的两侧

59. 在一个心动周期中，心室的压力、容积与功能变化的顺序是（   ）。
    A. 射血、等容收缩、充盈、等容舒张   B. 等容收缩、射血、等容舒张、充盈
    C. 射血、等压收缩、充盈、等压舒张   D. 射血、等容收缩、充盈、等压舒张
    E. 等容收缩、充盈、等容舒张、射血

60. 《病死及病害动物无害化处理技术规范》规定，采用高温法处理时，处理物或破碎产物的体积（长×宽×高）应小于或等于（   ）。
    A. 125cm³（5cm×5cm×5cm）   B. 216cm³（6cm×6cm×6cm）
    C. 120cm³（4cm×5cm×6cm）   D. 64cm³（4cm×4cm×4cm）
    E. 60cm³（3cm×4cm×5cm）

61. 铁在肠道内吸收的主要部位是（   ）。
    A. 直肠   B. 盲肠   C. 十二指肠   D. 回肠   E. 结肠

62. 维生素E或硒缺乏可引起鸡小脑发生（   ）。
    A. 非化脓性脑炎   B. 化脓性脑炎   C. 脑软化
    D. 脑脊髓炎   E. 脑膜脑炎

63. 荐骨翼与髂骨耳状关节面构成的关节称为（   ）。
    A. 腰荐关节   B. 髋关节   C. 荐髂关节   D. 耻骨联合   E. 坐骨联合

64. 对于肺扩张反射不正确的表述是（   ）。
    A. 感受器位于细支气管和肺泡内   B. 传入神经是迷走神经
    C. 中枢位于延髓   D. 传出神经为运动神经
    E. 效应器为呼吸肌

65. 强心苷的药理作用是（   ）。
    A. 正性肌力和平喘   B. 负性心率和平喘   C. 正性肌力和利尿
    D. 正性心率和利尿   E. 利尿和平喘

66. 脂酰CoA从细胞质转运进入线粒体，需要的载体是（   ）。
    A. 肉碱   B. 苹果酸   C. 柠檬酸   D. 甘油-3-磷酸   E. α-酮戊二酸

67. 腹腔动脉分出三个分支，即肝动脉、脾动脉和（   ）。
    A. 胃左动脉　　　　　　B. 胃右动脉　　　　　　C. 肠系膜前动脉
    D. 肠系膜后动脉　　　　E. 肾动脉

68. 属于二类动物疫病的是（   ）。
    A. 口蹄疫　　B. 丝虫病　　C. 非洲猪瘟　　D. 炭疽　　E. 球虫病

69. 硫喷妥钠在临床上主要用于（   ）。
    A. 镇静　　B. 局部麻醉　　C. 诱导麻醉　　D. 镇痛　　E. 保定

70. 《兽药管理条例》规定，兽药经营企业变更企业名称的，到发证机关申请换发兽药经营许可证的时限是办理工商登记变更手续后（   ）。
    A. 5个工作日　　B. 7个工作日　　C. 10个工作日　　D. 15个工作日　　E. 20个工作日

71. 根据《兽用处方药和非处方药管理办法》，执业兽医发现不适合按兽用非处方药管理的兽药应当报告，接受报告的法定主体是（   ）。
    A. 该兽药的生产企业
    B. 该兽药的经营企业
    C. 执业兽医师所在的动物诊疗机构
    D. 当地兽医行业协会
    E. 当地兽医行政管理部门

72. 能关闭喉口的软骨是（   ）。
    A. 会厌软骨　　B. 甲状软骨　　C. 环状软骨　　D. 勺状软骨　　E. 剑状软骨

73. 根据《执业兽医管理办法》，在动物饲养场注册的执业兽医不符合规定的行为是（   ）。
    A. 拒绝使用劣兽药
    B. 将患有一类动物疫病动物的同群动物转移
    C. 指导兽医专业学生实习
    D. 制定本场动物驱虫方案
    E. 对动物疫病进行定期检测

74. 眼球内容物包含（   ）。
    A. 房水、晶状体、玻璃体
    B. 晶状体、玻璃体、视网膜
    C. 晶状体、玻璃体、虹膜
    D. 房水、虹膜、晶状体
    E. 房水、虹膜、视网膜

75. 发热期与无热期间隙时间较长，而且发热和无热期的出现时间大致相等。此热型为（   ）。
    A. 回归热　　B. 间歇热　　C. 弛张热　　D. 稽留热　　E. 双相热

76. 下列由细胞释放的炎症介质是（   ）。
    A. 激肽系统　　B. 补体系统　　C. 单核因子　　D. 凝血系统　　E. 纤溶系统

A2 型题

答题说明

每一道考题是以一个小案例出现的，其下面都有 A、B、C、D、E 五个备选答案。请从中选择一个最佳答案。

77. 兔，2岁，剖检可见肝脏表面和实质中有绿豆至豌豆大白色或黄白色结节。组织学检查见胆管上皮乳头状增生，上皮细胞由立方上皮变为柱状，上皮细胞细胞质内可见球虫寄生。该兔肝脏的病变为（　　）。
　　A. 纤维瘤　　B. 平滑肌瘤　　C. 纤维肉瘤　　D. 乳头状瘤　　E. 腺瘤

78. 奶牛，4岁，乳房明显肿胀，变硬，发热，有痛感，体温39.9℃，食欲减退，产奶量明显减少，奶汁变黄。选择全身治疗的最佳药物是（　　）。
　　A. 土霉素注射液　　　　　　B. 硫酸庆大霉素可溶性粉
　　C. 新霉素预混剂　　　　　　D. 杆菌肽预混剂
　　E. 黏菌素可溶性粉剂

79. 冬季，某鸡场育雏舍用煤炭取暖，雏鸡出现呼吸困难，步态不稳。剖检发现血管和脏器内血液呈樱桃红色。血液生化检查见HbCO含量升高。病雏鸡体内直接受影响的酶是（　　）。
　　A. 细胞色素c还原酶　　B. NADH-Q氧化酶　　C. 琥珀酸-Q氧化还原酶
　　D. 细胞色素c氧化酶　　E. NADH-Q还原酶

80. 奶牛，3岁，处于泌乳高峰期，调换饲料引起产奶量大幅下降，最主要的原因是（　　）。
　　A. 乳糖合成下降　　B. 乳脂合成下降　　C. 乳蛋白合成下降
　　D. 乳中无机盐含量减少　　E. 乳中氨基酸含量下降

81. 犬，3岁，外出回来后，突然出现兴奋不安，眼睑、颜面肌肉痉挛，流涎，腹痛，腹泻。用解磷定和阿托品静脉注射后，症状缓解。注射前犬体内（　　）。
　　A. 乙酰胆碱浓度升高　　B. 乙酰胆碱浓度降低　　C. 胆碱浓度增加
　　D. 乙醇浓度增加　　E. 胆碱酯酶活性升高

82. 雏鸡群，1日龄，在饲料中加入马度米星预防球虫病，饲料中添加的药物浓度是每1000kg饲料添加（　　）。
　　A. 1g　　B. 2g　　C. 3g　　D. 5g　　E. 10g

83. 马，3岁，右耳歪斜，右上眼睑下垂；嘴歪，上、下唇下垂并向左侧歪斜，采食、饮水困难，牙齿咀嚼不灵活，被确诊为神经麻痹。该神经的神经根与脑联系的部位是（　　）。
　　A. 大脑　　B. 小脑　　C. 中脑　　D. 脑桥　　E. 延髓

84. 犬，6岁，肾脏远曲小管和集合管对水的重吸收减少1%，则尿量将增加（　　）。
　　A. 0.5倍　　B. 1倍　　C. 1.5倍　　D. 2倍　　E. 2.5倍

B1型题

答题说明

以下提供若干组考题，每组考题共用在考题前列出的A、B、C、D、E五个备选答案。请为每一道考题从备选答案中选择一个最佳答案。某个备选答案可能被选择一次、多次或不被选择。

（85~87题共用备选答案）

    A. 马   B. 驴   C. 牛   D. 猪   E. 骡

85. 舌上具有舌圆枕的动物是（　　）。
86. 舌下肉阜小，位于舌系带处的动物是（　　）。
87. 上切齿缺失的动物是（　　）。

（88~90题共用备选答案）

    A. TSH   B. OXT   C. FSH   D. LH   E. PRL

88. 绵羊，2岁，颈部增粗，局部肿大，经检查为甲状腺增生，该羊最可能出现异常的激素是（　　）。
89. 山羊，3岁，发情期迟迟不见排卵，经B超检查卵泡发育正常，该羊最可能出现异常的激素是（　　）。
90. 绵羊，3岁，雌性，产羔后胎衣不下，泌乳严重滞后，可用于治疗本病的是（　　）。

（91~93题共用备选答案）

    A. 甘油醛-3-磷酸脱氢酶   B. 葡萄糖-6-磷酸脱氢酶
    C. 丙酮酸脱氢酶复合物   D. 6-磷酸葡萄糖酸脱氢酶
    E. 苹果酸脱氢酶

91. 糖酵解途径中，催化产生$NADH+H^+$的酶是（　　）。
92. 三羧酸循环中，催化产生$NADH+H^+$的酶是（　　）。
93. 丙酮酸氧化脱羧形成乙酰CoA，催化产生$NADH+H^+$的酶是（　　）。

（94~95题共用备选答案）

    A. 急性卡他性胃炎   B. 出血性胃炎   C. 纤维性胃炎
    D. 化脓性胃炎   E. 坏死性胃炎

94. 胃黏膜肿胀，表面有大量黏稠液体。镜检见黏膜上皮较完整，轻度变性，黏膜表面见大量脱落的上皮细胞碎片，固有层水肿，散在中性粒细胞。该胃的病变是（　　）。
95. 胃黏膜表面被覆一层灰黄色假膜。镜检见黏膜上皮严重变性、坏死和脱落，表面附有粉色纤维蛋白样渗出物，其中混杂有大量炎性细胞。该胃病变为（　　）。

（96~97题共用备选答案）

    A. 10%福尔马林   B. 20%乙醇   C. 50%乙醇
    D. 4%福尔马林   E. 80%乙醇

96. 最常用的组织固定液是（　　）。
97. 在养殖场剖检取材时，如果无甲醛，可选用的固定液是（　　）。

（98~100题共用备选答案）

    A. 甲紫   B. 苯扎溴铵   C. 戊二醛   D. 稀盐酸   E. 鱼石脂软膏

98. 某猪场暴发非洲猪瘟，对猪舍过道进行喷洒消毒，首选的药物是（　　）。
99. 奶牛，5岁，出现跛行，蹄趾间腐烂，把腐烂部分清理，冲洗干净后，局部治疗应选用的药物是（　　）。
100. 牧羊犬，3岁，进行去势手术，对手术器械进行浸泡消毒，首选的药物是（　　）。

全国执业兽医资格考试试卷十一（兽医全科类）

（基础科目）

A1 型题

答题说明

每一道考题下面有 A、B、C、D、E 五个备选答案。请从中选择一个最佳答案。

---

1. 属于二类动物疫病的是（　　）。
   A. 禽结核病　　　　　　　B. 禽传染性脑脊髓炎　　　　C. 高致病性禽流感
   D. 新城疫　　　　　　　　E. 鸡病毒性关节炎

2. 肺的呼吸部不包括（　　）。
   A. 终末细支气管　　　　　B. 肺泡管　　　　　　　　　C. 肺泡
   D. 呼吸性细支气管　　　　E. 肺泡囊

3. 关于缩血管神经纤维的描述，正确的是（　　）。
   A. 平时无紧张性活动　　　　　　　　　　B. 均来自副交感神经
   C. 都属于交感神经纤维　　　　　　　　　D. 兴奋时使被支配的器官血流量增加
   E. 节后纤维释放的递质为乙酰胆碱

4. 正常情况下，原尿中不含有（　　）。
   A. 高分子质量蛋白质　　　B. Na^+　　　　　　　　　C. Ca^{2+}
   D. 葡萄糖　　　　　　　　E. K^+

5. 浆膜丝虫引起的心包炎见于（　　）。
   A. 牛　　　　　B. 猪　　　　　C. 兔　　　　　D. 马　　　　　E. 鸡

6. 持续高热，但昼夜温差超过1℃以上的热型，称为（　　）。
   A. 弛张热　　　B. 消耗热　　　C. 稽留热　　　D. 间歇热　　　E. 回归热

7. 根据《病原微生物验室生物安全管理条例》，下列不符合高致病性病原微生物样本运输管理规定的表述是（　　）。
   A. 样本的容器应当符合防破损、耐高温等要求
   B. 样本的容器应当印有规定的生物危险标识
   C. 样本的容器应当密封
   D. 应当由不少于2人的专人护送
   E. 可以通过城市铁路运输

8. 具有蹄叉的动物是（ ）。
   A. 羊　　　　　B. 牛　　　　　C. 马　　　　　D. 猪　　　　　E. 犬

9. 能增加血小板数量的药物是（ ）。
   A. 氨甲环酸　　B. 维生素 K　　C. 氯甲苯酸　　D. 安特诺新　　E. 酚磺乙胺

10. 核酸中核苷酸的连接方式是（ ）。
    A. 糖苷键　　　　　　　B. 糖肽键　　　　　　　C. 肽键
    D. 3,5- 磷酸二酯键　　　E. 二硫键

11. 围成关节腔的结构是关节囊滑膜层和（ ）。
    A. 关节盘　　　　　　　B. 韧带　　　　　　　　C. 关节软骨
    D. 关节囊纤维层　　　　E. 关节唇

12. 该关节结构模式图中标注 5 所指的是（ ）。

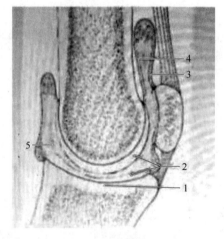

彩图 1

   A. 关节囊纤维膜　　　　B. 关节腔　　　　　　　C. 关节软骨
   D. 关节面　　　　　　　E. 关节囊滑膜层

13. 创伤性网胃心包炎见于（ ）。
    A. 牛　　　　　B. 猪　　　　　C. 兔　　　　　D. 马　　　　　E. 鸡

14. 根据《动物检疫管理办法》下列关于动物检疫申报的表述不正确的是（ ）。
    A. 不允许采用电话方式申报
    B. 屠宰动物的，应当提前 6h 申报
    C. 出售、运输乳用动物和种用动物的，应当离开产地前，提前 3d 申报
    D. 合法捕获野生动物的，应当在捕获后 3d 内申报
    E. 申报检疫应当提交检疫申报单

15. 皮肤颜色呈现苍白黄染的现象见于（ ）。
    A. 出血性贫血　　　　　B. 再生障碍性贫血　　　C. 溶血性贫血
    D. 亚硝酸盐中毒　　　　E. 一氧化碳中毒

16. 根据《执业兽医管理办法》,下列关于执业兽医助理的表述不正确的是（　　）。
    A. 执业助理兽医师在执业兽医师指导下,可以出具处方、填写诊断书,出具有关证明文件
    B. 执业兽医师未经亲自诊断,不得开具处方药
    C. 执业兽医变更受聘的动物诊疗机构,应重新办理注册或看备案手续
    D. 执业兽医应按照操作技术规范从事诊疗活动
    E. 执业兽医应当按照国家有关规定合理用药

17. 根据《病死及病害动物无害化处理技术规范》,不得采用深埋法进行无害化处理的是（　　）。
    A. 牛瘟病死动物　　　　B. 炭疽病死动物　　　　C. 猪瘟病死动物
    D. 非洲猪瘟病死动物　　E. 牛恶性卡他热病死动物

18. 在中枢神经系统内,具有抑制性作用的氨基酸是（　　）。
    A. 谷氨酸　　B. 亮氨酸　　C. 天冬氨酸　　D. 丙氨酸　　E. 甘氨酸

19. 胎牛房中隔上的裂孔称为（　　）。
    A. 脐孔　　B. 卵圆孔　　C. 颊孔　　D. 腔静脉孔　　E. 主动脉裂孔

20. 转移性钙化（　　）。
    A. 对机体不利　　　　　　　　　B. 钙化的组织功能无变化
    C. 对机体有利有弊　　　　　　　D. 对机体有利
    E. 钙盐沉着在病理产物中

21. 对猪蛔虫和疥螨均有效的药物是（　　）。
    A. 阿苯达唑　　B. 左旋咪唑　　C. 吡喹酮　　D. 伊维菌素　　E. 环丙氨嗪

22. 水中毒又称为（　　）。
    A. 稀释性高钠血症　　B. 低容量性高钠血症　　C. 高容量性低钠血症
    D. 低容量性低钠血症　　E. 高容量性高钠血症

23. 急性猪瘟引起的败血症典型病理变化是（　　）。
    A. 无溶血　　　　　　B. 肝肾明显瘀血肿大　　C. 尸僵完全
    D. 脾脏明显肿大　　　E. 血液凝固不良

24. NADH 呼吸链不包括的是（　　）。
    A. 复合物Ⅰ　　B. 复合物Ⅳ　　C. 复合物Ⅲ　　D. CoQ　　E. 复合物Ⅱ

25. 根据《禁止在饲料和动物饮水中使用的药物品种目录》,禁止在饲料和动物饮水中使用的药物不包括（　　）。
    A. 盐酸大观霉素可溶性粉　　　　B. 盐酸异丙嗪
    C. 苯巴比妥　　　　　　　　　　D.（盐酸）氯丙嗪
    E. 安定（地西泮）

26. 属于动物中枢免疫器官的是（　　）。

A. 脾脏　　　　B. 肝脏　　　　C. 肠黏膜　　　D. 淋巴结　　　E. 胸腺

27. 根据《动物检疫管理办法》，出售供继续饲养的动物，不符合动物检疫合格证明出具条件的是（　　）。
    A. 未按规定进行强制免疫
    B. 出自未发生相关动物疫情的饲养场（户）
    C. 临床检查健康
    D. 按规定需要进行实验室疫病检测的，检测结果符合要求
    E. 畜禽标识符合规定

28. 《执业兽医管理办法》调整的对象是（　　）。
    A. 执业兽医　　　　B. 兽医技术员　　　　C. 初级职称兽医
    D. 中级职称兽医　　E. 高级职称兽医

29. 负责执业兽医监督的是（　　）。
    A. 兽医协会　　　　　　　　B. 县级以上地方人民政府农业农村主管部门
    C. 人事行政部门　　　　　　D. 动物卫生监督机构
    E. 动物疫病预防控制机构

30. 属于M受体激动剂的药物是（　　）。
    A. 氨甲酰胆碱　B. 肾上腺素　C. 多巴胺　D. 阿托品　E. 克伦特罗

31. 属于低血容量性休克的是（　　）。
    A. 中毒性休克　B. 心源性休克　C. 过敏性休克　D. 感染性休克　E. 失血性休克

32. 禁与碱性药物配伍使用的药物是（　　）。
    A. 人工盐　B. 胰淀粉酶　C. 胃蛋白酶　D. 胰脂肪酶　E. 胰蛋白酶

33. 二巯丙磺钠适合解救（　　）。
    A. 氢氰酸中毒　　　　B. 汞中毒　　　　C. 钙中毒
    D. 马拉硫磷中毒　　　E. 硒中毒

34. 能抑制细菌、螺旋体、支原体和衣原体的抗菌药物是（　　）。
    A. 土霉素　B. 庆大霉素　C. 沃尼妙林　D. 头孢噻呋　E. 乙酰甲喹

35. 促进乳腺腺泡发育的主要激素是（　　）。
    A. 睾酮　　　　　　B. 孕酮　　　　　　C. 胸腺素
    D. 甲状旁腺激素　　E. 松弛素

36. 通过脱羧基作用形成γ-氨基丁酸的氨基酸是（　　）。
    A. 脯氨酸　B. 谷氨酸　C. 丙氨酸　D. 天冬氨酸　E. 赖氨酸

37. 既无输入淋巴管，又无输出淋巴管的周围淋巴器官是（　　）。
    A. 扁桃体　B. 法氏囊　C. 血淋巴结　D. 胸腺　E. 淋巴结

38. 能抑制胆碱酯酶活性的药物是（　　）。
    A. 阿托品　B. 肾上腺素　C. 毛果芸香碱　D. 氨甲酰胆碱　E. 新斯的明

39. 对微循环血流起总闸门作用的结构是（　　）。
   A. 动静脉吻合　　　B. 毛细血管后微动脉　　　C. 微动脉
   D. 真毛细血管　　　E. 毛细血管前微动脉

40. 对犬线虫、绦虫和吸虫均有效的药物是（　　）。
   A. 阿苯达唑　　B. 左旋咪唑　　C. 吡喹酮　　D. 伊维菌素　　E. 环丙氨嗪

41. 副交感神经节前神经元的胞体位于（　　）。
   A. 脑干和腰段脊髓　　　B. 脑干和胸段脊髓　　　C. 颈段和荐段脊髓
   D. 颈段和腰段脊髓　　　E. 脑干和荐段脊髓

42. 以非典型性间质性肺炎病为特征的肺腺瘤病为（　　）。
   A. 猪弓形虫性肺炎　　　B. 马气喘病肺炎　　　C. 猪支原体性肺炎
   D. 牛进行性肺炎　　　E. 绵羊慢性进行性肺炎

43. 属于液化性坏死的是（　　）。
   A. 肺干酪样坏死　　　B. 子宫气性坏疽　　　C. 肾贫血性梗死
   D. 脑软化　　　E. 心肌蜡样坏死

44. 形似蝌蚪，分头、颈和尾三部分的生殖细胞是（　　）。
   A. 次级精母细胞　　　B. 初级精母细胞　　　C. 精子细胞
   D. 支持细胞　　　E. 精子

45. 高动型休克的特点是（　　）。
   A. 高排高灌　　B. 低排高阻　　C. 高排高阻　　D. 低排低阻　　E. 高排低阻

46. 阈电位的绝对值（　　）。
   A. 小于静息电位　　　B. 等于静息电位　　　C. 大于静息电位
   D. 等于零　　　E. 等于超极化值

47. 调节血钙浓度的激素是（　　）。
   A. 促甲状腺激素　　　B. 促甲状腺释放激素　　　C. 甲状旁腺激素
   D. 三碘甲状腺原氨酸　　　E. 甲状腺激素

48. 牛羊子宫阜位于（　　）。
   A. 子宫角和子宫体黏膜　　　B. 子宫体和子宫颈黏膜　　　C. 子宫颈黏膜
   D. 子宫体和子宫角浆膜　　　E. 子宫角和子宫颈黏膜

49. 能预防蝇、蛆类的药物是（　　）。
   A. 左旋咪唑　　B. 硝氯酚　　C. 吡喹酮　　D. 阿维菌素　　E. 芬苯达唑

50. 根据《动物诊疗机构管理办法》，不符合诊疗许可相关规定的表述是（　　）。
   A. 动物诊所可以从事动物胸腔手术
   B. 动物诊疗机构应当使用规范的名称
   C. 动物诊疗机构变更从业地点的，应当重新办理动物诊疗许可手续
   D. 取得动物诊疗许可证的机构，方可从事动物诊疗活动

E. 动物诊疗机构设立分支机构的，应当另行办理动物诊疗许可证

51. 能抑制环氧化酶和脂加氧酶，产生抗炎镇痛作用的药物是（   ）。
    A. 安乃近   B. 氨基比林   C. 甲芬那酸   D. 替泊沙林   E. 扑热息痛

52. 可用于蛋白质分子质量测量的方法是（   ）。
    A. 醋酸纤维薄膜电泳
    B. 葡萄糖凝胶电泳
    C. 琼脂糖凝胶电泳
    D. SDS-聚丙烯酰胺凝胶电泳
    E. 等电聚焦电泳

53. 通常认为合成大多数急性期蛋白的细胞是（   ）。
    A. 肾小管上皮细胞   B. 心肌细胞   C. 肾上腺束状带细胞
    D. 神经细胞   E. 肝细胞

54. 根据《兽药管理条例》，下列情形属于劣兽药的是（   ）。
    A. 兽药所含成分的种类与兽药国家标准不符合的
    B. 以非兽药冒充兽药的
    C. 被污染的
    D. 变质的
    E. 成分含量不符合兽药国家标准的

55. 适合急性少尿症肾功能衰竭的药物是（   ）。
    A. 甘露醇   B. 氨茶碱   C. 氯苯那敏   D. 右旋糖酐铁   E. 螺内酯

56. 根据《中华人民共和国防疫法》，动物疫病预防控制机构承担的职能不包括（   ）。
    A. 动物疫病监测   B. 动物疫病诊断   C. 动物疫病检测
    D. 动物和动物产品检疫   E. 动物疫病流行病学调查

57. 家畜病毒性脑膜脑炎的血常规检查结果是（   ）。
    A. 淋巴细胞数正常   B. 白细胞总数升高   C. 嗜碱性粒细胞数升高
    D. 白细胞总数降低   E. 嗜酸性粒细胞数升高

58. 发生萎缩的细胞（   ）。
    A. 功能无变化   B. 形态不可恢复   C. 功能丧失
    D. 功能降低   E. 代谢停止

59. 根据《中华人民共和国动物防疫法》，有权认定重大动物疫情的主体是（   ）。
    A. 设区的市级人民政府兽医主管部门
    B. 县级人民政府兽医主管部门
    C. 省级人民政府兽医主管部门
    D. 省动物卫生监督机构
    E. 省动物疫病预防控制机构

60. 属于一类动物疫病的是（   ）。
    A. 大肠杆菌病   B. 附红细胞体病   C. 猪水疱病
    D. 狂犬病   E. 伪狂犬病

61. 《兽用处方药和非处方药管理办法》规定，兽药经营者应当单独建立兽用处方药的购销记录，该记录的保存期至少为（   ）。
    A. 9个月   B. 3个月   C. 6个月   D. 1年   E. 2年

62. 维生素 E 缺乏引起雏鸡脑软化的病因属于（　　）。
   A. 物理性因素　　　　　B. 环境因素　　　　　　C. 化学性因素
   D. 血液循环障碍　　　　E. 生物性因素

63. 图示的生化分析技术的名称是（　　）。

   A. 分子筛层析技术　　　B. 凝胶电泳技术　　　　C. 免疫沉淀技术
   D. 分子杂交技术　　　　E. 透析技术

64. 治疗耕牛血吸虫病有特效的药物是（　　）。
   A. 阿苯达唑　　B. 左旋咪唑　　C. 吡喹酮　　D. 伊维菌素　　E. 环丙氨嗪

65. 维生素 D 可用于治疗（　　）。
   A. 白肌病　　　　　　　B. 佝偻病　　　　　　　C. 甲状腺功能减退症
   D. 角膜软化症　　　　　E. 干眼症

66. 动物因脊髓损伤而瘫痪，反射弧中受损的是（　　）。
   A. 传出神经　　B. 效应器　　C. 感受器　　D. 神经中枢　　E. 传入神经

67. 根据《兽用处方药品种目录（第三批）》，下列不属于兽用处方药的是（　　）。
   A. 金霉素预混剂　　　　B. 甘露醇注射液　　　　C. 吉他霉素预混剂
   D. 戈那瑞林注射液　　　E. 注射用马波沙星

68. 糖的分解代谢为脂肪酸合成提供的原料之一是（　　）。
   A. $NADP^+$　　B. 乙酰 CoA　　C. NAD^+　　D. FAD^+　　E. 乳酸

69. 暂时储存尿液的器官是（　　）。
   A. 雌性尿道　　B. 雄性尿道　　C. 膀胱　　D. 输尿管　　E. 肾脏

70. 反刍动物体内糖异生的主要原料是（　　）。
   A. 甘油　　　　B. 丙酸　　　　C. 乳酸　　　　D. 丙酮　　　　E. 丙酮酸

71. 根据《重大动物疫情应急条例》，下列关于应急预备队的表述正确的是（　　）。
   A. 由县级以上地方人民政府兽医主管部门成立应急预备队
   B. 应急预备队应当定期进行技术培训和应急演练
   C. 应急预备队必须有公安机关的工作人员参加
   D. 应急预备队必须有社会上具备一定专业知识的人员参加
   E. 应急预备队必须有养殖场（户）人员参加

72. 由血流量减少所引起的缺氧属于（　　）。
    A. 低动力性缺氧　　　B. 血液性缺氧　　　C. 低张性缺氧
    D. 组织性缺氧　　　　E. 组织中毒性缺氧

73. 成年鸡分泌淀粉酶的器官是（　　）。
    A. 肌胃　　　B. 肝脏　　　C. 胰脏　　　D. 腺胃　　　E. 嗉囊

74. 图中的椎骨是（　　）。

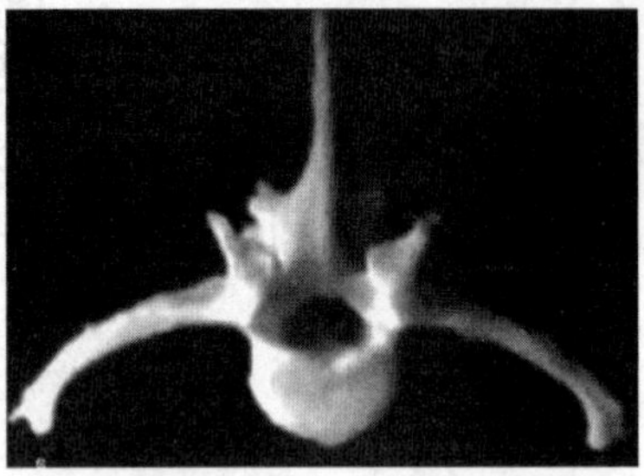

彩图 3

    A. 荐椎　　　B. 腰椎　　　C. 颈椎　　　D. 胸椎　　　E. 尾椎

75. 分布于肾组织内的内分泌细胞群是（　　）。
    A. 肾小球　　　B. 肾小囊　　　C. 肾小体　　　D. 球旁复合体　　　E. 肾小管

76. 治疗指数是指（　　）。
    A. LD_{95}/ED_{50}　　　B. LD_{10}/ED_{90}　　　C. LD_{95}/ED_5　　　D. LD_{50}/ED_{50}　　　E. LD_{50}/ED_{95}

77. 糖代谢中可产生还原性辅酶 $NADPH+H^+$ 的代谢途径是（　　）。
    A. 糖异生途径　　　　　B. 磷酸戊糖途径　　　　C. 糖酵解
    D. 三羧酸循环　　　　　E. 乳酸循环

78. 病毒复制过程中可直接作为 mRNA 的核酸类型是（　　）。
    A. 单股 DNA　　　　　B. 双股 DNA　　　　　C. 单股正链 RNA
    D. 单股负链 RNA　　　E. 双股 RNA

79. 根据《病原微生物实验室生物安全管理条例》，下列关于动物病原微生物实验活动管理的表述不正确的是（　　）。
    A. 在同一个实验室的同一个独立安全区域内，可以同时从事两种高致病性病原微生物的相关实验活动
    B. 从事高致病性病原微生物相关实验活动，应该有 2 名以上的工作人员共同进行
    C. 实验室从事高致病性病原微生物相关实验活动的相关实验档案保存期，不得少于 20 年
    D. 进入从事高致病性病原微生物相关实验活动的实验室工作人员，应当经实验室负责人批准
    E. 实验室的设立单位应当定期对实验设施、设备、材料等进行检查、维护和更新

80. 具有抗炎、抗休克、抗过敏作用的药物是（　　）。
    A. 氯丙嗪　　　B. 地塞米松　　　C. 替泊沙林　　　D. 萘普生　　　E. 托芬那酸

A2 型题

答题说明

每一道考题是以一个小案例出现的，其下面都有 A、B、C、D、E 五个备选答案。请从中选择一个最佳答案。

81. 一病犬，临床检测肝功能指标升高。尸体剖检见肝表面散在灰白色小斑点。镜检可见肝实质中散在大小不一的坏死灶，肝管区有大量淋巴细胞浸润。该犬的肝脏病变为（　　）。
    A. 变质性肝炎　　　　B. 化脓性肝炎　　　　C. 寄生虫性肝炎
    D. 出血性肝炎　　　　E. 中毒性肝炎

82. 病犬口腔黏膜局部增厚。镜检见瘤组织已侵入至黏膜下，但分化程度较高，细胞排列呈团块状，偶见角化珠。该增厚部位可能是（　　）。
    A. 乳头状瘤　　B. 腺瘤　　C. 腺癌　　D. 鳞状细胞癌　　E. 纤维肉瘤

83. 某猪群，采食后 3min 出现不安，站立不稳，有些猪倒地而死。剖检见血液呈酱油色。给病猪注射亚甲蓝后好转。配合使用可明显增强疗效的维生素是（　　）。
    A. 维生素 D　　B. 维生素 B_6　　C. 维生素 C　　D. 维生素 B_1　　E. 维生素 A

84. 奶牛，2 岁，精神沉郁，体温 40℃，白细胞计数 15×10^9 个/L，中性粒细胞的百分比为 48%。该牛可能发生（　　）。
    A. 消化不良　　B. 蠕虫感染　　C. 细菌感染　　D. 病毒感染　　E. 贫血

85. 某育肥猪，部分猪咳嗽，打喷嚏，腹式呼吸，病猪消瘦。对其做 X 线检查，可见肺云絮状阴影。剖检病死猪心叶、尖叶胰样病灶。治疗时应选用的药物是（　　）。
    A. 头孢喹肟　　B. 二甲氧苄啶　　C. 头孢噻呋　　D. 替米考星　　E. 阿莫西林

86. 一奶牛，患瘤胃积食，拟进行瘤胃切开术，需对术野消毒，首选的药物是（　　）。
    A. 碘酊　　B. 溴氯海因　　C. 氢氧化钠　　D. 含氯石灰　　E. 戊二醛

87. 病犬肠道有一分叶状肿块，与周围界线清晰。镜检见肿块组织结构与生长部位组织相似，瘤细胞排列成管状。该肿块可能是（　　）。
    A. 乳头状瘤　　B. 腺瘤　　C. 腺癌　　D. 鳞状细胞癌　　E. 纤维肉瘤

88. 某猪场，部分猪发生支原体引起的猪肺炎，前期已经使用过抑制蛋白质合成的抗菌药物，为了减少耐药性的产生，这次首选的药物是（　　）。
    A. 恩诺沙星　　　　B. 乙酰甲喹　　　　C. 二甲氧苄啶
    D. 磺胺间甲氧嘧啶　　E. 氟苯尼考

89. 3 月龄病死猪，剖检见肠黏膜红、肿胀，覆有大量的黏液。镜检见黏膜上皮细胞变性、坏死、脱落，杯状细胞数量增多且黏液分泌亢进，固有层充血，炎性细胞浸润。本病变为（　　）。

A. 出血性肠炎　　　　B. 急性卡他性肠炎　　　　C. 纤维素性坏死性肠炎
D. 慢性增生性肠炎　　E. 纤维素性肠炎

90. 犬患有脊髓损伤，其临床症状为轻瘫，膀胱膨胀，肛门括约肌松弛，前肢反射功能正常，后肢反射和肌紧张丧失。脊髓损伤的部位在（　　）。
A. 延髓　　　B. 腰荐髓　　　C. 颈髓　　　D. 尾髓　　　E. 胸髓

91. 泌乳期奶牛，4岁，舍饲且以粗饲料为主。欲提高其产奶量和乳蛋白含量的措施是每天增加（　　）。
A. 青饲料 10kg　　　　B. 羟甲基尿素 30g　　　　C. 干草 5kg
D. 青饲料 10kg，羟甲基尿素 30g　　　E. 精饲料 2kg，羟甲基尿素 30g

B1 型题

> **答题说明**
>
> 以下提供若干组考题，每组考题共用在考题前列出的 A、B、C、D、E 五个备选答案。请为每一道考题从备选答案中选择一个最佳答案。某个备选答案可能被选择一次、多次或不被选择。

（92~94题共用备选答案）
A. 12L　　　B. 18L　　　C. 24L　　　D. 30L　　　E. 42L

92. 某马的潮气量为6L，补吸气量、补呼气量、余气量均为12L，则肺活量为（　　）。
93. 某马的潮气量为6L，补吸气量、补呼气量、余气量均为12L，则功能余气量为（　　）。
94. 某马的潮气量为6L，补吸气量、补呼气量、余气量均为12L，则深吸气量为（　　）。

（95~97题共用备选答案）
A. 鸣管　　　B. 声带　　　C. 鼻腺　　　D. 眶下窦　　　E. 鸣骨

95. 家禽的发声器官是（　　）。
96. 位于气管分叉处顶部的楔形小骨为（　　）。
97. 家禽的喉腔无（　　）。

（98~100题共用备选答案）
A. ACP　　　B. CoA　　　C. 肉碱　　　D. FH_4　　　E. 生物素

98. 脂肪酸从头合成过程中酰基的载体是（　　）。
99. 脂肪酸分解过程中酰基的载体是（　　）。
100. 脂酰 CoA 从细胞质转移到线粒体的载体是（　　）。

全国执业兽医资格考试试卷十二（兽医全科类）

（基础科目）

A1 型题

答题说明

每一道考题下面有 A、B、C、D、E 五个备选答案。请从中选择一个最佳答案。

1. 蛋白质中编码氨基酸的密码子总数为（　　）。
   A. 4 种　　　　B. 17 种　　　　C. 20 种　　　　D. 64 种　　　　E. 100 种

2. 电子传递呼吸链末端的细胞色素氧化酶是（　　）。
   A. CoQ　　　　B. Cytb　　　　C. FeS　　　　D. Cytaa$_3$　　　　E. Cytc

3. 心传导的静息电位是（　　）。
   A. Na^+ 内流　　B. K^+ 外流　　C. Ca^{2+} 内流　　D. Mg^{2+} 内流　　E. Ca^{2+} 外流

4. 有间接诱导利尿作用的药物是（　　）。
   A. 氨茶碱　　　B. 氯化铵　　　C. 可待因　　　D. 色甘酸钠　　　E. 喷托维林

5. 根据《中华人民共和国动物防疫法》，不符合动物诊疗管理规定的是（　　）。
   A. 按照规定做好诊疗废弃物处置
   B. 取得动物诊疗许可证方可从事动物诊疗活动
   C. 使用符合规定的兽医器械
   D. 使用符合规定的兽药
   E. 动物诊疗场所变更法定代表人（负责人），无须申请变更动物诊疗许可证

6. 根据《兽药经营质量管理规范》，下列陈列、储存兽药不符合规定的是（　　）。
   A. 按照兽药外包装图示标志的要求搬运和存放
   B. 内用兽药与外用兽药分开存放
   C. 同一企业的同一批号的产品靠仓库墙集中存放
   D. 易串味兽药与其他兽药分库存放
   E. 兽用处方药与非处方药分开存放

7. 构成家畜颈静脉沟下缘的肌肉是（　　）。
   A. 臂头肌　　　B. 胸头肌　　　C. 头最长肌肉　　D. 肩胛舌骨肌　　E. 颈长肌

8. 家畜体内产生 T 淋巴细胞的器官是（　　）。

A. 扁桃体　　　B. 淋巴管　　　C. 淋巴结　　　D. 胸腺　　　E. 脾脏

9. 根据《兽药管理条例》，按照假兽药处理的情形是（　　）。
   A. 不标明有效成分　　　B. 更改有效期　　　C. 更改产品批号的
   D. 不标明有效期的　　　E. 被污染的

10. 有机磷杀虫剂对胆碱酯酶活性的抑制属于（　　）。
    A. 不可逆抑制　　　B. 非竞争性抑制　　　C. 竞争性抑制
    D. 反竞争性抑制　　　E. 混合性抑制

11. 脓毒血症引发动物发热的类型（　　）。
    A. 弛张热　　　B. 稽留热　　　C. 回归热　　　D. 间歇热　　　E. 波状热

12. 以浆液渗出为主的炎症是（　　）。
    A. 出血性炎症　　　B. 纤维素性炎症　　　C. 坏死性炎症
    D. 浆液性炎症　　　E. 化脓性炎症

13. 高动力型休克发生于（　　）。
    A. 创伤性休克　　　B. 心源性休克　　　C. 失血性休克
    D. 脱水性休克　　　E. 高位脊髓麻醉所致的休克

14. 根据《一、二、三类动物疫病病种名录》，属于一类动物疫病的是（　　）。
    A. 大肠杆菌病　　　B. 狂犬病　　　C. 牛结核病　　　D. 牛瘟　　　E. 弓形虫病

15. 动物体内糖异生作用主要发生于（　　）。
    A. 大脑　　　B. 肝脏　　　C. 肾脏　　　D. 骨骼肌　　　E. 心脏

16. 根据《中华人民共和国动物防疫法》，动物卫生监督机构的职能是（　　）。
    A. 动物防疫监督管理　　　B. 动物疫病流行病学调查
    C. 动物疫病诊断　　　D. 动物疫病监测
    E. 动物、动物产品检疫

17. 心脏传导系统中自律性最高的是（　　）。
    A. 窦房结　　　B. 浦肯野纤维　　　C. 心肌细胞　　　D. 房室结　　　E. 房室束

18. 由于药物剂量过大或用药时间过长引起的不良反应是（　　）。
    A. 毒性作用　　　B. 副作用　　　C. 后遗效应　　　D. 继发性反应　　　E. 变态反应

19. 神经细胞的一般形态是（　　）。
    A. 多突状　　　B. 立方体　　　C. 圆形　　　D. 柱形　　　E. 棒状

20. 可引起血液性缺氧的原因是（　　）。
    A. 发绀　　　B. 亚硝酸盐中毒　　　C. 氰化物中毒　　　D. 失血　　　E. 瘀血

21. 肺泡内巨噬细胞主要所在的位置是（　　）。
    A. 肺泡隔　　　B. 肺泡囊　　　C. 肺泡管　　　D. 肺泡　　　E. 终末细支气管

22. 根据《兽用处方药品种目录（第一批）》规定，不属于兽用处方药的是（　　）。

A. 复方磺胺嘧啶预混剂 B. 复方磺胺间甲氧嘧啶粉
C. 灭菌磺胺结晶 D. 复方磺胺氯达嗪钠粉
E. 复方磺胺二甲嘧啶粉

23. 公畜生殖器官中储存精子和精子进一步成熟的场所是（　　）。
    A. 副性腺　　B. 睾丸　　C. 输精管　　D. 附睾　　E. 尿生殖道

24. 家畜常见含铁血黄素沉着的病变器官和组织不包括（　　）。
    A. 肝脏　　B. 皮肤　　C. 淋巴结　　D. 骨髓　　E. 脾脏

25. 根据《中华人民共和国动物防疫法》，不符合规定的是（　　）。
    A. 国家制定疫情预警和评估制度
    B. 任何单位和个人应按照要求对动物实施强制免疫
    C. 国家对人和动物造成严重影响的疫病，实施强制免疫
    D. 任何单位和个人对动物实施强制免疫后，由官方兽医对动物出具动物证明
    E. 国务院农业农村主管部门制定并组织实施动物疫病净化、消灭规划

26. 胆汁的作用是辅助消化（　　）。
    A. 核酸　　B. 蛋白质　　C. 脂肪　　D. 淀粉　　E. 无机盐

27. 急性肾功能不全的临床表现是（　　）。
    A. 呼吸性碱中毒　　B. 代谢性碱中毒　　C. 多尿
    D. 少尿或无尿　　E. 低钾血症

28. 对牛红细胞内疟原的裂殖体有强大杀灭作用的药物是（　　）。
    A. 磺胺喹噁啉　　B. 伊维菌素　　C. 非泼罗尼　　D. 青蒿琥酯　　E. 阿苯达唑

29. 蛋白质变性后出现（　　）。
    A. 减色效应　　B. 沉降系数降低　　C. 生物学功能丧失
    D. 黏度下降　　E. 比旋上升

30. 感染性肉芽肿的中心部分是（　　）。
    A. 浆细胞　　B. 巨细胞　　C. 上皮样细胞　　D. 淋巴细胞　　E. 坏死组织

31. 解救汞中毒的药物是（　　）。
    A. 解磷定　　B. 二巯丙醇　　C. 亚硝酸钠　　D. 硫代硫酸钠　　E. 亚甲蓝

32. 根据《食品动物中禁止使用的药品及其他化合物清单》，食品动物禁用药品中不包括（　　）。
    A. 精制敌百虫　　B. β-兴奋剂及其盐、酯　　C. 毒杀芬（氯化烯）
    D. 杀虫脒（克死螨）　　E. 呋喃丹（克百威）

33. 具有强效利尿作用的药物是（　　）。
    A. 咖啡因　　B. 螺内酯　　C. 甘露醇　　D. 呋塞米　　E. 氨苯喋啶

34. 根据《中华人民共和国动物防疫法》，不符合动物检疫相关规定的表述是（　　）。
    A. 跨省、自治区、直辖市进行道路运输动物产品的，应当通过指定通道入省境或过省境

B. 承运人应当要求托运人提供动物检疫证明
C. 进行动物运输的车辆应当按照相关规定进行备案
D. 运输动物产品的车辆卸载后应当进行清洗消毒
E. 运输动物产品前，货主应当按照相关规定进行申报检疫

35. 根据《人畜共患传染病名录》，不属于人畜共患传染病的是（   ）。
    A. 李氏杆菌病　　　　　B. 马鼻疽　　　　　　C. 炭疽
    D. 山羊关节炎脑病　　　E. 猪乙型脑炎

36. 致坏疽组织呈黑色外观的主要化学物质是（   ）。
    A. 硫化钠　　B. 硫化镁　　C. 硫化铁　　D. 硫化锌　　E. 硫化钙

37. 用于治疗成年家畜慢性失血性贫血的药物是（   ）。
    A. 硫酸亚铁　　B. 叶酸　　C. 泛酸　　D. 维生素B_{12}　　E. 维生素E

38. 根据《兽药经营质量管理规范》，可以入库的兽药是（   ）。
    A. 没有标识的　　　　　　B. 与入库单不符的　　　　C. 质量异常的
    D. 没有质量检验报告的　　E. 内包装破损可能影响产品质量的

39. 哺乳动物体内氨的主要去路是用于合成（   ）。
    A. 鸟苷酸　　B. 尿酸　　C. 尿素　　D. 腺苷酸　　E. 氨基酸

40. 阴茎具有乙状弯曲结构的动物是（   ）。
    A. 牛　　B. 马　　C. 犬　　D. 猫　　E. 兔

41. 依据再生潜能，属于稳定细胞的是（   ）。
    A. 平滑肌细胞　　　B. 造血细胞　　　C. 单核细胞
    D. 间皮细胞　　　　E. 淋巴细胞

42. 导致肺泡与血液间气体交换量减少的因素是（   ）。
    A. 气体溶解度增加　　B. 呼吸膜厚　　　　C. 气体分压差增加
    D. 呼吸膜面积增加　　E. 肺血流量增加

43. 具有长效作用的β-内酰胺类抗生素是（   ）。
    A. 青霉素　　　　　B. 头孢氨苄　　　　C. 氨苄西林
    D. 苯唑西林　　　　E. 苄星氯唑西林

44. 使家畜快速产热的是（   ）。
    A. 醛固酮　　B. 肾上腺素　　C. 催产素　　D. 皮质酮　　E. 皮质醇

45. 连接肩关节的骨是（   ）。
    A. 桡骨　　B. 掌骨　　C. 尺骨　　D. 肱骨　　E. 腕骨

46. 形成牛乳房中隔的组织结构是（   ）。
    A. 乳头乳池　　B. 乳头管　　C. 乳镜　　D. 乳房浅筋膜　　E. 乳房悬韧带

47. 牛和羊的胎盘类型是（   ）。

A. 上皮绒毛膜胎盘 B. 上皮结缔绒毛膜胎盘 C. 内皮绒毛膜胎盘
D. 血液绒毛膜胎盘 E. 倒置卵黄囊胎盘

48. 使动脉压降低的因素是（　　）。
    A. 肾素分泌增加 B. 心迷走神经兴奋 C. 抗利尿激素分泌增加
    D. 心交感神经兴奋 E. 肾上腺素分泌增加

49. 肾小体的结构单位（　　）。
    A. 肾小体和肾小管 B. 肾小体和肾小囊 C. 肾小体和集合管
    D. 近端小管和远端小管 E. 血管球和肾小囊

50. 败血症动物死亡剖检的共同病理变化特点是（　　）。
    A. 尸僵明显
    B. 仅局部组织出血
    C. 血液呈鲜红
    D. 血液凝固不良呈酱油样
    E. 免疫器官明显缩小

51. 根据《兽医处方格式及应用规范》，下列表述不正确的是（　　）。
    A. 兽医处方笺内容包括前记、正文、后记三部分
    B. 兽医处方限于当次诊疗结果用药，开具当日有效
    C. 计算机处方笺，应打印出来盖章后有效
    D. 开具处方后的空白处应当画一斜线，以示处方完毕
    E. 兽医处方笺应当保存2年以上

52. 家畜启动排卵的激素是（　　）。
    A. 松弛素 B. 催产素 C. 促卵泡素 D. 促黄体素 E. 雌激素

53. 分泌生长激素的器官是（　　）。
    A. 松果体 B. 脑垂体 C. 甲状腺 D. 甲状旁腺 E. 肾上腺

54. 红细胞中葡萄糖主要的代谢途径是（　　）。
    A. 糖酵解 B. 磷酸戊糖途径 C. 糖醛酸循环
    D. 有氧氧化 E. 2,3-二磷酸甘油酸支路

55. 具有解热镇痛，抑制凝血酶原的解热镇痛药是（　　）。
    A. 替泊沙林 B. 扑热息痛 C. 氨基比林
    D. 安乃近 E. 氟尼辛葡甲胺

56. 根据《中华人民共和国动物防疫法》，不符合动物检疫相关管理规定的表述是（　　）。
    A. 屠宰的动物应当附有检疫证明
    B. 运载工具在装前应当及时清洗、消毒
    C. 车辆无须备案即可运输动物
    D. 运输动物前，货主应当按照规定申报检疫
    E. 通过道路跨省运输动物的，应当经指定通道入省境或者过省境

57. 根据《中华人民共和国动物防疫法》，关于病死动物无害化处理的表述不正确的是（　　）。

A. 屠宰加工厂可委托动物和动物产品无害化处理

B. 从事动物运输单位和个人，应当配合做好病死动物无害化处理，不得在途中擅自处理有关动物

C. 在城市发现死亡畜禽由所在地县级农业农村主管部门组织收集处理溯源

D. 在江河水域发现死亡畜禽由所在地县级人民政府收集处理溯源

E. 动物屠宰加工者可自行按照规定处理

58. 猪应激性溃疡发生的部位是（　　）。
    A. 胃　　　　B. 大肠　　　　C. 小肠　　　　D. 口腔　　　　E. 食道

59. 上皮组织发生异型性大的肿瘤称为（　　）。
    A. 息肉　　　B. 母细胞瘤　　C. 纤维肉瘤　　D. 平滑肌瘤　　E. 癌

60. 解救苯海拉明中毒（脑神经过度兴奋）的药物是（　　）。
    A. 息斯敏　　B. 异丙嗪　　　C. 咖啡因　　　D. 扑尔敏　　　E. 硫喷妥钠

61. 家畜前肢的多轴关节是（　　）。
    A. 系关节　　B. 冠关节　　　C. 腕关节　　　D. 肩关节　　　E. 肘关节

62. 等渗性脱水主要特征是（　　）。
    A. 细胞外液不变　　　　B. 细胞外液显著增多　　　　C. 细胞外液显著减少
    D. 细胞内液显著增多　　E. 细胞内液显著减少

63. 化脓性肝炎常见于（　　）。
    A. 细菌性　　B. 营养性　　　C. 病毒性　　　D. 真菌性　　　E. 寄生虫性

64. 膀胱黏膜充血、肿胀，并有浆液性渗出物的炎症是（　　）。
    A. 纤维素性膀胱炎　　　B. 慢性膀胱炎　　　　　　C. 卡他性膀胱炎
    D. 出血性炎症　　　　　E. 化脓性炎症

65. 根据《中华人民共和国动物防疫法》，应当组织群众做好本辖区动物防疫预防与控制工作的主体是（　　）。
    A. 县级人民政府　　　　B. 村民委员会　　　　　　C. 乡级人民政府、街道办事处
    D. 居民委员会　　　　　E. 县级人民政府农业农村主管部门

66. 调节发热动物体温的中枢位于（　　）。
    A. 小脑脚　　　　　　　B. 视前区-下丘脑前部　　　C. 视前区-上丘脑前部
    D. 延髓　　　　　　　　E. 小脑前叶

67. 属于波状热的疾病是（　　）。
    A. 小叶性肺炎　　　　　B. 犬瘟热　　　　　　　　C. 布鲁氏菌病
    D. 大叶性肺炎　　　　　E. 猪丹毒

68. 哺乳动物酮体生成的主要组织在（　　）。
    A. 心肌　　　B. 骨骼肌　　　C. 脑　　　　　D. 肾脏　　　　E. 肝脏

69. 神经突触传递的特征是（　　）。

A. 兴奋节律恒定　　　　B. 不易疲劳　　　　　　C. 双向传递
D. 不需要化学递质　　　E. 延搁现象

70. 能够激活胃蛋白酶原的物质是（　　）。
    A. 盐酸　　B. 内因子　　C. 碳酸氢盐　　D. 黏液　　E. 磷酸氢盐

71. 脾脏呈扁平镰刀形的动物是（　　）。
    A. 羊　　B. 牛　　C. 犬　　D. 马　　E. 猪

72. 在动物麻醉过程中，还能起到降低颅内压的药物是（　　）。
    A. 异氟烷　　B. 氯胺酮　　C. 丙泊酚　　D. 异戊巴比妥　　E. 戊巴比妥钠

73. 根据《兽用生物制品经营管理办法》，养殖场应当对生物制品保存记录的期限是（　　）。
    A. 应保存3个月　　　B. 应保存6个月　　　C. 应保存9个月
    D. 应保存1年　　　　E. 应保存至制品有效期满2年后

74. 马结肠的起始端是（　　）。
    A. 右下部　　B. 右上部　　C. 左下部　　D. 左上部　　E. 降结肠

75. 分化成熟的黏膜柱状上皮细胞受刺激分化为复层鳞状上皮细胞的现象是（　　）。
    A. 再生　　B. 化生　　C. 增生　　D. 机化　　E. 肥大

76. 槟榔肝是（　　）。
    A. 脂肪浸润　　B. 脂肪变性　　C. 颗粒变性　　D. 空泡变性　　E. 玻璃样变性

77. 结合酶的组成中除了酶蛋白外，还含有的成分是（　　）。
    A. 脂肪酶　　B. DNA　　C. 辅助因子　　D. RNA　　E. 乳糖

78. 心脏将血液输送到全身各处的血管是（　　）。
    A. 主动脉　　B. 肺动脉　　C. 颈动脉　　D. 肝动脉　　E. 肾动脉

79. 根据《兽药处方药和非处方兽药管理办法》规定，兽用处方药标识的颜色为（　　）。
    A. 紫色　　B. 黑色　　C. 黄色　　D. 绿色　　E. 红色

80. 根据《中华人民共和国动物防疫法》，下列表述不正确的是（　　）。
    A. 城市内禁止家畜家禽活体交易
    B. 染疫动物及其排泄物应当按照国家有关规定处理
    C. 动物运载工具应当符合国家规定的动物防疫要求
    D. 经营动物、动物产品的集贸市场应当符合国家规定的动物防疫条件
    E. 开办动物饲养场应当依法取得动物防疫条件合格证

81. 下列表述不正确的是（　　）。
    A. 国家支持地方建立无规定动物疫病区
    B. 省、自治区、直辖市人民政府组织实施本行政区域的无规定动物疫病区建设方案
    C. 无规定动物疫病区由省、自治区、直辖市农业农村主管部门验收合格予以公布
    D. 无规定动物疫病区的标准由国务院农业农村主管部门规定

E. 国家鼓励动物饲养场建设无规定动物疫病生物安全隔离区

82. 下列表述不正确的是（　　）。
    A. 饲养犬只防疫管理的具体办法，由省、自治区、直辖市制定
    B. 饲养犬只的单位和个人，凭动物诊疗机构出具的免疫证明向所在地养犬登记机关申请登记
    C. 县级人民政府和乡级人民政府、街道办事处应当结合本地实际，做好农村地区饲养犬只的防疫管理工作
    D. 携带犬只出户应当按照规定佩戴犬牌并采取系犬绳等措施
    E. 县级以上人民政府农业农村主管部门应当对流浪犬、猫采取收容、节育等控制和处置措施

A2 型题

> **答题说明**
>
> 每一道考题是以一个小案例出现的，其下面都有 A、B、C、D、E 五个备选答案。请从中选择一个最佳答案。

83. 4月龄猪群，临床出现精神沉郁、呕吐、腹泻、粪便呈粥样、腹痛、肌肉震颤。本病的解毒药是（　　）。
    A. 阿托品　　B. 新斯的明　　C. 毛果芸香碱　　D. 氨甲酰胆碱　　E. 东莨菪碱

84. 牛，7岁，临床检查见颈部有菜花状肿块。镜检见指状凸起，但不呈浸润性生长。该瘤是（　　）。
    A. 纤维瘤　　B. 乳头状瘤　　C. 鳞状细胞癌　　D. 纤维肉瘤　　E. 平滑肌细胞瘤

B1 型题

> **答题说明**
>
> 以下提供若干组考题，每组考题共用在考题前列出的 A、B、C、D、E 五个备选答案。请为每一道考题从备选答案中选择一个最佳答案。某个备选答案可能被选择一次、多次或不被选择。

（85~87题共用备选答案）
    A. lncRNA　　B. ncRNA　　C. mRNA　　D. tRNA　　E. rRNA

85. 蛋白质生物合成的场所含有的 RNA 是（　　）。
86. 蛋白质生物合成的模板是（　　）。
87. 蛋白质生物合成转运体是（　　）。

（88~90题共用备选答案）
　　A. 滑车神经　　B. 三叉神经　　C. 外展神经　　D. 舌咽神经　　E. 迷走神经

88. 分布于面部皮肤、口、鼻黏膜、咀嚼肌的脑神经是（　　）。
89. 分布于眼球肌，由延髓控制的脑神经是（　　）。
90. 分布于咽、喉、食道、气管和胸、腹腔内脏器官的脑神经是（　　）。

（91~92题共用备选答案）
　　A. 磺胺喹噁啉　　　　B. 伊维菌素　　　　C. 非泼罗尼
　　D. 青蒿琥酯　　　　　E. 阿苯达唑

91. 既有抗炎又有抗球虫作用的药物是（　　）。
92. 由于给药剂量过大，时间长，导致鸡出现肝脾出血、坏死，红细胞减少等中毒的药物是（　　）。

（93~95题共用备选答案）
　　A. 铁　　　　　　　B. 叶酸　　　　　　C. 维生素B_{12}
　　D. 雄激素　　　　　E. 促红细胞生成素

93. 必须与内因子结合才能在肠内被吸收的物质是（　　）。
94. 仔猪营养性贫血，主要是缺乏（　　）。
95. 主要由肾组织产生的物质是（　　）。

（96~98题共用备选答案）
　　A. 纤维膜　　B. 血管膜　　C. 视网膜　　D. 晶状体　　E. 玻璃体

96. 眼球中有保护作用的结构是（　　）。
97. 眼球中有感光作用的结构是（　　）。
98. 眼球中有营养作用的结构是（　　）。

（99~100题共用备选答案）
　　A. 一半病变部位　　　　B. 全部病变部位　　　　C. 病变部位与健康部位交界处
　　D. 病变中心部位　　　　E. 健康部位

99. 病死动物尸体剖检应采集的样品是（　　）。
100. 胃镜检查发现肿瘤应采集的样品是（　　）。

全国执业兽医资格考试试卷十三（兽医全科类）

（基础科目）

A1 型题

> **答题说明**
> 每一道考题下面有 A、B、C、D、E 五个备选答案。请从中选择一个最佳答案。

1. 血液中调节胰岛素分泌的最重要因素是（　　）。
   A. 葡萄糖浓度　　　　B. 胆固醇浓度　　　　C. 甘油三酯浓度
   D. 甘油一酯浓度　　　E. 蛋白质浓度

2. 能提高家畜免疫力的驱虫药是（　　）。
   A. 伊维菌素　　B. 阿苯达唑　　C. 芬苯达唑　　D. 三氯苯达唑　　E. 左旋咪唑

3. 导致家兔少尿的物质是（　　）。
   A. 抗利尿激素　　B. 0.9% NaCl　　C. 心房钠尿肽　　D. 20% 甘露醇　　E. 呋塞米

4. 家畜的胎膜不包括（　　）。
   A. 羊膜　　B. 浆膜　　C. 卵黄囊　　D. 绒毛膜　　E. 尿囊

5. 根据《重大动物疫情应急条例》，下列对疫区采取的措施不正确的是（　　）。
   A. 对动物圈舍、动物排泄物、垫料、污水和其他可能受污染的物品、场地进行消毒或者无害化处理
   B. 在疫区周围设置警示标志，在出入疫区的交通路口设置临时动物检疫消毒站，对出入的人员和车辆进行消毒
   C. 扑杀并销毁染疫动物和易感动物及其产品
   D. 关闭动物及动物产品交易市场
   E. 禁止动物进出疫区和动物产品运出疫区

6. 根据《兽用处方药品种目录（第一批）》，下列不属于兽用处方药的是（　　）。
   A. 醋酸波尼松片　　　　B. 安乃近注射液　　　　C. 倍他米松片
   D. 氢化可的松注射液　　E. 地塞米松磷酸钠注射液

7. 点状出血灶的直径范围是（　　）。
   A. 1~3mm　　B. 4~6mm　　C. >10mm　　D. <1mm　　E. 7~9mm

8. 已经发育成熟的器官、组织发生体积缩小的过程称为（　　）。

A. 增生 B. 肥大 C. 萎缩 D. 化生 E. 发育不全

9. 马前肢仅有1个指，为第（ ）。
    A. 3指 B. 5指 C. 2指 D. 1指 E. 4指

10. 供应心脏本身血液的动脉为（ ）。
    A. 冠状动脉 B. 锁骨下动脉 C. 腹腔动脉 D. 髂外动脉 E. 髂内动脉

11. 用药安全范围窄的微量元素是（ ）。
    A. 硒 B. 锌 C. 铜 D. 锰 E. 钴

12. 根据《兽药标签和说明书管理办法》，下列关于兽药标签的表述不正确的是（ ）。
    A. 安瓿注射或内服产品内包装标签至少须标明兽药名称、含量规格、生产批号
    B. 对贮藏有特殊要求的必须在标签的醒目位置标明
    C. 兽药有效期按年月顺序标注
    D. 兽用原料药必须同时使用内包装标签和外包装标签
    E. 西林瓶注射或内服产品内包装标签至少须标明兽药名称、含量规格、生产批号

13. 由于血钙和（或）血磷升高，以致钙盐在健康组织中沉积的现象为（ ）。
    A. 纤维化 B. 转移性钙化 C. 机化
    D. 营养不良性钙化 E. 硬化

14. 谷氨酸脱羧基后生成的物质是（ ）。
    A. 5-羟色胺 B. 组胺 C. 牛磺酸 D. γ-氨基丁酸 E. 腐胺

15. 根据《食品动物中禁止使用的药品及其他化合物清单》，食品动物中禁止使用的药品及其他化合物不包括（ ）。
    A. 孔雀石绿 B. β-兴奋剂类及其盐、酯
    C. 苯巴比妥 D. 硝呋烯腙
    E. 安眠酮

16. 新斯的明的药理作用是（ ）。
    A. 提高胆碱酯酶的活性 B. 兴奋M和N胆碱受体 C. 抑制胆碱酯酶的活性
    D. 阻断M或N胆碱受体 E. 阻断M和N胆碱受体

17. 平滑多乳头肾见于（ ）。
    A. 猪 B. 牛 C. 马 D. 羊 E. 犬

18. 根据《中华人民共和国动物防疫法》关于动物疫病控制的规定，下列表述不正确的是（ ）。
    A. 发生一类动物疫病时，对疫区实行封锁
    B. 二、三类动物疫病呈暴发性流行时，按照一类动物疫病处理
    C. 发生重大动物疫情时，禁止或者限制特定动物、动物产品由高风险区向低风险区运输
    D. 发生一类动物疫病时，对疫点疑似染疫动物根据需要扑杀
    E. 发生动物疫情时，航空、铁路、道路、水路运输企业应当优先组织运送防疫人员

19. 肠黏膜发生急性卡他性炎症时，镜检的主要病变是（ ）。

A. 肠腺上皮细胞增生　　　　　　　　B. 黏膜上皮细胞变性、坏死、脱落
C. 黏膜组织增生　　　　　　　　　　D. 黏膜组织萎缩
E. 固有层明显出血

20. 脊髓发出前肢神经的部位变粗大，称（　　）。
A. 颈膨大　　B. 终丝　　C. 腰膨大　　D. 脊髓圆锥　　E. 马尾

21. 因结核杆菌感染引起的炎灶内含有上皮样细胞及多核巨细胞的淋巴结炎属于（　　）。
A. 变质性炎　　B. 渗出性炎　　C. 纤维素性炎　　D. 出血性炎　　E. 肉芽肿性炎

22. 乙酰胆碱作用于终板膜所引起的离子流动是（　　）。
A. 钙离子内流 > 钾离子外流　　　　B. 钠离子内流 = 钾离子外流
C. 钙离子内流 > 钠离子内流　　　　D. 钠离子内流 > 钾离子外流
E. 钾离子外流 > 钠离子内流

23. 诊断为白内障，表示发生混浊的部位在眼球的（　　）。
A. 晶状体　　B. 睫状体　　C. 玻璃体　　D. 角膜　　E. 视网膜

24. 属于《中华人民共和国动物防疫法》关于动物无害化处理场所特有的防疫条件是（　　）。
A. 有与其规模相适应的执业兽医或者动物防疫员
B. 生产经营区域封闭隔离
C. 有清洗消毒设施设备
D. 有完善的隔离消毒等动物防疫制度
E. 具有病原检测设备和检测能力

25. 乙酰胺可以解救（　　）。
A. 氰化物中毒　　B. 重金属中毒　　C. 有机磷中毒　　D. 亚硝酸盐中毒　　E. 有机氟中毒

26. 细胞静息电位产生的机制是（　　）。
A. 钠离子外流　　B. 钠离子内流　　C. 钾离子内流　　D. 钾离子外流　　E. 钙离子内流

27. 淋巴细胞分泌（　　）。
A. 纤维蛋白原　　B. γ-球蛋白　　C. 白蛋白　　D. α-球蛋白　　E. β-球蛋白

28. 雄激素反馈抑制腺垂体分泌（　　）。
A. 催乳素　　　　　　　　B. 促黑激素　　　　　　　　C. 生长激素
D. 促肾上腺皮质激素　　　E. 促卵泡素

29. 发生于腺上皮的恶性肿瘤称为（　　）。
A. 纤维肉瘤　　B. 鳞癌　　C. 腺瘤　　D. 肉瘤　　E. 腺癌

30. 根据《重大动物疫情应急条例》，关于重大动物疫情报告的内容不包括（　　）。
A. 重大动物疫情的分级和相应的应急处理工作方案
B. 染疫、疑似染疫动物种类和数量、同群动物数量、免疫情况、死亡数量、临床症状、病理变化、诊断情况
C. 流行病学和疫源追踪情况

D. 已采取的控制措施
E. 疫病发生的事件、地点

31. 细胞凋亡的重要形态学特征是（　　）。
    A. 核孔增大且增多   B. 细胞质包涵体形成   C. 凋亡小体形成
    D. 核仁肿大变圆   E. 核内包涵体形成

32. 根据《一、二、三类动物疫病病种名录》，不属于一类动物疫病的是（　　）。
    A. 狂犬病   B. 牛海绵状脑病   C. 非洲猪瘟
    D. 猪水疱病   E. 非洲马瘟

33. 多肽链中连接氨基酸残基的化学键是（　　）。
    A. 酯键   B. 氢键   C. 离子键   D. 肽键   E. 苷键

34. 鸡的发声器官是（　　）。
    A. 咽   B. 肺   C. 喉   D. 鼻   E. 鸣管

35. 右心衰竭时最先出现明显瘀血的器官是（　　）。
    A. 肝脏   B. 心脏   C. 左侧肺叶 D. 肾脏   E. 右侧肺叶

36. 出现最快药效的给药途径是（　　）。
    A. 肌内注射 B. 内服给药 C. 静脉注射 D. 皮下注射 E. 皮肤给药

37. 供应后肢血液的动脉主干为（　　）。
    A. 冠状动脉 B. 锁骨下动脉 C. 腹腔动脉 D. 髂外动脉 E. 髂内动脉

38. 肝脏生物转化结合反应所需的活性硫酸根来源于（　　）。
    A. 组氨酸   B. 甘氨酸   C. 精氨酸   D. 丙氨酸   E. 半胱氨酸

39. 位于下颌支外侧面的闭口肌是（　　）。
    A. 咬肌   B. 翼内侧肌 C. 二腹肌   D. 翼外侧肌 E. 颞肌

40. 《中华人民共和国动物防疫法》所称的动物防疫不包括（　　）。
    A. 病死动物的无害化处理   B. 动物疫病的诊疗   C. 动物的检疫
    D. 动物疫病的净化   E. 官方兽医管理

41. 合成蛋白质的细胞器是（　　）。
    A. 中心体   B. 微丝   C. 线粒体   D. 核糖体   E. 溶酶体

42. 长期超生理剂量应用糖皮质激素产生的不良反应不包括（　　）。
    A. 双侧对称性脱毛   B. 易感染   C. 多饮多尿
    D. 胃肠道溃疡   E. 低血糖

43. 胃底腺中能分泌盐酸和内因子的细胞是（　　）。
    A. 枯否细胞 B. 壁细胞   C. 主细胞   D. 尘细胞   E. 足细胞

44. 根据《病原微生物实验室生物安全管理条例》，发生实验室感染事故后采取的预防、控制措施不正确的是（　　）。

A. 开展流行病学调查 B. 对密切接触者进行医学观察
C. 封闭被病原微生物污染的实验室 D. 对实验室所有动物采取扑杀措施
E. 进行现场消毒

45. 根据《中华人民共和国动物防疫法》关于动物诊疗机构的规定，下列表述不正确的是（　　）。
    A. 动物诊疗机构应当按照国务院农业农村主管部门的规定，做好诊疗活动中的卫生安全防护
    B. 动物诊疗机构应当按照国务院农业农村主管部门的规定，做好诊疗废弃物的处置工作
    C. 从事动物诊疗活动，应当遵守有关动物诊疗的操作技术规范
    D. 从事动物诊疗活动的机构，应当向县级以上地方人民政府农业农村主管部门申请动物诊疗许可证
    E. 动物诊疗许可证载明事项变更的，无须申请变更或是换发动物诊疗许可证

46. 有声襞，可发声的器官是（　　）。
    A. 口　　B. 咽　　C. 鼻　　D. 喉　　E. 肺

47. 用于治疗便秘的药物是（　　）。
    A. 硫酸钠　　B. 鞣酸蛋白　　C. 白陶土　　D. 阿托品　　E. 益生菌

48. 黄体可分泌（　　）。
    A. 甲状旁腺素　　B. 降钙素　　C. 雄激素　　D. 胰岛素　　E. 雌激素和孕酮

49. 将口咽部与鼻咽部分开的结构是（　　）。
    A. 颊　　B. 齿弓　　C. 舌　　D. 硬腭　　E. 软腭

50. 呼吸基本中枢位于（　　）。
    A. 延髓　　B. 间脑　　C. 脊髓　　D. 中脑　　E. 脑桥

51. 适用于被病毒污染的畜禽舍消毒的药物是（　　）。
    A. 氢氧化钠　　B. 甲紫　　C. 苯扎溴铵　　D. 甲酚　　E. 高锰酸钾

52. 证明脾脏中含铁血黄素的方法是（　　）。
    A. 苏丹黑B染色　　B. 刚果红染色　　C. 普鲁士蓝染色
    D. 苏丹Ⅲ染色　　E. PAS染色

53. 根据《兽药管理条例》，按照假兽药处理的情形是（　　）。
    A. 超过有效期的 B. 成分含量不符合兽药国家标准的
    C. 所标明的功能主治超出规定范围的 D. 更改有效期的
    E. 不标明产品批号的

54. 供应肝脏、脾脏、胃、胰脏和十二指肠前部、网膜等腹腔脏器的动脉主干为（　　）。
    A. 冠状动脉　　B. 锁骨下动脉　　C. 腹腔动脉　　D. 髂外动脉　　E. 髂内动脉

55. 根据《兽药经营质量管理规范》，下列关于兽药经营企业销售兽药表述不正确的是（　　）。
    A. 兽药拆零销售时，不得拆开最小销售单元
    B. 销售兽用中药材和中药饮片的，无须注明产地

C. 销售处方药的，应当遵守兽用处方药管理规定
D. 销售兽药应当开具有效凭证
E. 应当建立销售记录

56. 对延髓呼吸中枢有选择性直接兴奋作用的药物是（　　）。
    A. 士的宁　　　B. 咖啡因　　　C. 氨茶碱　　　D. 尼可刹米　　　E. 利多卡因

57. 犬乳腺属于（　　）。
    A. 内分泌腺　　B. 皮肤腺　　　C. 生殖腺　　　D. 副性腺　　　E. 消化腺

58. 根据《中华人民共和国动物防疫法》，下列关于动物疫病强制免疫的表述不正确的是（　　）。
    A. 用于预防接种的疫苗应当符合国家质量标准
    B. 国务院农业农村主管部门确定强制免疫的病种、区域
    C. 设区的市人民政府有权增加实施强制免疫的病种
    D. 饲养动物的单位和个人应当按照国家有关规定建立免疫档案、加施畜禽标识
    E. 居民委员会协助做好强制免疫的相关工作

59. H_2组胺受体主要分布于（　　）。
    A. 膀胱括约肌　　B. 子宫平滑肌　　C. 胃壁腺细胞　　D. 唾液腺　　　E. 骨骼肌

60. 根据《兽医处方格式及应用规范》，下列关于兽医处方书写要求表述不正确的是（　　）。
    A. 兽医处方中包含兽用化学药品、生物制品和中成药的，可连续书写
    B. 兽药剂量与数量用阿拉伯数字书写
    C. 兽药名称以兽药国家标准载明的名称为准
    D. 字迹清楚，原则上不得涂改；如需修改，应当在修改处签名或盖章，并注明修改日期
    E. 开具处方后的空白处应当画一斜线，以示处方完毕

61. 以心肌纤维呈明显变性、坏死为主要病变的病毒性心肌炎属于（　　）。
    A. 变质性炎　　B. 渗出性炎　　C. 纤维素性炎　　D. 出血性炎　　E. 肉芽肿性炎

62. 根据《兽用生物制品经营管理办法》，下列属于违法行为的是（　　）。
    A. 兽用生物制品生产企业将本企业生产的兽用生物制品销售给养殖场（户）的
    B. 动物诊疗机构转手销售其采购的兽用生物制品的
    C. 发生重大动物疫情时，生产企业自行销售其生产的非国家强制免疫用生物制品的
    D. 经销商将所代理的兽用生物制品销售给获得生产企业委托的其他经销商的
    E. 兽用生物制品生产企业委托具备相应冷链储存、运输条件的配送单位配送兽用生物制品

63. 镜检见骨骼肌纤维之间分布有大量空泡状脂肪细胞的病理变化为（　　）。
    A. 淀粉样变性　　B. 空泡变性　　C. 脂肪变性　　D. 玻璃样变　　E. 脂肪浸润

64. 心肌的局灶性或弥漫性炎症称为（　　）。
    A. 心包炎　　　B. 心外膜炎　　C. 心内膜炎　　D. 心肌病　　　E. 心肌炎

65. 对促红细胞生成素描述错误的是（　　）。
    A. 促进血红蛋白合成　　　B. 加速成熟红细胞释放　　　C. 由脾脏合成
    D. 加速红细胞成熟　　　　E. 促进造血细胞分化

66. 根据《病死及病害动物无害化处理技术规范》，病死及病害动物无害化处理过程中关于转运的要求表述不正确的是（　　）。
   A. 专用转运车辆应加施明显标识，并加装车载定位系统，记录转运时间和路径等信息
   B. 转运车辆驶离暂存等场所前，只需对车厢外部进行消毒
   C. 卸载后，应对转运车辆及相关工具等进行彻底清洗、消毒
   D. 转运车辆应尽量避免进入人口密集区
   E. 若转运途中发生渗漏，应重新包装、消毒后运输

67. 引起疾病的生物性因素是（　　）。
   A. 化脓杆菌　　B. 烧伤　　C. 乙醚　　D. 芥子气　　E. 紫外线

68. 从支气管开始，继而波及肺小叶的肺炎称为（　　）。
   A. 大叶性肺炎　　B. 间质性肺炎　　C. 小叶性肺炎　　D. 坏疽性肺炎　　E. 胸膜肺炎

69. 长链脂肪酸的活化部位在（　　）。
   A. 细胞液　　B. 线粒体　　C. 细胞核　　D. 高尔基复合体　　E. 核糖体

70. 根据《兽用处方药和非处方药管理办法》，关于兽用处方药的销售错误的是（　　）。
   A. 向其他兽药生产企业销售兽用处方药无须凭兽医处方笺
   B. 向畜主销售兽用处方药必须凭兽医处方笺
   C. 向动物疫病预防控制机构销售兽用处方药无须凭兽医处方笺
   D. 向动物诊疗机构销售兽用处方药必须凭兽医处方笺
   E. 向科研单位销售兽用处方药无须凭兽医处方笺

71. 将脑中的氨转运到肾脏的氨基酸是（　　）。
   A. 缬氨酸　　B. 蛋氨酸　　C. 甘氨酸　　D. 丙氨酸　　E. 谷氨酰胺

72. 侧链含羧基的氨基酸是（　　）。
   A. 组氨酸　　B. 苏氨酸　　C. 谷氨酸　　D. 苯丙氨酸　　E. 甘氨酸

73. 动物控制系统中，发出反馈信息调整系统活动的环节是（　　）。
   A. 感受器　　B. 中枢　　C. 传入神经　　D. 传出神经　　E. 效应器

74. 猪胃蛋白酶的最适 pH 为（　　）。
   A. 1.8　　B. 7.8　　C. 9.8　　D. 5.8　　E. 3.8

75. 以中性粒细胞大量渗出并伴有不同程度的组织细胞坏死和脓液形成为特征的炎症属于（　　）。
   A. 变质性炎　　B. 渗出性炎　　C. 纤维素性炎　　D. 出血性炎　　E. 肉芽肿性炎

76. 根据《兽用麻醉药品的供应、使用、管理办法》，下列关于麻醉药品的单张处方用量不能超过（　　）。
   A. 2日量　　B. 5日量　　C. 7日量　　D. 3日量　　E. 1日量

77. 根据《人畜共患传染病名录》，属于人畜共患传染病的是（　　）。
   A. 伪狂犬病　　B. 蓝舌病　　C. 新城疫　　D. 李氏杆菌病　　E. 口蹄疫

78. 连接躯干和前肢的是（　　）。
    A. 肘关节　　　B. 肩关节　　　C. 肩带肌　　　D. 臂部肌　　　E. 荐髂关节

79. 产生精子和雄性激素的器官是（　　）。
    A. 输精管　　　B. 睾丸　　　C. 副性腺　　　D. 附睾　　　E. 阴茎

80. 能通过糖异生途径合成葡萄糖的物质是（　　）。
    A. 亮氨酸　　　B. 软脂酸　　　C. 乙酰 CoA　　　D. 赖氨酸　　　E. 乳酸

81. 家畜卵子受精的部位是输卵管（　　）。
    A. 漏斗　　　B. 峡　　　C. 伞　　　D. 子宫部　　　E. 壶腹

82. 胆汁的生理作用之一是（　　）。
    A. 降解核酸　　　B. 促进胃酸分泌　　　C. 水解淀粉　　　D. 乳化脂肪　　　E. 降解蛋白质

83. 起始于乳糜池，在胸腔入口处汇入前腔静脉的全身最大的淋巴管道称（　　）。
    A. 右淋巴导管　　　B. 气管淋巴干　　　C. 胸导管　　　D. 内脏淋巴干　　　E. 腰淋巴干

84. 大多数酶的化学本质是（　　）。
    A. 蛋白质　　　B. 脂肪　　　C. 多糖　　　D. 核酸　　　E. 糖脂

85. 能与血浆中钙离子形成难解离的复合物而产生抗凝血作用的药物是（　　）。
    A. 肝素　　　B. 维生素 K　　　C. 枸橼酸钠　　　D. 鱼精蛋白　　　E. 阿司匹林

A2 型题

> **答 题 说 明**
>
> 　　每一道考题是以一个小案例出现的，其下面都有 A、B、C、D、E 五个备选答案。请从中选择一个最佳答案。

86. 15 岁病死德国牧羊犬，剖检见腹腔里积有约 30L 透明液体，肝脏上有多个核桃大的灰白色肿瘤结节，心脏、肾脏、肺显异常。此犬的腹水为（　　）。
    A. 心性腹水　　　B. 肝性腹水　　　C. 炎性腹水　　　D. 营养不良性腹水　　　E. 肾性腹水

87. 母牛产后第 2 天，状态如图，治疗本病首选的药物是（　　）。

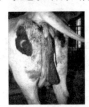

彩图 4

    A. 缩宫素　　　B. 雌激素　　　C. 美洛昔康
    D. 孕酮　　　E. 前列腺素

88. 京巴犬，5 岁，臀部有刀伤，因伤口较小未缝合，伤口外观平整。在伤口愈合部位出现的主要炎性细胞中无（   ）。
   A. 巨噬细胞　　B. 中性粒细胞　　C. 单核细胞　　D. 淋巴细胞　　E. 多核巨细胞

89. 泰迪犬，5岁，被诊断为中毒性肝炎。化验结果显示血液中间接胆红素和直接胆红素均升高。病犬的黄疸类型属于（   ）。
   A. 肝后性黄疸　　B. 肝性黄疸　　C. 溶血性黄疸　　D. 阻塞性黄疸　　E. 肝前性黄疸

90. 6月龄犊牛，因怀疑患巴氏杆菌性肺炎，用氨苄青霉素肌注治疗3d，疗效欠佳。经实验室诊断为支原体肺炎混合感染巴氏杆菌，进一步治疗应加用的药物是（   ）。
   A. 头孢噻呋　　B. 磺胺间甲氧嘧啶　　C. 替米考星　　D. 甲砜霉素　　E. 甲硝唑

B1 型题

> **答题说明**
>
> 以下提供若干组考题，每组考题共用在考题前列出的 A、B、C、D、E 五个备选答案。请为每一道考题从备选答案中选择一个最佳答案。某个备选答案可能被选择一次、多次或不被选择。

（91~93题共用备选答案）
   A. NTP　　B. dNTP　　C. DNA　　D. RNA　　E. cDNA

91. 原核生物DNA复制时的底物是（   ）。
92. 原核生物DNA复制时的模板是（   ）。
93. 原核生物DNA复制时的引物是（   ）。

（94~96题共用备选答案）
   A. 射血分数　　B. 心动周期　　C. 每搏输出量　　D. 心指数　　E. 心力储备

94. 心脏每收缩和舒张一次的机械活动称为（   ）。
95. 心输出量随机体代谢需要而增加的能力称为（   ）。
96. 以单位体表面积计算的心输出量称为（   ）。

（97~98题共用备选答案）
   A. 西米脾　　B. 火腿脾　　C. 紫葡萄样　　D. 大理石样花纹　　E. 扣状肿

97. 急性猪瘟病猪的体表淋巴结切面常呈现（   ）。
98. 淀粉样物质弥漫性地沉着于脾脏红髓部分的病理变化俗称（   ）。

（99~100题共用备选答案）
   A. 耳毒性　　B. 结晶尿　　C. 致突变　　D. 免疫抑制　　E. 软骨变性

99. 猫，2月龄，患细菌性肠炎。治疗时口服磺胺二甲氧嘧啶（160mg/kg体重），连用10d。最可能出现的药物不良反应是（   ）。
100. 犬，2月龄，患细菌性肺炎。治疗时口服恩诺沙星（60mg/kg体重），连用10d。最可能出现的药物不良反应是（   ）。

全国执业兽医资格考试试卷十四（兽医全科类）

（基础科目）

A1 型题

> **答题说明**
>
> 每一道考题下面有 A、B、C、D、E 五个备选答案。请从中选择一个最佳答案。

1. 养殖户对动物产品被检测出兽药残留超标有异议时，向相关机构提出复检的期限是自收到检测结果之日起（　　）。
   A. 3 个工作日　　B. 5 个工作日　　C. 7 个工作日　　D. 15 个工作日　　E. 30 个工作日

2. 根据《兽用处方药和非处方药管理办法》规定，兽药经营者应当对兽医处方笺进行查验，单独建立兽用处方药的购销记录并保存（　　）。
   A. 3 年　　　　B. 9 个月　　　　C. 1 年　　　　D. 6 个月　　　　E. 3 个月

3. 斑状出血灶的直径范围是（　　）。
   A. 7~9mm　　　B. >10mm　　　C. <1mm　　　D. 4~6mm　　　E. 1~3mm

4. 核黄素衍生辅基（　　）。
   A. FAD　　　　B. NAD^+　　　C. TPP　　　　D. CoA　　　　E. FH_4

5. 肾小管和集合管通过渗透作用重吸收的主要是（　　）。
   A. Na^+　　　B. K^+　　　C. HCO_3^-　　　D. Cl^-　　　E. H_2O

6. 低张性缺氧的特征是（　　）。
   A. PaO_2 降低　　　　　B. 呼吸减弱　　　　　C. 呼吸频率下降
   D. 血氧含量升高　　　　E. 血红蛋白含量减少

7. 治疗犬虹膜炎首选的药物是（　　）。
   A. 氨甲酰胆碱　　B. 东莨菪碱　　C. 新斯的明　　D. 毛果芸香碱　　E. 乙酰胆碱

8. 家畜的小脑正中部位称（　　）。
   A. 半球　　　　B. 髓质　　　　C. 皮质　　　　D. 白质　　　　E. 蚓部

9. 食品动物中禁止使用的药品及其他化合物不包括（　　）。
   A. 苯巴比妥　　　　　　B. 孔雀石绿　　　　　　C. β-兴奋剂类及其盐、酯
   D. 硝呋烯腙　　　　　　E. 安眠酮

10. 脾白髓典型的组织学结构单位是（　　）。

A. 边缘区　　　　B. 脾索　　　　C. 脾血窦　　　　D. 白质　　　　E. 脾小结

11. 参与围成骨盆两侧壁的结构是（　　）。
    A. 侧副韧带　　B. 三角韧带　　C. 圆韧带　　　D. 镰状韧带　　E. 荐结节阔韧带

12. 不符合劣兽药标准的是（　　）。
    A. 成分含量不符合国家兽药标准　　　　B. 不标明有效成分
    C. 不标明有效期　　　　　　　　　　　D. 不标明产品批号
    E. 所含成分的种类与兽药国家标准不符

13. 应激时机体的代谢特征是（　　）。
    A. 蛋白质分解减弱　　　B. 尿氮排出增多　　　C. 血糖降低
    D. 酮体降低　　　　　　E. 体重增加

14. 长期使用利尿药抑制肾小管重吸收钠离子会导致（　　）。
    A. 低钾血症　　B. 等渗性脱水　　C. 高钠血症　　D. 低渗性脱水　　E. 高渗性脱水

15. 对微循环血流起"总闸门"作用的结构是（　　）。
    A. 动静脉吻合　　　　B. 毛细血管后微动脉　　　C. 微动脉
    D. 真毛细血管　　　　E. 毛细血管前微动脉

16. 哺乳动物心脏正常的起搏点是（　　）。
    A. 窦房结　　B. 房室束　　C. 房室结　　D. 浦肯野纤维　　E. 心肌纤维

17. 下列对黏菌素描述正确的是（　　）。
    A. 对革兰氏阳性菌效果强　　　　B. 可治疗大肠杆菌、沙门菌等感染
    C. 又称多黏菌素 B　　　　　　　D. 对铜绿假单胞菌无效
    E. 广谱抑菌剂

18. 家禽呼吸系统所特有的器官组织是（　　）。
    A. 肺　　　B. 咽喉　　　C. 气管　　　D. 气囊　　　E. 鼻腔

19. 根据《病原微生物实验室生物安全管理条例》，下列对动物病原微生物实验室管理的描述不正确的是（　　）。
    A. 负责人可以决定用新技术、新方法从事高致病性动物病原微生物相关实验活动
    B. 实验室从事高致病性动物病原微生物相关实验活动的实验档案保存期，不得少于20 年
    C. 从事高致病性动物病原微生物相关实验活动的实验室应接受公安机关有关实验室安全保卫工作的监督指导
    D. 进入从事高致病性动物病原微生物相关实验活动的实验室的工作人员或者其他有关人员，应当经实验室负责人批准
    E. 动物病原微生物实验室的工作人员需定期培训，考核合格后方准上岗

20. 脂肪的存在形式是（　　）。
    A. 甘油三酯　　B. 胆固醇　　C. 胆固醇酯　　D. 磷脂　　E. 糖脂

21. 下列器官中，黏膜上皮属单层柱状上皮的是（　　）。
    A. 肝脏   B. 肾脏   C. 胆囊   D. 卵巢   E. 小肠

22. 在氨基酸代谢库中，含游离氨基酸最多的组织是（　　）。
    A. 肝脏   B. 肾脏   C. 心脏   D. 血浆   E. 肌肉

23. 因寄生虫堵塞胆管，造成直接胆红素升高，最可能的是（　　）。
    A. 肝性黄疸   B. 肝前性黄疸   C. 阻塞性黄疸   D. 溶血性黄疸   E. 肝细胞性黄疸

24. 重大动物疫情预警级别中，严重用（　　）表示。
    A. 红色   B. 橙色   C. 黄色   D. 蓝色   E. 绿色

25. 既可内服驱除家禽消化道线虫，又可外用驱除体外寄生虫的药物是（　　）。
    A. 环丙氨嗪   B. 双甲脒   C. 左旋咪唑   D. 敌百虫   E. 溴氰菊酯

26. 家禽所特有的胃器官是（　　）。
    A. 肌胃和腺胃   B. 肌胃和皱胃   C. 肌胃和瓣胃   D. 肌胃和网胃   E. 肌胃和瘤胃

27. 交感神经节前神经元的胞体位于（　　）。
    A. 颈胸部脊髓   B. 腰荐部脊髓   C. 脑与荐部脊髓
    D. 脑与胸腰部脊髓   E. 胸腰段脊髓外侧柱

28. 磺胺类药物对二氢叶酸还原酶的抑制作用类型是（　　）。
    A. 竞争性抑制   B. 非竞争性抑制   C. 反竞争性抑制
    D. 混合性抑制   E. 不可逆抑制

29. 根据《人畜共患传染病名录》，不属于人畜共患传染病的是（　　）。
    A. 狂犬病   B. 口蹄疫   C. 布鲁氏菌病   D. 棘球蚴病   E. 炭疽

30. 属于芳香族氨基酸的是（　　）。
    A. 亮氨酸   B. 半胱氨酸   C. 赖氨酸   D. 苯丙氨酸   E. 异亮氨酸

31. 治疗奶牛产后瘫痪可使用的药物是（　　）。
    A. 硫酸镁   B. 硫酸铜   C. 硫酸锰   D. 亚硒酸钠   E. 葡萄糖酸钙

32. 头骨主要由扁骨和不规则骨组成，分为（　　）。
    A. 颅骨和面骨   B. 颅骨和下颌骨   C. 额骨和下颌骨
    D. 额骨和切齿骨   E. 额骨和面骨

33. 下列属于二类动物疫病的是（　　）。
    A. 马媾疫   B. 口蹄疫   C. 狂犬病   D. 小反刍兽疫   E. 伪狂犬病

34. 下列属于一类动物疫病的是（　　）。
    A. 马流感   B. 非洲马瘟   C. 马鼻疽   D. 马传贫   E. 马腺疫

35. 真皮组织含有的是（　　）。
    A. 毛细血管   B. 环层小体   C. 触觉小体   D. 运动终板   E. 板层小体

36. 休克早期出现的症状不包括（　　）。

A. 黏膜苍白　　B. 血压升高　　C. 心率加快　　D. 出汗增多　　E. 脉搏细速

37. 家禽代谢产生多余的氨排出体外的形式主要是（　　）。
　　A. 尿酸　　B. 游离氨　　C. 谷氨酰胺　　D. 尿素　　E. 嘌呤

38. 以反射弧为特征的调节方式是（　　）。
　　A. 旁分泌　　B. 神经调节　　C. 体温调节　　D. 自分泌　　E. 负反馈

39. 家畜内分泌系统包括内分泌器官和（　　）。
　　A. 皮脂腺　　B. 内分泌组织　　C. 唾液腺　　D. 精囊腺　　E. 哈德氏腺

40. 水生动物的氨的排泄方式是（　　）。
　　A. 嘌呤的形式排出体外　　B. 尿酸的形式排出体外　　C. 尿液的形式排出体外
　　D. 氨的形式直接排放　　E. 尿素的形式排出体外

41. 不能有效杀死细菌芽孢的消毒剂是（　　）。
　　A. 漂白粉　　B. 过氧乙酸　　C. 70%乙醇　　D. 氢氧化钠　　E. 环氧乙烷

42. 能抑制环氧化酶，发挥抗炎、抗风湿作用的药物是（　　）。
　　A. 青霉素　　B. 阿司匹林　　C. 吗啡　　D. 地塞米松　　E. 尼可刹米

43. 上皮组织发生的恶性肿瘤为（　　）。
　　A. 肉瘤　　B. 癌　　C. 腺瘤　　D. 纤维瘤　　E. 母细胞瘤

44. 属于化学性致病因素的是（　　）。
　　A. 蛇毒　　B. 坏死杆菌　　C. 原虫　　D. 真菌孢子　　E. 葡萄球菌

45. 引起猪中毒性肝炎的原因最可能是（　　）。
　　A. 食盐中毒　　B. 肝片吸虫　　C. 黄曲霉毒素　　D. HVE感染　　E. 绿脓杆菌感染

46. 与动物长轴平行，而与地面垂直的切面是（　　）。
　　A. 矢状面　　B. 横断面　　C. 额面　　D. 水平面　　E. 侧矢面

47. 猪丹毒感染时，浸润较多的炎症细胞最可能是（　　）。
　　A. 嗜酸性粒细胞　　B. 嗜碱性粒细胞　　C. 中性粒细胞
　　D. 淋巴细胞　　E. 浆细胞

48. 根据《中华人民共和国动物防疫法》，禁止运输的动物不包括（　　）。
　　A. 死因不明的　　B. 染疫和疑似染疫的
　　C. 应当检疫而未经检疫的　　D. 疫情发生地与动物疫病有关的
　　E. 需要无害化处理且已采取规范防疫措施的动物

49. 松果体分泌的激素主要是（　　）。
　　A. 松弛素　　B. 褪黑素　　C. 促乳素　　D. 促卵泡素　　E. 促黄体素

50. 负责运输动物的运输车辆，应当备案的部门是（　　）。
　　A. 所在地县级人民政府农业农村主管部门　　B. 所在地动物交管部门
　　C. 所在地动物卫生监督机构　　D. 所在地动物防疫监督机构

E. 所在地交警部门

51. 下列最不可能引发败血症的是（　　）。
    A. 炭疽杆菌感染　　　　B. 猪瘟病毒感染　　　　C. 葡萄球菌感染
    D. 牛泰勒虫感染　　　　E. 氰化钾中毒

52. 动物饥饿时，肝脏代谢最活跃的方式是（　　）。
    A. 糖异生　　　　　　　B. 磷酸戊糖途径　　　　C. 有氧氧化
    D. 糖酵解　　　　　　　E. 脂肪酸氧化

53. 肾动脉血压在一定范围内保持相对稳定，则肾脏的调节方式是（　　）。
    A. 体液调节　　　　　　B. 反馈调节　　　　　　C. 神经-体液调节
    D. 自身调节　　　　　　E. 神经调节

54. 猪因怀疑患巴氏杆菌性肺炎，从而用氨苄青霉素肌注治疗3d，但疗效欠佳。经实验室诊断为支原体肺炎混合感染巴氏杆菌，进一步治疗应加用的药物是（　　）。
    A. 头孢噻呋　　B. 替米考星　　C. 泰乐菌素　　D. 磺胺嘧啶　　E. 甲硝唑

55. 卵巢无法分泌的激素是（　　）。
    A. 褪黑素　　B. 雌激素　　C. 松弛素　　D. 孕激素　　E. 抑制素

56. 下列属于剂型的是（　　）。
    A. 微胶囊　　　　　　　B. 甘草片　　　　　　　C. 碘酊
    D. 注射用阿莫西林钠　　E. 阿莫西林可溶性粉

57. 动物养殖饲养所应按规定设置，不包含（　　）。
    A. 污水处理等综合利用和无害化处理设施　　B. 场区入口处配置消毒设备
    C. 配备疫苗冷冻（冷藏）和兽医室　　　　　D. 有相对独立的动物隔离舍
    E. 处理畜禽尸体的无害化设施或冷冻暂存措施

58. 脾脏淀粉样物质沉着在淋巴滤泡部位，称为（　　）。
    A. 西米脾　　B. 火腿脾　　C. 坏死性脾炎　　D. 化脓性脾炎　　E. 急性脾炎

59. 大环内酯类药物的抗菌作用机理是抑制（　　）。
    A. 细菌叶酸的合成　　　B. 细菌蛋白质的合成　　C. 细菌细胞壁的合成
    D. 细菌细胞膜的通透性　E. 细菌DNA回旋酶的合成

60. 对催产素的生成有重要作用的器官是（　　）。
    A. 下丘脑　　B. 垂体　　C. 松果体　　D. 乳腺　　E. 卵巢

61. 动物细胞中含核酸的细胞器是（　　）。
    A. 线粒体　　B. 叶绿体　　C. 溶酶体　　D. 高尔基复合体　　E. 过氧化物酶体

62. 家畜内服硫酸钠可治疗（　　）。
    A. 小肠便秘　　B. 大肠便秘　　C. 瘤胃胀气　　D. 胃酸过多　　E. 肠炎

63. 根据《病死及病害动物无害化处理规范》，下列动物疫病中不能采用深埋法进行无害化处理的是（　　）。
A. 小反刍兽疫　　　　B. 痒病　　　　　　　C. 绵羊痘
D. 新城疫　　　　　　E. 高致病性禽流感

64. 恒温动物体温调节的基本中枢位于（　　）。
A. 小脑　　B. 大脑　　C. 延髓　　D. 脊髓　　E. 下丘脑

65. 胃排空的直接动力是胃和小肠之间的（　　）。
A. 压力差　　　　　　B. 温度差　　　　　　C. 脂肪酸浓度差
D. 氨基酸浓度差　　　E. pH 差

66. 甲硝唑的硝基在无氧环境中还原成氨基可抑制（　　）。
A. 厌氧菌　　　　　　B. 衣原体　　　　　　C. 革兰氏阳性菌
D. 革兰氏阴性菌　　　E. 支原体

67. 蛋白质的基础结构是（　　）。
A. 一级结构　　B. 二级结构　　C. 超二级结构　　D. 三级结构　　E. 结构域

68. 生成雄激素的细胞是（　　）。
A. 一级精母细胞　　　B. 睾丸间质细胞　　　C. 初级精母细胞
D. 精原细胞　　　　　E. 次级精母细胞

69. 心瓣膜损伤轻微和形成菜花样赘生物主要见于（　　）。
A. 疣状心内膜炎　　　B. 溃疡性心内膜炎　　C. 实质性心肌炎
D. 化脓性心肌炎　　　E. 间质性心肌炎

70. 猪肾的类型是（　　）。
A. 有沟多乳头肾　　　B. 有沟单乳头肾　　　C. 平滑单乳头肾
D. 平滑多乳头肾　　　E. 复肾

71. 戊巴比妥的主要作用是（　　）。
A. 诱导麻醉　　B. 抗惊厥　　C. 镇痛　　D. 消炎　　E. 基础麻醉

72. 酶活性中心外必需基团的作用是（　　）。
A. 与底物结合　　　　B. 催化底物进行化学反应　　C. 维持酶分子的空间构象
D. 决定酶的结构　　　E. 与酶活性无关

73. 肌肉组织中，细丝的主要成分是（　　）。
A. 原肌球蛋白　　B. 肌动蛋白　　C. 肌钙蛋白　　D. 肌红蛋白　　E. 肌球蛋白

74. 慢性猪瘟继发猪副伤寒的纽扣状病变是（　　）。
A. 增生　　B. 变质　　C. 渗出　　D. 再生　　E. 肥大

75. 静脉注射时，若不慎将空气带入血液，易引起的栓塞类型是（　　）。
A. 脂肪性　　B. 空气性　　C. 血栓性　　D. 组织性　　E. 细菌性

76. 影响药物作用的主要因素不包括（　　）。

A. 种属差异　　B. 给药方案　　C. 饲养人员　　D. 病理因素　　E. 环境因素

77. 根据突触传递物质的性质将其分为（　　）。
   A. 轴突触与树突触　　　　B. 化学性突触与轴突触　　　　C. 轴突触与电突触
   D. 化学性突触与电突触　　E. 树突触与电突触

78. 由于红细胞破坏过多而导致的黄疸是（　　）。
   A. 阻塞性黄疸　　B. 实质性黄疸　　C. 溶血性黄疸　　D. 肝性黄疸　　E. 肝后性黄疸

79. 根据《兽医处方格式及应用规范》要求，下列错误的描述是（　　）。
   A. 遵守安全经济有效的原则
   B. 兽医师能限制人持处方到兽药经营部门买精神药物
   C. 未经处方兽医师允许，不得延长处方有效期
   D. 处方签名盖章才有效
   E. 经过计算机传输打印后，不用再盖章／签名

80. 仔猪死后剖检常采用的姿势是（　　）。
   A. 左侧卧　　B. 右侧卧　　C. 腹侧卧　　D. 仰卧　　E. 吊挂

81. 绵羊，3月龄，食欲不振，共济失调，血红蛋白含量为70g/L，显微镜观察到大多数为巨幼红细胞。该绵羊最可能缺乏的物质是（　　）。
   A. Fe^{2+}　　　　　　　　B. 维生素B_{12}　　　　　　C. 维生素A
   D. 维生素C　　　　　　　E. 促红细胞生成素

B1 型题

答题说明

以下提供若干组考题，每组考题共用在考题前列出的A、B、C、D、E五个备选答案。请为每一道考题从备选答案中选择一个最佳答案。某个备选答案可能被选择一次、多次或不被选择。

（82~83题共用备选答案）
   A. 滤过　　B. 胞吞作用　　C. 易化扩散　　D. 主动转运　　E. 离子对转运

82. 磺胺类药物在胃内的吸收方式属于（　　）。

83. 维生素B_{12}在回肠末端的吸收方式属于（　　）。

（84~86题共用备选答案）
   A. 嗜酸性粒细胞　　　　B. 肥大细胞　　　　C. 郎格罕细胞
   D. 泡沫细胞　　　　　　E. 巨噬细胞

84. 结核病中出现的多核细胞是（　　）。

85. 食盐中毒性脑炎病灶里的多核细胞是（　　）。

86. 细胞质内含有嗜碱性颗粒的是（　　）。

(87~89题共用备选答案)

　　A. 臂头肌　　　B. 胸头肌　　　C. 背腰最长肌　　D. 腹内斜肌　　　E. 髂肋肌

87. 构成家畜腹股沟管前内侧壁的基本结构是（　　）。
88. 构成家畜颈静脉沟上缘的肌肉是（　　）。
89. 构成家畜髂肋肌沟上缘的肌肉是（　　）。

(90~92题共用备选答案)

　　A. 1.5L　　　　B. 4.5L　　　　C. 54L　　　　D. 72L　　　　E. 90L

90. 某马的潮气量为6L，呼吸道通道为1.5L，肺泡无效腔为0，呼吸频率12次/min，则肺泡通气量是（　　）。

91. 某马的潮气量为6L，呼吸道通道为1.5L，肺泡无效腔为0，呼吸频率12次/min，则每分钟通气量是（　　）。

92. 某马的潮气量为6L，呼吸道通道为1.5L，肺泡无效腔为0，呼吸频率12次/min，则生理无效腔气量是（　　）。

(93~94题共用备选答案)

　　A. 糖原合酶　　　　　　B. 糖原分支酶　　　　　　C. 糖原磷酸化酶
　　D. 葡萄糖-6-磷酸脱氢酶　　E. UDPG

93. 糖原分解的关键酶是（　　）。
94. 糖原合成的关键酶是（　　）。

(95~97题共用备选答案)

　　A. 牛　　　　B. 马　　　　C. 猪　　　　D. 羊　　　　E. 犬

95. 上述动物中，卵巢有排卵窝的是（　　）。
96. 上述动物中，子宫角呈肠袢状的是（　　）。
97. 上述动物中，子宫角发达的是（　　）。

(98~100题共用备选答案)

　　A. 甲醛　　　　B. 火碱　　　　C. 醋酸氯己定　　D. 氧化钙　　　E. 漂白粉

98. 用于皮肤黏膜伤口消毒的是（　　）。
99. 用于熏蒸消毒的是（　　）。
100. 用于饮水消毒的是（　　）。

全国执业兽医资格考试试卷十五（兽医全科类）

（基础科目）

A1 型题

> **答题说明**
>
> 每一道考题下面有 A、B、C、D、E 五个备选答案。请从中选择一个最佳答案。

1. 参与维持母畜正常妊娠的是（　　）。
   A. 假黄体　　　B. 真黄体　　　C. 血体　　　D. 白体　　　E. 红体
2. 全身最主要的调节方式是（　　）。
   A. 神经调节　　B. 神经-体液调节　C. 体液调节　D. 自身调节　E. 反馈调节
3. 猫对其敏感而慎用的止泻药是（　　）。
   A. 碱式碳酸铋　B. 碱式硝酸铋　C. 活性炭　　D. 鞣酸蛋白　E. 高岭土
4. 麻醉药品处方笺需要保存（　　）以上。
   A. 1 年　　　　B. 2 年　　　　C. 3 年　　　D. 4 年　　　E. 5 年
5. 下列选项中，洗胃常用的是（　　）。
   A. 高锰酸钾　　B. 苯扎溴铵　　C. 二氯异氰　D. 戊二醛　　E. 乙醇
6. 蛋白质中氨基酸常见的链接方式是（　　）。
   A. 配位键　　　B. 磷酸二酯键　C. 糖苷键　　D. 肽键　　　E. 硫酯键
7. 具有防治犬干眼症的药物是（　　）。
   A. 维生素 B_1　B. 维生素 A　　C. 维生素 B_{12}　D. 维生素 D　E. 维生素 B_6
8. 胃蛋白酶最适宜的 pH 是（　　）。
   A. 9.8　　　　B. 8.0　　　　C. 7.0　　　D. 1.8　　　E. 5.8
9. 根据《病原微生物实验室生物安全管理条例》，下列对动物病原微生物实验室管理的描述不正确的是（　　）。
   A. 负责人可以决定用新技术、新方法从事高致病性动物病原微生物相关实验活动
   B. 实验室从事高致病性动物病原微生物相关实验活动的实验档案保存期，不得少于 20 年
   C. 从事高致病性动物病原微生物相关实验活动的实验室应接受公安机关有关实验室安全保卫工作的监督指导
   D. 进入从事高致病性动物病原微生物相关实验活动的实验室的工作人员或者其他有关人

员，应当经实验室负责人批准
E. 动物病原微生物实验室的工作人员需定期培训，考核合格后方准上岗

10. 关于兽药经营必须具备的条件，下列不正确的是（　　）。
   A. 有与兽药经营相适应的设备　　　B. 有与兽药经营相适应的技术人员
   C. 有与兽药经营相适应的质量管理人员　　D. 有与兽药经营相适应的营业场所
   E. 有与兽药经营相适应的执业兽医

11. 犬猫使用一次可以维持 10d 以上的消炎药是（　　）。
   A. 头孢噻呋　　B. 头孢喹肟　　C. 头孢曲松　　D. 头孢维星　　E. 头孢氨苄

12. 维生素 D_3 促进肠道吸收的是（　　）。
   A. 钾　　B. 镁　　C. 钙　　D. 氯　　E. 钠

13. 去甲肾上腺素激动的主要是（　　）。
   A. M 受体　　B. N 受体　　C. α 受体　　D. β 受体　　E. H 受体

14. 柯蒂氏器位于（　　）。
   A. 椭圆囊　　B. 球囊　　C. 耳蜗　　D. 外耳道　　E. 前庭

15. 马的下颌腺开口于（　　）。
   A. 舌下肉阜　　B. 舌下壁　　C. 舌圆枕　　D. 鼻唇镜　　E. 腮腺

16. 当环境温度高于身体温度时，唯一的散热方式是（　　）。
   A. 辐射　　B. 传导　　C. 对流　　D. 蒸发　　E. 热喘

17. 马的采食器官是（　　）。
   A. 唇　　B. 舌　　C. 切齿　　D. 颊　　E. 臼齿

18. 脾脏的红髓包括脾索和（　　）。
   A. 脾小结　　B. 边缘池　　C. 动脉周围组织淋巴鞘　　D. 白髓　　E. 脾血窦

19. 兽药仓库储存区域不包括（　　）。
   A. 合格兽药　　B. 退货兽药　　C. 不合格兽药　　D. 待检兽药　　E. 待出库兽药

20. 肠道中产生的胺类物质在肝脏中解除毒性的主要反应是（　　）。
   A. 氧化反应　　B. 结合反应　　C. 水解反应　　D. 聚合反应　　E. 还原反应

21. 猪的胎盘类型是（　　）。
   A. 上皮绒毛膜胎盘　　B. 结缔绒毛膜胎盘　　C. 内皮绒毛膜胎盘
   D. 血绒毛膜胎盘　　E. 尿囊绒毛膜胎盘

22. 真核细胞中含有少量 DNA 的细胞器是（　　）。
   A. 内质网　　B. 高尔基复合体　　C. 线粒体　　D. 中心体　　E. 溶酶体

23. 我国的防疫方针是（　　）。
   A. 检疫为主，检疫、控制、净化、消灭相结合
   B. 预防为主，预防、控制、净化、消灭相结合

C. 治疗为主，治疗、控制、净化、消灭相结合
D. 控制为主，控制、预防、净化、消灭相结合
E. 扑杀为主，预防、控制、净化、消灭相结合

24. 连接腹腔、盆腔腔壁与脏器之间的短而窄的腹膜褶称为（　　）。
    A. 浆膜　　　　B. 网膜　　　　C. 褶皱　　　　D. 韧带　　　　E. 系膜

25. 猫禁用的抗炎药是（　　）。
    A. 安乃近　　　B. 扑热息痛　　C. 头孢喹肟　　D. 阿司匹林　　E. 安替比林

26. 脑干包括间脑、脑桥、延髓和（　　）。
    A. 大脑　　　　B. 小脑　　　　C. 下丘脑　　　D. 中脑　　　　E. 脊髓

27. 输入到无规定动物疫病区的乳用、种用动物按照要求进行隔离检疫，动物隔离检疫期是（　　）。
    A. 10d　　　　B. 15d　　　　C. 20d　　　　D. 30d　　　　E. 45d

28. 药物转运方式中，简单扩散是（　　）。
    A. 主动转运　　B. 被动转运　　C. 胞吞作用　　D. 胞吐作用　　E. 易化扩散

29. 下列引起全身淀粉样变性的是（　　）。
    A. 炭疽杆菌　　B. 结核杆菌　　C. 大肠杆菌　　D. 沙门菌　　　E. 多杀性巴氏杆菌

30. 氰化物中毒时，与亚硝酸钠联合作用解毒的药物是（　　）。
    A. 亚甲蓝　　　B. 乙酰胺　　　C. 阿托品　　　D. 硫代硫酸钠　E. 二巯丙醇

31. 根据《兽用处方药品种目录（第一批）》规定，下列不属于兽用处方药的是（　　）。
    A. 注射用盐酸土霉素　　　　B. 盐酸土霉素注射液　　　　C. 长效土霉素注射液
    D. 长效盐酸土霉素注射液　　E. 土霉素片

32. 根据《一、二、三类动物疫病病种名录》，下列选项中属于二类动物疫病的是（　　）。
    A. 伪狂犬病　　B. 狂犬病　　　C. 犬瘟热　　　D. 犬细小病毒病　E. 犬传染性肝炎

33. 牛肝片吸虫寄生于胆管上皮致其（　　）。
    A. 增生　　　　B. 肥大　　　　C. 萎缩　　　　D. 化生　　　　E. 再生

34. 下列关节中，具有囊内韧带的是（　　）。
    A. 肩关节　　　B. 肘关节　　　C. 指关节　　　D. 荐髂关节　　E. 髋关节

35. 下列药物中，能与有机磷酯类结合的是（　　）。
    A. 琥珀胆碱　　B. 新斯的明　　C. 氨甲酰胆碱　D. 阿托品　　　E. 毛果芸香碱

36. 血液中能运输氧气到各组织器官的是（　　）。
    A. 血红蛋白　　B. 肌球蛋白　　C. 肌动蛋白　　D. 肌红蛋白　　E. 运铁蛋白

37. 非酯型胆红素升高所损伤的部位是（　　）。
    A. 肠黏膜　　　B. 脑组织　　　C. 肾小管　　　D. 胃黏膜　　　E. 肺间质

38. 牛胸椎有（　　）。

A. 11 枚　　　　B. 13 枚　　　　C. 15 枚　　　　D. 18 枚　　　　E. 19 枚

39. 如图所示,"箭头"所指示的部位是(　　)。

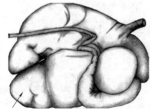

彩图 5

A. 上颌骨　　　B. 下颌骨　　　C. 颧骨　　　D. 顶骨　　　E. 额骨

40. 膜内外电位差不断增大,超过静息电位绝对值的过程称为(　　)。
A. 极化　　　B. 去极化　　　C. 反极化　　　D. 复极化　　　E. 超极化

41. 执业兽医因违反动物诊疗的操作技术规范,而被责令暂定动物诊疗活动的期限为(　　)。
A. 6 个月以下　　　B. 6 个月以上 1 年以下　　　C. 1 年以上 2 年以下
D. 2 年以上 3 年以下　　　E. 3 年以上

42. 下列行为中不属于执业兽医义务的是(　　)。
A. 开具处方　　　B. 树立敬业精神　　　C. 遵守职业道德
D. 爱护动物,宣传动物保健知识和动物福利　　　E. 主动救治流浪动物

43. 下列选项中可以衍生成蹄匣的是(　　)。
A. 汗腺　　　B. 皮下脂肪　　　C. 表皮　　　D. 真皮　　　E. 皮下组织

44. 采集病料不需要详细标明的信息是(　　)。
A. 组织部位　　　B. 送检目的　　　C. 病原特性　　　D. 送检时间　　　E. 送检部位

45. 有关于《兽用处方药和非处方药的管理办法》,下列说法不正确的是(　　)。
A. 兽用处方药只能凭处方笺购买
B. 兽用非处方药是指无须处方笺即可自行购买并按照说明书使用的兽药
C. 国家实行兽用处方药和非处方药分类管理办法
D. 兽用处方药目录由农业农村部制定并发布
E. 根据药物安全性和使用风险程度,将药物分为处方药和非处方药

46. 如图所示,"箭头"所指示的部位是(　　)。

彩图 6

A. 瘤胃前背盲囊　　　B. 瘤胃后腹盲囊　　　C. 网胃　　　D. 瓣胃　　　E. 皱胃

47. 下列选项中用于治疗猫蚤的药物是(　　)。

A. 伊维菌素　　　B. 氯硝柳胺　　　C. 吡喹酮　　　D. 阿苯达唑　　　E. 磺胺嘧啶

48. 下列动物疫病中，发生时需要立即采取扑杀等措施的是（　　）。
   A. 高致病性禽流感　　　B. 禽传染性法氏囊病　　　C. 禽传染性支气管炎
   D. 鸡白痢　　　E. 马立克病

49. 下列选项中使用后使动物呈现"木僵样"的麻醉药是（　　）。
   A. 异氟烷　　　B. 戊巴比妥　　　C. 氯胺酮　　　D. 异丙酚　　　E. 利多卡因

50. 胆固醇的合成原料是（　　）。
   A. 葡萄糖　　　B. 甘油　　　C. 脂蛋白　　　D. 乙酰CoA　　　E. 丙酸

51. 构成动物机体的最基本结构是（　　）。
   A. 细胞　　　B. 组织　　　C. 器官　　　D. 系统　　　E. 细胞器

52. 肺的基本结构和功能单位是（　　）。
   A. 肺泡　　　B. 肺小叶　　　C. 支气管　　　D. 尘细胞　　　E. 肺泡囊

53. 下列选项中可造成硫胺素缺乏的驱虫药是（　　）。
   A. 氨丙啉　　　B. 阿苯达唑　　　C. 氰戊菊酯　　　D. 地克珠利　　　E. 环丙氨嗪

54. 下列属于一类动物疫病的是（　　）。
   A. 非洲猪瘟　　　B. 炭疽　　　C. 牛结核病　　　D. 伪狂犬病　　　E. 马传染性贫血

55. 下列属于人畜共患传染病的是（　　）。
   A. 华支睾吸虫病　　　B. 隐孢子虫病　　　C. 支原体病　　　D. 旋毛虫　　　E. 伪狂犬病

56. 执业助理兽医师的职业权限有（　　）。
   A. 开具病例证明　　　B. 开具诊断证明　　　C. 独立开展手术
   D. 开具处方　　　E. 给动物做健康检查

57. 某激素于幼年动物体内分泌过多时可致巨人症，于成年动物体内分泌过多时可致肢端肥大症。分泌该激素的腺体是（　　）。
   A. 垂体　　　B. 肾上腺　　　C. 甲状腺　　　D. 甲状旁腺　　　E. 松果体

58. 水中毒可导致（　　）。
   A. 细胞外液减少　　　B. 细胞内液减少　　　C. 细胞内水肿
   D. 细胞外液胶体渗透压降低　　　E. 水钠潴留

59. 真核细胞生物氧化的主要场所是（　　）。
   A. 线粒体　　　B. 溶酶体　　　C. 核糖体　　　D. 高尔基复合体　　　E. 过氧化酶体

60. 应激早期，循环血液中升高的物质是（　　）。
   A. 胰岛素　　　B. 儿茶酚胺　　　C. 维生素C　　　D. 利尿激素　　　E. 类脂质

61. 下列药物中，通过影响凝血因子发挥止血作用的药物是（　　）。
   A. 右旋糖酐铁　　　B. 安络血　　　C. 肝素　　　D. 阿司匹林　　　E. 酚磺乙胺

62. 与靶细胞受体结合而发生作用的激素是（　　）。

A. 睾酮　　　　B. 醛固酮　　　C. 肾上腺素　　　D. 雌二醇　　　E. 皮质醇

63. 不属于给药方案的是（　　）。
A. 剂量　　　　B. 途径　　　　C. 间隔时间　　　D. 适应证　　　E. 疗程

64. 在呼吸链中，唯一的非蛋白物质是（　　）。
A. CoQ　　　　B. 细胞色素 aa$_3$　C. 细胞色素 b　　D. 细胞色素 c　　E. FMN

65. 犬治疗胃肠溃疡的药物是（　　）。
A. 西咪替丁　　B. 多潘立酮　　C. 胃蛋白酶　　　D. 稀盐酸　　　E. 蓖麻油

66. 败血症死后剖检的共同特点是（　　）。
A. 淋巴结变小　B. 尸僵不全　　C. 内脏器官缩小　D. 脑组织无异常　E. 脾脏缩小

67. 持续发热，昼夜温差 3~5℃的热型为（　　）。
A. 弛张热　　　B. 间歇热　　　C. 回归热　　　　D. 波状热　　　E. 消耗热

68. 水是机体必需的物质，下列不属于水的作用的是（　　）。
A. 参与化学反应　　　　B. 直接提供能量　　　　C. 机体内含量最多
D. 调节体温　　　　　　E. 维持渗透压

69. 猪感染多杀性巴氏杆菌时，主要增多的炎性细胞是（　　）。
A. 嗜酸性粒细胞　B. 嗜碱性粒细胞　C. 中性粒细胞　D. 淋巴细胞　E. 单核细胞

70. 磺胺间甲氧嘧啶的药动学特征是（　　）。
A. 肠道易吸收　　　　　B. 外用易吸收　　　　　C. 肠道难吸收
D. 肌内注射不吸收　　　E. 静脉注射不吸收

71. 下列关于雌激素生理作用的叙述，错误的是（　　）。
A. 刺激乳腺导管系统的发育　　　　B. 促进阴道上皮增生、角化及糖异生
C. 降低输卵管和子宫平滑肌的收缩力　D. 促进雌性副性器官的发育
E. 维持雌性动物性活动

72. 血小板生理功能不包括（　　）。
A. 抗菌、吞噬细菌　　　　B. 参与纤维蛋白溶解　　　C. 凝血
D. 黏附、聚集、吸附　　　E. 维持血管内皮细胞的完整性

73. 发生动物疫病时，组织扑杀的部门或单位是（　　）。
A. 县级以上人民政府　　B. 动物疫病防控中心　　C. 县级以上农业农村管理部门
D. 村委会　　　　　　　E. 镇政府

74. 下列需要申请动物诊疗许可证的是（　　）。
A. 执业兽医师　　　　　B. 动物诊疗机构　　　　C. 官方兽医
D. 兽药经营企业　　　　E. 动物疫病防控中心

75. 引起抗利尿素分泌最敏感的因素是（　　）。
A. 血压轻度降低　　　　B. 血容量轻度减少　　　C. 血浆晶体渗透压升高
D. 血浆胶体渗透压升高　E. 血压升高

76. 下列用于猪囊尾蚴病的药物是（　　）。
    A. 吡喹酮　　B. 左旋咪唑　　C. 伊维菌素　　D. 阿维菌素　　E. 氨丙啉

A2 型题

> **答 题 说 明**
>
> 每一道考题是以一个小案例出现的，其下面都有 A、B、C、D、E 五个备选答案。请从中选择一个最佳答案。

77. 动物医院接诊 1 只濒死比格犬。剖检有腹水，肝脏表面有黄白色结节。镜检有条索状、团块状排列的细胞，细胞呈多边形，核分裂象多见，细胞质浅染伊红。最可能是（　　）。
    A. 肝癌　　B. 鳞状上皮细胞　　C. 腺上皮癌　　D. 腺瘤　　E. 纤维肉瘤

B1 型题

> **答 题 说 明**
>
> 以下提供若干组考题，每组考题共用在考题前列出的 A、B、C、D、E 五个备选答案。请为每一道考题从备选答案中选择一个最佳答案。某个备选答案可能被选择一次、多次或不被选择。

（78~80 题共用备选答案）
    A. 鸣管泡　　B. 鼻腺　　C. 肺　　D. 喉　　E. 气囊

78. 水禽分泌盐分的结构是（　　）。
79. 禽类特有的呼吸器官是（　　）。
80. 具有储气，可平衡体位，调节体温，参与肺呼吸的结构是（　　）。

（81~83 题共用备选答案）
    A. 细胞质　　B. 内质网　　C. 细胞核　　D. 高尔基复合体　　E. 线粒体

81. 三羧酸循环进行的部位在（　　）。
82. 磷酸戊糖途径进行的部位在（　　）。
83. 糖酵解途径进行的部位在（　　）。

（84~85 题共用备选答案）
    A. 非化脓性脑炎　　B. 化脓性脑炎　　C. 缺血性脑炎
    D. 脑软化　　E. 组织性脑炎

84. 鸡缺乏维生素 E 和硒时所引起的脑病类型是（　　）。
85. 猪感染猪链球菌病时所引起的脑病类型是（　　）。

（86~87 题共用备选答案）
    A. 嗜碱性粒细胞　　B. 嗜酸性粒细胞　　C. 中性粒细胞　　D. 单核-巨噬细胞　　E. 淋巴细胞

86. 检查到有寄生虫感染时，该炎性病灶中主要的炎性细胞类型是（　　）。
87. 心力衰竭细胞主要是（　　）。

（88~89题共用备选答案）

　　A. 胸腔　　　B. 肺泡　　　C. 组织　　　D. 胸膜腔　　　E. 动脉

88. 外呼吸进行气体交换的场所是（　　）。
89. 内呼吸进行气体交换的场所是（　　）。

（90~91题共用备选答案）

　　A. 低张性缺氧　B. 血液性缺氧　C. 瘀血性缺氧　D. 缺血性缺氧　E. 组织性缺氧

90. 因肺血管栓塞而引起的缺氧类型是（　　）。
91. 因氰化物中毒而引起的缺氧类型是（　　）。

（92~94题共用备选答案）

　　A. 肩胛横突肌　B. 斜方肌　　　C. 背阔肌　　　D. 臂头肌　　　E. 胸头肌

92. 如图所示，"1"处标记的是（　　）。
93. 如图所示，"2"处标记的是（　　）。
94. 如图所示，"3"处标记的是（　　）。

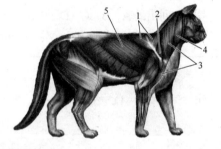

彩图 7

（95~96题共用备选答案）

　　A. 心肌炎　　B. 心内膜炎　　C. 心外膜炎　　D. 心肌病　　E. 心包炎

95. 心肌松弛，心脏有点状坏死灶，心肌纤维细胞断裂，无炎症反应的是（　　）。
96. 心肌松弛，心脏有点状坏死灶，心肌纤维细胞断裂，有炎症反应的是（　　）。

（97~98题共用备选答案）

　　A. 丙酮　　　B. 三氯乙酸　　C. 醋酸铅　　　D. 稀盐酸　　　E. 硫酸铵

97. 在临床化验中，常与蛋白质结合成难溶的蛋白盐从而沉淀，以达到去除血浆蛋白质的目的的化学试剂是（　　）。
98. 在临床上，可用牛奶或血清利用蛋白质的沉淀来抢救的中毒是（　　）。

（99~100题共用备选答案）

　　A. 血浆胶体渗透压下降　　B. 血浆胶体渗透压上升　　C. 血浆晶体渗透压下降
　　D. 毛细血管血压上升　　　E. 毛细血管壁通透性增加

99. 肝硬化时，出现腹水的主要原因是（　　）。
100. 外伤时，引起创口局部肿胀的最直接原因是（　　）。

全国执业兽医资格考试模拟试卷一（兽医全科类）

（基础科目）

A1 型题

答题说明

每一道考题下面有 A、B、C、D、E 五个备选答案。请从中选择一个最佳答案。

---

1. 治疗仔猪缺铁性贫血的药物是（　　）。
   A. 叶酸　　　　　B. 维生素 K　　　C. 维生素 B_{12}　　D. 酚磺乙胺　　　E. 右旋糖酐铁

2. 疾病的典型症状或全部主要症状明显出现的时期是（　　）。
   A. 潜伏期　　　　B. 前驱期　　　　C. 临床经过期　　D. 转归期　　　　E. 终结期

3. 动物进行新陈代谢、生长发育和繁殖分化的形态学基础是（　　）。
   A. 细胞　　　　　B. 组织　　　　　C. 器官　　　　　D. 系统　　　　　E. 细胞器

4. 分布于细胞内液中的主要离子是（　　）。
   A. K^+　　　　　B. Na^+　　　　　C. Ca^{2+}　　　　D. Mg^{2+}　　　　E. Fe^{3+}

5. 氯胺酮属于一类精神药品，其兽用注射液在临床使用中不是必须执行严格管理的是（　　）。
   A. 生产　　　　　B. 销售　　　　　C. 研究　　　　　D. 库存　　　　　E. 使用

6. 红细胞中葡萄糖主要的代谢途径是（　　）。
   A. 糖酵解　　　　　　　　B. 磷酸戊糖途径　　　　　　C. 糖醛酸循环
   D. 有氧氧化　　　　　　　E. 2,3-二磷酸甘油酸支路

7. 纤维结缔组织玻璃样变可见（　　）。
   A. 肉眼呈红色透明　　　　B. 光镜下可见富有血管和纤维细胞　　C. 细胞增生
   D. 均质，无结构红染的梁状、带状或片状，失去纤维的结构　　　E. 遇碘变蓝

8. 禁止在动物饮水中使用的兽药不包括（　　）。
   A. 巴比妥　　　　　　　　B. 盐酸异丙嗪　　　　　　　C. 苯巴比妥钠
   D. 盐酸沙拉沙星　　　　　E. 绒毛膜促性腺激素

9. 为新建、改建或扩建一级、二级动物病原微生物实验室备案的主体是（　　）。
   A. 国务院兽医主管部门　　　　　　B. 省级人民政府兽医主管部门
   C. 该区的市级人民政府兽医主管部门　　D. 县级人民政府兽医主管部门

E. 镇级人民政府兽医主管部门

10. 给犬内服磺胺类药物时，同时使用 $NaHCO_3$ 的目的是（　　）。
　　A. 增加抗菌作用　　　　B. 加快药物的吸收　　　　C. 加快药物的代谢
　　D. 防止结晶尿的生成　　E. 防止药物排泄过快

11. 如图所示，该肾脏为（　　），见于（　　）。

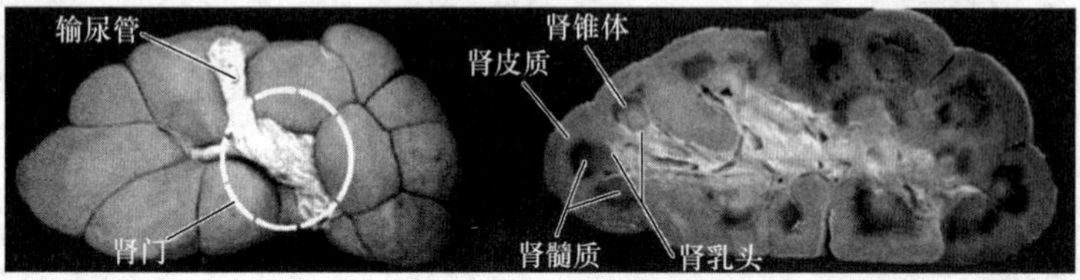

彩图 8

　　A. 有沟多乳头肾，羊　　B. 有沟多乳头肾，牛　　C. 平滑单乳头肾，羊
　　D. 平滑单乳头肾，牛　　E. 平滑多乳头肾，猪

12. 支持营养生精细胞、分泌雄激素，参与血-睾屏障形成的是（　　）。
　　A. 支持细胞　　B. 间质细胞　　C. 足细胞　　D. 红细胞　　E. 血小板

13. 具有增加肠内容积，软化粪便，加速粪便排泄作用的药物是（　　）。
　　A. 稀盐酸　　B. 硫酸钠　　C. 鱼石脂　　D. 铋制剂　　E. 鞣酸蛋白

14. 下列不属于导致低张性缺氧的原因是（　　）。
　　A. 一氧化碳中毒　　　　B. 吸入气氧分压过低　　　　C. 外呼吸功能障碍
　　D. 静脉血向动脉分流　　E. 通气/血流比不一致

15. 在临床上进行的皮内注射就是把药液注入（　　）内。
　　A. 基底层　　B. 透明层　　C. 角质层　　D. 真皮层　　E. 浅筋膜

16. 由小动脉扩张而流入组织或器官血量增多的现象称为动脉性充血。组织器官体积轻度肿大，色泽鲜红，局部温度（　　）。
　　A. 降低　　B. 升高　　C. 正常　　D. 不变　　E. 很低

17. 病畜兴奋不安，食欲减退，脉搏加快，皮温降低，畏寒战栗，被毛竖立，其可能（　　）。
　　A. 处于发热的体温上升期　　　　B. 处于发热的高温持续期
　　C. 处于发热的体温下降期　　　　D. 产热和散热在新的高水平上保持相对平衡
　　E. 中暑

18. 神经突触传递的特征是（　　）。
　　A. 兴奋节律恒定　　B. 不易疲劳　　C. 双向传递　　D. 不需要化学递质　　E. 延搁现象

19. 具有提举肩胛骨的作用的肌肉是（　　）。
　　A. 臂头肌　　B. 菱形肌　　C. 背阔肌　　D. 肩胛横突肌　　E. 胸肌

20. 一般位于喉的后方，前2~3个气管环的两侧面和腹侧面的是（　　）。
　　A. 垂体　　B. 甲状腺　　C. 肾上腺　　D. 甲状旁腺　　E. 松果体

21. 亚硒酸钠可用于防治仔猪的（　　）。

A. 白肌病　　B. 贫血　　C. 佝偻病　　D. 骨软症　　E. 干眼症

22. 组织器官的适应从形态结构来看，主要表现为（　　）。
　　A. 增生　　B. 萎缩　　C. 肥大　　D. 化生　　E. 以上全是

23. 以下属于二类病原微生物的是（　　）。
　　A. 口蹄疫病毒　　　　　　B. 牛海绵状脑病病原　　　　C. 猪瘟病毒
　　D. 高致病性禽流感病毒　　E. 致病性大肠埃希菌

24. 关于应激时的神经内分泌反应，下列描述错误的是（　　）。
　　A. 交感神经兴奋　　　　　　　　B. 儿茶酚胺分泌增加
　　C. 下丘脑-垂体-肾上腺皮质亢进　　D. 抗利尿激素分泌下降
　　E. 胰高血糖素升高

25. （　　）是能量通用货币和转移磷酸基团的主要分子。
　　A. ATP　　B. GTP　　C. UTP　　D. CTP　　E. TTP

26. 以下选项属于《一、二、三类动物疫病病种名录》中规定的一类动物疫病的是（　　）。
　　A. Q热　　B. 炭疽　　C. 痒病　　D. 猪链球菌病　　E. 马媾疫

27. 肿瘤分实质、间质两部分，其内常有（　　）浸润。
　　A. 中性粒细胞　　B. 淋巴细胞　　C. 单核细胞　　D. 白细胞　　E. 红细胞

28. 结合蛋白酶的基本结构是（　　）。
　　A. 由多个亚基聚合而成　　B. 由多个辅助因子组成　　C. 由酶和辅助因子组成
　　D. 由酶蛋白组成　　　　　E. 由不同的酶结合而成

29. 氟尼辛葡甲胺的药理作用不包括（　　）。
　　A. 解热　　B. 镇静　　C. 抗炎　　D. 镇痛　　E. 抗风湿

30. 重大动物疫情由（　　）认定，必要时由（　　）认定。
　　A. 省、自治区、直辖市人民政府；国务院
　　B. 省、自治区、直辖市人民政府农业农村主管部门；国务院农业农村主管部门
　　C. 县级以上人民政府；省、自治区、直辖市人民政府
　　D. 县级以上人民政府农业农村主管部门；省、自治区、直辖市人民政府农业农村主管部门
　　E. 县级以上人民政府农业农村主管部门；国务院农业农村主管部门

31. 我国规定不能用作食品动物的促生长剂的是（　　）。
　　A. 痢菌净　　B. 喹乙醇　　C. 喹烯酮　　D. 甲硝唑　　E. 庆大霉素

32. 由小动脉扩张而流入组织或器官血量增多的现象称为动脉性充血，也称（　　）。
　　A. 充血（主动性充血）　　B. 溢血　　　　　　C. 瘀血
　　D. 静脉性充血　　　　　　E. 被动充血

33. 根据《人畜共患传染病名录》，不属于人畜共患传染病的是（　　）。
　　A. 伪狂犬病　　B. 日本脑炎　　C. 马鼻疽　　D. 日本血吸虫　　E. 沙门菌病

34. 关于支气管性肺炎，下列描述不正确的是（　　）。

A. 病变始于支气管或细支气管 B. 多发于肺的尖叶、心叶和膈叶前下部
C. 炎灶波及一个肺大叶 D. 弛张热
E. 细菌性感染为主

35. 属于食品动物禁用的药物是（ ）。
   A. 氯霉素　　　B. 链霉素　　　C. 庆大霉素　　　D. 卡那霉素　　　E. 恩拉霉素

36. 心脏中的自律性细胞主要是（ ）。
   A. 枯否细胞和P细胞　　B. 淋巴细胞和浦肯野细胞　　C. P细胞和浦肯野细胞
   D. 心肌细胞和枯否细胞　　E. 以上都是

37. 关于动物疫情通报制度说法不正确的是（ ）。
   A. 海关发现出境的动物产品疑似染疫，应当及时处置并向农业农村主管部门通报
   B. 国务院农业农村主管部门应当及时向军队有关部门通报重大动物疫情的发生和处置情况
   C. 野生动物保护主管部门发现野生动物染疫或者疑似染疫的，应当及时处置并向本级人民政府农业农村主管部门通报
   D. 发生人畜共患传染病疫情时，县级以上人民政府农业农村主管部门与上级人民政府卫生健康、野生动物保护等主管部门应当及时相互通报
   E. 国务院农业农村主管部门应当及时向有关国际组织或者贸易方通报重大动物疫情的发生和处置情况

38. 动物眼球壁的三层结构中具有输送营养和吸收眼内分散光的是（ ）。
   A. 虹膜　　　B. 血管膜　　　C. 纤维膜　　　D. 房水　　　E. 视网膜

39. 肠管粗细不均匀，肠壁增厚，弹性降低，肠黏膜出现脑回样皱襞，有些黏膜表面可见斑点状出血。下列不常见本病变的是（ ）。
   A. 结核　　　B. 副结核　　　C. 组织胞浆病　　　D. 马肥厚性肠炎　　　E. 猪肺疫

40. 不属于《兽药管理条例》立法目的的是（ ）。
   A. 加强兽药管理　　　B. 防治动物疾病　　　C. 维护动物福利
   D. 维护人体健康　　　E. 促进养殖业的发展

41. 关于执业兽医师的执业权限，说法不正确的是（ ）。
   A. 开具处方　　　B. 填写诊断书　　　C. 出具动物诊疗有关证明
   D. 出具检疫证明　　　E. 对动物实施手术治疗

42. 关于支配眼结构的神经错误的是（ ）。
   A. 动眼神经调节眼球肌　　B. 视神经调节瞳孔　　C. 滑车神经调节眼球肌
   D. 外展神经调节眼球肌　　E. 交感神经调节瞳孔

43. 下列关于动物死后尸体变化描述错误的是（ ）。
   A. 动物死后新陈代谢停止，尸体温度于室温条件下每小时下降1℃
   B. 尸体下部皮肤受重力影响的瘀血现象（坠积性瘀血）称尸斑
   C. 尸僵最明显的时间段是在死后3~6h
   D. 尸体自溶最明显的是胃和胰脏

E. 死于败血症、缺 O_2 的动物，血液凝固不良或不凝固

44. 细胞在静息状态下所保持的膜两侧电位外正内负的状态称为（　　）。
    A. 极化　　　B. 去极化　　　C. 复极化　　　D. 超极化　　　E. 反极化

45. 咖啡因的药理作用不包括（　　）。
    A. 扩张血管　　　　　　B. 抑制呼吸　　　　　　C. 松弛平滑肌
    D. 增强心肌收缩力　　　E. 兴奋中枢神经系统

46. 在一定程度上可作为肺通气功能指标的是（　　）。
    A. 潮气量　　　B. 补吸气量　　　C. 补呼气量　　　D. 余气量　　　E. 肺活量

47. 常与磺胺喹噁啉组成复方制剂，用于预防鸡球虫病的药物是（　　）。
    A. 阿莫西林　　B. 二甲氧苄啶　　C. 恩诺沙星　　D. 乙酰甲喹　　E. 甲硝唑

48. 官方兽医由（　　）任命。
    A. 国务院人力资源主管部门　　　　　　B. 国务院农业农村主管部门
    C. 省、自治区人民政府农业农村主管部门　　D. 直辖市人民政府农业农村主管部门
    E. 县级以上人民政府农业农村主管部门

49. 鸡嗉囊位于食道的（　　）。
    A. 后 1/3　　B. 上 1/2　　C. 前 1/3　　D. 下 1/3　　E. 中 1/3

50. 犬膝（直）韧带有（　　）。
    A. 1 条　　　B. 2 条　　　C. 3 条　　　D. 4 条　　　E. 5 条

51. 马来酸氯苯那敏抗过敏作用的机理是（　　）。
    A. 激动 H_1 受体　　　B. 阻断 H_1 受体　　　C. 激动 H_2 受体
    D. 阻断 H_2 受体　　　E. 激动 N_1 受体

52. 肾上腺素适合于治疗（　　）。
    A. 心律失常　　　　　B. 心脏骤停　　　　　C. 急性心力衰竭
    D. 慢性心力衰竭　　　E. 充血性心力衰竭

53. 动物病理性钙化沉积的钙盐主要是（　　）。
    A. 磷酸钙　　B. 碳酸钙　　C. 氯化钙　　D. 葡萄糖酸钙　　E. 钙

54. 适用于熏蒸消毒的药是（　　）。
    A. 复合酚　　　　　　B. 过氧化氢　　　　　　C. 苯扎溴铵
    D. 二氯异氰脲酸　　　E. 甲醛溶液

55. 灰黄霉素适用于治疗（　　）。
    A. 鸡球虫病　　　　　B. 皮肤真菌病　　　　　C. 厌氧菌感染
    D. 猪支原体肺炎　　　E. 猪放线杆菌性胸膜肺炎

56. 小剂量亚甲蓝适用于解救动物的（　　）。
    A. 铜中毒　　B. 氰化物中毒　　C. 有机氟中毒　　D. 有机磷中毒　　E. 亚硝酸盐中毒

57. 兽药经营企业发现与兽药使用有关的严重不良反应，应当报告给（　　）。
   A. 所在地食品药品监督管理机构
   B. 所在地人民政府兽医行政管理部门
   C. 所在地动物卫生监督机构
   D. 所在地动物疫病预防控制机构
   E. 所在地兽药检验机构

58. 淋巴结分外周的皮质和中央的髓质，皮质、髓质位置颠倒的动物是（　　）。
   A. 仔猪　　　B. 牛　　　C. 羊　　　D. 马　　　E. 犬

59. 肾小球滤过率的大小取决于（　　）。
   A. 滤过膜的通透性和有效滤过压　　　B. 肾血浆流量
   C. 血浆晶体渗透压　　　D. 肾小管的重吸收与排泄功能
   E. 囊内压升高

60. 将血沉快的动物的红细胞放入血沉正常的动物血浆中，与正常情况相比，红细胞的沉降率将（　　）。
   A. 加快　　　B. 减慢　　　C. 在正常范围
   D. 先不变后加快　　　E. 先加快后不变

61. 心的传导系统包括窦房结、房室结、房室束和（　　）。
   A. 神经纤维　　　B. 神经原纤维　　　C. 肌原纤维
   D. 普通心肌纤维　　　E. 浦肯野纤维

62. 关于牛髋骨的描述，错误的是（　　）。
   A. 由髂骨、坐骨和耻骨组成　　　B. 耻骨和坐骨共同组成闭孔
   C. 坐骨后外侧角粗大称坐骨结节　　　D. 髂骨内侧角称荐结节
   E. 髂骨翼外侧角称髂骨结节

63. 真核生物氧化发生在（　　）。
   A. 线粒体　　　B. 溶酶体　　　C. 核糖体　　　D. 过氧化酶　　　E. 高尔基复合体

64. 发生重大动物疫情的疫区应采取的措施不包括（　　）。
   A. 禁止动物进出疫区　　　B. 销毁染疫的动物产品
   C. 扑杀并销毁染疫动物　　　D. 关闭动物及动物产品交易市场
   E. 对染疫动物的同群动物实施紧急免疫接种

65. 禽类泌尿系统特点说法错误的是（　　）。
   A. 有肾　　　B. 有输尿管　　　C. 肾外无脂肪囊
   D. 无肾门　　　E. 有膀胱

66. 动物四肢、胸腹部、胸腔积液、腹腔积液等皮下水肿可能提示（　　）。
   A. 左心衰竭　　　B. 右心衰竭　　　C. 肾性水肿　　　D. 肝性水肿　　　E. 局部水肿

67. 血液中有病原微生物存在是败血症的主要标志之一，下列符合的是（　　）。

A. 毒血症、虫血症、病毒血症　　B. 毒血症、菌血症、病毒血症
C. 毒血症、虫血症、脓毒血症　　D. 虫血症、菌血症、病毒血症
E. 热毒血症、虫血症、脓毒血症

68. 细胞外液主要指（　　）。
    A. 血清、组织液、淋巴液及脑脊液
    B. 血液、组织液、小肠液及脑脊液
    C. 血浆、组织液、淋巴液及小肠液
    D. 血清、组织液、小肠液和脑脊液
    E. 血浆、组织液、淋巴液和脑脊液

69. （　　）是氨基酸分解的主要途径，主要发生场所是（　　）。
    A. 转氨作用，肝脏、肾脏
    B. 氧化作用，肝脏、肺
    C. 脱氨基作用，肝脏、肾脏
    D. 脱羧基作用，肝脏、肾脏
    E. 脱羟基作用，肝脏、肾脏

70. 动物自身不能合成，必须从饲料中摄取的脂肪酸是（　　）。
    A. 油酸　　B. 软磷脂　　C. 硬脂酸　　D. 亚油酸　　E. 丙酸

71. 与母体组织建立起物质交换的结构是（　　）。
    A. 子宫　　B. 绒毛膜　　C. 子宫内膜　　D. 卵黄膜　　E. 胎盘

72. 雄激素反馈抑制腺垂体分泌（　　）。
    A. 催乳素　　　　　　B. 促黑激素　　　　　　C. 生长激素
    D. 促肾上腺皮质激素　　E. 促卵泡素

73. 牛肩关节的特点是（　　）。
    A. 有十字韧带　　　　B. 有悬韧带　　　　C. 有侧副韧带
    D. 无侧副韧带　　　　E. 无关节囊

74. 根据《动物防疫条件审查办法》，申请办理动物防疫条件合格证的，材料不齐全或者不符合条件的，农业农村主管部门应当自收到材料之日起（　　）个工作日内，一次性告知申请人需补正的内容。
    A. 1　　B. 2　　C. 3　　D. 4　　E. 5

75. 暴露在质膜的外表面，与细胞的相互识别和通信相关联的是（　　）。
    A. 磷脂　　B. 糖脂　　C. 寡糖　　D. 胆固醇　　E. 蛋白质

76. 调节血糖浓度的主要激素有（　　）等，其中（　　）可降低血糖。
    A. 胰岛素、肾上腺素、盐皮质激素，肾上腺素
    B. 胰岛素、肾上腺素、糖皮质激素，胰岛素
    C. 胰岛素、甲状腺素、盐皮质激素，胰岛素
    D. 肾上腺素、糖皮质激素、盐皮质激素，糖皮质激素

E. 甲状腺素、肾上腺素、盐皮质激素，甲状腺素

77. 左旋咪唑中毒时，可用于解毒的是（   ）。
   A. 阿托品   B. 肾上腺素   C. 地塞米松   D. 甲氧氯普胺   E. 头孢曲松

78. 关于核酸的说法不正确的是（   ）。
   A. 生命有机体中遗传信息的载体
   B. 真核生物的 DNA 主要在细胞核染色体上
   C. 原核生物（如细菌）的 DNA 主要在拟核
   D. 病毒一般含有 DNA 或 RNA 中的一种
   E. DNA 紫外线最大吸收峰为 280nm

79. 空泡变性多见于（   ）。
   A. 皮肤和皮肤黏膜   B. 肝脏   C. 骨骼
   D. 肌肉   E. 心脏

80. 下列关于兽医执业活动，说法错误的是（   ）。
   A. 患有人畜共患传染病的执业兽医不得直接从事动物诊疗活动
   B. 乡村兽医可以在城区开展诊疗活动
   C. 执业兽医可以在其他动物诊疗机构支援
   D. 执业兽医师可以开具处方兽医师
   E. 执业兽医师可以填写诊断书

81. 甘露醇的最佳适应证是（   ）。
   A. 肺水肿   B. 脑水肿   C. 肝性水肿   D. 乳房水肿   E. 肾形水肿

82. 马鼻泪管开口于（   ）。
   A. 鼻盲囊   B. 上鼻道   C. 鼻前庭   D. 下鼻道   E. 中鼻道

83. 以下属于官方兽医的是（   ）。
   A. 负责检疫的兽医站的兽医人员
   B. 负责出具检疫证明等的国家兽医工作人员
   C. 负责诊疗的医疗机构的执业兽医
   D. 负责保健的医疗机构的兽医人员
   E. 负责防疫的兽医站的兽医人员

84. 恒温动物体温调节的基本中枢位于（   ）。
   A. 小脑   B. 大脑   C. 脊髓   D. 延髓   E. 下丘脑

85. 我国还未发现的动物疫病有（   ）。
   A. 口蹄疫   B. 疯牛病   C. 非洲猪瘟
   D. 高致病性禽流感   E. 牛病毒性腹泻

86. 下列不可以参加执业兽医资格考试的是（   ）。
   A. 临床医学毕业生   B. 兽医硕士毕业生   C. 动物医学本科毕业生

D. 2009年1月1日前已取得兽医师以上专业技术职称　　E. 动物医学专科在校生

87. 动物营养不良性钙化，血钙（　　）。
    A. 不升高　　B. 升高　　C. 先高后低　　D. 先低后高　　E. 急剧升高

88. 《执业兽医和乡村兽医管理办法》所称执业兽医包括（　　）。
    A. 乡村兽医　　B. 执业兽医师　　C. 护士　　D. 临床医生　　E. 中医

89. 卵巢外部皮质和内部髓质与其他动物颠倒的是（　　）。
    A. 马　　B. 牛　　C. 猪　　D. 羊　　E. 犬

A2 型题

> **答题说明**
>
> 每一道考题是以一个小案例出现的，其下面都有A、B、C、D、E五个备选答案。请从中选择一个最佳答案。

90. 某猪场发生口蹄疫，剖检见心腔围绕有环层状的灰白色条纹，似虎皮。心肌发生的是（　　）。
    A. 浆液-纤维性心包炎　　B. 创伤性心肌炎　　C. 实质性心肌炎
    D. 间质性心肌炎　　E. 化脓性心肌炎

A3/A4 型题

> **答题说明**
>
> 以下提供若干案例，每个案例下设若干道考题。请根据案例所提供的信息，在每一道考题下面的A、B、C、D、E五个备选答案中选择一个最佳答案。

（91~92题共用图片）

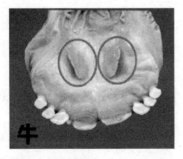

彩图 9

91. 如图所示，圈中标注的结构称（　　）。
    A. 舌下肉阜　　B. 舌圆枕　　C. 舌系带　　D. 舌乳头　　E. 腮腺管

92. 如图所示，圈中标注的结构是（　　）的开口处。

A. 腮腺管　　　B. 下颌腺管　　　C. 舌下腺　　　D. 颊腺　　　E. 眶下腺

B1 型题

答题说明

以下提供若干组考题，每组考题共用在考题前列出的 A、B、C、D、E 五个备选答案。请为每一道考题从备选答案中选择一个最佳答案。某个备选答案可能被选择一次、多次或不被选择。

（93~94 题共用备选答案）

　　A. 淀粉酶　　　B. 舌脂酶　　　C. 蛋白酶　　　D. 核酸酶　　　E. 溶菌酶

93. 唾液的浆液性分泌产物中富含的消化酶是（　　）。
94. 具有清洁作用的酶是（　　）。

（95~96 题共用备选答案）

　　A. 中性粒细胞　　　　　　B. 淋巴细胞　　　　　　C. 单核巨噬细胞
　　D. 嗜酸性粒细胞　　　　　E. 嗜碱性粒细胞

95. 多见于急性炎症早期，是机体清除和杀死病原微生物的主要成分，有"急性炎细胞"之称的是（　　）。
96. 常出现在慢性炎症、非化脓性炎症，且可演变为类上皮细胞、多核巨细胞的是（　　）。

（97~98 题共用备选答案）

　　A. 丙酮　　　B. 三氯乙酸　　　C. 醋酸铅　　　D. 稀盐酸　　　E. 硫酸铵

97. 在临床化验中，常用化学试剂（　　）与蛋白质结合成难溶的蛋白盐从而沉淀，以达到去除血浆蛋白质的目的。
98. 在临床上（　　）中毒时，可用牛奶或血清利用蛋白质的沉淀来抢救。

（99~100 题共用备选答案）

　　A. 甲状腺激素　　　　　　B. 生长激素　　　　　　C. 促黑色激素
　　D. 促肾上腺激素　　　　　E. 降钙素

99. 成年期出现肢端肥大症与（　　）有关。
100. 幼年期缺乏会导致以智力迟钝、身材矮小为特征的克汀病，与之有关的是（　　）。

全国执业兽医资格考试模拟试卷二（兽医全科类）

（基础科目）

A1 型题

答题说明

每一道考题下面有 A、B、C、D、E 五个备选答案。请从中选择一个最佳答案。

---

1. （　　）元素是构成骨与牙的主要成分，起支持和保护作用；又作为细胞内的第二信使，介导激素的调节。
   A. 钠　　　　　B. 钙　　　　　C. 钾　　　　　D. 磷　　　　　E. 碳

2. 胃蛋白酶原转变为胃蛋白酶的激活物是（　　）。
   A. 肠激酶　　　B. Na^+　　　C. K^+　　　D. HCl　　　　E. 内因子

3. 执业助理兽医师不得从事的执业活动是（　　）。
   A. 给犬喂药　　B. 动物健康检查　　　　　　C. 给动物采集粪便样品
   D. 动物针灸　　E. 独立进行的手术

4. 萎缩发生最早且最明显的组织器官是（　　）。
   A. 肝脏　　　　B. 脾脏　　　　C. 淋巴结　　　D. 胃　　　　　E. 脂肪组织

5. 对于尿素循环说法错误的是（　　）。
   A. 尿素循环又称鸟氨酸 - 精氨酸循环　　　　B. 合成尿素的器官主要是肝脏
   C. 尿素合成过程不耗能　　　　　　　　　　D. 尿素循环有助于解除氨毒
   E. 肾脏、脑等可合成尿素

6. 重大动物疫情的公布主体为（　　）。
   A. 省级人民政府　　　　　　　　　　　　　B. 省级人民政府农业农村主管部门
   C. 国务院农业农村主管部门　　　　　　　　D. 动物卫生监督机构
   E. 县级以上人民政府

7. 参与骨骼肌兴奋 - 收缩偶联的离子是（　　）。
   A. K^+　　　　B. Na^+　　　C. Ca^{2+}　　　D. Mg^{2+}　　　E. Fe^{2+}

8. 苯酚杀灭细菌和真菌的作用浓度是（　　）。
   A. 1%~2%　　　B. 2%~3%　　　C. 3%~5%　　　D. 7%~8%　　　E. 5%~10%

9. 以下不是动物疾病特点的是（　　）。

A. 疾病是在正常生命活动基础上产生的一个新过程,与健康有质的区别
B. 任何疾病的发生都是由一定原因引起的
C. 疾病是一个有规律的发展过程
D. 疾病使动物经济价值降低
E. 疾病是独立的机体反应,不会影响其他功能

10. 胆汁可以促进脂肪的消化和吸收,它主要含有( )。
    A. 脂肪酶   B. 胆红素   C. 胆绿素   D. 胆盐   E. 胆固醇

11. 内分泌系统的结构特点不包括( )。
    A. 有滤泡或腺泡   B. 无排泄管   C. 有血管、毛细血管
    D. 有血窦   E. 有排泄管

12. 促成红细胞发育和成熟的物质主要是( )。
    A. 铁和蛋白质   B. 锌和蛋白质
    C. 维生素 B_{12}、丁酸和铜离子   D. 维生素 B_{12}、叶酸和铜离子
    E. 促红细胞生成素

13. 脂肪酸烃链越短,越不饱和,相变温度( ),越容易相变;胆固醇( ),膜流动性越低,相变温度越高,越( )相变。
    A. 越低、越多、不容易   B. 越高、越多、容易
    C. 越低、越少、不容易   D. 越低、越多、容易
    E. 越高、越少、不容易

14. 根据《病原微生物实验室生物安全管理条例》,下列关于动物病原微生物实验活动管理的表述不正确的是( )。
    A. 在同一个实验室的同一个独立安全区域内,可以同时从事两种高致病性病原微生物的相关实验活动
    B. 从事高致病性病原微生物相关实验活动,应该有2名以上的工作人员共同进行
    C. 实验室从事高致病性病原微生物相关实验活动的相关实验档案保存期,不得少于20年
    D. 进入从事高致病性病原微生物相关实验活动的实验室工作人员,应当经实验室负责人批准
    E. 实验室的设立单位应当定期对实验设施、设备、材料等进行检查、维护和更新

15. 用治疗剂量时,出现与用药目的无关的不良反应是指药物的( )。
    A. 副作用   B. 变态反应   C. 毒性作用   D. 继发性反应   E. 特异质反应

16. 执业兽医在执业活动中应当履行的义务不包括( )。
    A. 遵守职业道德,履行兽医职责
    B. 按照技术操作规范从事动物诊疗和动物诊疗辅助活动
    C. 遵守法律、法规、规章和有关管理规定
    D. 爱护动物,宣传动物保健知识
    E. 对染疫动物进行扑杀

17. 对牛、羊进行剖检时,常采用的卧位分别是( )和( )。
    A. 左侧卧位,左侧卧位   B. 左侧卧位,右侧卧位
    C. 右侧卧位,仰卧位   D. 右侧卧位,俯卧位
    E. 左侧卧位,仰卧位

18. 高温持续期的热代谢特点是( )。
    A. 产热大于散热   B. 散热大于产热
    C. 产热与散热在高水平上保持相对平衡   D. 产热障碍
    E. 散热障碍

19. 关于良性肿瘤的生长方式中,下列表述正确的是( )。
    A. 外生性生长、膨胀性生长   B. 分裂生长、浸润性生长
    C. 膨胀性生长、浸润性生长   D. 外突性生长、膨胀性生长、浸润性生长
    E. 结节性生长、扩大生长、浸润性生长

20. 没有臀浅肌的动物是( )。
    A. 牛、羊   B. 猪、马   C. 犬、猫   D. 牛、马   E. 猪、羊

21. 分布于眼球肌,由延髓控制的脑神经是( )。
    A. 滑车神经   B. 三叉神经   C. 外展神经   D. 舌咽神经   E. 迷走神经

22. 家禽公鸡生殖器官不包括( )。
    A. 睾丸   B. 附睾   C. 输精管   D. 交配器官   E. 阴茎

23. 下列关于雌激素生理作用的叙述,错误的是( )。
    A. 刺激乳腺导管系统的发育
    B. 促进阴道上皮增生、角化及糖异生
    C. 降低输卵管和子宫平滑肌的收缩力
    D. 促进雌性副性器官的发育
    E. 维持雌性动物性活动

24. 构成骨盆的骨是( )。
    A. 髋骨、荐骨和腰椎   B. 髋骨、荐骨和前几枚尾椎
    C. 髋骨、荐骨和股骨   D. 髋骨、腰椎和前几枚尾椎
    E. 髋骨、胸椎和前几枚尾椎

25. 神经调节的基本方式是( )。
    A. 适应   B. 反应   C. 反射   D. 兴奋   E. 分泌

26. 竞争性抑制剂的作用特点是( )。
    A. 与酶的底物竞争激活剂
    B. 与酶的底物竞争酶的活性位点
    C. 与酶的底物竞争酶的辅基
    D. 与酶的底物竞争酶的必需基团
    E. 与酶的底物竞争酶的变构剂

27. 作用于 H_1 受体，可用于各种过敏性疾病的是（　　）。
   A. 氯丙嗪　　　B. 异丙嗪　　　C. 西咪替丁　　　D. 雷尼替丁　　　E. 肾上腺素

28. 负责兽药监督管理的部门是（　　）。
   A. 国务院卫生主管部门　　　　　　　B. 动物疾病预防控制机构
   C. 省级人民政府　　　　　　　　　　D. 动物卫生监督机构
   E. 县级以上地方人民政府兽医行政管理部门

29. 负责执业兽医备案的机关是（　　）。
   A. 动物卫生监督机构　　　　　　　　B. 中国兽医协会
   C. 动物疫病预防控制机构　　　　　　D. 省级人民政府
   E. 县级人民政府农业农村主管部门

30. 根据《中华人民共和国动物防疫法》，动物疾病预防控制机构的职能是（　　）。
   A. 重大动物疫情公布
   B. 动物疫病流行病学调查
   C. 发布封锁令
   D. 动物疫病防治规划
   E. 动物、动物产品检疫

31. 下列属于第一类病原微生物的是（　　）。
   A. 小反刍兽疫病毒　　　B. 狂犬病病毒　　　C. 布鲁氏菌
   D. 猪瘟病毒　　　　　　E. 绵羊痘病毒

32. 原核生物氧化发生在（　　）。
   A. 细胞膜　　　B. 线粒体　　　C. 核糖体　　　D. 过氧化酶　　　E. 高尔基复合体

33. 影响动物脂肪动员的关键酶是（　　）。
   A. 激素敏感脂肪酶　　　B. 脂蛋白脂肪酶　　　C. 磷酸甘油激酶
   D. 转脂酰基酶　　　　　E. 磷脂酶

34. 可用于治疗子宫蓄脓和骨折、牛的肾盂肾炎，属长效青霉素的是（　　）。
   A. 青霉素　　　　　　　B. 普鲁卡因青霉素　　　C. 苄星青霉素
   D. 氯苄青霉素　　　　　E. 氯唑西林

35. 当环境温度超过体表温度时，唯一的散热方式是（　　）。
   A. 辐射　　　B. 传导　　　C. 对流　　　D. 蒸发　　　E. 以上都不是

36. 动物产品无害化处理场所，应当在每年（　　）底前将上一年度的动物防疫条件情况和防疫制度向县级人民政府农业农村主管部门报告。
   A. 1月　　　B. 2月　　　C. 3月　　　D. 4月　　　E. 5月

37. 髂下淋巴结位于（　　）。
   A. 位于阴茎外侧、腹股沟管皮下环的前方
   B. 位于臀股二头肌与半腱肌之间，腓肠肌外侧头起始部的脂肪中

C. 位于阔筋膜张肌前缘的膝褶中
D. 位于乳房基部后上方或外侧皮下
E. 位于髂内、外动脉分叉处

38. 喹诺酮类药物的抗菌机制是（　　）。
    A. 抑制脱氧核糖核酸回旋酶　　　　B. 抑制细胞壁合成
    C. 抑制蛋白质的合成　　　　　　　D. 影响叶酸代谢
    E. 影响 RNA 的合成

39. 家禽消化系统中，称为砂囊的是（　　）。
    A. 肌胃　　　B. 腺胃　　　C. 嗉囊　　　D. 小肠　　　E. 大肠

40. 不属于农业农村部发布的《国家动物疫病强制免疫指导意见（2022—2025 年）》中规定的强制免疫的动物疫病病种的是（　　）。
    A. 包虫病　　　　　　　B. 口蹄疫　　　　　　　C. 高致病性禽流感
    D. 布鲁氏菌病　　　　　E. 高致病性猪繁殖与呼吸综合征

41. 动物在发生应激反应时，机体以交感 - 肾上腺髓质系统的兴奋为主，且伴有肾上腺皮质激素的增多。动物可能处于应激的（　　）。
    A. 警觉期　　　B. 抵抗期　　　C. 衰竭期　　　D. 恢复期　　　E. 以上都不对

42. 可用乙酰胺解救的中毒病是（　　）。
    A. 有机氟中毒　　　　　B. 亚硝酸盐中毒　　　　C. 有机磷中毒
    D. 有机砷中毒　　　　　E. 氰化物中毒

43. 肝硬化的后期组织学病变特点是（　　）。
    A. 肝水肿　　　　　　　B. 肝窦扩张、瘀血　　　C. 肝细胞大量坏死
    D. 假小叶生成和纤维化　E. 胆管上皮呈乳头状增生

44. 肾小球肾炎是一种以肾小球损害为主的（　　）。
    A. 变态反应性疾病
    B. 肾实质因感染化脓细菌而发生的炎症
    C. 肾间质内呈现以单核细胞浸润和结缔组织增生
    D. 肾脏功能下降
    E. 尿毒症

45. 有绒毛心之称的炎症是心外膜的（　　）。
    A. 化脓性炎　　B. 出血性炎　　C. 浆液性炎　　D. 卡他性炎　　E. 纤维素性炎

46. 无子宫颈阴道部的动物是（　　）。
    A. 猪　　　B. 马　　　C. 牛　　　D. 羊　　　E. 犬

47. 常用来沉淀 DNA 的溶剂是（　　）。
    A. 乙醇　　　B. 蒸馏水　　　C. 甲醛　　　D. 乙醚　　　E. 过氧化氢

48. 如图所示，该肾脏为（　　），见于（　　）。

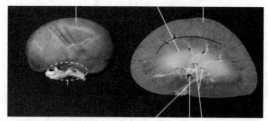

彩图10

A. 有沟多乳头肾,羊 B. 有沟多乳头肾,牛
C. 平滑单乳头肾,羊 D. 平滑单乳头肾,牛
E. 平滑多乳头肾,猪

49. 治疗佝偻病的药物是（　　）。
   A. Ca B. Fe C. 肾上腺素 D. 解百毒 E. 肝泰乐

50. 能被阿托品阻断的受体是（　　）。
   A. α受体 B. β受体 C. M受体 D. N_1受体 E. N_2受体

51. 根据《兽药管理条例》，按照假兽药处理的情形是（　　）。
   A. 不标明产品批号的
   B. 超过有效期的
   C. 不标明有效期的
   D. 所标明的适应证或功能主治超出规定范围的
   E. 成分含量不符合兽药国家标准的

52. 甲计划从A省给B省运输一批种猪，到达B省后，种猪应当在隔离场隔离（　　）d。
   A. 3 B. 7 C. 15 D. 30 E. 45

53. 根据《病死及病害动物无害化处理技术规范》，不得采用深埋法进行无害化处理的是（　　）。
   A. 牛海绵状脑病病死动物
   B. 猪瘟病死动物
   C. 牛瘟病死动物
   D. 非洲猪瘟病死动物
   E. 狂犬病病死动物

54. 属于《一、二、三类动物疫病病种名录》中规定的一类动物疫病是（　　）。
   A. 狂犬病 B. 布鲁氏菌病 C. 炭疽 D. 猪瘟 E. 口蹄疫

55. 发生于黏膜的渗出性炎称（　　）。
   A. 假膜性炎 B. 浆液性炎 C. 化脓性炎 D. 卡他性炎 E. 固膜性炎

56. 诊断为白内障，表示发生混浊的部位在眼球的（　　）。
   A. 晶状体 B. 睫状体 C. 玻璃体 D. 角膜 E. 视网膜

57. 负责执业兽医监督管理工作的是（　　）。
   A. 中国兽医协会
   B. 县级以上地方人民政府
   C. 农业农村主管部门
   D. 动物卫生监督机构
   E. 动物疫病预防控制机构

58. 动物贫血时，下列说法正确的是（　　）。
   A. 动脉血氧分压降低
   B. 动脉血氧含量降低

C. 动脉血氧饱和度降低 D. 动脉血氧容量正常
E. 动静脉氧差增大

59. 根据《兽药经营质量管理规范》，可以入库的兽药是（ ）。
    A. 内包装破损影响产品质量的 B. 标识模糊不清的
    C. 质量异常的 D. 没有批准文号的
    E. 与进货单相符的

60. 脓毒败血症的主要特点是（ ）。
    A. 血液内出现化脓菌 B. 体表有多发性脓肿
    C. 血液中白细胞增多 D. 病畜不断从鼻孔流出带血脓汁
    E. 血液中出现大量的化脓菌及其毒素

61. 通过松弛支气管平滑肌产生平喘作用的药物是（ ）。
    A. 氨茶碱 B. 氯化铵 C. 碘化钾 D. 可待因 E. 喷托维林

62. 无颈内静脉的动物是（ ）。
    A. 马 B. 猪 C. 羊 D. 牛 E. 犬

63. 四环素类药物的抗菌作用机理是抑制（ ）。
    A. 细菌叶酸的合成 B. 细菌蛋白质的合成
    C. 细菌细胞壁的合成 D. 细菌细胞膜的通透性
    E. 细菌 DNA 回旋酶的合成

64. 下列关于胃酸的生理功能描述错误的是（ ）。
    A. 可促进维生素 B_{12} 的吸收
    B. 可消化随食物进入胃内的细菌
    C. 可促进食物中的蛋白质变性而易于分解
    D. 能激活胃蛋白酶原，提供胃蛋白酶原所需的酸性环境
    E. 盐酸进入小肠后，可促进胰液、肠液、胆汁的分泌

65. 高渗性脱水时，血中钠浓度将（ ）。
    A. 降低 B. 升高 C. 下降 D. 减少 E. 不变

66. 呼吸中枢 PBKF 核群位于（ ）。
    A. 延髓 B. 下丘脑 C. 脊髓 D. 脑桥 E. 小脑

67. 根据《中华人民共和国动物防疫法》关于动物疫病控制的规定，下列表述不正确的是（ ）。
    A. 二、三类动物疫病呈暴发性流行时，按照一类动物疫病处理
    B. 禁止染疫、疑似染疫和易感染的动物产品流出疫区
    C. 禁止非疫区的易感染动物进入疫区
    D. 发生一类动物疫病时，对疫点所有动物进行扑杀
    E. 发生动物疫情时，航空、铁路、道路、水路运输企业应当优先组织运送防疫人员

68. 牛和羊的胎盘类型是（　　）。
    A. 上皮绒毛膜胎盘　　　　　　B. 结缔绒毛膜胎盘
    C. 内皮绒毛膜胎盘　　　　　　D. 血液绒毛膜胎盘
    E. 倒置卵黄囊胎盘

69. 以下属于我国已消灭的动物疫病的是（　　）。
    A. 非洲马瘟　B. 疯牛病　C. 牛肺疫　D. 马流感　E. 新城疫

70. 储存遗传信息的主要场所是（　　）。
    A. 线粒体　B. 核糖体　C. 内质网　D. 细胞核　E. 溶酶体

71. 使用呋塞米的注意事项是（　　）。
    A. 无尿时禁用　　　　　　B. 电解质紊乱慎用　　　　　C. 肝损害
    D. 避免与氨基糖苷类合用　　E. 都是

72. 易发生湿性坏疽的器官是（　　）。
    A. 肝脏　B. 子宫　C. 表皮　D. 四肢　E. 尾尖

73. 苯甲酸在肝脏中转化为马尿酸的解毒机制是（　　）。
    A. 胺的氧化反应　　　　　B. 甘氨酸结合反应　　　　C. 酰基化反应
    D. 谷胱甘肽还原反应　　　E. 葡萄糖醛酸结合

74. 血栓形成最主要最常见的原因是（　　）。
    A. 血液凝固性升高　　　　B. 血流缓慢　　　　　　C. 血流停止
    D. 涡流　　　　　　　　　E. 心血管内膜损伤

75. 根据动物血栓的形成过程和形态特点，可将血栓分为四种，不属于该分类的是（　　）。
    A. 白色血栓　B. 红色血栓　C. 混合血栓　D. 透明血栓　E. 动脉血栓

76. 存在于肺组织内的巨噬细胞为（　　）。
    A. 基细胞　B. 刷细胞　C. K细胞　D. 分泌细胞　E. 尘细胞

77. 下列毛果芸香碱的药理作用描述正确的是（　　）。
    A. 镇静　　　　　　　　　B. 镇痛　　　　　　　　C. 缩小瞳孔
    D. 抑制腺体分泌　　　　　E. 抑制胃肠平滑肌收缩

78. 牛、羊睾丸的长轴呈（　　）。
    A. 上下垂直位　　　　　　B. 前后水平位　　　　　C. 前下后上斜位
    D. 前上后下斜位　　　　　E. 横向水平位

79. （　　）除了用于核酸合成外，还参与磷脂合成。
    A. ATP　　B. GTP　　C. UTP　　D. CTP　　E. TTP

80. 牛乳房与阴门裂之间呈线状毛流的皮肤纵皱称为（　　）。
    A. 乳镜　B. 乳房　C. 乳汁　D. 分泌物　E. 导管部

81. 猪瘟脾脏的贫血性梗死属于（   ）。
    A. 玻璃样变性   B. 水肿变性   C. 脂肪变性   D. 淀粉样变性   E. 纤维素样变性

82. 猫禁用的解热镇痛抗炎药物是（   ）。
    A. 安乃近   B. 萘普生   C. 安替比林   D. 对乙酰氨基酚   E. 氟尼辛葡甲胺

83. 无氧条件下 1mol 葡萄糖经过糖酵解净生成（   ）mol ATP，若由糖原开始酵解，净生成（   ）mol ATP。
    A. 4，4   B. 4，3   C. 2，3   D. 2，4   E. 2，1

84. 用于抗过敏的兽用处方药为（   ）。
    A. 盐酸苯海拉明注射液   B. 盐酸异丙嗪片   C. 盐酸氯丙嗪片
    D. 盐酸氯丙嗪注射液   E. 盐酸林可霉素注射液

85. 大量饮水引起尿量增加的主要机制是（   ）。
    A. 肾小管毛细血管压升高   B. 血浆晶体渗透压升高
    C. 囊内压升高   D. 抗利尿激素分泌减少
    E. 肾血浆流量减少

86. 用于治疗牛、羊肝片吸虫，专用于抗片形吸虫的药物是（   ）。
    A. 氯硝柳胺   B. 硝氯酚   C. 碘醚柳胺   D. 三氯苯达唑   E. 吡喹酮

87. 不符合兽药经营规定的是（   ）。
    A. 经营兽药的企业必须配备相应的兽药技术人员
    B. 兽药经营许可证的有效期为 3 年
    C. 销售兽药时必须向购买者说明兽药的功能主治、用法、用量和注意事项
    D. 兽药经营企业购销兽药必须建立购销记录
    E. 未经批准的，任何单位和个人不得发布兽药广告

88. 第一心音的形成，主要是因为（   ）。
    A. 房室瓣关闭   B. 房室瓣的开放   C. 半月瓣的关闭
    D. 半月瓣的开放   E. 房室瓣和半月瓣的同时关闭

89. 对犬进行诱导麻醉时，首选的药物是（   ）。
    A. 硫喷妥钠   B. 戊巴比妥钠   C. 氯胺酮   D. 异氟烷   E. 水合氯醛

A2 型题

> **答题说明**
>
> 每一道考题是以一个小案例出现的，其下面都有 A、B、C、D、E 五个备选答案。请从中选择一个最佳答案。

90. 某病畜高热稽留。死后剖检见肝叶肿大、色暗红，肺泡毛细血管扩张充血，腔内见浆液

性渗出物。将肺组织切块置于水中，呈半浮半沉状态。该病畜为（　　）。
A. 大叶性肺炎，充血水肿期
B. 小叶性肺炎，红色肝变期
C. 大叶性肺炎，灰色肝变期
D. 纤维素性肺炎，消散期
E. 支气管肺炎，充血水肿期

B1 型题

> **答题说明**
>
> 以下提供若干组考题，每组考题共用在考题前列出的 A、B、C、D、E 五个备选答案。请为每一道考题从备选答案中选择一个最佳答案。某个备选答案可能被选择一次、多次或不被选择。

（91~92 题共用备选答案）
A. 单轴复关节　　B. 多轴单关节　　C. 单轴关节
D. 多轴关节　　　E. 全是

91. 腕关节属于（　　）。
92. 指关节属于（　　）。

（93~94 题共用备选答案）
A. 赖氨酸　　B. 甘氨酸　　C. 脯氨酸　　D. 丙氨酸　　E. 精氨酸

93. 动物自身不能合成，必须从饲料中摄取的氨基酸是（　　）。
94. 动物自身可以合成，且 R 侧链带氨基的氨基酸是（　　）。

（95~96 题共用备选答案）
A. 褪黑素　　　B. 促卵泡素　　　C. 促黄体素
D. 催产素　　　E. 促肾上腺皮质激素

95. 直接刺激黄体分泌孕酮的激素是（　　）。
96. 不是由腺垂体分泌，且以神经-体液途径为主参与排乳反射的激素是（　　）。

（97~98 题共用备选答案）
A. 前胃　　B. 瘤胃　　C. 网胃　　D. 瓣胃　　E. 皱胃

97. 反刍动物能分泌胃液、有消化腺的胃是（　　）。
98. 牛胃中最小的胃是（　　）。

（99~100 题共用备选答案）
A. 实质性黄疸　B. 肝性黄疸　C. 阻塞性黄疸　D. 溶血性黄疸　E. 器官黄疸

99. 中毒、血液寄生虫、新生儿溶血和腹腔大量出血后，引起的黄疸类型是（　　）。
100. 胆管系统阻塞引起的黄疸称为（　　）。